B. Gonsior

Physik für Mediziner,
Biologen und Pharmazeuten

2. Auflage

Physik für Mediziner, Biologen und Pharmazeuten

Bernhard Gonsior
Bochum

Zweite,
überarbeitete und erweiterte Auflage

Mit 311 Abbildungen und
40 Tabellen sowie einem
Register zum Gegenstandskatalog

Schattauer Stuttgart New York

Prof. Dr. rer. nat. Bernhard Gonsior
Ruhr-Universität Bochum
Fakultät für Physik und Astronomie
Institut für Experimentalphysik III
Universitätsstr. 150

44801 Bochum

Die Deutsche Bibliothek - CIP-Einheitsaufnahme

Gonsior, Bernhard:
Physik für Mediziner, Biologen und Pharmazeuten:
mit 40 Tabellen / Bernhard Gonsior. - 2., verb. Aufl. -
Stuttgart; New York: Schattauer, 1994
ISBN 3-7945-1669-9

Hinsichtlich der in diesem Buch angegebenen Dosierungen von Medikamenten usw. wurde die größtmögliche Sorgfalt beachtet. Gleichwohl werden die Leser aufgefordert, die entsprechenden Prospekte der Hersteller zur Kontrolle heranzuziehen.

Printed in Germany
Umschlaggestaltung: Bernd Burkart
Satz: Jürgen Rick · Grafisches Atelier, Spanninger Straße 7/9, 73650 Winterbach
Druck und Einband: Bosch Druck, Festplatzstraße 6, 84030 Ergolding
Gedruckt auf chlor- und säurefrei gebleichtem Papier.

ISBN 3-7945-1669-9

Ich widme dieses Buch meiner Frau Gerty

„Gegenwärtig verwendet der Mensch nur seine halbe Kraft auf die Natur. Er bearbeitet die Welt nur mit seinem Verstand. Er lebt in ihr und meistert sie mit Pfennigweisheit“.

Dieses, wie auch jedes weitere Motto in diesem Buch wurde entnommen aus
„*Natur*“ von RALPH WALDO EMERSON

Vorwort zur 2. Auflage

Die 2. Auflage wird in unveränderter Struktur vorgelegt. Fehler, Irrtümer und Unklarheiten wurden beseitigt, Veränderungen vorgenommen, die den Entwicklungsstand der Forschung berücksichtigen. Die Kapitel Dosimetrie und Strahlenschutz (ehemals 10.3 und 10.4) wurden zusammengefaßt und erforderten eine Neubearbeitung, da als Ergebnis der Langzeituntersuchungen an den Spätfolgen von Hiroshima durch die International Commission on Radiological Protection korrigierte Werte veröffentlicht wurden. Diese sind auch in der Neufassung der Strahlenschutzverordnung erfaßt.

Auf eine Darstellung der physikalischen Grundlagen bildgebender Verfahren wurde angesichts der reichhaltigen Literatur verzichtet. Hierfür ist im Literaturverzeichnis, das auf einen neuen Stand gebracht wurde, auf entsprechende Werke hingewiesen.

Der Verfasser dankt allen kritischen Lesern, die ihn auf Fehler aufmerksam gemacht haben. Besonders verpflichtet bin ich Herrn Dr. Manfred Roth, Bochum, der mir mit seinen Erfahrungen auf dem Gebiet von Dosimetrie und Strahlenschutz zur Seite gestanden hat. Meinem Freund, Herrn Professor Dr. Klaus Bethge, Frankfurt, verdanke ich wertvolle Hinweise.

Meiner Frau danke ich, wie beim Entstehen der 1. Auflage, sehr. Sie hat ihre Spuren bei mancher Formulierung hinterlassen, und zwischen den Zeilen steht die liebevolle Ermunterung zu der Hoffnung, daß auch die 2. Auflage gelingen möge.

Köln, im Frühjahr 1994 — BERNHARD GONSIOR

Aus dem Vorwort zur 1. Auflage

Medizin und Biologie sind komplizierte Wissenschaften, weil die Lebensprozesse nicht unter „Festhalten von Parametern“ untersucht werden können. Es wären dann nicht mehr Lebensprozesse. Dabei wissen wir seit langem, daß physikalische Gesetze in lebenden Organismen genauso gelten wie in den wissenschaftlich abgrenzbaren Experimenten der Physiker. Zu einem grundlegenden Verständnis der Prozesse im biologischen Organismus wird ein Mediziner daher nur gelangen können, wenn er schon früh im Studium Grundlagen der Physik erarbeitet und die in der Physik angewandten Denkmodelle zu verstehen sucht.

Ein zweiter Aspekt ist wichtig. Die „physikalische Medizin“, der Einsatz komplizierter physikalischer Geräte und Methoden, beansprucht das physikalische Verständnis des Mediziners in hohem Maße. Es ist sogar zu hoffen, daß ein fundiertes Grundlagenwissen in der Physik dem Mediziner ein geschickteres und vielleicht auch an manchen Stellen sparsameres Umgehen mit dem Apparat ermöglicht.

Große Schwierigkeiten bereiten den Studenten die knappe physikalische Sprache und die abstrakten Formeldarstellungen. Obwohl darauf nicht verzichtet werden kann, so hat sich der Verfasser doch bemüht, eine „entspannte“ wissenschaftliche Sprache zu gebrauchen. Formeln wurden oft graphische Darstellungen gegenübergestellt, um hierfür den Blick zu schulen, und den Drang, Formeln nur auswendig zu lernen, zu verringern.

An den Anfang wurde ein Kapitel gestellt, das im Zusammenhang mit einer generellen Betrachtung physikalischer Größen grundlegendes Handwerkszeug der mathematischen Darstellungsweise enthält. Überdies findet man am Schluß jedes Unterkapitels einen Formelteil zum Nachschlagen der wichtigsten Formeln.

Es bedarf auch der Erwähnung, daß der *„Gegenstandskatalog Physik für Mediziner“* berücksichtigt wurde. Ein entsprechendes Korrelationsverzeichnis im Anhang ermöglicht die Orientierung.

Allen, die an der Entstehung dieses Buches beteiligt waren, sei herzlich gedankt.

Dem Verlag F. K. Schattauer und Herrn Prof. Dr. med. Dr. h. c. P. MATIS sei besonderer Dank für die Anregung zu diesem Buch und für die bis zur Fertigstellung des Manuskriptes erbrachte Geduld.

Der Verfasser bittet den kritischen Leser um Mithilfe bei der Aufhellung von Unklarheiten und beim Aufdecken von Fehlern und Irrtümern.

Bochum, im Sommer 1984 BERNHARD GONSIOR

Inhaltsverzeichnis

Verwendete Zeichen

$>$ größer als
$<$ kleiner als
$\sim$ proportional
$=$ gleich
$\neq$ ungleich (nicht gleich)
$\cong$ ungefähr gleich

1. Biologische Systeme und ihre Beobachtung

„... die ganze Natur eine Metapher des menschlichen Bewußtseins ...“

Wir müssen uns die Frage stellen, ob lebende Materie, ein biologisches System wie der Mensch, den gleichen physikalischen und chemischen Gesetzen unterworfen ist wie unbelebte Materie. Schon sehr früh beobachteten die Menschen, daß die Gesetze der Mechanik, die makroskopisch an unbelebter Materie zu beobachten sind, auch auf den Menschen angewandt werden können. Für die Alten bestand ein großer Reiz darin, vergleichend festzustellen, wie Gesetze gleichermaßen in unbelebter Materie wie auf den Menschen angewandt gelten.

Die Prinzipien der Mechanik stellen die Grundlage der physikalischen Wissenschaft dar. Hier wurden in der Antike auch die ersten Erfahrungen gesammelt. ARCHIMEDES bemerkte das Prinzip des Gleichgewichts schwimmender Körper aufgrund der Beobachtung, daß sein eigener Körper einen Auftrieb in der Badewanne erfuhr. Später stellten die Arbeiten GALVANIS äußerst lehrreich dar, auf welche fruchtbare Weise die Erforschung der Gesetze unbelebter Materie mit dem Studium der Eigenschaften lebender Organismen verknüpft werden kann. Wir können hier nicht die rasche Entwicklung von Physik und Chemie seit GALVANI darstellen, auch nicht die damit zusammenhängenden Entwicklungen im Bereich der Biologie, die sich im letzten Jahrhundert abspielten. Dabei geht trotz des weitreichenden Verständnisses, das wir bezüglich der physikalischen Aspekte vieler typisch biologischer Reaktionen erreicht haben, die detaillierte Struktur lebender Organismen und die Vielfalt der in ihnen ablaufenden Regelmechanismen weit über unsere Erfahrungen mit unbelebter Materie hinaus.

Die Frage der Anwendbarkeit physikalischer Gesetze erhebt sich heute auf fundamentalerer Ebene. Lebende Organismen sind sehr komplex. Eine Zelle, der Baustein lebender Materie, besteht im Mittel aus 10^{14} Atomen. Dennoch sind wir heute überzeugt, daß auch lebende Organismen auf allen Ebenen durch die physikalischen Gesetze beherrscht werden. Die moderne wissenschaftliche Tätigkeit basiert auf Beobachtungen von natürlichen Abläufen oder von Experimenten, die gezielt im Laboratorium angestellt werden. Bei solchen Experimenten wie auch bei medizinischen Diagnosen sind wesentliche Bestandteile die Beurteilung durch den Menschen und die aus den Beobachtungen gezogenen Schlüsse.

Wir müssen uns daher fragen, wie genau die analytischen Werkzeuge des Menschen arbeiten. Wie präzise funktionieren die dem Menschen eigenen Nachweissysteme? Wenn wir deren Arbeitsweise näher kennenlernen, stellen wir beispielsweise fest, daß der Frequenzumfang des Gehörs beschränkt ist. Das hängt sogar vom Alter ab. Wir stellen fest, daß unser Gesichtssinn nur einen sehr kleinen Teil des elektromagnetischen Frequenzbereiches erfaßt, den sichtbaren Teil des Spektrums. Und selbst in diesem Teil des Spektrums ist das Auge nicht gleichmäßig empfindlich für alle Farben. Über die Fähigkeiten des Wahrnehmungsapparates müssen wir uns somit erst klar werden, bevor wir aus Beobachtungen, die wir mit Hilfe unserer Sinne gewonnen haben, Schlüsse ziehen können.

Der menschliche Organismus ist ein *biologisches System, das über reizempfindliche Zellen mit der Umgebung in Wechselwirkung steht.* Über diese Zellen empfängt das System Informationen aus der Umwelt. Das wichtigste derartige Zellsystem ist beim Menschen der *Gesichtssinn.* Etwa 70% der einlaufenden Informationen führen über das Auge. Gehör, Geruch und Geschmack sowie Temperatur- und Tastempfinden sind weitere Sinnesorgane.

Da in vielen Fällen die Beobachtung vom menschlichen Wahrnehmungsapparat abhängt, müssen wir uns fragen, ob diese Wahrnehmung Täuschungen unterliegen kann. Bei den Reizen, die unser Wahrnehmungsapparat empfängt, handelt es sich um physikalische Variablen wie Temperatur, Druck, Licht unterschiedlicher Farbe (Frequenz) und Intensität und Schall verschiedener Tonhöhe (Frequenz) und Intensität.

Die aus der Umgebung aufgenommenen Informationen, oben als Reize bezeichnet, werden als elektrische Signale zum Gehirn weitergeleitet. Man bezeichnet eine Einrichtung, die in der Lage ist, Informationen, also variable Reize, nachzuweisen, als *Nachweisgerät* oder *Detektor.* Jeder Detektor kann in seiner Qualität durch drei Eigenschaften beschrieben werden: durch seine *Empfindlichkeit,* seine *Eingangsschwelle* und durch seine *Unterscheidungsfähigkeit.* Die Empfindlichkeit eines Detektors kennzeichnet seine Fähigkeit, auf verschiedene Reize mehr oder weniger zu reagieren. Die Empfindlichkeit eines Meßgerätes ist beispielsweise durch die Größe eines Zeigerausschlages gegeben, wenn eine bestimmte Meßgröße angelegt wird. Die Eingangsschwelle ist definiert durch den kleinsten Reiz, der in der Lage ist, eine Reaktion hervorzurufen. Das Vermögen, zwischen zwei verschiedenen Reizen zu unterscheiden, ist das dritte Charakteristikum eines Detektors. Das Auge kann zwei Sterne etwa aufgrund ihrer Farbe oder ihrer Helligkeit unterscheiden. Außerdem müssen die beiden Objekte hinreichend weit getrennt sein, senkrecht zur Blickrichtung gesehen, damit sie das Auge als zwei Objekte unterscheiden kann. Das letztere nennt man *Auflösungsvermögen.* Zwei Töne müssen einen ausreichenden Abstand hinsichtlich ihrer Tonhöhe aufweisen, damit sie unser Gehörsinn als zwei verschiedene Töne unterscheiden kann.

Zur Beobachtung und zur Wahrnehmung unserer Umgebung ist ein *Kontakt notwendig. Stets wird dabei Energie ausgetauscht.* Das kann in verschiedener Form geschehen. Wir tauschen ständig Wärme, eine Form der Energie, mit unserer Umgebung aus. Das benutzen wir auch als Methode, um die Temperatur eines Gegenstandes wahrzunehmen. Diese Wahrnehmung geschieht durch direkten Kontakt. Auch die Übertragung einer Kraft kann durch einen direkten Kontakt, durch Berührung stattfinden. Dabei können wir einen Körper verschieben, wir verrichten eine Arbeit. Auch das ist ein Austausch von Energie. Die verrichtete Arbeit ist der ausgetauschten Energie gleich.

Ein Austausch von Energie kann jedoch auch über eine Entfernung stattfinden, ohne daß ein direkter Kontakt besteht. Die von uns beobachteten Sterne sind ein Beispiel. Sie senden Licht aus, das wir sehen können. Auch Licht ist eine Form der Energie. Weitere Beispiele sind die Anziehungskraft der Erde oder die Kraft zwischen zwei geladenen Körpern. Auch diese Kräfte können Gegenstände in Bewegung setzen; dabei wird Energie übertragen. Wenn verschiedene Körper aufeinander eine Kraft ausüben, sprechen wir von einer *Wechselwirkung.* Die Kraft stellt ein Maß für eine solche Wechselwirkung dar. Die Übertragung der Energie findet durch *Felder* statt, falls es keinen direkten Kontakt gibt. Am bekanntesten sind das Schwerefeld der Erde, elektrische und magnetische Felder.

Meist treten elektrische und magnetische Felder kombiniert als elektromagnetische Felder auf. Auch dabei wird Energie in Form einer elektromagnetischen Welle übertragen, die man als *Strahlung* bezeichnet. Das Licht ist eine solche elektromagnetische Strahlung. Das Auge ist ein empfindlicher Empfänger für diese Strahlung. Diese Strahlung ist *Träger von Information;* die Information wird zum Gehirn weitergeleitet und dort verarbeitet.

Die vielfältigen Möglichkeiten der Beobachtung, allein mit den menschlichen Sinnesorganen oder auch unter Zuhilfenahme von Geräten, bewirken die Aufnahme von Informationen aus unserer Umgebung, vermitteln ein „Bild" von der Welt. Da wir aber immer nur Teilaspekte beobachten können, versuchen wir, mit Hilfe von Vorstellungen, die uns einzelne Beobachtungen nahelegen, die Gesamtheit bausteinartig zusammenzusetzen. Diese Hilfsvorstellungen nennen wir *Modelle.* Dabei sind wir sicher, daß sie die Wirklichkeit nur angenähert darstellen. Wir testen Modelle mit den Erfahrungen, die wir gezielt aus Experimenten gewinnen. Auf diese Weise versuchen wir, unsere Vorstellung von der Welt zu verbessern, die Welt besser zu verstehen.

2. Grundbegriffe der Physik und die mathematischen Hilfsmittel ihrer Darstellung

„Die Natur ist das Symbol des Geistes.“

Die von der Physik aufgrund von Beobachtungen gewonnenen Erkenntnisse gewinnen auch in der Medizin und in deren Nachbarwissenschaften immer größere Bedeutung. Methoden und Verfahren der Physik werden überdies in zunehmendem Maße in der Medizin zu diagnostischen und therapeutischen Zwecken angewandt. Dabei ist von grundlegender Wichtigkeit, daß in der Physik die qualitative Einsicht in einen Vorgang nur ein erster Schritt in der Erkenntnis sein kann. Die endgültige Aussage muß durch ein physikalisches Gesetz quantitativ darstellbar sein. Hierzu ist die Messung physikalischer Größen erforderlich.

2.1. Die physikalische Größe

Die aus der Beobachtung folgende Beschreibung unserer Umgebung geschieht mit Hilfe von Begriffen wie *Länge, Zeit* und *Masse.* Erst die quantitative Beschreibung jedoch führt zu den wesentlichen Aussagen der Physik. Mit einem zunächst qualitativen Begriff wie der Länge kann man in der Physik nur umgehen, wenn man ihm mit Hilfe einer **Messung** eine Zahl zuordnen kann. Hierfür muß ein **Meßverfahren** zur Verfügung stehen. Wenn wir beim Beispiel der Länge bleiben, so läßt sich ein *einfaches Verfahren der Längenmessung* so beschreiben:

Die zu messende Länge wird mit einem Stab verglichen, den wir als **Längeneinheit** bezeichnen. Wir zählen, wie oft diese Längeneinheit in der zu messenden Länge enthalten ist und erhalten eine Zahl.

Die Wahl der Einheit ist im allgemeinen ein kompliziertes Problem, worauf wir hier nicht ausführlich eingehen können. Eine Einheit kann prinzipiell frei gewählt werden, sie ist bei der Angabe der Länge jedoch zu nennen. Aus naheliegenden Gründen hat man früher Längeneinheiten gewählt, die dem Menschen am nächsten lagen, Fuß oder Elle. Damit ist jedoch keine hinreichende Präzision zu erreichen. Man einigte sich schließlich international auf das Système International (SI), in dem als *Einheit der Länge* „1 Meter“ festgelegt wurde. Einheiten einer physikalischen Größe werden als Kurzschreibweise in eckigen Klammern dargestellt. *Die Einheit der Länge l ist im SI*

$$[l] = 1\,\text{Meter} = 1\,\text{m}\,.$$

Somit können wir definieren:

Physikalische Größen beschreiben Eigenschaften von Dingen, Abläufen und Zuständen. Es existiert ein **Meßverfahren,** das heißt, physikalische Größen können gemessen werden. Eine physikalische Größe G ist das Produkt aus einer Zahl $\{G\}$ und einer Einheit $[G]$.

$$G = \{G\} \cdot [G]\,. \tag{2.1}$$

Beispiel:
Eine Strecke habe die Länge von 10 Metern, also $l = 10 \cdot 1\,\mathrm{m}$.
Dabei ist nach Gl. 2.1 die physikalische Größe

$$G = l,$$
$$\{l\} = 10,$$
$$[l] = 1\,\mathrm{m}.$$

Statt $l = 10 \cdot 1\,\mathrm{m}$ können wir auch schreiben

$$\frac{l}{1\,\mathrm{m}} = \frac{l}{\mathrm{m}} = 10\,.$$

Wir haben dabei die physikalische Größe „Länge“ durch die Längeneinheit dividiert und erhalten eine reine Zahl, den **Meßwert.** Auf diese Weise werden wir Meßergebnisse stets darstellen.

Betont werden soll nochmals, daß eine *physikalische Größe stets das Produkt von Zahl und Einheit* ist; wir sprechen von einer *dimensionsbehafteten Größe.* Aus der Dimension erfahren wir das Meßverfahren für die Größe. An einem weiteren Beispiel in Abb. 2.1 soll das noch einmal verdeutlicht werden.

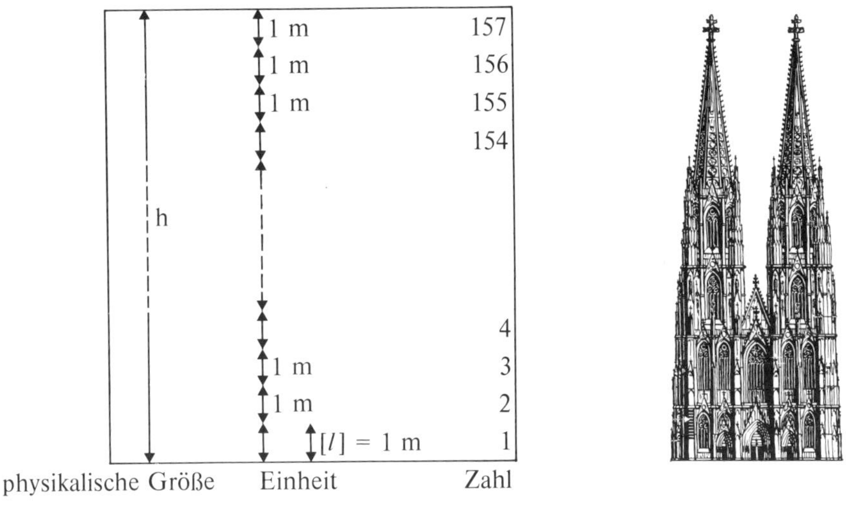

Abb. 2.1. Messung der Höhe des Kölner Doms.

Die zu messende *physikalische Größe* ist die Höhe h des Kölner Doms.
Die Einheit ist 1 Meter = 1 m. Die Zahl als Meßwert beträgt

$$\frac{h}{1\,\mathrm{m}} = \frac{h}{\mathrm{m}} = 157\,.$$

Somit ist die Höhe des Kölner Doms

$$h = 157 \cdot 1\,\mathrm{m} = 157\ \mathrm{m}.$$

Am Beispiel der Länge haben wir gelernt, daß die Messung einer physikalischen Größe den quantitativen Vergleich mit einer Einheit bedeutet.

2.2. Entfernung und Zeit

Bei der Definition der physikalischen Größe haben wir den Begriff der Länge als Beispiel bereits herangezogen. In diesem Abschnitt wollen wir die Begriffe Länge, als Entfernung zwischen zwei Orten, und Zeit in geschlossener Form als Grundelemente der Bewegungslehre betrachten.

2.2.1. Basisgrößen und abgeleitete Größen

Eine **Basisgröße** oder Grundgröße kann nicht auf andere physikalische Größen zurückgeführt werden. Mehrere Basisgrößen sind voneinander unabhängig. Die physikalischen Größen *Länge und Zeit sind Basisgrößen.*

Abgeleitete Größen oder **zusammengesetzte Größen** *werden auf Basisgrößen zurückgeführt.* Mit einer Definitionsgleichung wird eine abgeleitete Größe auf Basisgrößen bezogen. Ein Beispiel für eine abgeleitete Größe ist die *Geschwindigkeit.* Die Definitionsgleichung der Geschwindigkeit ist:

$$\text{Geschwindigkeit} = \frac{\text{Entfernung}}{\text{Zeit}}.$$

Die Geschwindigkeit wird auf die Basisgrößen Entfernung (Länge) und Zeit zurückgeführt.

2.2.2. Die Entfernung oder die Länge

Die Längenmessung oder die Messung einer Entfernung scheint sehr einfach zu sein. Wie in Abb. 2.1 nimmt man als Längeneinheit einen Meterstab und zählt. Man ermittelt, wievielmal die Längeneinheit in der zu messenden Länge enthalten ist. Bei kleinen Entfernungen kann man die Längeneinheit „1 Meter" unterteilen:

$$1\,\text{m} = 100\ \text{Zentimeter} = 100\ \text{cm},$$

oder

$$1\,\text{cm} = 0{,}01\,\text{m}.$$

Ebenso ist

$$1\,\text{m} = 1000\ \text{Millimeter} = 1000\ \text{mm},$$

oder

$$1\,\text{mm} = 0{,}001\,\text{m}.$$

Auf diese Weise kann ein Maßstab mit Teilstrichen versehen und unterteilt werden. Die praktische Längenmessung erfolgt dann so wie in Abb. 2.1, wobei auch der Bruchteil von 1 Meter mit Hilfe der Unterteilung abgelesen werden kann. Längen, die kleiner als die Längeneinheit von 1 m sind, werden gemessen, indem Anfang und Ende der zu messenden Strecke mit der Unterteilung der Längeneinheit verglichen werden.

Wie wir gesehen haben, kommt man durch Division durch 10 zu Untereinheiten der Längeneinheit. Ähnlich gelangt man durch Multiplikation mit dem Faktor 10 zu größeren Einheiten, mit denen größere Entfernungen ausgedrückt werden können. Man gelangt zu einer *Erweiterung der Längeneinheit:*

$$1\,\text{m} = 0{,}001\ \text{Kilometer} = 0{,}001\ \text{km},$$

$$1\,\text{km} = 1000\ \text{m}.$$

Wenn wir zu sehr kleinen oder sehr großen Entfernungen übergehen, müssen wir nach einer bequemeren Ausdrucksweise suchen; wir drücken die *Entfernungen in Zeh-*

nerpotenzen aus. Die Entfernung der Erde von der Sonne, beispielsweise, beträgt 150 000 000 000 Meter. Andererseits beträgt der Durchmesser eines Atoms etwa 0,000 000 000 1 Meter. Wir drücken diese sehr großen und sehr kleinen Zahlen mit Hilfe von Zehnerpotenzen aus und schreiben

$$100 = 10 \cdot 10 \qquad = 10^2,$$
$$1000 = 10 \cdot 10 \cdot 10 = 10^3 \quad \text{usw.}$$

Die Häufigkeit, mit der der Faktor 10 mit sich selbst multipliziert wird, erscheint als hochgestellte Zahl hinter der 10, als Exponent von 10. Wir sprechen auch von der 2. Potenz, von der 3. Potenz oder von höheren Potenzen von 10. Dabei bezeichnet man 10 als Grundzahl. Die Entfernung von der Erde zur Sonne kann man dann auch so schreiben:

$$150\,000\,000\,000 \text{ Meter} = 1{,}5 \cdot 100\,000\,000\,000 \text{ Meter} = 1{,}5 \cdot 10^{11} \text{ Meter.}$$

Potenzen von 10 kann man miteinander multiplizieren. Das sieht dann so aus:

$$10^3 \cdot 10^4 = (10 \cdot 10 \cdot 10) \cdot (10 \cdot 10 \cdot 10 \cdot 10) = 10^7 = 10^{(3+4)}.$$

Potenzen von 10 werden miteinander multipliziert, indem die Exponenten addiert werden. Man kann allgemein auch mit Potenzen anderer Grundzahlen auf diese Weise umgehen. Stets müssen jedoch bei der Multiplikation von Potenzen die Grundzahlen gleich sein.

Wir können auch Zahlen, die kleiner als 1 sind mit Hilfe von *Zehnerpotenzen* ausdrücken:

$$\frac{1}{10} = 0{,}1 = 10^{-1}.$$

Der Exponent ist negativ. Ebenso ist

$$\frac{1}{100} = \frac{1}{10^2} = 0{,}01 = 10^{-2} \quad \text{und}$$
$$\frac{1}{1000} = \frac{1}{10^3} = 0{,}001 = 10^{-3}.$$

Als weiteres Beispiel schreiben wir

$$0{,}045 = \frac{45}{1000} = \frac{4{,}5}{100} = 4{,}5 \cdot 10^{-2}.$$

Auf diese Weise können wir alle Zahlen mit Hilfe von Zehnerpotenzen schreiben.

Wir lernen, daß man Zehnerpotenzen auch durcheinander dividieren kann:

$$\frac{1000}{100} = \frac{10^3}{10^2} = 10^3 \cdot 10^{-2} = 10^{(3-2)} = 10^1 = 10$$

Potenzen werden durcheinander dividiert, indem man die Exponenten voneinander abzieht. Als Spezialfall können wir uns noch merken:

$$\frac{10^n}{10^n} = 10^{(n-n)} = 10^0 = 1,$$

wobei n eine beliebige Zahl darstellt. Auch dieses gilt nicht nur für die Grundzahl 10, sondern für jede Grundzahl.

Einige Zehnerpotenzen können durch Erweiterung der Einheit mittels einer Vorsilbe ausgedrückt werden.

Wir kennen bereits

$$1000 \text{ Meter} = 10^3 \text{ Meter} = 1 \text{ Kilometer} = 1 \text{ km}$$

und

$$0{,}001 \text{ Meter} = 10^{-3} \text{ Meter} = 1 \text{ Millimeter} = 1 \text{ mm}.$$

In Tab. 2.1 sind diese Vorsilben mit ihrem Symbol und der zugehörigen Zehnerpotenz aufgeführt.

Tab. 2.1. Erweiterung der Einheiten durch Vorsilben.

Symbol	Vorsilbe	Zehnerpotenz, mit der die Einheit zu multiplizieren ist
T	Tera-	$1\,000\,000\,000\,000 = 10^{12}$ Einheiten
G	Giga-	$1\,000\,000\,000 = 10^{9}$ Einheiten
M	Mega-	$1\,000\,000 = 10^{6}$ Einheiten
k	Kilo-	$1\,000 = 10^{3}$ Einheiten
		1 Einheit
c	Zenti-	$0{,}01 = 10^{-2}$ Einheiten
m	Milli-	$0{,}001 = 10^{-3}$ Einheiten
μ	Mikro-	$0{,}000\,001 = 10^{-6}$ Einheiten
n	Nano-	$0{,}000\,000\,001 = 10^{-9}$ Einheiten
p	Pico-	$0{,}000\,000\,000\,001 = 10^{-12}$ Einheiten

Mit diesen Erweiterungen können wir in weitem Bereich vorkommende Entfernungen oder Längen ausdrücken. Der Bereich von Längen und Entfernungen, den wir im Universum vorfinden ist allerdings noch sehr viel größer. Tab. 2.2 vermittelt davon einen Eindruck. Alle Werte sind angenähert als Zehnerpotenzen angegeben.

Tab. 2.2. Entfernungen und Längen im Universum (genähert).

Längen und Entfernungen im Universum	m
Durchmesser des Universums	$100\,000\,000\,000\,000\,000\,000\,000\,000 = 10^{26}$
Entfernung zum nächsten Stern	$10\,000\,000\,000\,000\,000 = 10^{16}$
Entfernung Venus–Sonne	$100\,000\,000\,000 = 10^{11}$
Entfernung München–Rom	$1\,000\,000 = 10^{6}$
Länge eines Fußballfeldes	$100 = 10^{2}$
Größe eines Kindes	$1 = 10^{0}$
Dicke eines Fingers	$0{,}01 = 10^{-2}$
Dicke einer Seite in diesem Buch	$0{,}000\,1 = 10^{-4}$
Größe eines Poliomyelitis-Virus	$0{,}000\,000\,01 = 10^{-8}$
Durchmesser eines Atoms	$0{,}000\,000\,000\,1 = 10^{-10}$
Durchmesser eines Atomkerns	$0{,}000\,000\,000\,000\,01 = 10^{-14}$

Einen bemerkenswert großen Bereich von Längen und Entfernungen finden wir im Universum vor. Man mache sich klar, daß die Größe des Universums 10^{40}mal der Größe eines Atomkerns ist.

Wir haben bereits gesehen, daß die Längeneinheit $[l] = 1$ m ist. Hier sollen noch einige zusätzliche Anmerkungen zur Basisgröße „Länge“ gemacht werden. Als Normmeterstab wurde bis in neuester Zeit das sogenannte Urmeter in Paris angesehen. Es ist ein dort aufbewahrter Platinstab mit Markierungen, deren Abstand als Längeneinheit genommen wurde (Abb. 2.2).

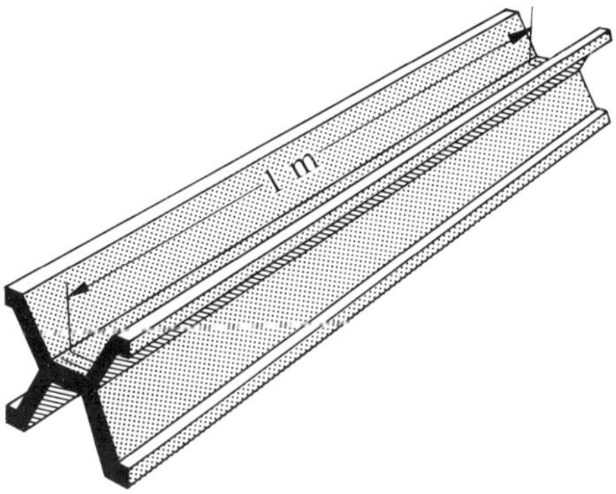

Abb. 2.2. Das Urmeter.

Um die Genauigkeit der Definition der Längeneinheit zu erhöhen, wird seit einiger Zeit festgelegt, daß eine bestimmte Anzahl von *Wellenlängen einer Spektrallinie des Elementes Krypton* gleich der Längeneinheit ist. *Es ist im SI:*

> *1 m das 1 650 763,73fache der im Vakuum gemessenen Wellenlänge der orange-roten Spektrallinie des Kryptonisotops Kr-86.*

2.2.2.1. Fläche und Volumen als einfache zusammengesetzte Größen

Die **Fläche** A ist eine zusammengesetzte physikalische Größe mit der Einheit

$[A] = 1\,\mathrm{m} \cdot 1\,\mathrm{m} = 1\,\mathrm{m}^2$. Die Dimension ist m^2; dim $\mathrm{A} = \mathrm{m}^2$.

Die Einheit der Fläche ist das Produkt zweier Längen. Beispiele für verschiedene Flächen und ihre Berechnung sind in Abb. 2.3 gegeben.

Das **Volumen** V ist eine zusammengesetzte physikalische Größe mit der Einheit

$[V] = 1\,\mathrm{m} \cdot 1\,\mathrm{m} \cdot 1\,\mathrm{m} = 1\,\mathrm{m}^3$. Die Dimension ist m^3; dim $\mathrm{V} = \mathrm{m}^3$.

Die Einheit des Volumens ist das Produkt dreier Längen. Beispiele für verschiedene Volumina und ihre Berechnung sind in Abb. 2.4 angegeben.

2.2.3. Zeit und Zeitmessung

Der Begriff der Zeit ist ebenso wie der Begriff der Länge aus der Erfahrung abgeleitet. Die Erfahrung der Zeit beruht darauf, daß sich jeder Vorgang aus einer Reihe aufeinanderfolgender Ereignisse zusammensetzen läßt. Darauf beruht auch die **Zeitmessung.** Man benutzt dafür **Vorgänge, die periodisch ablaufen.**

Wir definieren Zeit als eine physikalische Größe, die ein quantitatives Maß für die Dauer eines Vorganges darstellt. *Zeit ist eine Basisgröße.* Wie für jede physikalische Größe, so muß auch für die Zeit ein **Meßverfahren** existieren. Man mißt Zeit mit Uhren. Der Zeitmessung mit Uhren liegt das *Abzählen periodischer Vorgänge* zugrunde. Solche periodischen Vorgänge sind beispielsweise die Bewegung der Unruhe einer Uhr oder die Schwingung eines Uhrenpendels. Periodische Vorgänge, die zur Zeitmessung dienen können, sind in Abb. 2.5 abgebildet. Beim „Sekundenpendel“ schwingt das Pendel pro Stunde 1800mal hin und her, so daß es in dieser Zeit 3600mal den Weg von einem Um-

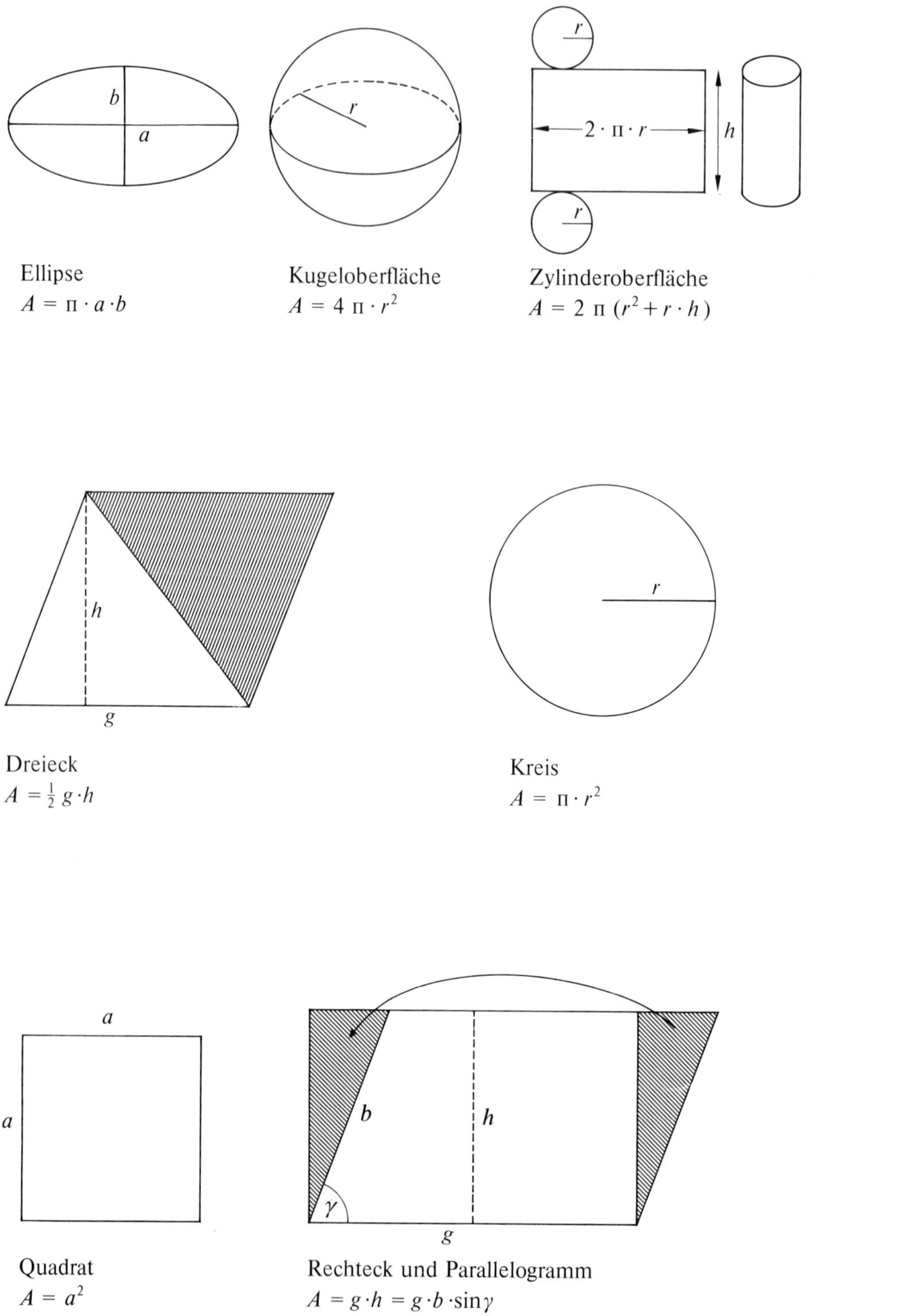

Abb. 2.3. Beispiele für verschiedene Flächen A und ihre Berechnung.

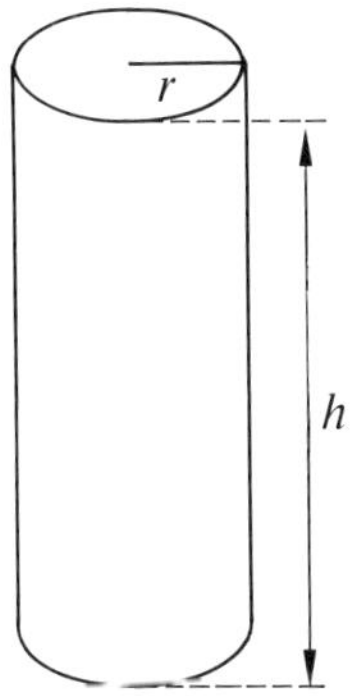

Zylinder
$V = \pi \cdot r^2 \cdot h$

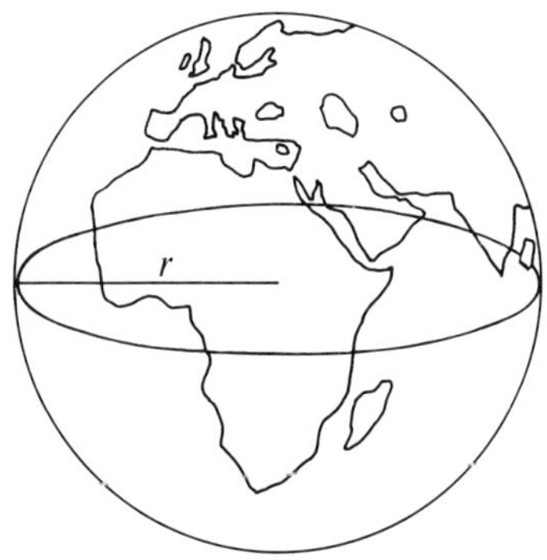

Kugel
$V = \frac{4}{3} \cdot \pi \cdot r^3$

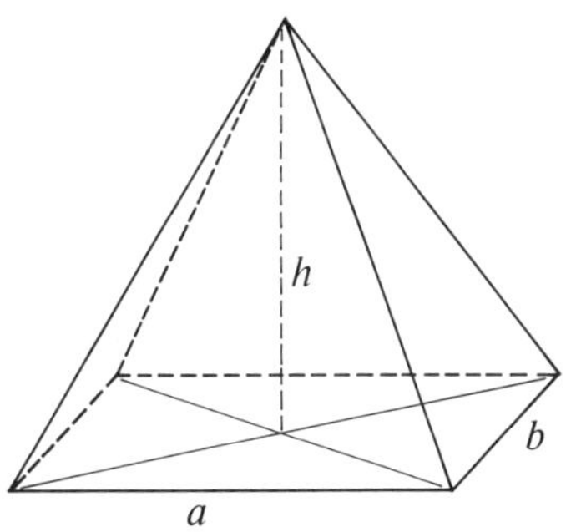

Pyramide
$V = \frac{1}{3} \cdot a \cdot b \cdot h = \frac{1}{3} \cdot G \cdot \mathrm{h}$
G = Grundfläche

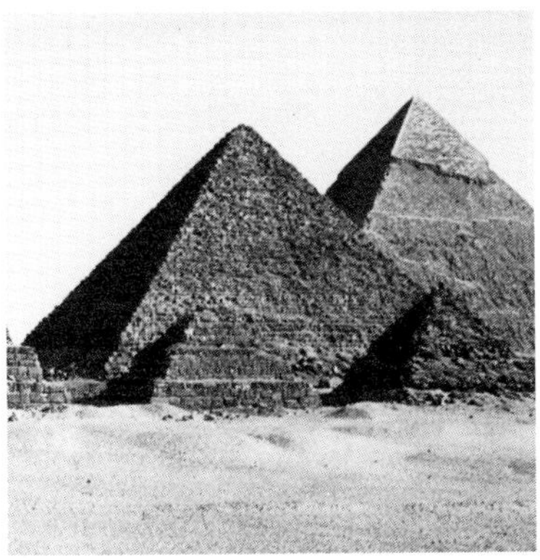

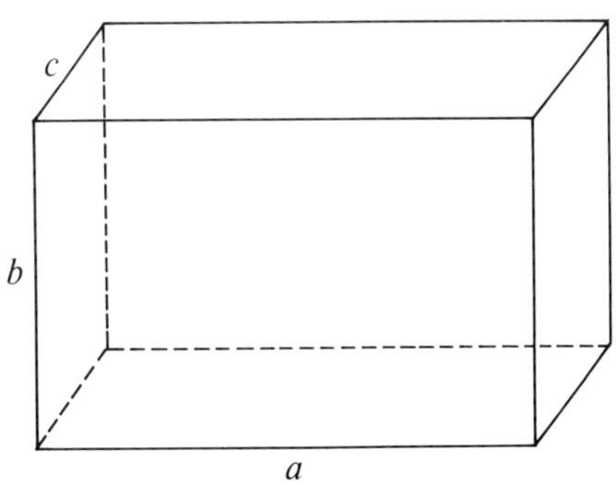

Quader
$V = a \cdot b \cdot c$

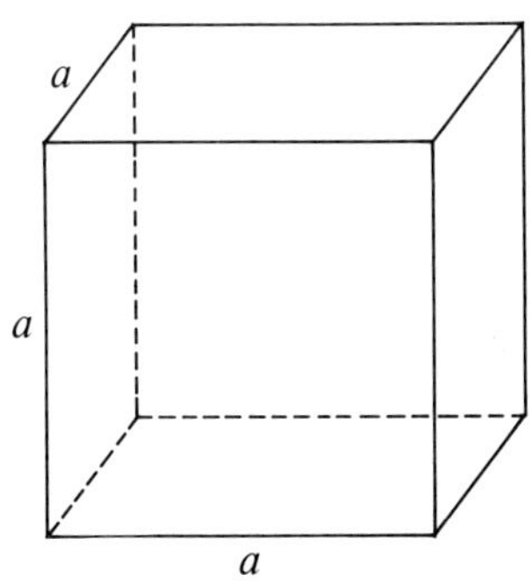

Würfel
$V = a^3$

Abb. 2.4. Beispiele für verschiedene Volumina V und ihre Berechnung.

kehrpunkt zum anderen durchläuft. Auf diese Weise ist die Dauer einer Stunde in 3600 „Zeitstücke" unterteilt, die wir *Sekunde* nennen. Die *Einheit der Zeit t* ist

$[t] = 1$ Sekunde $= 1$ s .

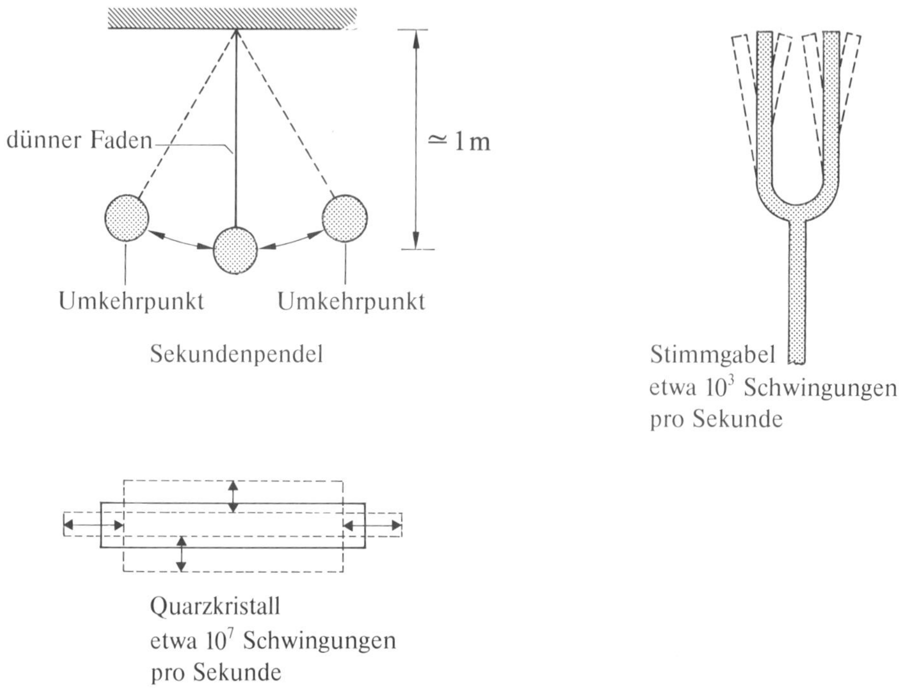

Abb. 2.5. Periodische Vorgänge, die zur Zeitmessung dienen können.

Weitere Zeiteinheiten, abgeleitet aus der Sekunde sind

1 Minute $= 60$ s,
1 Stunde $= 3600$ s,
1 Tag $= 86\,400$ s,
1 Jahr $= 3{,}156 \cdot 10^7$ s .

In Abb. 2.5 sind weitere periodische Vorgänge dargestellt, die zur Zeitmessung dienen können. Beispielsweise können die mechanischen Schwingungen einer Stimmgabel oder einer Quarzplatte zur Zeitmessung angewandt werden.

Auch die *periodischen Bewegungen von Atomen in Molekülen* oder *von Elektronen im Atom* können zur Zeitmessung benutzt werden. *Beispiele* sind:

Ammoniak	$24 \cdot 10^9$ Schwingungen pro Sekunde,
Wasserstoffatom	$1{,}5 \cdot 10^9$ Schwingungen pro Sekunde,
Caesiumatom	$9{,}19 \cdot 10^9$ Schwingungen pro Sekunde.

Die Schwingungen der Elektronen werden zur atomphysikalischen Definition der Zeiteinheit eingesetzt. Dabei gilt:

1 Sekunde ist die Zeitdauer von 9 192 631 770 Schwingungen im Caesiumatom.

Darauf ist die sogenannte „Caesiumuhr“ aufgebaut, mit der die Länge einer Sekunde mit einer Genauigkeit von 10^{-10} s gemessen werden kann. Bei den betrachteten periodischen Vorgängen haben wir immer wieder den Ausdruck „Schwingungen pro Sekunde“ benutzt. Für diese „Anzahl von Wiederholungen eines periodischen Vorganges“ wurde der Begriff **„Frequenz“** gewählt. Die *Einheit der Frequenz f* ist

$$[f] = \frac{1}{\mathrm{s}} = 1\,\mathrm{s}^{-1} = 1\,\mathrm{Hertz} = 1\,\mathrm{Hz}\,.$$

Diese Einheit ist benannt nach dem Physiker HEINRICH HERTZ (1857–1894).
Der Kehrwert der Frequenz ist

$$\frac{1}{f} = T\,,$$

wobei T die **Schwingungsdauer** eines periodischen Vorgangs oder seiner **Periode** genannt wird.

Im täglichen Leben wird die Zeitmessung häufig durch den Menschen vorgenommen. Das geschieht beispielsweise mit einer Stoppuhr. Beim Beginn eines Vorganges wird die Uhr eingeschaltet und beim Abschluß des gleichen Vorganges abgeschaltet. Bei der Messung muß berücksichtigt werden, daß zwischen einem Ereignis und seiner Wahrnehmung und der darauf folgenden Reaktion Zeit vergeht. Diese Reaktionszeit bezeichnet man als *persönlichen Fehler*. Die Reaktionszeit beträgt einige Zehntelsekunden und kann z. B. durch vorherigen Alkoholgenuß beträchtlich ausgedehnt werden.

Wir wollen, ähnlich wie bei der Basisgröße Länge, die im Universum vorkommenden Zeitdauern in Tab. 2.3 angeben. Die Zeiten sind angenähert in Zehnerpotenzen dargestellt.

Tab. 2.3. Einige im Universum vorkommende Zeitdauern (Größenordnung).

Zeitdauer	s
Alter des Universums	1 000 000 000 000 000 000 = 10^{18}
Alter der Erde	100 000 000 000 000 000 = 10^{17}
Alter der Pyramiden	100 000 000 000 = 10^{11}
Lebensalter eines Menschen	1 000 000 000 = 10^{9}
1 Stunde	1 000 = 10^{3}
1 Herzschlag	1 = 10^{0}
Schwingungsdauer einer Schallwelle	0,001 = 10^{-3}
Schwingungsdauer einer Radiowelle (Mittelwelle)	0,000 001 = 10^{-6}
Schwingungsdauer im Wasserstoffatom	0,000 000 001 = 10^{-9}
Schwingungsdauer einer Lichtwelle (sichtbarer Bereich)	0,000 000 000 000 001 = 10^{-15}
Durchgangszeit des Lichtes durch ein Atom	0,000 000 000 000 000 001 = 10^{-18}

2.3. Die Einheiten im Système International (SI)

Wir haben bereits festgestellt, daß eine physikalische Größe durch das Produkt eines Zahlenwertes mit einer Maßeinheit oder kurz Einheit bestimmt ist (Gl. 2.1). In diesem Abschnitt soll das international vereinbarte System der Einheiten vorgestellt werden. Es ist seit 1970 in der Bundesrepublik gesetzlich eingeführt.

Wie bereits betrachtet, unterscheidet man bei den physikalischen Größen zwischen *Basisgrößen* mit den zugehörigen *Basiseinheiten* und den *zusammengesetzten Größen* mit den entsprechenden *zusammengesetzten Einheiten*. Letztere werden mit Hilfe von Definitionsgleichungen aus den Basiseinheiten abgeleitet.

Als Grundeinheiten haben wir „Meter" und „Sekunde" paradigmatisch schon kennengelernt. In Tab. 2.4 sind die Grundeinheiten des SI insgesamt aufgeführt.

Tab. 2.4. Die Basiseinheiten im SI.

Bereich	Physikalische Größe	Zeichen	Name der Einheit	Zeichen
Mechanik	Länge Zeit Masse	l t m	Meter Sekunde Kilogramm	m s kg
Elektrizitätslehre	Elektr. Stromstärke	I	Ampere	A
Wärmelehre	Temperatur Stoffmenge	T ν	Kelvin Mol	K mol
Photometrie	Lichtstärke	I	Candela*	cd

* Man betone Cand<u>e</u>la.

Die *Basiseinheiten müssen als Bezugsgrößen geeicht werden*. Diese Festlegung wird im folgenden beispielhaft für die physikalischen Basisgrößen „Länge", „Zeit" und „Masse" beschrieben.

1. *1 Meter = 1 m.*
   Die Einheit für die Basisgröße „Länge" beruht auf einer Festlegung des Wertes für die Lichtgeschwindigkeit $c = 299\,792\,458\,\mathrm{m \cdot s^{-1}}$ und damit auf der Definition der Basiseinheit „Sekunde". Die Definition lautet: „Das Meter ist die Länge der Strecke, die Licht im Vakuum während des Intervalls von $\left(\frac{1}{299\,792\,458}\right)$ s durchläuft".

2. *1 Sekunde = 1 s.*
   Die Einheit für die Basisgröße „Zeit" ist gleich der Zeitdauer von 9 192 631 770 Schwingungen der Strahlung eines Atoms im Caesium-133.

3. *1 Kilogramm = 1 kg.*
   Die Einheit für die Basisgröße „Masse" basiert nicht auf Naturkonstanten wie die Basisgrößen „Länge" und „Zeit". Die Eichung beruht auf einem Norm-Block einer Platin-Iridium-Legierung der Masse 1 kg, der in Sèvres in Frankreich aufbewahrt wird.

Die übrigen Basiseinheiten werden an entsprechender Stelle in den folgenden Kapiteln beschrieben. Ebenso werden die zusammengesetzten physikalischen Größen mit ihren Einheiten und ihr Zusammenhang mit den Basiseinheiten aufgrund von Definitionsgleichungen an zutreffender Stelle behandelt.

2.4. Die Vektoren, physikalische Größen mit Richtungssinn

Wir haben bisher physikalische Größen betrachtet, zu deren eindeutiger Festlegung die Angabe eines Zahlenwertes und einer Einheit genügte. Es handelt sich dabei um Größen ohne Richtungssinn, beispielsweise um eine Länge oder Entfernung. Der *Abstand* zwischen zwei Punkten im Raum läßt sich durch die Entfernung quantitativ beschreiben.

Bei der Betrachtung von Bewegungen im Raum werden *Lageveränderungen* eines Körpers von einem Punkt in der Ebene oder im Raum zu einem anderen Punkt behandelt. Was ist der Unterschied zwischen dem Abstand zweier Punkte und der Lageveränderung von einem zum anderen Punkt? Wir machen uns das an Abb. 2.6 klar. Der Abstand $\overline{O\,D}$ betrage 3 m. Es reicht die Angabe der Zahl „3“ mit der Einheit „Meter“.

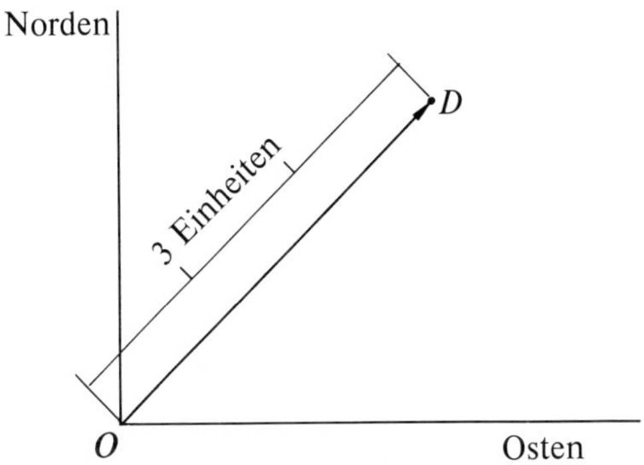

Abb. 2.6. Darstellung einer Lageveränderung um 3 m nach Nordosten.

Wenn wir eine Lageveränderung vom Punkt *O* aus vornehmen wollen, so reicht die Angabe des Abstandes nicht, wir müssen nach Nordosten gehen, um im Abstand von 3 m den Punkt *D* zu erreichen; wir geben zusätzlich zum Abstand einen Richtungssinn vor. Ohne Angabe eines Richtungssinnes wäre die Lageveränderung nicht bestimmt. Wir können viele Punkte von *O* aus erreichen, die einen Abstand von 3 m zu *O* haben. Erst der Richtungssinn definiert die Lageveränderung von *O* nach *D*.

Man nennt eine *physikalische Größe ohne Richtungssinn eine skalare Größe oder einen* **Skalar,** während man eine *physikalische Größe mit Angabe eines Richtungssinnes als vektorielle Größe* oder *als einen* **Vektor** bezeichnet. Die Lageveränderung als Beispiel ist ein Vektor.

Zur eindeutigen *Festlegung eines Vektors* sind

ein *Zahlenwert*
eine *Einheit*
und eine *Richtung*

in der Ebene oder im Raum erforderlich.

Vektoren werden *durch einen Pfeil über dem Formelzeichen* (oder auch durch kursiven Fettdruck) hervorgehoben. Sie werden durch einen gerichteten Pfeil dargestellt, dessen Richtung mit der vektoriellen physikalischen Größe übereinstimmt und dessen Länge durch den Zahlenwert mit Einheit gegeben ist. Die Länge eines Vektors nennt man seinen *Betrag*. Der Vektor der Lageveränderung aus Abb. 2.6 ist mit Benennungen nochmals in Abb. 2.7 dargestellt.

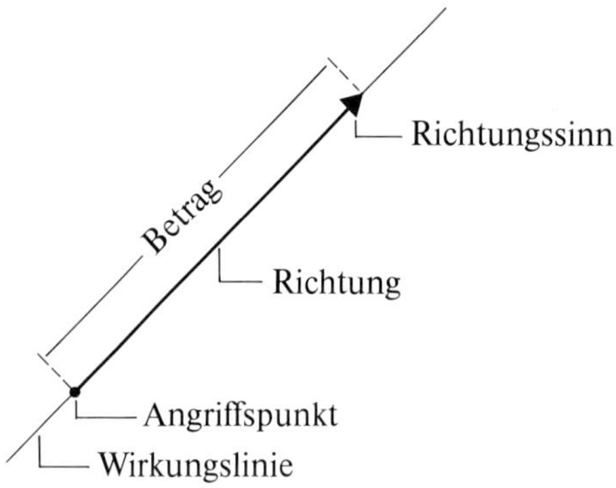

Abb. 2.7. Darstellungsformen eines Vektors.

Beispiele für Vektoren sind die Geschwindigkeit $\vec{v}$, die Beschleunigung $\vec{a}$, die Kraft $\vec{F}$ und die elektrische Feldstärke $\vec{E}$.

2.4.1. Die Addition von Vektoren

2.4.1.1. Vektoren mit gleichem Richtungssinn

In Abb. 2.8 haben die beiden Vektoren $\vec{a}$ und $\vec{b}$ den gleichen Richtungssinn.

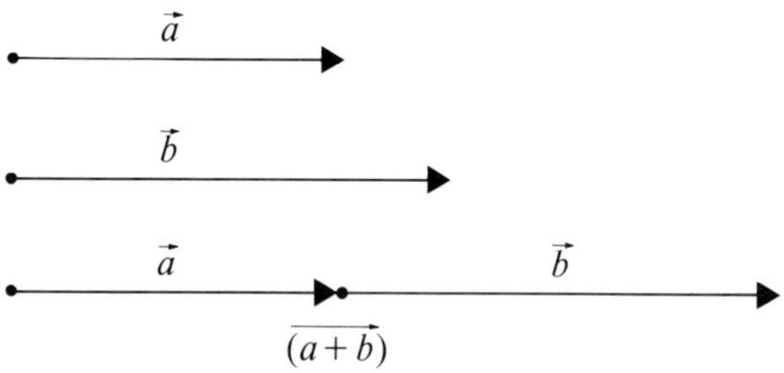

Abb. 2.8 a. Addition von 2 Vektoren mit gleichem Richtungssinn.

Zur Addition der beiden Vektoren $\vec{a}$ und $\vec{b}$ haben wir in Abb. 2.8 a einfach den Vektor $\vec{b}$ mit seinem Angriffspunkt (siehe Abb. 2.7) an die Spitze von Vektor $\vec{a}$ gesetzt und erhalten als Ergebnis den Vektor $\overrightarrow{(a+b)}$. Der resultierende Vektor hat als Betrag (Länge) die Summe der Beträge von $\vec{a}$ und $\vec{b}$ und den gleichen Richtungssinn wie diese beiden Vektoren. Wir lernen daraus, wie man mit Vektoren umgehen kann und verdeutlichen das an Abb. 2.8 b. Die graphische Addition in Abb. 2.8 a nehmen wir auf die folgende Weise vor:

In Abb. 2.8 b verschieben wir $\vec{b}$ im 1. Schritt in seiner Wirkungslinie bis der Angriffspunkt auf gleicher Höhe mit der Spitze von $\vec{a}$ liegt. Im 2. Schritt verschieben wir $\vec{b}$ senkrecht zu seiner Wirkungslinie bis sein Angriffspunkt mit der Spitze von $\vec{a}$ zusammenfällt.

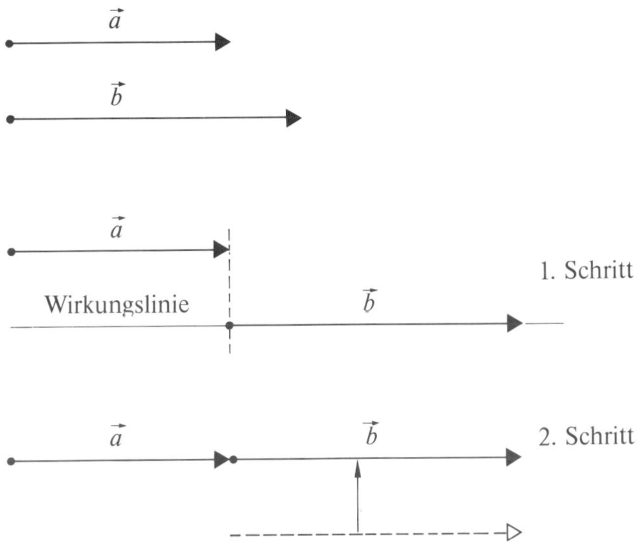

Abb. 2.8 b. Schrittweises Verdeutlichen der graphischen Addition von Vektoren.

Das bedeutet, *man kann Vektoren in ihrer Wirkungslinie und senkrecht dazu beliebig verschieben.* Das ist verständlich, da ein Vektor durch seinen Betrag und durch seinen Richtungssinn bestimmt ist; beide Eigenschaften bleiben bei den Verschiebungen ungeändert.

2.4.1.2. Vektoren mit entgegengesetztem Richtungssinn

Die Vektoren $\vec{a}$ und $\vec{b}$ in Abb. 2.9 haben *entgegengesetzten Richtungssinn.* Wir versehen daher $\vec{b}$ mit negativem Vorzeichen.

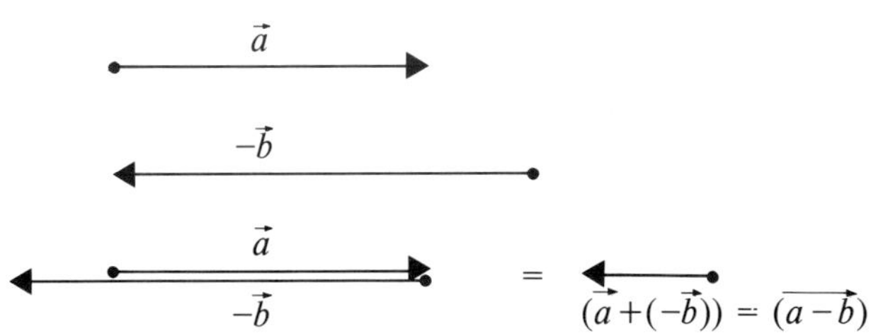

Abb. 2.9. Addition von 2 Vektoren mit entgegengesetztem Richtungssinn.

Wie bereits dargelegt, wird bei der Addition der Angriffspunkt von $\overrightarrow{-b}$ an die Spitze von $\vec{a}$ gesetzt. Wir erhalten als Ergebnis den Vektor $(\overrightarrow{a-b})$. Die Addition von 2 Vektoren mit entgegengesetztem Richtungssinn entspricht der Subtraktion von 2 Vektoren.

Sind $\vec{a}$ und $\vec{b}$ *entgegengesetzt gleich,* so ist der resultierende Vektor gleich Null. Wir wollen uns das am Beispiel von Abb. 2.10 klarmachen.

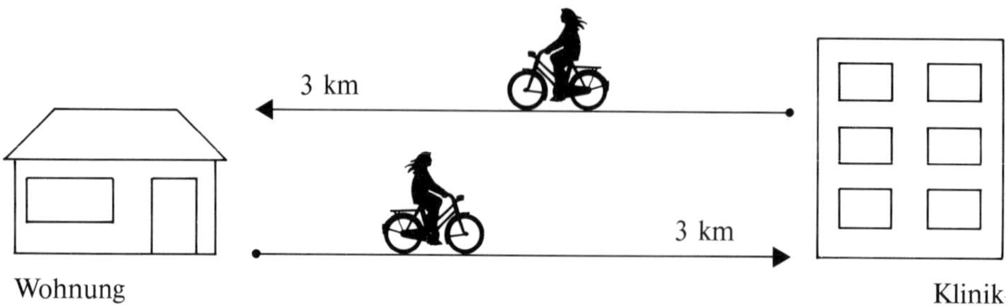

Abb. 2.10. Graphische Darstellung der Addition von 2 entgegengesetzt gleichen Vektoren.

Wir radeln morgens einen Weg von 3 km von der Wohnung zur Klinik und abends den gleichen Weg zurück. Die Addition der beiden Vektoren ergibt als resultierenden Vektor Null; wir sind am Abend an dem Ort, von dem wir morgens abgefahren sind. Dennoch haben wir eine Entfernung von 6 km zurückgelegt. Wir haben hier ein Beispiel dafür, daß die Summe von zwei Entfernungen (Skalare) im allgemeinen verschieden ist von der Addition der beiden zugehörigen Vektoren.

2.4.1.3. Vektoren mit beliebiger Richtung

Die Vektoren $\vec{a}$ und $\vec{b}$ in Abb. 2.11 sind *beliebig* gewählt. Durch Verschieben von $\vec{b}$, so daß sein Angriffspunkt in der Spitze von $\vec{a}$ liegt, können wir auch in diesem Fall die graphische Addition durchführen.

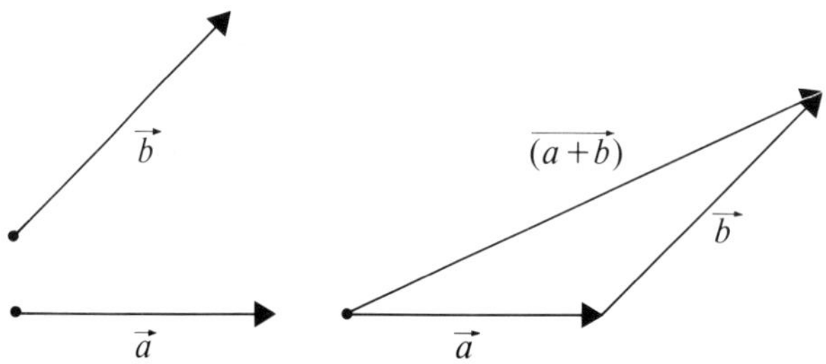

Abb. 2.11. Addition von 2 Vektoren mit beliebiger Richtung.

Man erkennt ganz allgemein, daß der Angriffspunkt des resultierenden Vektors im Angriffspunkt von $\vec{a}$, seine Spitze in der Spitze von $\vec{b}$ liegt.

Auf ähnliche Weise können auch mehrere Vektoren *addiert* werden. Das ist in Abb. 2.12 dargestellt.

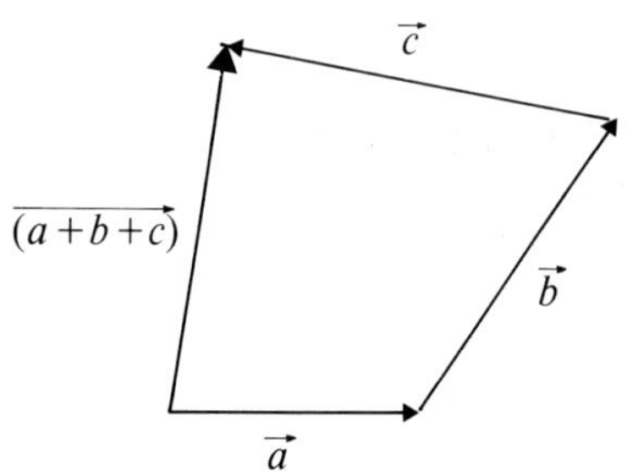

Abb. 2.12. Graphische Addition von 3 Vektoren.

Außer der Addition ist auch die *Multiplikation* von Vektoren möglich. Darauf wird dort, wo es benötigt wird, eingegangen werden.

2.5. Die Form der mathematischen Darstellung physikalischer Gesetze

2.5.1. Das kartesische Koordinatensystem

Zur Beschreibung von Punkten, Vektoren oder Bewegungen in einer Ebene oder im Raum ist ein *Referenzsystem* erforderlich. Ein ebenes kartesisches Koordinatensystem ist in Abb. 2.13 dargestellt.

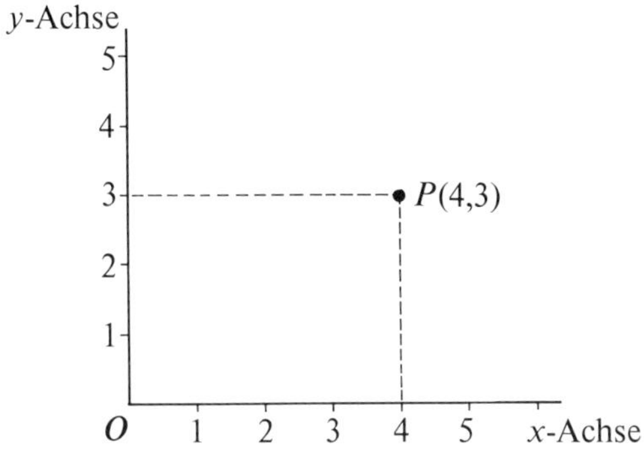

Abb. 2.13. Darstellung eines Punktes im ebenen kartesischen Koordinatensystem.

Ein Punkt $P(x, y)$ wird mit Hilfe von x-Koordinate und y-Koordinate im Koordinatensystem von x-Achse und y-Achse festgelegt. Im Beispiel von Abb. 2.13 hat der Punkt P die x-Koordinate $x=4$ und die y-Koordinate $y=3$. Indem Angriffspunkt O und Spitze eines Vektors in P festgelegt werden, ist die Lage des Vektors im Raum definiert.

Zur Errichtung eines Koordinatensystems ist nur noch die Festlegung des *Koordinatenursprunges O* erforderlich. Das können wir uns beispielsweise in der Ebene eines Tisches vorstellen, indem wir dort den Koordinatenursprung an eine Tischecke legen.

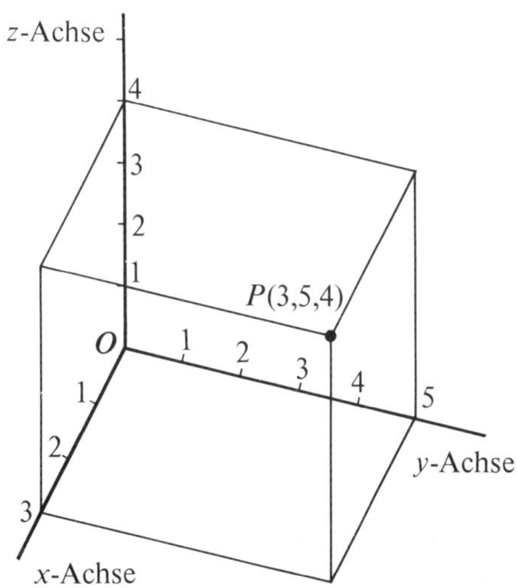

Abb. 2.14. Darstellung eines Punktes im räumlichen kartesischen Koordinatensystem.

Im Raum können wir uns den Koordinatenursprung in eine Zimmerecke gelegt vorstellen. Wir benötigen im Raum 3 Koordinatenachsen, die x-, y- und z-Achse, die im Koordinatenursprung in der Zimmerecke zusammenlaufen. Das ist in Abb. 2.14 dargestellt.

Die dem Koordinatenursprung O gegenüberliegende Zimmerecke hat die Koordinaten $x=3$, $y=5$ und $z=4$. Auf diese Weise können alle Punkte im Raum dargestellt werden. Bei der Bewegung eines Körpers werden sich die Koordinaten seiner Lage im Raum mit der Zeit verändern.

2.5.2. Darstellung physikalischer Gesetze

Neben der wörtlichen Formulierung können physikalische Gesetze mathematisch ausgedrückt werden. Dabei unterscheiden wir mehrere Darstellungsformen:

Die Funktion

Beispiel: $a=f(F)$.

Die Beschleunigung a ist eine Funktion der Kraft F; es besteht ein Zusammenhang zwischen einer Beschleunigung a und der wirksamen Kraft F.

Die Proportionalität

Beispiel: $a \sim F$.

Der Zusammenhang zwischen der Beschleunigung a und der Kraft F ist derart, daß bei Zunahme der Kraft um einen bestimmten Faktor die Beschleunigung um den gleichen Faktor zunimmt. Die Beschleunigung nimmt linear mit der Kraft zu.

Die Funktionsgleichung

Beispiel: $a = \frac{F}{m}$ oder $F=m \cdot a$.

Aus der Proportionalität gelangt man durch Einführen einer Proportionalitätskonstanten zur Funktionsgleichung. Im vorliegenden Beispiel dient die Masse m als Proportionalitätskonstante.

Die Funktionsgleichung kann graphisch dargestellt werden. In Abb. 2.15 ist die lineare Funktion $F=m \cdot a$ im ebenen Koordinatensystem mit einer F- und einer a-Achse dargestellt. Die senkrechte Achse wird häufig als „*Ordinate*", die waagerechte als „*Abszisse*" bezeichnet.

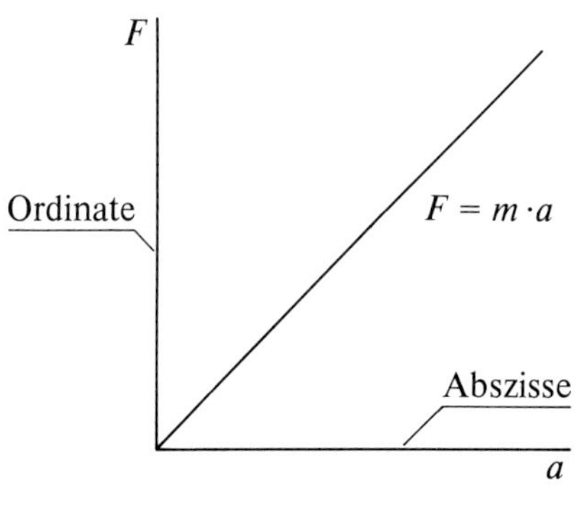

Abb. 2.15. Graphische Darstellung der Funktionsgleichung $F=m \cdot a$.

In vielen Fällen stellt die Funktionsgleichung nicht eine lineare Funktion sondern eine Funktion höherer Potenz dar. Ein einfaches Beispiel einer quadratischen Funktionsgleichung ist die Darstellung des im freien Fall als Funktion der Zeit t zurückgelegten Weges s,

$$s = \frac{g}{2} \cdot t^2 .$$

g ist die Erdbeschleunigung und damit ist die Proportionalitätskonstante $\frac{g}{2}$. In Abb. 2.16 ist diese Funktion dargestellt.

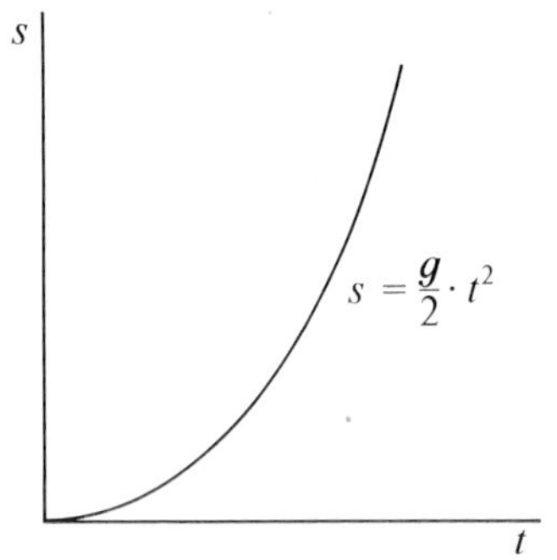

Abb. 2.16. Graphische Darstellung der Funktionsgleichung $s = \frac{g}{2} \cdot t^2$.

Häufig kommt in der Physik die *Exponentialfunktion* in einer Funktionsgleichung vor, beispielsweise beim radioaktiven Zerfall. Das Gesetz des radioaktiven Zerfalls lautet

$$N(t) = N_0 \cdot e^{-\lambda \cdot t}.$$

Dabei ist:
$N(t)$ als Kurzdarstellung von $N = f(t)$ die Anzahl von radioaktiven Atomen, die nach Ablauf der Zeit t noch vorhanden sind,
N_0 die ursprünglich, also bei $t = 0$, das heißt zu Beginn der Messung, vorhandene Menge an radioaktiven Atomen und
λ die Zerfallskonstante.

Somit ist $N(t)$ eine Funktion der Zeit t, die als Exponentialfunktion in Abb. 2.17 dargestellt ist.

Nur eine kleine Anzahl von Funktionsformen und ihre Darstellung sollte hier beispielhaft angeführt werden. Im Laufe des Textes wird als Anwendung eine große Zahl weiterer Funktionen zu behandeln sein.

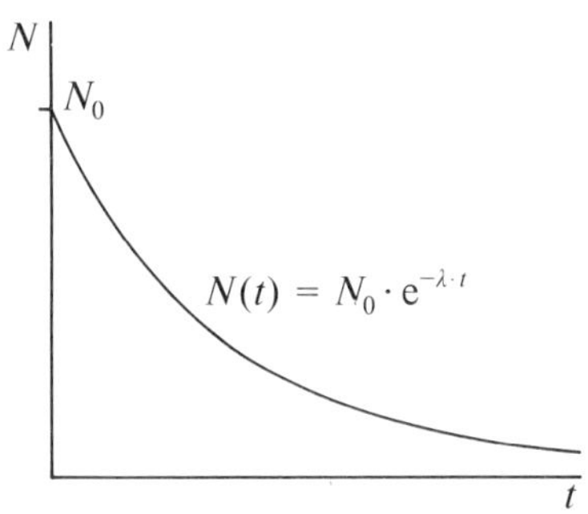

Abb. 2.17. Graphische Darstellung der Funktionsgleichung des radioaktiven Zerfalls $N(t) = N_0 \cdot e^{-\lambda \cdot t}$.

3. Mechanik

„Mit dem kleinsten Gewicht kann man das größte heben, wenn der Gewichtsunterschied durch ein Mehr an Zeit ausgeglichen wird."

3.1. Geschwindigkeit und Beschleunigung

3.1.1. Die lineare Bewegung

Im Rahmen der Mechanik studieren wir die Bewegung von Körpern **(Kinematik),** die Kräfte als Ursachen für die Bewegung und die Zusammenhänge zwischen Kräften und der daraus folgenden Bewegung.

Wir sprechen von Bewegung, wenn ein Körper eine Lage- oder Formveränderung erfährt. Das geschieht mit einer bestimmten **Geschwindigkeit** und **Beschleunigung.** Diese Begriffe gewinnen ihren Sinn nur in bezug auf andere Körper: man spricht von einem *Bezugssystem.* Das können die Wände eines Zimmers sein, Anfangs- und Endpunkt einer geraden oder gekrümmten Bahn oder bestimmte Punkte auf der Erdoberfläche. Zur Abstraktion eines Bezugssystems benutzt man ein **Koordinatensystem.** Durch Vektoren werden Richtung und Größe der Lageveränderung sowie Geschwindigkeit und Beschleunigung im Koordinatensystem angegeben. Mit Hilfe dieser Begriffe beschreibt man den Bewegungszustand eines Körpers. Wir werden verschiedene Formen der Bewegung betrachten.

Durch die *Messung von Länge und Zeit* kann man den Ablauf einer Bewegung bestimmen. Wir können etwa die Bewegung entlang einer festgelegten Straße beschreiben, wobei wir in jedem Punkt P des Weges den Abstand vom Ausgangspunkt und die seit Beginn der Bewegung verstrichene Zeit messen können. In der graphischen Darstellung eines *Weg-Zeit-Diagramms* läßt sich der Ablauf der Bewegung wiedergeben. In Abb. 3.1 sind drei verschiedene Bewegungsabläufe dargestellt.

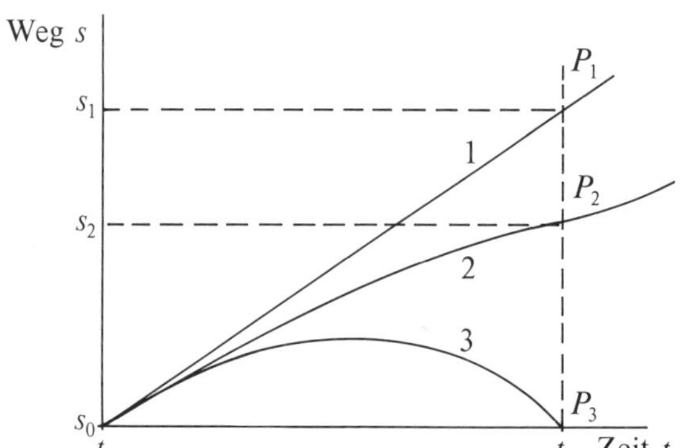

Abb. 3.1. Weg-Zeit-Diagramm für drei verschiedene Bewegungsabläufe.

Im **Fall 1** sprechen wir von einer **gleichförmigen Bewegung,** der zurückgelegte Weg nimmt gleichförmig mit der Zeit zu. Der Punkt P_1 wird erreicht. Zur *Definition der physikalischen Größe Geschwindigkeit* gelangt man mit Hilfe des Quotienten aus zurückgelegtem Weg und dafür benötigter Zeit, d. h.

$$\text{Geschwindigkeit} = \frac{\text{Weg}}{\text{Zeit}}.$$

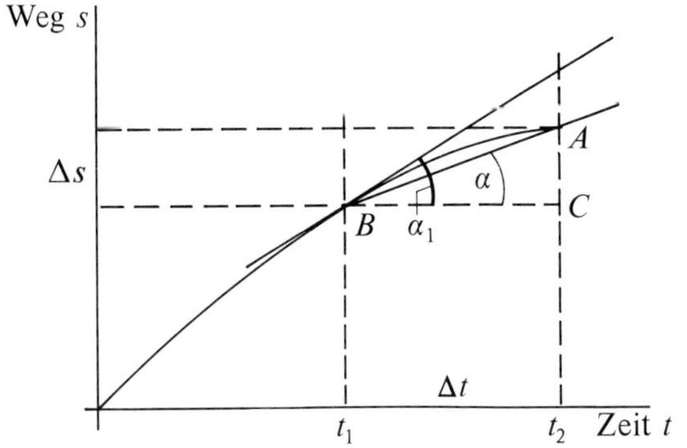

Abb. 3.2. Weg-Zeit-Diagramm zur Darstellung der Momentangeschwindigkeit.

Die **mittlere Geschwindigkeit** $\bar{v}$ ist der Differenzenquotient

$$\bar{v} = \frac{s_1 - s_0}{t_1 - t_0} = \frac{\Delta s}{\Delta t} = \frac{\text{Differenz von zwei Ortskoordinaten}}{\text{Differenz von zwei Zeitkoordinaten}}. \qquad (3.1)$$

Der zurückgelegte Weg hängt von der abgelaufenen Zeit ab, er ist eine Funktion der Zeit; man schreibt

$$s = f(t). \qquad (3.2)$$

und nennt (3.2) eine *Bewegungsgleichung.*

Die Zeit t bezeichnet man als unabhängig veränderliche Größe, die man stets auf der waagerechten Koordinate aufträgt, während die abhängig veränderliche Größe – hier der zurückgelegte Weg s – auf der senkrechten Koordinate aufgetragen wird.

(3.1) kann man auch schreiben $\Delta s = \bar{v} \cdot \Delta t$, d. h. bei bekannter mittlerer Geschwindigkeit $\bar{v}$ kann man den in der Zeit Δt zurückgelegten Weg berechnen.

Fall 2 in Abb. 3.1 stellt einen Bewegungsablauf dar, bei dem in der gleichen Zeit $\Delta t = t_1 - t_0$ ein kürzerer Weg $\Delta s = s_2 - s_0$ zurückgelegt worden ist. Die Bewegung verlief **ungleichförmig** und mit einer geringeren mittleren Geschwindigkeit $\bar{v}$. Es wird der Punkt P_2 erreicht. Der Begriff der mittleren Geschwindigkeit ist in diesem Fall zu grob, um Einzelheiten der Bewegung erfassen zu können. Eine bessere Beschreibung gelingt, wenn wir eine Einteilung der Bewegung in kleinere Zeitintervalle vornehmen und die mittlere Geschwindigkeit in jedem Zeitintervall erfassen. Das ist in Abb. 3.2 dargestellt.

Die mittlere Geschwindigkeit $\bar{v}$ im Zeitintervall $\Delta t = t_2 - t_1$ ist offenbar durch $\bar{v} = \frac{\Delta s}{\Delta t} = \frac{AC}{BC} = \tan\alpha$ beschrieben. Wir erkennen daraus, daß wir die Geschwindigkeit bei einer ungleichförmigen Bewegung um so genauer wiedergeben können, je kleiner Δt und Δs gewählt werden. Im Grenzfall von verschwindendem Δt und Δs ($\Delta t \to 0$, $\Delta s \to 0$), Punkt A soll sich in Gedanken Punkt B nähern, erhalten wir die *Momentangeschwindigkeit* $v(t_1)$ zum Zeitpunkt t_1. Den Grenzübergang bezeichnet man mathematisch als *Differentiation*, die Sekante AB geht in die Tangente in B über.

Momentangeschwindigkeit zur Zeit *t*

$$v(t) = \frac{\mathrm{d}s}{\mathrm{d}t} = \tan\alpha_1 = \lim_{\Delta t \to 0} \frac{\Delta s}{\Delta t}. \tag{3.3}$$

Die Steigung der Tangente in B entspricht dem *Differentialquotienten* $\frac{\mathrm{d}s}{\mathrm{d}t}$, d.h. der Momentangeschwindigkeit im Punkt B der Bahn.
Für die *Dimension der Geschwindigkeit* - das Meßverfahren für diese Größe - gilt

$$\dim v = \frac{\dim \text{Weg}}{\dim \text{Zeit}} = \text{Länge} \cdot \text{Zeit}^{-1}. \tag{3.4}$$

Die *Einheit der Geschwindigkeit* ist $[v] = 1\,\mathrm{m} \cdot \mathrm{s}^{-1}$.

Aus **Fall 3** in Abb. 3.1 können wir eine weitere Eigenschaft der Geschwindigkeit erkennen. Das sei in Abb. 3.3 näher erläutert.

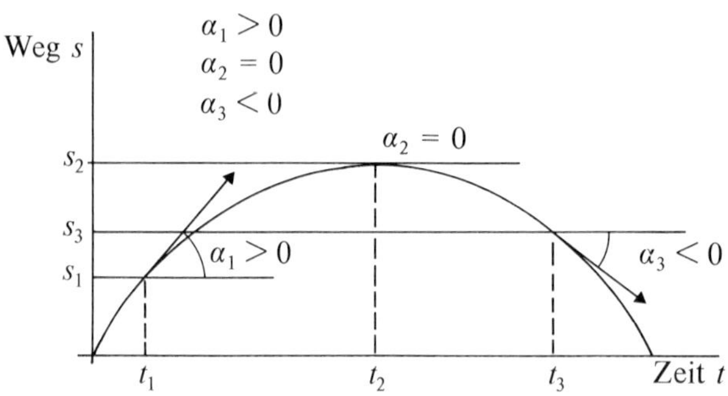

Abb. 3.3. Weg-Zeit-Diagramm der Momentangeschwindigkeit als gerichtete Größe.

Im Zeitpunkt t_1 ist der Winkel $\alpha_1 > 0$ und damit der Anstieg der Tangente $\tan\alpha_1 > 0$, also die Momentangeschwindigkeit $v_1 = \tan\alpha_1 > 0$. Zwischen den Zeitpunkten t_1 und t_2 wird der Anstieg der Tangente flacher, das entspricht abnehmender Geschwindigkeit, im Zeitpunkt t_2 gilt schließlich $\tan\alpha_2 = v_2 = 0$. Zwischen den Zeitpunkten t_2 und t_3 wird $\alpha_3 < 0$, dem entspricht $v_3 = \tan\alpha_3 < 0$, die Geschwindigkeit hat einen negativen Wert angenommen. Das kann nur so interpretiert werden, daß sich die Richtung der Bewegung, die Richtung der Geschwindigkeit umgekehrt hat. Wir stellen fest: die *Geschwindigkeit ist eine gerichtete Größe, ein Vektor.* Zur vollständigen Angabe einer Geschwindigkeit ist außer der Angabe des Betrages auch die Richtungsangabe erforderlich. Die Richtung des momentanen Geschwindigkeitsvektors ist durch die momentane Richtung des Weges bestimmt. Im täglichen Leben sprechen wir im allgemeinen nur vom Betrag der Geschwindigkeit, angegeben als Produkt von Zahlenwert und Einheit; so hat z. B. ein Läufer auf der 100-Meter-Bahn eine Geschwindigkeit $v = 10\ \mathrm{m} \cdot \mathrm{s}^{-1}$, wobei die Richtung der Geschwindigkeit durch die Bahn festgelegt ist.

Wenn ein Läufer startet, ist zunächst $v = 0$, später ist $v = 10\ \mathrm{m} \cdot \mathrm{s}^{-1}$. Die Geschwindigkeit hat sich geändert, *die Änderung einer Geschwindigkeit bezeichnet man als* **Beschleunigung.**

Bei der Besprechung von Abb. 3.3 haben wir bereits festgestellt, daß zur Umkehr der Geschwindigkeitsrichtung die Geschwindigkeit zunächst abnehmen muß, sie wird schließlich null und wächst dann in entgegengesetzter Richtung wieder an. Offenbar hat die abnehmende Steigung der Kurve zwischen den Zeitpunkten t_1 und t_2 etwas mit der abnehmenden Geschwindigkeit zu tun. Die abnehmende Steigung der Kurve bedeutet, daß in gleichen Zeitabschnitten immere kürzere Wegstrecken zurückgelegt werden. Wir können jetzt die Beschleunigung zunächst - ebenso wie im Fall der mittleren Geschwindigkeit - als **mittlere Beschleunigung** definieren. Zum Zeitpunkt t_1 gehören der Ort s_1 und die Geschwindigkeit v_1, zum Zeitpunkt t_2 gehören s_2 und v_2. Die *mittlere Beschleunigung* ist dann gegeben durch

$$\bar{a} = \frac{v_2 - v_1}{t_2 - t_1} = \frac{\Delta v}{\Delta t}. \tag{3.5}$$

Da wegen abnehmender Geschwindigkeit $v_2 < v_1$ gilt, ist $\bar{a} < 0$, *die mittlere Beschleunigung ist negativ, wir sprechen von* **Abbremsung.**

Wir müssen also zwischen positiver und negativer Beschleunigung unterscheiden. Wir erkennen, daß *die Beschleunigung ebenso wie die Geschwindigkeit ein Vektor ist,* auch wenn wir das im täglichen Leben vergessen können. Sowohl Geschwindigkeit als auch Beschleunigung weisen in eine bestimmte Richtung, z. B. im Fall der Abb. 3.4 in die positive oder negative x-Richtung. Hier greifen wir auf das kartesische Koordinatensystem zurück und beschränken uns wie beim Läufer auf eine geradlinige Bewegung. Wir betrachten die Bewegung entlang der x-Achse. Die zurückgelegte Wegstrecke s ist entlang der x-Achse zu messen. Positive und negative Geschwindigkeiten sind dargestellt. Die *Richtung der Geschwindigkeit* ist durch das Vorzeichen gegeben.

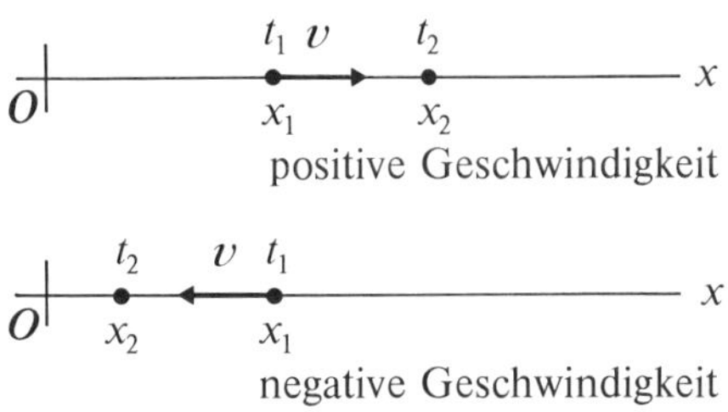

Abb. 3.4. Richtung der Geschwindigkeit, $t_1 < t_2$.

Auch im Fall der Beschleunigung definiert man die **Momentanbeschleunigung** durch den Grenzübergang $\Delta t \to 0$.

Momentanbeschleunigung zur Zeit t

$$a(t) = \frac{dv}{dt} = \lim_{\Delta t \to 0} \frac{\Delta v}{\Delta t}. \tag{3.6}$$

Wegen $v = \frac{ds}{dt}$, läßt sich formal auch schreiben

$$a(t) = \frac{dv}{dt} = \frac{d(ds/dt)}{dt} = \frac{d^2 s}{dt^2}, \tag{3.7}$$

der Weg wird zweimal nach der Zeit differenziert.

Für die Dimension der Beschleunigung gilt

$$\dim a = \frac{\dim \text{Geschwindigkeit}}{\dim \text{Zeit}} = \text{Länge} \cdot \text{Zeit}^{-2}.$$

Die Einheit der Beschleunigung im SI ist $[a] = 1\,\text{m} \cdot \text{s}^{-2}$.

Eine Beschleunigung besagt, daß auch die Geschwindigkeit eine Funktion der Zeit ist

$$v = f(t)\,.$$

Wir haben gesehen, Gl. 3.7, daß man die Beschleunigung durch Differentiation aus der Geschwindigkeit erhalten kann und haben es auch graphisch verstehen können. Man kann umgekehrt aus einer bekannten Beschleunigung durch Integralbildung auch die Geschwindigkeit errechnen. Betrachten wir als Beispiel eine konstante Beschleunigung a, die Erdbeschleunigung $a = g = 9{,}8\ \text{m} \cdot \text{s}^{-2}$, der jeder Körper an der Erdoberfläche unterworfen ist.

Für die Geschwindigkeit v erhalten wir

$$v = \int_0^t g\,\mathrm{d}t = g\,t + v_0\,. \tag{3.8}$$

Dabei beginnen wir die Beobachtung zu einem willkürlich gewählten Zeitpunkt $t_0 = 0$ und fragen nach der Geschwindigkeit, die aufgrund der konstanten Beschleunigung zur Zeit t erreicht ist. Wir erkennen, daß die Geschwindigkeit $v = f(t)$ eine lineare Funktion der Zeit ist. v_0 ist eine Konstante, die durch die Integration auftritt. Es handelt sich um die Anfangsgeschwindigkeit des Körpers bei $t = 0$; für $t = 0$ gilt in Gl. 3.8 $v = v_0$. Zur Kontrolle können wir Gl. 3.8 nach der Zeit differenzieren:

$$\frac{\mathrm{d}v}{\mathrm{d}t} = \frac{\mathrm{d}(g\,t)}{\mathrm{d}t} + \frac{\mathrm{d}v_0}{\mathrm{d}t} = g\,, \tag{3.9}$$

v_0 ist eine Konstante, deren Differentialquotient gleich null ist. Wir erhalten wieder die Beschleunigung.

In Analogie können wir entsprechend den bei der Beschleunigung g nach der Zeit t zurückgelegten Weg s berechnen. Wir gehen von Gl. 3.3 aus und erhalten mit Gl. 3.8 durch Integration

$$s = \int_0^t v\,\mathrm{d}t = \int_0^t (g\,t + v_0)\,\mathrm{d}t = \frac{1}{2}\,g\,t^2 + v_0\,t + s_0\,. \tag{3.10}$$

Der Weg $s = f(t)$ ist eine quadratische Funktion der Zeit. s_0 ist ebenfalls eine Integrationskonstante, die im Weg-Zeit-Diagramm, Abb. 3.1, dem Ort des Körpers zur Zeit $t_0 = 0$ entspricht.

Eine Bewegung mit konstanter Beschleunigung bezeichnet man als **gleichförmig beschleunigte Bewegung.**

Wir haben damit die Fundamentalgleichungen der Kinematik zusammengestellt, die bei beliebiger Beschleunigung a lauten

$$v = a\,t + v_0\,,$$

$$s = \frac{1}{2}\,a\,t^2 + v_0\,t + s_0\,. \tag{3.11}$$

Wir haben das Weg-Zeit-Diagramm kennengelernt und können daraus auch ein Geschwindigkeits-Zeit-Diagramm ableiten.

Der ersten Gl. (3.11) können wir entnehmen, daß sich die Geschwindigkeit v mit der Zeit t ändert. Die Änderung ist durch die Beschleunigung a bestimmt. Das ist im *Geschwindigkeits-Zeit-Diagramm* der Abb. 3.5 für den Fall einer konstanten Beschleunigung dargestellt.

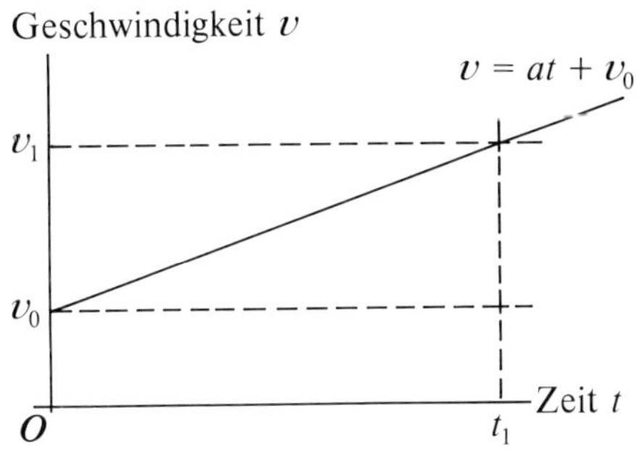

Abb. 3.5. Geschwindigkeits-Zeit-Diagramm für konstante Beschleunigung.

Zum Zeitpunkt $t=0$ besitze ein Körper die Geschwindigkeit v_0, die Geschwindigkeit zu Beginn der Beobachtung. Zum Zeitpunkt $t=t_1$ ist die Geschwindigkeit gleichförmig (linear) auf v_1 angewachsen. Der Anstieg dieser Geschwindigkeitsgeraden ist nach Gl. 3.5 die konstante Beschleunigung a. Trägt man diese konstante Beschleunigung als Ordinate gegen die Zeit auf, so erhält man in Abb. 3.6 das *Beschleunigungs-Zeit-Diagramm.*

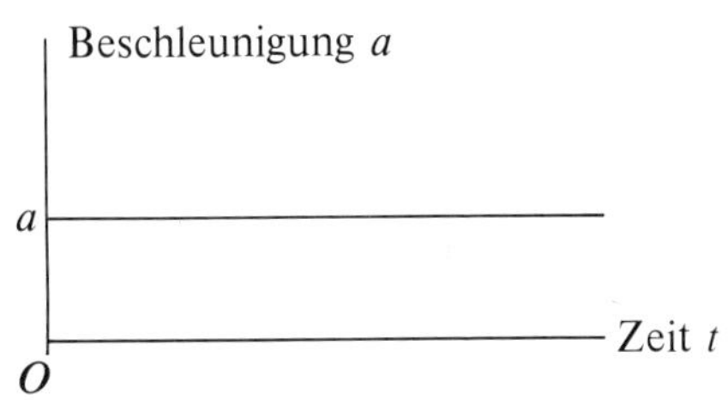

Abb. 3.6. Beschleunigungs-Zeit-Diagramm für konstante Beschleunigung.

Es handelt sich hierbei um die schon erwähnte gleichförmig beschleunigte Bewegung. In Abb. 3.5 ist die Zunahme der Geschwindigkeit $v_1 - v_0$ abzulesen. Sie erfolgt in der während der Messung abgelaufenen Zeit $t_1 - t_0$. Läßt man die Messung im Zeitpunkt $t_0 = 0$ beginnen, so ist $t_1 - t_0 = t$ auf der Abszisse der Zeitskala. Wir erkennen damit aus dem Geschwindigkeits-Zeit-Diagramm, daß sich die Geschwindigkeit v zum Zeitpunkt t aus der Anfangsgeschwindigkeit v_0 und der Zunahme der Geschwindigkeit $a \cdot t$ in der Zeit t ergibt.

Start aus der Ruhe ist ein Spezialfall, $v_0 = 0$. Wenn wir außerdem den Beginn des Weges in den Koordinatenursprung legen, gilt auch $s_0 = 0$. Wir erhalten die Gl. (3.11) in abgekürzter Form:

$$v = a\,t\,,$$

$$s = \frac{a}{2} \cdot t^2 \qquad (3.11a)$$

Beispiel: Ein Auto startet ($v_0 = 0$) und erreicht eine Geschwindigkeit von 43,2 km·h^{-1} in 4 s. Wie groß sind die Beschleunigung und die zurückgelegte Wegstrecke? Gegeben ist

$$v = 43{,}2\ \mathrm{km \cdot h^{-1}} = \frac{43{,}2 \cdot 10^3\ \mathrm{m}}{60 \cdot 60\ \mathrm{s}} = 12\ \mathrm{m \cdot s^{-1}},$$

$$t = 4\ \mathrm{s},$$

$$v_0 = 0\,.$$

Aus der ersten Gl. 3.11a ergibt sich $a = \dfrac{v}{t} = \dfrac{12\ \mathrm{m \cdot s^{-1}}}{4\ \mathrm{s}} = 3\ \mathrm{m \cdot s^{-2}}$.

Aus der zweiten Gl. 3.11a ergibt sich $s = \dfrac{a}{2} \cdot t^2 = \dfrac{1}{2} \cdot (3\ \mathrm{m \cdot s^{-2}}) \cdot (4\ \mathrm{s})^2 = 24\ \mathrm{m}$.

Man beachte, daß sich aus der Rechnung auch die richtigen Dimensionen und Einheiten ergeben.

3.1.2. Die Kreisbewegung

Bei diesem Spezialfall einer Bewegung in der Ebene wollen wir zunächst wieder die gleichförmige Bewegung betrachten. Zur Beschreibung der Bewegung benötigen wir einige Begriffe, die mit Hilfe von Abb. 3.7 erläutert werden sollen.

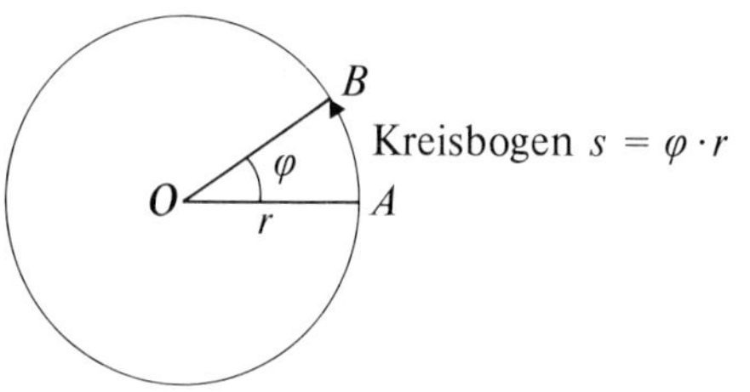

Abb. 3.7. Gleichförmige Kreisbewegung und Bahngeschwindigkeit.

Bei einer gleichförmigen Bewegung durchläuft ein Körper auf der Kreisbahn mit konstanter Geschwindigkeit v ausgehend vom Punkt A in einer bestimmten Zeit den Kreisbogen s und erreicht den Punkt B. Diese Geschwindigkeit wird im Fall der Kreisbewegung als **Bahngeschwindigkeit** bezeichnet. Sie entspricht der bereits beschriebenen Bahngeschwindigkeit entlang eines Weges. Bei dieser Bewegung überstreicht die Verbindungslinie $OA = r$ den **Drehwinkel** φ. Zwischen dem zurückgelegten Weg, der gleich der Bogenlänge s und dem Drehwinkel φ proportional ist, besteht die Beziehung:

$$s = \varphi \cdot r\,. \tag{3.12}$$

Da sowohl s als auch r die Dimension einer Länge haben, folgt für die Dimension des Drehwinkels:

$$\dim \varphi = \text{Länge} \cdot \text{Länge}^{-1} = 1\,.$$

Der Drehwinkel ist dimensionslos. Damit man dimensionslose Zahlen von Winkeln unterscheiden kann, definiert man *die Einheit des Drehwinkels* mit $[\varphi] = 1\,rad$. Statt in Winkelgraden wird in der Einheit rad der Drehwinkel entsprechend Gl. (3.12) $\left(\varphi = \dfrac{s}{r}\right)$ mit Hilfe der durchlaufenen Bogenlänge s, bezogen auf den Abstand von der Drehachse, den Radius r, ausgedrückt. Bei einem vollständigen Umlauf werden

$360° = 2\pi\,\text{rad}$ durchlaufen, d.h. $\varphi = \frac{s}{r} = \frac{\text{Kreisumfang}}{r} = \frac{2\pi r}{r} = 2\pi\,\text{rad}$. Daraus kann die Umrechnung von Einheiten rad in Winkelgrade erfolgen:

$$1\,\text{rad} = \frac{360°}{2\pi} = 57{,}3° \; (\pi = 3{,}14), \text{ bzw. } 1° = \frac{2\pi\,\text{rad}}{360} = 1{,}745 \cdot 10^{-2}\,\text{rad} = 17{,}45\,\text{mrad}\,.$$

Ebenfalls erkennt man, daß bei einem Kreis mit $r = 1\,\text{m}$ der Drehwinkel zahlenmäßig gleich dem durchlaufenen Kreisbogen ist. Aus $360° = 2\,\pi\,\text{rad}$ folgt auch:

$$180° = \pi\,\text{rad} \quad \text{und}$$

$$90° = \frac{\pi}{2}\,\text{rad}\,.$$

Aus den bisherigen Betrachtungen ergibt sich, daß bei der Kreisbewegung eine enge Beziehung zwischen der durchlaufenen Bahnlänge s und dem durchlaufenen Drehwinkel φ besteht. Diese Beziehung läßt sich auf die in der Zeiteinheit zurückgelegte Bahnlänge und den überstrichenen Winkel und damit auf die entsprechenden Geschwindigkeiten ausdehnen. Wir werden auf den Begriff der **Winkelgeschwindigkeit** geführt. Aufgrund der Bahngeschwindigkeit v beträgt die zurückgelegte Bahnlänge $s = v \cdot t$. Außerdem gilt Gl. (3.12), so daß $\varphi \cdot r = s = v \cdot t$ ist. Es ergibt sich die **mittlere Winkelgeschwindigkeit**

$$\omega = \frac{\text{Drehwinkel}}{\text{Zeit } t} = \frac{\varphi}{t} = \frac{v}{r}\,. \tag{3.13}$$

Daraus ist zu ersehen, daß auch *zwischen Bahngeschwindigkeit und Winkelgeschwindigkeit eine enge Beziehung* besteht. Die Dimension der Winkelgeschwindigkeit ist:

$$\dim \omega = \frac{1}{\text{Zeit}} = \text{Zeit}^{-1}.$$

Die *Einheit der Winkelgeschwindigkeit* ist $[\omega] = 1\,\frac{\text{rad}}{\text{s}} = 1\,\text{rad} \cdot \text{s}^{-1} = 1\,\text{s}^{-1}$.

In Abb. 3.8 können wir die Bewegung des Vektors der Bahngeschwindigkeit bei der gleichförmigen Kreisbewegung untersuchen.

Obwohl die Größe der Bahngeschwindigkeit (Länge der Vektoren) konstant bleibt, ändert sich die Richtung der Geschwindigkeit. Jede Änderung des Geschwindigkeitsvektors ist mit einer Beschleunigung verbunden. *Daher muß auch bei einer gleichförmigen Kreisbewegung eine Beschleunigung auftreten.*

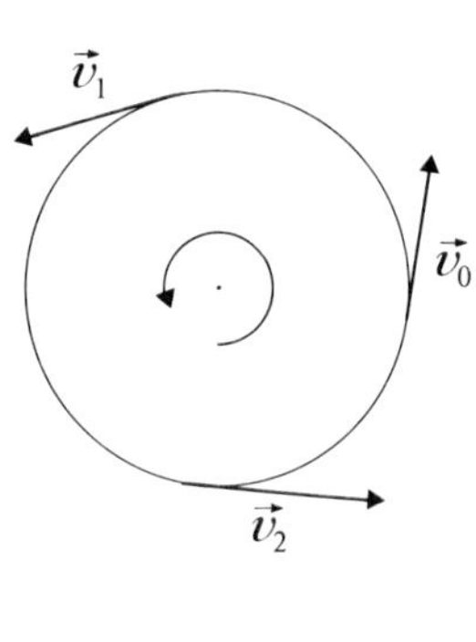

Abb. 3.8. Die Richtungsänderung bei einer gleichförmigen Kreisbewegung wird durch eine Beschleunigung verursacht.

Um einen Körper in einer Kreisbewegung zu halten, muß er kontinuierlich zum Kreismittelpunkt beschleunigt werden. Die Kraft, mit der das geschieht, wird als **Zentripetalkraft** bezeichnet (lat. petere, bitten, zu erreichen suchen). Die Beschleunigung, die dem Körper erteilt wird, heißt **Zentripetalbeschleunigung.** Da die Bahngeschwindigkeit, die stets *tangential* zur Kreisbahn verläuft, konstant ist, muß die Komponente der Beschleunigung in dieser Richtung null sein. Bei der gleichförmigen Kreisbewegung kann es daher nur eine Komponente der Beschleunigung senkrecht zur Bewegungsrichtung geben. Daraus können wir schließen, daß der Vektor der Zentripetalbeschleunigung stets zum Zentrum der Kreisbewegung gerichtet ist, wie es in Abb. 3.9 dargestellt ist, vgl. auch Abb. 3.8.

Der Betrag der Zentripetalbeschleunigung ist

$$a_z = \frac{v^2}{r}. \tag{3.14}$$

Dabei ist v wieder die gleichförmige Bahngeschwindigkeit.

Mit der Bahngeschwindigkeit v und dem Radius r läßt sich die Zeit für eine volle Umdrehung, die Umlaufzeit T, berechnen. Man dividiert die Wegstrecke $2\pi r$, die bei einem vollen Umlauf zurückgelegt wird, durch die Bahngeschwindigkeit $v = r \cdot \omega$, also

$$T = \frac{2\pi r}{r \cdot \omega} = \frac{2\pi}{\omega}. \tag{3.15}$$

T wird auch die *Periode der Bewegung* genannt und bedeutet die Zeit pro Umlauf. Der Kehrwert ergibt die Frequenz f der Bewegung, also die Anzahl der Umläufe pro Zeit:

$$f = \frac{1}{T} = \frac{\omega}{2\pi}. \tag{3.16}$$

In der Natur gibt es viele wichtige Vorgänge, deren Ablauf sich auf die gleichförmige Kreisbewegung zurückführen läßt. Diese Vorgänge sind dadurch charakterisiert, daß ihr wiederholter Ablauf stets auf die gleiche Weise verläuft. Man nennt sie auch **periodische Vorgänge.** Wir werden an dieser Stelle nur kurz darauf eingehen, um später die Diskussion wieder aufzunehmen. Hierzu erweitern wir Abb. 3.7 zu einer Darstellung im zweidimensionalen Koordinatensystem und betrachten Abb. 3.10.

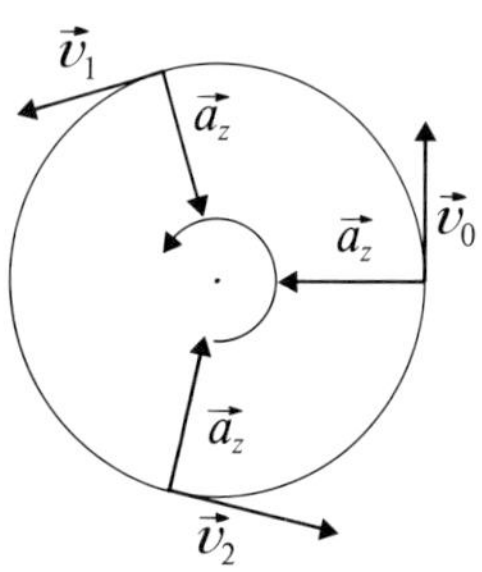

Abb. 3.9. Die Zentripetalbeschleunigung.

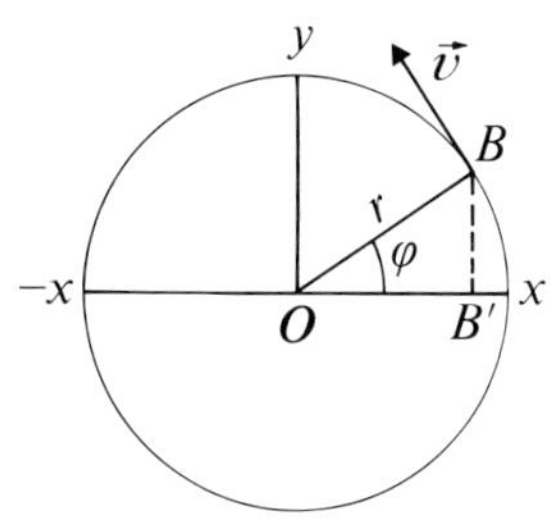

Abb. 3.10. Die harmonische Bewegung.

Der Punkt B bewegt sich mit gleichförmiger Bahngeschwindigkeit v auf der Kreisbahn. Die Projektion des Punktes B auf die x-Achse ergibt den Punkt B' und damit die

x-Koordinate des Punktes B. Aus dem rechtwinkligen Dreieck sind die folgenden Beziehungen abzulesen:

$$\cos\varphi = \frac{O\,B'}{O\,B} = \frac{x}{r},$$

$$x = r \cdot \cos\varphi \,. \tag{3.17}$$

Aus Gl. (3.13) entnimmt man $\varphi = \omega \cdot t$, so daß man schließlich zu einem Zeitpunkt t

$$x = r \cdot \cos(\omega \cdot t) \tag{3.18}$$

erhält. Bewegungen, die sich mit Hilfe der Winkelfunktionen, wie $\cos(\omega t)$ in Gl. (3.18) darstellen lassen, nennt man harmonische Bewegungen.

Bei *ungleichförmiger Kreisbewegung* ändert sich mit dem Betrag der Bahngeschwindigkeit auch die Winkelgeschwindigkeit mit der Zeit. Es tritt eine zusätzliche tangentiale Komponente der Beschleunigung, die **Winkelbeschleunigung,** neben der Zentripetalbeschleunigung auf.

Formelteil

Die lineare Bewegung

Mittlere Geschwindigkeit:

$$\bar{v} = \frac{\Delta s}{\Delta t},$$

Δs = Differenz von zwei Ortskoordinaten,
Δt = Differenz von zwei Zeitkoordinaten.

Momentangeschwindigkeit zur Zeit t:

$$v(t) = \frac{\mathrm{d}s}{\mathrm{d}t} = \dot{s} \,.$$

Einheit der Geschwindigkeit:

$$[v] = 1\,\mathrm{m} \cdot \mathrm{s}^{-1} \,.$$

Mittlere Beschleunigung:

$$\bar{a} = \frac{\Delta v}{\Delta t} \,.$$

Δv = Differenz der Geschwindigkeiten an zwei verschiedenen Orten.

Momentanbeschleunigung zur Zeit t:

$$a(t) = \frac{\mathrm{d}v}{\mathrm{d}t} = \dot{v} = \frac{\mathrm{d}^2 s}{\mathrm{d}t^2} = \ddot{s} \,.$$

Einheit der Beschleunigung:

$$[a] = 1\,\mathrm{m} \cdot \mathrm{s}^{-2},$$

$a > 0$, positive Beschleunigung,
$a < 0$, negative Beschleunigung oder Abbremsung.

$v = f(t) = a \cdot t + v_0; \qquad v_0 = f(0)\,,$

$s = f(t) = \frac{a}{2} \cdot t^2 + v_0 \cdot t + s_0; \qquad s_0 = f(0)\,.$

Die Kreisbewegung

Bogenlänge:

$s = \varphi \cdot r\,,$

φ = Drehwinkel,

r = Radius der Drehbewegung.

Einheit des Drehwinkels:

$[\varphi] = 1\,\text{rad}\,,$

$1\,\text{rad} = 57{,}3°\,,$

$1° = 1{,}745 \cdot 10^{-2}\,\text{rad} = 17{,}45\,\text{mrad}\,,$

$360° = 2\pi\,\text{rad}\,,$

$180° = \pi\,\text{rad}\,,$

$90° = \frac{\pi}{2}\,\text{rad}\,.$

Mittlere Winkelgeschwindigkeit:

$\omega = \frac{\varphi}{t} = \frac{v}{r}\,,$

v = Bahngeschwindigkeit.

Momentane Winkelgeschwindigkeit zur Zeit t:

$\omega(t) = \frac{d\varphi}{dt} = \dot{\varphi}\,.$

Einheit der Winkelgeschwindigkeit:

$[\omega] = 1\,\frac{\text{rad}}{\text{s}} = 1\,\text{rad} \cdot \text{s}^{-1} = 1\,\text{s}^{-1}\,.$

Zentripetalbeschleunigung:

$a_Z = \frac{v^2}{r}\,.$

Einheit der Zentripetalbeschleunigung:

$[a_Z] = 1\,\text{m} \cdot \text{s}^{-2}\,.$

Winkelbeschleunigung zur Zeit t:

$\alpha(t) = \frac{d\omega}{dt} = \dot{\omega} = \frac{d^2\varphi}{dt^2} = \ddot{\varphi}\,.$

Einheit der Winkelbeschleunigung:

$[\alpha] = 1\,\frac{\text{rad}}{\text{s}^2} = 1\,\text{rad} \cdot \text{s}^{-2} = 1\,\text{s}^{-2}\,.$

Periode:

$$T = \frac{2\pi}{\omega} = \frac{1}{f},$$

f = Frequenz.

Harmonische Bewegung:

$$x = r \cdot \cos\varphi = r \cdot \cos(\omega \cdot t).$$

3.2. Kraft und Masse

Gemäß der Theorie des ARISTOTELES ist der normale Zustand eines Körpers der der Ruhe. Jede Bewegung wird durch äußere Einflüsse, durch Kräfte, hervorgerufen. Erst GALILEI fand nach langjährigen Untersuchungen, daß wir nicht danach fragen dürfen, warum sich ein Körper bewegt, sondern *warum* er den Zustand seiner Bewegung *ändert*. Im vorhergehenden Kapitel haben wir uns damit beschäftigt, die Bewegung eines Körpers zu analysieren. Wir werden jetzt die Kräfte beschreiben, die dafür verantwortlich sind, daß der Zustand der Bewegung sich ändert. Wir wissen bereits aus der Erfahrung, daß eine Kraft, ein Zug oder ein Schub, ausgeübt werden muß, um eine Bewegungsänderung zu bewirken. Dabei kann es sich darum handeln, einen ruhenden Körper in Bewegung zu versetzen oder, wenn er sich bereits bewegt, ihm eine höhere Geschwindigkeit zu verleihen oder ihn abzubremsen. Stets ist eine Kraft erforderlich, wobei eine Beschleunigung – positiv oder negativ – erzielt wird. Wir wissen ebenfalls aus der Erfahrung, daß außer einer Beschleunigung auch die Formänderung eines Körpers als Wirkung einer Kraft auftreten kann.

Es gibt verschiedene *Arten von Kräften*. Mit Hilfe der Muskeltätigkeit können wir Kraft ausüben. Wenn zwei feste Körper aneinanderstoßen, üben sie eine mechanische Kraft aufeinander aus. Wir kennen die Schwerkraft, wobei wir erkennen, daß Körper auch auf größere Distanz eine Kraft aufeinander ausüben können. Auch magnetische und elektrische Kräfte wirken auf Distanz. *Eine der wichtigsten Eigenschaften der Kraft ist, daß sie ihre Ursache in der Anwesenheit anderer Körper hat.* Wir werden in diesem Kapitel Kräfte und ihre Wirkungen studieren. Dieser Teil der Physik wird als **Dynamik** bezeichnet.

3.2.1. Die Newtonschen Gesetze und die Definition der Kraft

Jeder Körper hat die Tendenz, sich einer Änderung seines Bewegungszustandes zu widersetzen. Dies wird als **Prinzip der Trägheit** bezeichnet. Wenn ein Körper ungestört bleibt, bewegt er sich mit gleichbleibender Geschwindigkeit in gerader Linie, wenn das seine ursprüngliche Bewegungsform war, oder er bleibt in Ruhe, wenn er es ursprünglich war. Das ist im allgemeinen nicht zu beobachten. Setzen wir z. B. einen Gegenstand auf einem Tisch in Bewegung, so kommt er nach kurzer Zeit wieder zur Ruhe, weil er nicht ungestört blieb. Die Reibungskraft hat die Bewegung gebremst. NEWTONS Beitrag bestand in der Formulierung von *drei Gesetzen*, mit denen beschrieben werden kann, wie sich die Geschwindigkeit eines Körpers ändert, wenn eine Kraft auf ihn wirkt. Das **1. Gesetz** ist die Formulierung des bereits von GALILEI erkannten Prinzips der Trägheit:

Jeder Körper verbleibt im Zustand der Ruhe oder der gleichförmigen geradlinigen Bewegung, wenn keine Kraft auf ihn einwirkt.

Wir können daraus entnehmen, daß jede beschleunigte Bewegung auf die Einwirkung einer Kraft zurückzuführen ist. In der Tat ist die *Definition der Kraft anzugeben als die Ursache, die eine Änderung im Bewegungszustand eines Körpers hervorrufen kann.*

Im **2. Gesetz** wird beschrieben, wie die Geschwindigkeitsänderung unter dem Einfluß einer Kraft erfolgt. Aus der Erfahrung im täglichen Leben oder genauer aus einem Experiment im Laboratorium lernen wir, daß mit einer bestimmten Kraft ein umso größerer Effekt - eine größere Geschwindigkeit - erzielt wird, je kleiner der Körper ist. Das ist in Abb. 3.11a dargestellt.

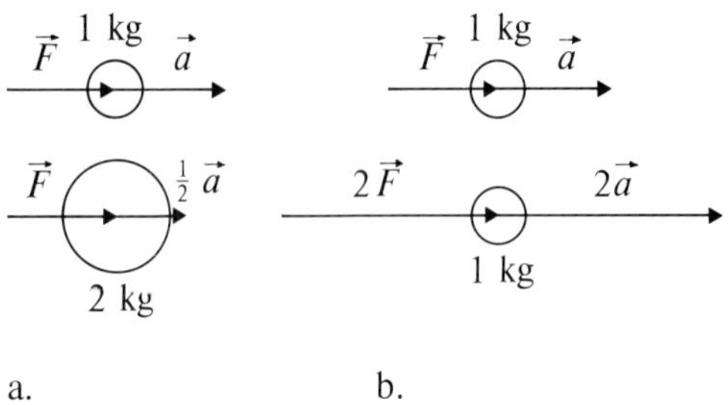

Abb. 3.11. a) Eine Kraft erzeugt die Hälfte der Beschleunigung, wenn die Masse verdoppelt wird. b) Wenn die Kraft auf eine Masse verdoppelt wird, dann wird auch die Beschleunigung verdoppelt.

Andererseits ist bei einem gegebenen Körper die erreichte Geschwindigkeitsänderung - die Beschleunigung - um so größer, je größer die wirkende Kraft ist (Abb. 3.11b). Daher lautet das **2. Gesetz:**

Die Geschwindigkeitsänderung eines Körpers ist der wirkenden Kraft $\vec{F}$ proportional.

$$\frac{\Delta\vec{v}}{\Delta t} = \vec{a} \sim \vec{F}\,.$$

Der Proportionalitätsfaktor ist die Masse des Körpers. Ausgedrückt in einer Gleichung lautet dieses Gesetz

$$\vec{F} = m \cdot \vec{a}\,. \tag{3.19}$$

Es ist wichtig, zu erkennen, daß die erzielte Beschleunigung stets in der Richtung der Kraft liegt. Beschleunigung und Kraft sind Vektoren. Z. B. wirkt die Schwerkraft immer nach unten und erzielt die nach unten gerichtete Fallbeschleunigung. Die Vektorgleichung $\vec{F} = m \cdot \vec{a}$ stellt demnach im dreidimensionalen Raum 3 Gleichungen, je eine für jede Koordinatenachse dar: $F_x = m \cdot a_x$, $F_y = m \cdot a_y$, $F_z = m \cdot a_z$. Die Gleichungen sind unabhängig voneinander. Betrachten wir das Beispiel der Schwerkraft und legen wir die x- und y-Richtungen in die Erdoberfläche, die z-Richtung zeigt dann senkrecht nach oben. Dann gilt für einen Körper unter dem Einfluß der Schwerkraft $F_x = F_y = 0$, demzufolge $a_x = a_y = 0$. Hingegen gilt $F_z = -m \cdot a_z$ mit der in negativer z-Richtung liegenden Erdbeschleunigung $a_z = g$.

Diesem Gesetz entnehmen wir, daß jede *Beschleunigung das Ergebnis einer Kraft* ist. Die dabei erzielte Beschleunigung beträgt $\vec{a} = \frac{\vec{F}}{m}$. Daraus ersehen wir jetzt in einer Formel, was wir bereits aus Abb. 3.11 entnehmen konnten, daß die Beschleunigung um so größer ist, je größer die Kraft ist, oder – bei gleichbleibender Kraft –, je kleiner die zu beschleunigende Masse ist. Entsprechendes gilt umgekehrt.

Nach dem 2. Newtonschen Gesetz können wir jetzt auch die **Definition und die Einheit der Kraft** formulieren. Die Definition der Kraft ist durch Gl. (3.19) gegeben:

Kraft = Masse · Beschleunigung .

Daraus ergibt sich die *Einheit der Kraft,* die nach NEWTON benannt ist:

$$[F] = 1\,\text{Newton (N)} = 1\,\text{kg} \cdot 1\,\text{m} \cdot \text{s}^{-2} = 1\,\text{kg} \cdot \text{m} \cdot \text{s}^{-2} .$$

Die *Einheit der Masse ist 1 kg.* Die Masse ist das Maß der Trägheit.

Ein Körper mit einer Masse von 1 kg erfährt dann eine Kraft von 1 N, wenn seine Beschleunigung $1\,\text{m} \cdot \text{s}^{-2}$ beträgt. Bei dieser Beschleunigung wird die Geschwindigkeit des Körpers jeweils um $1\,\text{m} \cdot \text{s}^{-1}$ pro Sekunde verändert.

Beispiel: Ein Auto (1000 kg) fährt mit einer Geschwindigkeit von $50\,\text{km} \cdot \text{h}^{-1} \simeq 14\,\text{m} \cdot \text{s}^{-1}$. Der Fahrer (75 kg) bringe den Wagen in 5 s zum Stillstand. Welche Bremskraft ist erforderlich?

Die negative gleichmäßige Beschleunigung des Wagens beträgt

$$a = \frac{\Delta v}{\Delta t} = \frac{v_2 - v_1}{t_2 - t_1} = \frac{(0-14)\,\text{m} \cdot \text{s}^{-1}}{(5-0)\,\text{s}} = -2{,}8\,\text{m} \cdot \text{s}^{-2} .$$

Die erforderliche Bremskraft ist

$$F = m \cdot a = 1075\,\text{kg} \cdot (-2{,}8\,\text{m} \cdot \text{s}^{-2}) = -3010\,\text{N} .$$

Wie groß ist demgegenüber die bei einem Unfall auf den Fahrer wirkende Bremskraft? Dabei sei angenommen, daß der Wagen auf einen festen Widerstand auffährt und aufgrund der Knautschzone für den Körper des Fahrers ein Bremsweg von 0,5 m zur Verfügung steht. Der Fahrer muß also seine Geschwindigkeit $v = 14\,\text{m} \cdot \text{s}^{-1}$ während der Zeit $\Delta t = \frac{\Delta s}{v} = \frac{0{,}5\,\text{m}}{14\,\text{m} \cdot \text{s}^{-1}} = 0{,}036\,\text{s}$ verlieren. Die negative Beschleunigung beträgt in diesem Fall

$$a = \frac{(0-14)\,\text{m} \cdot \text{s}^{-1}}{(0{,}036-0)\,\text{s}} = -389\,\text{m} \cdot \text{s}^{-2} \simeq -390\,\text{m} \cdot \text{s}^{-2} .$$

Das entspricht etwa dem 40fachen der Erdbeschleunigung,

$$a = \frac{-390\,\text{m} \cdot \text{s}^{-2} \cdot g}{g} = \frac{-390\,\text{m} \cdot \text{s}^{-2}}{9{,}8\,\text{m} \cdot \text{s}^{-2}} \cdot g \simeq -40 g .$$

Die zum Auffangen des Körpers erforderliche Kraft beträgt

$$F = 75\,\text{kg} \cdot (-390\,\text{m} \cdot \text{s}^{-2}) = -29\,250\,\text{N} .$$

Übersetzt man diese Kraft auf normale irdische Verhältnisse, so bedeutet das: Mit dieser Kraft könnte man eine Masse

$$m = \frac{F}{g} = \frac{-29\,250\ \mathrm{N}}{-9{,}8\ \mathrm{N \cdot kg^{-1}}} \simeq 3000\ \mathrm{kg}$$

anheben. Ein einleuchtendes Beispiel von der Bedeutung der Trägheit.

Die Masse eines Körpers ist nicht zu verwechseln mit seiner **Gewichtskraft.** Die Gewichtskraft eines Körpers ist *die Kraft, mit der die Gravitation (die Massenanziehung) auf den Körper wirkt.* An der Erdoberfläche beträgt die Gewichtskraft $G = m \cdot g$, wobei g die Erdbeschleunigung ist. Wir verwenden den genäherten Wert $g = 9{,}8\ \mathrm{m \cdot s^{-2}}$. Der Begriff Gewicht, ein Ausdruck der Umgangssprache, ist gleichzusetzen mit der Masse eines Körpers. Während die Masse eines Körpers überall die gleiche ist, sie ist eine Eigenschaft des Körpers, variieren die Erdbeschleunigung an verschiedenen Punkten der Erdoberfläche und entsprechend die Gewichtskraft eines Körpers. Auf anderen Himmelskörpern ist die Schwerkraft oft wesentlich schwächer oder stärker als auf der Erde. So ist die Gewichtskraft eines Körpers auf dem Mond bedeutend geringer als auf der Erde ($G_{\mathrm{Mond}} \simeq \frac{1}{6}\, G_{\mathrm{Erde}}$). Die Einheit der Gewichtskraft ist 1 N. Die Gewichtskraft eines Menschen mit einer Masse (einem Gewicht) von 75 kg beträgt demnach an der Erdoberfläche

$$G_{\mathrm{Erde}} = 75\ \mathrm{kg} \cdot 9{,}8\ \mathrm{m \cdot s^{-2}} = 735\ \mathrm{N}\,.$$

Die Gewichtskraft des gleichen Menschen auf der Mondoberfläche mit $g_{\mathrm{Mond}} = 1{,}62\ \mathrm{m \cdot s^{-2}} (\simeq \frac{1}{6} g_{\mathrm{Erde}})$ beträgt dort

$$G_{\mathrm{Mond}} = 75\ \mathrm{kg} \cdot 1{,}62\ \mathrm{m \cdot s^{-2}} = 121{,}5\ \mathrm{N}$$

$$G_{\mathrm{Mond}} = \frac{121{,}5\ \mathrm{N} \cdot G_{\mathrm{Erde}}}{G_{\mathrm{Erde}}} = \frac{121{,}5\ \mathrm{N}}{735\ \mathrm{N}} \cdot G_{\mathrm{Erde}} \simeq 0{,}17\, G_{\mathrm{Erde}}\,.$$

Wir merken uns: Die Masse eines Körpers ist eine Eigenschaft der Materie, sie ist ein Maß für die Trägheit, sie entspricht der Gesamtmenge an Materie, die in einem Körper oder in einer Stoffmenge vorhanden ist. Die Gewichtskraft eines Körpers ist die Gravitationskraft, die auf diesen Körper wirkt.

Die Trägheit eines Körpers führt zu einer Erscheinung, die uns aus dem täglichen Leben bekannt ist. Sobald wir auf einen Gegenstand eine Kraft ausüben, ihn z. B. in Bewegung setzen wollen, spüren wir einen Widerstand, eine Gegenkraft, die man auch als **Trägheitskraft** bezeichnet. Wir haben das bereits so ausgedrückt, daß der Körper versucht, sich der Bewegungsänderung zu widersetzen. Die Gegenkraft tritt stets auf und ist der wirkenden Kraft gleich und entgegengesetzt. Aus diesem Grund formulierte Newton ein **3. Gesetz:**

Zu jeder Kraft gibt es eine gleiche und entgegengesetzt gerichtete Kraft.

Danach treten Kräfte immer in Paaren auf. Dieses Gesetz wird häufig auch in folgender Form geschrieben:

Actio = Reactio .

Eine einzelne Kraft ist stets nur *ein* Aspekt einer gegenseitigen Wechselwirkung von zwei Körpern. Es bleibt gleichgültig, welche der beiden Kräfte als Aktions-, welche als Reaktionskraft bezeichnet wird. Sie sind physikalisch jedoch entgegengesetzt gerichtet. Wir müssen genau darüber nachdenken, warum trotz der paarweisen, entgegengerichteten, gleichgroßen Kräfte eine Beschleunigung auftreten kann. Warum heben sich die

Kräfte nicht aufgrund der Vektoraddition auf? Dazu muß man sich klarmachen, daß die paarweise auftretenden Kräfte nicht am gleichen Körper angreifen. Wenn Körper A eine Kraft auf Körper B ausübt, so wirkt die Reaktionskraft von Körper B auf Körper A. Die Beschleunigung, die der Körper B aufgrund des 2. Newtonschen Gesetzes erfährt, ist unabhängig von der Reaktionskraft, die B auf A ausübt. Durch die Reaktionskraft wird andererseits A beschleunigt.

Beispiele: Springt ein Schwimmer vom Boot ins Wasser, so übt er beim Absprung eine Kraft auf das Boot aus, das dadurch in entgegengesetzter Richtung beschleunigt wird. Der Schwimmer selbst wird durch die Reaktionskraft vom Boot aus beschleunigt, wie das in Abb. 3.12 dargestellt ist.

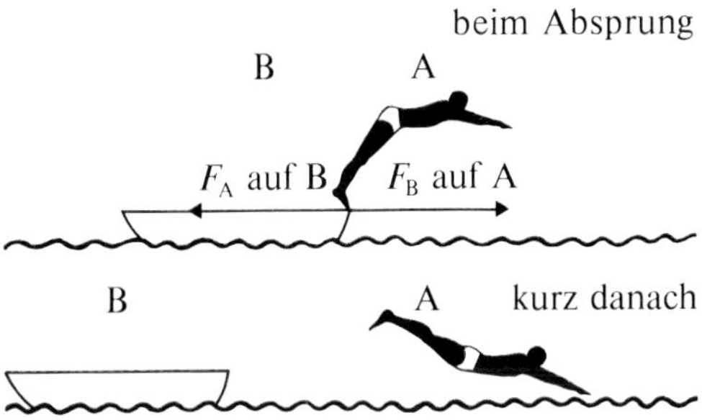

Abb. 3.12. Schwimmer springt vom Boot; Situation beim Absprung und kurz danach.

Ein Schwimmer kann auch vom Beckenrand eines Schwimmbades ins Wasser springen. Wie sind die Kräfteverhältnisse in diesem Fall? Die Kraft, die er in diesem Fall auf den Beckenrand ausübt, führt tatsächlich auch zu einer entgegengesetzt gerichteten Beschleunigung des Beckenrandes, also auch der Erde. Die daraus resultierende Bewegung der Erde ist wegen des Massenverhältnisses Schwimmer-Erde zu vernachlässigen. Die Reaktionskraft des Systems Beckenrand-Erde hingegen wirkt auf den Schwimmer und beschleunigt ihn beim Absprung.

Wir lernten bereits zu Beginn dieses Kapitels, daß es *zweierlei Wirkungen von Kräften* gibt: **Beschleunigung** und **Deformation.** Bisher haben wir nur die beschleunigende Wirkung betrachtet. In einem späteren Kapitel werden wir genauer auf die Deformation von Körpern unter dem Einfluß von Kräften eingehen. Diese Betrachtungen spielen in der Medizin etwa dort eine wesentliche Rolle, wo zu überlegen ist, welche Kräfte die einzelnen Teile des Knochengerüstes aufnehmen können, bevor sie aufgrund der Deformation Schaden erleiden. Als Spezialfall wollen wir hier nur in Analogie zu den elastischen Eigenschaften von Materialien die Verformung, d. h. in diesem Fall, die Dehnung einer Feder betrachten. Mit Hilfe dieses Vorganges kann man *die Feder als Kraftmesser* nutzen. Ein Meßgerät, das auf diesem Prinzip beruht, wird als *Dynamometer* bezeichnet.

Ein Körper, wie in unserem folgenden Beispiel die Feder, wird als elastisch bezeichnet, wenn die durch eine Kraft erzielte Verformung verschwindet, sobald die Kraft fortfällt. Der Körper nimmt seine ursprüngliche Gestalt wieder an.

Wir können unsere Betrachtungen als Anwendung des 3. Newtonschen Gesetzes ansehen. Wird eine einseitig aufgehängte Schraubenfeder wie in Abb. 3.13 gedehnt, so versucht die entgegengesetzt gerichtete Reaktionskraft, die Feder wieder zusammenzuziehen. Charakteristisch für die Deformation – sowohl Dehnung als auch Zusammendrücken – einer Feder ist, daß die Reaktionkraft mit der Deformation wächst. Im

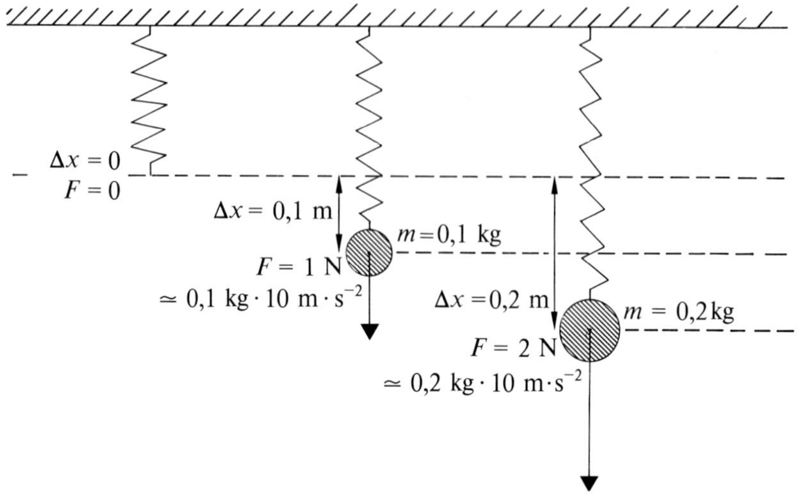

Abb. 3.13. Die Feder als Kraftmesser

Gleichgewicht ist die Reaktionskraft $\vec{F}_R$ entgegengesetzt gleich der wirkenden Aktionskraft $\vec{F}_A$

$$F_R = -\vec{F}_A .$$

Die Dehnung oder Längenänderung der Feder $\Delta\vec{x}$ ist deshalb proportional zur wirkenden Kraft

$$\vec{F} \sim \Delta\vec{x} ,$$

$$\vec{F} = -D\Delta\vec{x} . \tag{3.20}$$

Die Proportionalitätskonstante D wird als Federkonstante bezeichnet; sie ist eine charakteristische Eigenschaft der Feder. Das negative Vorzeichen tritt auf, weil die Reaktionskraft als rücktreibende Kraft der wirkenden Aktionskraft entgegengerichtet ist.

Dieses Gesetz wird als **Hookesches Gesetz** bezeichnet.

Die Einheit der Federkonstanten erkennen wir aus Gl. 3.20, wenn wir, wie immer, berücksichtigen, daß beide Seiten der Gleichung dimensionsgleich sein müssen. Es ergibt sich als *Einheit der Federkonstanten:* $[D] = 1\,\mathrm{N \cdot m^{-1}}$.

Sie charakterisiert eine Feder, bei der für eine Dehnung $\Delta x = 1\,\mathrm{m}$ eine Kraft $F = 1\,\mathrm{N}$ erforderlich ist. Lassen wir eine beliebige Kraft auf die Feder wirken, so wird Gleichgewicht zwischen dieser Kraft und der rücktreibenden Federkraft, der Reaktionskraft, bei einer bestimmten Längendehnung Δx bestehen. Durch Messung dieser Länge Δx können wir mit einer Feder bekannter Federkonstante die Kraft bestimmen.

Andererseits können wir mit dem Dynamometer auch Massen bestimmen; man bezeichnet das Gerät dann als *Federwaage.* Wir messen dabei die Gewichtskraft, die auf die Masse ausgeübt wird. Die Gewichtskraft ist proportional zur Masse $G = m \cdot g$, und da die Längendehnung der Feder der Gewichtskraft – wie jeder Kraft – proportional ist, können wir aus der Messung der Längendehnung die Masse bestimmen. Durch vorherige Messung einer Einheitsmasse m_0 wurde das Gerät geeicht. Hierbei ist noch zu bemerken, daß der lokale Wert der Erdbeschleunigung g für Eichung und späteren Massenvergleich den gleichen Wert haben muß. Er kann um etwa 0,5% an verschiedenen Stellen der Erdoberfläche variieren. Es gilt dann

$$m \cdot g = G = -D \cdot \Delta x,$$
$$m_0 \cdot g = G_0 = -D \cdot \Delta x_0 .$$

Durch Division beider Gleichungen ergibt sich

$$\frac{m \cdot g}{m_0 \cdot g} = \frac{D \cdot \Delta x}{D \cdot \Delta x_0},$$
$$m = \frac{m_0}{\Delta x_0} \cdot \Delta x .$$

Den Faktor $\frac{m_0}{\Delta x_0}$ mit der Einheit $\mathrm{kg \cdot m^{-1}}$ bezeichnet man als *Eichfaktor* der Federwaage. Für Messungen an verschiedenen Orten muß die Federwaage neu geeicht werden.

Innerhalb der Kinematik lernten wir bereits, daß bei der gleichförmigen Kreisbewegung die **Zentripetalbeschleunigung** (Gl. 3.14) in Richtung zum Drehzentrum auftritt. Aufgrund des 2. Newtonschen Gesetzes können wir schließen, daß eine Kraft existieren muß, die diese Beschleunigung verursacht. Es handelt sich um die **Zentripetalkraft**

$$F = m \cdot a_z = \frac{m \cdot v^2}{r} = m \cdot \omega^2 \cdot r \tag{3.21}$$

Nach dem 3. Newtonschen Gesetz existiert auch eine entgegengesetzt, d.h. radial nach außen gerichtete Kraft, die als **Zentrifugalkraft** bezeichnet wird. Sie ist eine Trägheitskraft; Zentrifugalkraft und Zentripetalkraft treten stets paarweise auf. Stellen wir uns eine Kugel vor, die wir an einem Seil im Kreis bewegen. Die Zentripetalkraft, ausgeübt durch die Muskelkraft und übertragen durch das Seil, wirkt auf die Kugel, beschleunigt sie radial und hält sie damit auf der Kreisbahn. Sie ist die einzige Kraft, die auf die Kugel wirkt. Die entgegengesetzt gleiche Zentrifugalkraft wird als Trägheitskraft, von der Kugel durch das Seil übertragen, auf den Arm ausgeübt. Wir spüren sie. Reißt das Seil, so verschwinden Zentripetal- und Zentrifugalkraft. Die Kugel fliegt tangential und kräftefrei, nach dem 1. Newtonschen Gesetz mit konstanter Geschwindigkeit, gleich der Tangentialgeschwindigkeit beim Reißen des Seiles, weiter; der Arm andererseits spürt keine Zentrifugalkraft mehr.

Als *Beispiel* betrachten wir die Zentrifuge. Sie wird zur Sedimentation unterschiedlich schwerer Bestandteile in biologischen Proben benutzt. Wir entnehmen aus Gl. 3.21, daß die Zentrifugalkraft, die ja gleich der Zentripetalkraft ist, von der Masse und von der Winkelgeschwindigkeit abhängt. Man kann daher die Sedimentation verschiedener Massen wesentlich schneller als mittels der Schwerkraft ablaufen lassen. Am folgenden Beispiel einer Ultrazentrifuge soll das gezeigt werden.

Beispiel: Die Umdrehungsfrequenz betrage $f = 1000\ \mathrm{s^{-1}}$. Die Probe befinde sich bei der Rotation im Abstand von 10 cm von der Drehachse. Dann ist

$$\omega = 2\pi f = 2\pi \cdot 1000 \cdot \mathrm{rad \cdot s^{-1}} = 2\pi \cdot 1000\ \mathrm{s^{-1}} .$$

Die **Zentrifugalbeschleunigung** $a_z = \omega^2 r$ beträgt

$$a_z = (2\pi \cdot 1000)^2\ \mathrm{s^{-2}} \cdot 0{,}1\ \mathrm{m} \simeq 3{,}95 \cdot 10^6\ \mathrm{m \cdot s^{-2}}.$$

Dies entspricht der 400000fachen Erdbeschleunigung, denn

$$a_z = \frac{3{,}95 \cdot 10^6\ \mathrm{m \cdot s^{-2}} \cdot g}{g} = \frac{3{,}95 \cdot 10^6\ \mathrm{m \cdot s^{-2}}}{9{,}8\ \mathrm{m \cdot s^{-2}}} \cdot g \simeq 400\,000\,g .$$

3.2.2. Das Drehmoment

Ein Körper, der in einer Achse gelagert ist (z. B. ein Rad), wird immer dann in eine Drehbewegung versetzt, wenn eine Kraft angreift, die nicht zur Achse gerichtet ist. Die Ursache für die Rotation eines Körpers bezeichnet man als Drehmoment. Ein einfaches Beispiel, an dem die Verhältnisse betrachtet werden können, ist in Abb. 3.14 dargestellt.

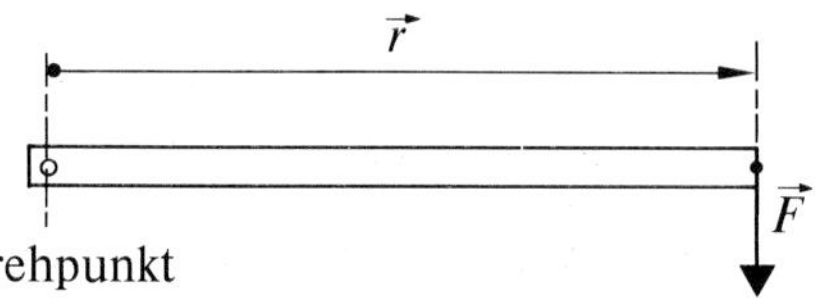

Abb. 3.14. Das Drehmoment.

Es ist klar, daß die Tendenz zur Drehung verstärkt wird, wenn wir die Kraft $\vec{F}$ vergrößern. Das bedeutet, daß die Größe des Drehmomentes der Kraft proportional ist. Außerdem wissen wir, daß wir die Tendenz zur Drehung auch vergrößern können, wenn wir bei gleichbleibender Kraft den Hebelarm $\vec{r}$ vergrößern. Diese Einrichtung in Abb. 3.14 bezeichnet man als **Hebel,** und wir können schließen, daß das Drehmoment sowohl der Kraft als auch der Länge des Hebelarmes proportional ist. Wir schreiben als Definition:

Drehmoment $M =$ Hebelarm $r \cdot$ Kraft F.

Das in Abb. 3.14 dargestellte Beispiel ist allerdings ein Spezialfall, da die Kraft senkrecht auf dem Hebelarm steht. In Abb. 3.15 sehen wir den allgemeinen Fall. Die Richtung der Kraft bildet einen Winkel α mit dem Hebelarm.

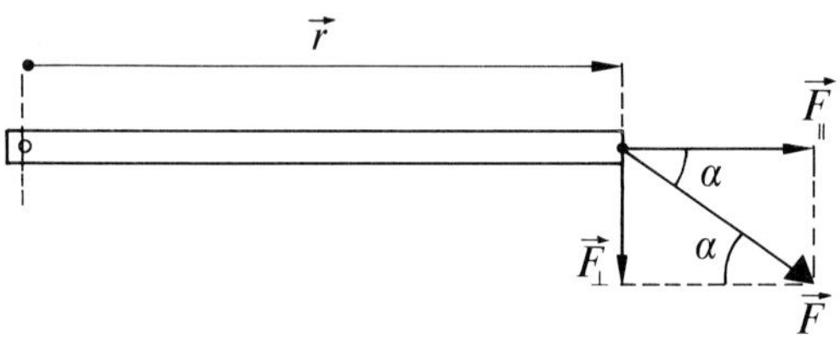

Abb. 3.15.
Das Drehmoment; allgemeiner Fall.

Wir erkennen, daß wir die Kraft $\vec{F}$ in zwei Komponenten zerlegen können, $\vec{F} = \vec{F}_{\parallel} + \vec{F}_{\perp}$. Die Komponente $\vec{F}_{\parallel}$, parallel zum Hebelarm, wirkt auf die Hebelachse und erzeugt kein Drehmoment. Das entstehende Drehmoment ist allein auf die Komponente $\vec{F}_{\perp}$, senkrecht zum Hebelarm, zurückzuführen. Wir schreiben

$$M = r \cdot F_{\perp} = r \cdot F \cdot \sin\alpha \,. \tag{3.22}$$

Dabei stellt $F_{\perp}$ die Länge des Vektors $\vec{F}_{\perp}$ dar. Das Drehmoment ist ein Vektor, das man mit Hilfe des Vektorproduktes ausdrückt, so daß man Gl. 3.22 mathematisch exakt schreibt

$$\vec{M} = \vec{r} \times \vec{F} \,. \tag{3.23}$$

(Man bemerke, daß in den Figuren auch der Vektor $\vec{r}$ eingeführt ist). Gl. 3.22 ist ein Ausdruck, mit dem ohne Berücksichtigung der Richtung von Vektoren der Absolutbetrag des Drehmomentes aus denen von Hebelarm und Kraft berechnet werden kann.

Gl. 3.23 gibt außerdem die Richtung des Drehmomentvektors an. Sie steht senkrecht auf der durch Hebelarm und Kraft gebildeten Fläche. Man bestimmt die Richtung mit Hilfe der rechten Hand, indem man die Finger um die Drehachse in Richtung der Drehung zeigen läßt. Dann weist der Daumen in Richtung des Drehmomentvektors. Aus der Definition des Drehmomentes ergibt sich die Dimension

$$\dim M = \text{Kraft} \cdot \text{Länge}\,.$$

Die *Einheit des Drehmomentes* ist: $[M] = 1\,\text{N} \cdot \text{m}$.

Wir können unsere frühere Abb. 3.14 erweitern, so daß wir je einen gleich langen Hebelarm auf beiden Seiten der Drehachse erhalten. An den Enden lassen wir zwei gleich große Kräfte in entgegengesetzter Richtung angreifen. Diese Situation ist in Abb. 3.16 dargestellt. $\vec{F}_1 = -\vec{F}_2$; $\vec{r}_1 = -\vec{r}_2$.

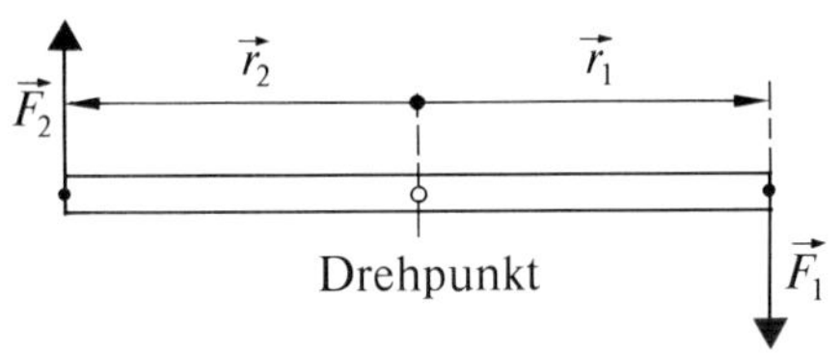

Abb. 3.16. Das Kräftepaar.

Wir können uns leicht überlegen, was geschieht. Die Kräftesumme ist null. Die Translationsbewegung des Systems kann nach dem 1. Newtonschen Gesetz nicht geändert werden. Die beiden Kräfte wirken jedoch auf je einen Hebelarm mit gleicher Länge und erzeugen je ein Drehmoment von gleicher Größe und – wie man mit Hilfe der Rechtehandregel sieht – auch in gleicher Richtung. In Abb. 3.16 weist das erzeugte Drehmoment in die Zeichenebene hinein.

$$\vec{M} = \vec{M}_1 + \vec{M}_2 = \vec{r}_1 \times \vec{F}_1 + (-\vec{r}_2) \times (-\vec{F}_2)\,.$$

Zwei entgegengesetzt gleiche Kräfte, die an einem zweiarmigen Hebel angreifen, nennt man ein **Kräftepaar.**

Das betrachtete System kann man als *Grundprinzip einer* **Waage** erkennen, wenn man zwei Kräfte an den beiden Enden eines zweiarmigen Hebels in gleicher Richtung angreifen läßt. An den Enden eines solchen Waagebalkens greifen die Gewichtskräfte an. Das ist in Abb. 3.17 dargestellt, wobei der Unterstützungspunkt so gelegt ist, daß der *Schwerpunkt S* darunterliegt.
Gehen wir von gleichen Gewichtskräften aus, so ist das resultierende Drehmoment

$$\vec{M} = \vec{r} \times \vec{F} + (-\vec{r}) \times \vec{F} = 0\,. \tag{3.24}$$

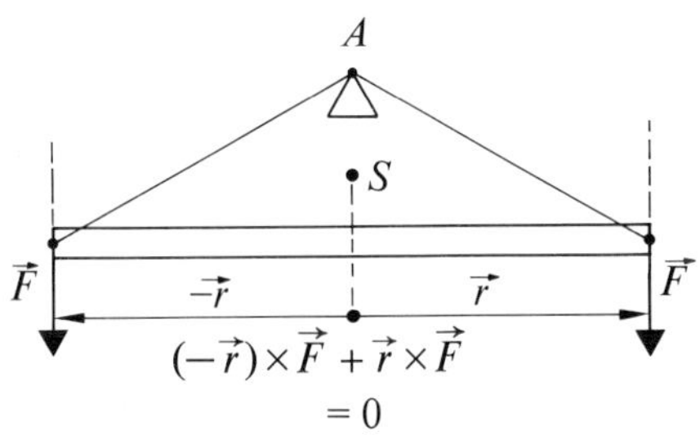

Abb. 3.17. Das Grundprinzip einer Waage.

Eine Translationsbewegung wird durch die Auflage im Punkt A verhindert. Die Waage ist im Gleichgewicht.

Wir untersuchen die Bedingungen dieses Gleichgewichtes. Die Auflage ist so gewählt, daß eine nach oben gerichtete Kraft $\vec{F}_0$ gerade die Gesamtgewichtskraft $2\vec{F}$ kompensiert. Es gilt $\vec{F}_0 + 2\vec{F} = 0$. Das ist in Abb. 3.18 dargestellt, in der zusätzlich zur Abb. 3.17 die Gegenkraft $\vec{F}_0$ angegeben ist. Den Punkt, in dem wir uns die gesamte Gewichtskraft eines Körpers konzentriert denken können, so daß sie durch die Gegenkraft kompensiert werden kann, bezeichnen wir als **Schwerpunkt.**

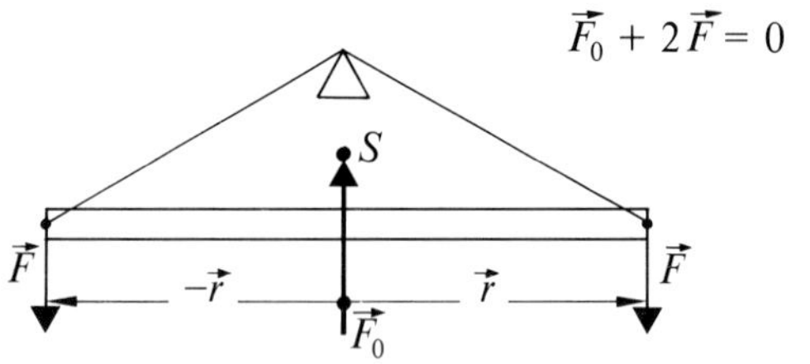

Abb. 3.18. Gewichtskräfte und Gegenkraft im Gleichgewicht an der Waage: $\vec{F}_0 + 2\vec{F} = 0$.

Umgekehrt läßt sich feststellen, daß sich der Schwerpunkt durch Herstellen der Gleichgewichtslage bestimmen läßt. Bei den bisherigen Betrachtungen haben wir die Abstraktion des Schwerpunktes stillschweigend schon häufiger benutzt. So haben wir die Gewichtskraft eines Körpers stets durch einen Vektor dargestellt, den wir im Schwerpunkt angreifen ließen. Dabei haben wir von der Vielzahl einzelner Massepartikel abgesehen, an denen die Gravitation angreift, und die Summe dieser Kräfte in einem Vektor zusammengefaßt.

Bei geometrisch einfachen Körpern läßt sich der Schwerpunkt leicht angeben. Bei einer Kugel oder einem Würfel, beispielsweise, mit homogener Masse liegt der Schwerpunkt im geometrischen Zentrum. Bei einem unregelmäßigen Körper können wir, wie man aus Gl. 3.24 erkennen kann, den Begriff des Drehmomentes benutzen, um den Schwerpunkt aufzufinden. Wenn die Gewichtskräfte kein Drehmoment ausüben, so ist das System im Schwerpunkt gelagert. Diese Betrachtung ist auch dann nützlich, wenn verschiedene Kräfte in unterschiedlichen Abständen vom Schwerpunkt angreifen. Das ist in Abb. 3.19 zu sehen. Die Gewichtskräfte sind mittels zweier verschiedener Massen dargestellt.

Das Drehmoment auf der rechten Seite beträgt $r_2 \cdot (M_2 \cdot g)$, auf der linken Seite $r_1 \cdot (M_1 \cdot g)$. Gleichgewicht besteht unter der Bedingung

$$r_1 \cdot (M_1 \cdot g) = r_2 (M_2 \cdot g) \tag{3.25}$$

oder $\quad r_1 \cdot M_1 = r_2 \cdot M_2; \quad \dfrac{r_1}{r_2} = \dfrac{M_2}{M_1}.$

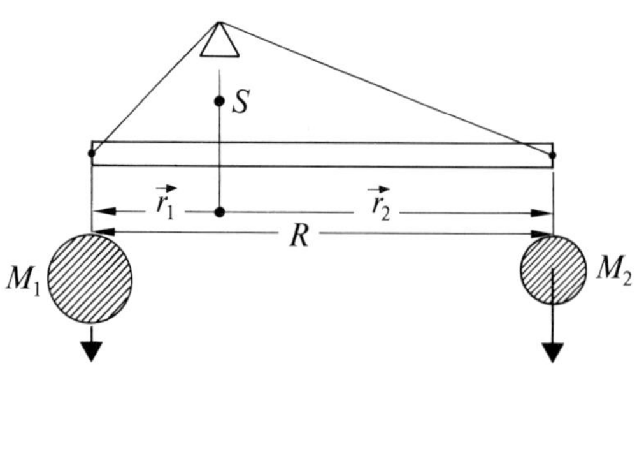

Abb. 3.19. Zum Auffinden des Schwerpunktes.

Mit der Nebenbedingung $r_1 + r_2 = R$ erhalten wir für die Lage des Schwerpunktes, der auch unterhalb der Aufhängung liegen kann,

$$r_1 \cdot M_1 = (R - r_1) \cdot M_2 ,$$
$$r_1 \cdot M_1 + r_1 \cdot M_2 = R \cdot M_2 ,$$
$$r_1 = \frac{M_2}{M_1 + M_2} \cdot R . \tag{3.26}$$

Wir können daraus zweierlei lernen:

Erstens: Bei der Anordnung des zweiarmigen Hebels herrscht Gleichgewicht (Gl. 3.25), wenn das Produkt Kraftarm mal Kraft für beide Seiten gleich ist. Diese Feststellung wird als **Hebelgesetz** bezeichnet.

Zweitens: Als Folgerung aus Gl. 3.25 ergibt sich, daß im Gleichgewicht das Verhältnis der Kraftarme gleich ist dem umgekehrten Verhältnis der zugehörigen Massen.

Die Anwendung von Gl. 3.26 erlaubt das Auffinden des Schwerpunktes. Im Fall einer unregelmäßigen Scheibe läßt sich – fußend auf dieser Erkenntnis – eine einfache Methode zum Auffinden des Schwerpunktes angeben, Abb. 3.20.

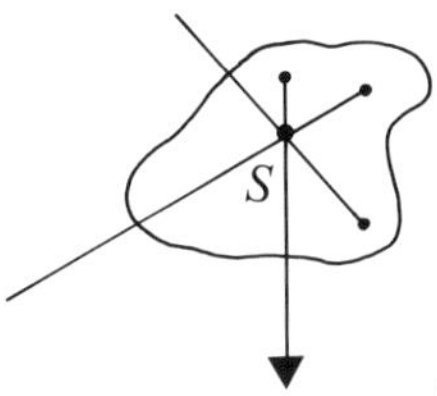

Abb. 3.20. Auffinden des Schwerpunktes bei einer unregelmäßigen Scheibe.

Man hängt den Körper an verschiedenen Punkten auf und fällt jeweils das Lot. Der Schnittpunkt dieser Linien bestimmt den Schwerpunkt. Auch hier wurde Gl. 3.25 ausgenutzt. Der Schwerpunkt stellt sich bei der Einpendelung stets so ein, daß die an ihm angreifende Gewichtskraft kein Drehmoment erzeugt. Das bedeutet, daß er immer senkrecht unterhalb des Aufhängepunktes liegt. Das gilt für alle Aufhängungen. Der Schnittpunkt der Lotlinien ist der einzige Punkt für den die Gleichgewichtsbedingung in jedem Fall zutrifft, d. h. er stellt den Schwerpunkt dar.

Wir wollen schließlich das Hebelgesetz auf *Verhältnisse im menschlichen Skelett* anwenden.

Viele Bewegungen der Glieder sind auf Funktionen des Hebels rückführbar. Ein einfaches Beispiel ist der menschliche Arm. Die Wirkung ist die eines einarmigen Hebels. Das ist in Abb. 3.21 dargestellt.

In Abb. 3.21 a ist eine anatomische Darstellung abgebildet, wobei in Abb. 3.21 b die entsprechende Hebeldarstellung zu sehen ist. Der Arm trägt ein Gewicht mit der Gewichtskraft $\vec{F}_G$, wobei der Arm etwa um den Winkel α gebeugt sei. Die für die Bewegung wichtigsten Muskeln sind Bizeps und Trizeps.

Der Trizeps öffnet bei Kontraktion den Ellenbogen, während der Bizeps ihn schließt. Beim Tragen eines Gewichtes in der abgebildeten Weise ist der Bizeps aktiv. Wir wollen voraussetzen, daß im Gleichgewicht der Unterarm mit dem Gewicht waagerecht gehalten wird.

Für die Bedingung des Gleichgewichtes müssen – wie wir aus Gl. 3.25 sehen – neben der Vektorsumme die Summe aller Drehmomente gleich null sein. Im betrachteten Beispiel müssen drei Kräfte berücksichtigt werden: die Gewichtskraft $\vec{F}_G$, die Muskelkraft des Bizeps $\vec{F}_B$ und eine auf das Ellenbogengelenk wirkende Kraft $\vec{F}_R$, die vom Schultermuskel über den Oberarmknochen wirkt.

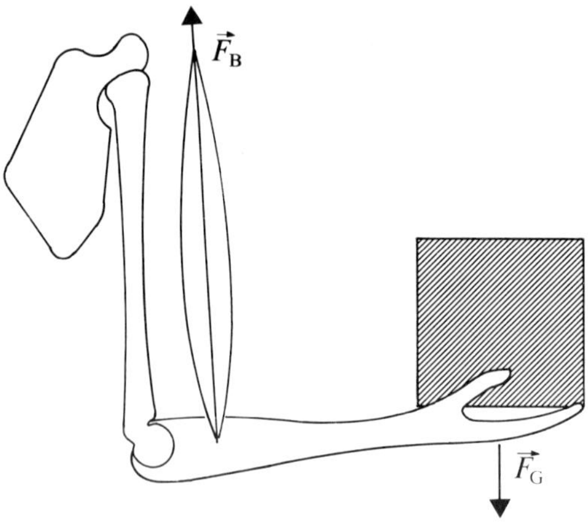

Abb. 3.21 a) Anatomische Darstellung des menschlichen Armes.

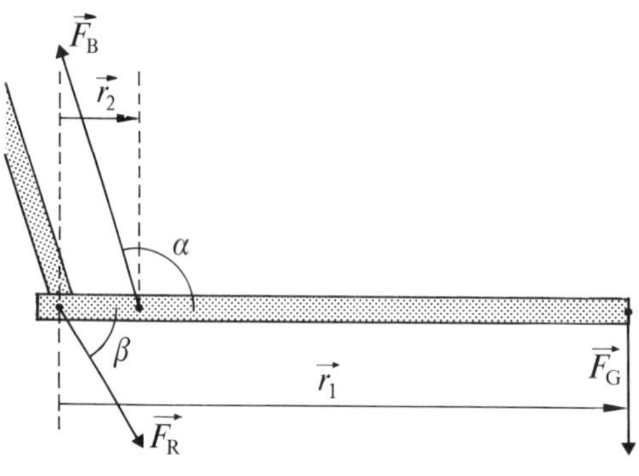

Abb. 3.21 b) Hebelwirkung des menschlichen Armes.

Damit im Sinne des Gleichgewichtes kein Drehmoment erzeugt wird, muß gelten (wir verwenden die Absolutbeträge)

$$r_1 \cdot F_G = r_2 \cdot F_B \cdot \sin\alpha\,. \tag{3.27}$$

Nur diese beiden Kräfte können ein Drehmoment ausüben, $\vec{F}_R$ wirkt auf die Drehachse. Wir erkennen sofort, daß die Muskelkraft an einem sehr kurzen Hebelarm angreift und dafür sehr viel größer als die Gewichtskraft sein muß. Das ist typisch für die Verhältnisse im Skelett.

Für die Gleichgewichtsbetrachtung müssen wir außer den Drehmomenten auch die Summe der Kräfte berücksichtigen. Dabei gibt es Vertikal- und Horizontalkomponenten. Damit Gleichgewicht herrscht, muß gelten:

$$\begin{aligned} F_B \cdot \sin\alpha &= F_G + F_R \cdot \sin\beta\,, && \text{vertikal}\,,\\ F_B \cdot \cos\alpha &= F_R \cdot \cos\beta\,, && \text{horizontal}\,. \end{aligned} \tag{3.28}$$

Für die Berechnung in einem Zahlenbeispiel wollen wir typische Größen annehmen:

$r_1 = 0{,}3\ \mathrm{m}$,

$r_2 = 0{,}03\ \mathrm{m}$.

Die zu tragende Masse beträgt 10 kg.

Aus Gl. 3.27 erhalten wir

$$0{,}3\,m \cdot F_G = 0{,}03\,m \cdot F_B \cdot \sin\alpha \quad \text{oder}$$
$$10\,F_G \quad = F_B \cdot \sin\alpha \,.$$

Mit $\alpha = 80°$ erhalten wir

$$F_B = \frac{10\,F_G}{0{,}985} = 10{,}15\,F_G \,.$$

Die Kraft des Bizeps muß sehr viel größer als die Gewichtskraft sein. Für eine Masse von 10 kg erhalten wir

$$F_B = 10{,}15 \cdot 10\ \mathrm{kg} \cdot 9{,}8\ \mathrm{m} \cdot \mathrm{s}^{-2} = 994{,}7\ \mathrm{N}\,.$$

Das Gewicht des Armes wurde vernachlässigt.

Wir können die Betrachtung des Gleichgewichtes auch auf die Frage der *Standfestigkeit* anwenden.

Ein Körper, der auf einem Tisch liegt (Abb. 3.22a), befindet sich im Gleichgewicht.

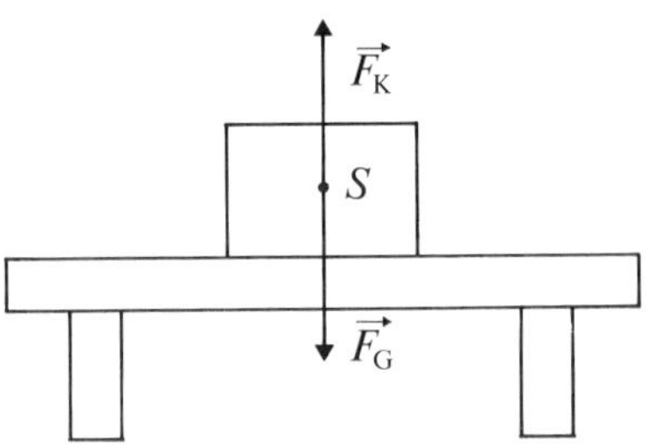

Abb. 3.22 a) Standfestigkeit.

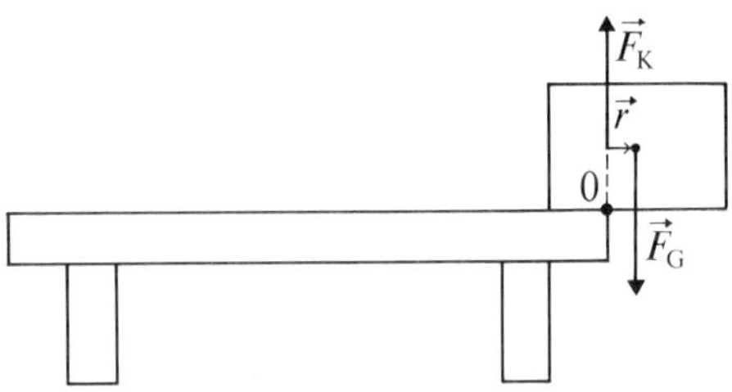

Abb. 3.22 b) Standfestigkeit.

Der Gewichtskraft $\vec{F}_G$ wirkt eine gleich große Kraft $\vec{F}_K$ entgegen, die auf die Stabilität des Tisches zurückzuführen ist. Wir bezeichnen sie als *Kontaktkraft*. Sie beruht auf der Deformation des Tisches und hängt von den Kräften zwischen den Molekülen ab. Drehmomente können hier nicht ausgeübt werden. In Abb. 3.22b ist der Körper relativ zum Tisch so angeordnet, daß sich der Schwerpunkt nicht mehr über der Auflagefläche befindet.

Es gilt immer noch

$$\vec{F}_K = -\vec{F}_G \,.$$

Jedoch können wir nun die Tischkante (Punkt 0 in Abb. 3.22b) als Drehachse auffassen, bezüglich der die Gewichtskraft $\vec{F}_G$ ein Drehmoment ausüben kann.

$$\vec{M}_G = \vec{r} \times \vec{F}_G \,.$$

Dieses Drehmoment ist nicht gleich null und kann auch nicht durch ein Drehmoment aufgrund von $\vec{F}_K$ kompensiert werden, da der Körper nur noch auf der Kante aufliegt und daher die Kontaktkraft vertikal oberhalb dieser Drehachse angreift. Der Körper kippt im Uhrzeigersinn.

Der Mensch erhöht seine *Standfestigkeit,* indem er sich breitbeinig hinstellt. Dadurch wird die Auflagefläche vergrößert. Genauer gesagt, der Schwerpunkt des Körpers muß in diesem Fall um einen größeren Betrag verlagert werden, bis seine senkrechte Projektion außerhalb eines der beiden Füße zu liegen kommt und der Körper kippt.

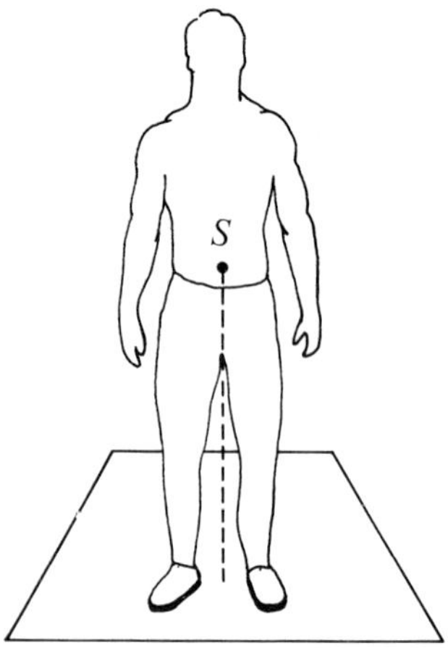

Abb. 3.23. Standfestigkeit des menschlichen Körpers.

3.2.3. Reibung

Bei der Betrachtung der Kräfte spielt die Reibungskraft eine wichtige Rolle. Obwohl nach dem 1. Newtonschen Gesetz ein sich gleichförmig und geradlinig bewegender Körper seine Geschwindigkeit beibehält, wenn keine Kraft einwirkt, so wissen wir aus der Erfahrung, daß der Körper zur Ruhe kommt, auch wenn keine erkennbaren äußeren Kräfte wirken. Das 2. Newtonsche Gesetz gibt an, daß die Geschwindigkeitsänderung eines Körpers proportional der wirkenden Kraft ist. Trotzdem bedarf es einer größeren Kraft, um einen Körper in Bewegung zu setzen. Die Ursache für die scheinbare Verletzung der Newtonschen Gesetze sind Reibungskräfte. In lebenden Organismen spielt die Reibung eine wichtige Rolle.

Wir können uns über die Größe der Reibungskraft eine klare Vorstellung machen. Sie entsteht, wenn wir ein Material auf einer Oberfläche zu bewegen versuchen und ist der aufgewendeten Kraft entgegengerichtet. Die Reibungskraft ist eine Reaktionskraft im Sinne des 3. Newtonschen Gesetzes. Die stets vorhandenen Unregelmäßigkeiten der beiden Kontaktflächen verhaken sich und führen zu einem Reibungswiderstand. Wenn wir die aufgewendete Kraft vergrößern, setzt sich der Körper schließlich in Bewegung (Abb. 3.24).

Eine Kraft $\vec{F}$ ist erforderlich, um den Körper bei konstanter Geschwindigkeit zu bewegen. Daraus können wir schließen, daß die Summe der Kräfte auf den Körper gleich null ist, die aufgewendete Kraft $\vec{F}$ ist gerade entgegengesetzt gleich der Reibungskraft $\vec{F}_R$.

Welche Eigenschaften hat diese Kraft? Wenn wir einen Körper mit gleicher Masse aber größerer Oberfläche verwenden, stellen wir fest, daß die Reibung gleich bleibt. Das ist leicht zu verstehen. Der Druck $\left(\frac{\text{Gewichtskraft}}{\text{Fläche}}\right)$ ist zwar geringer, aber die Menge

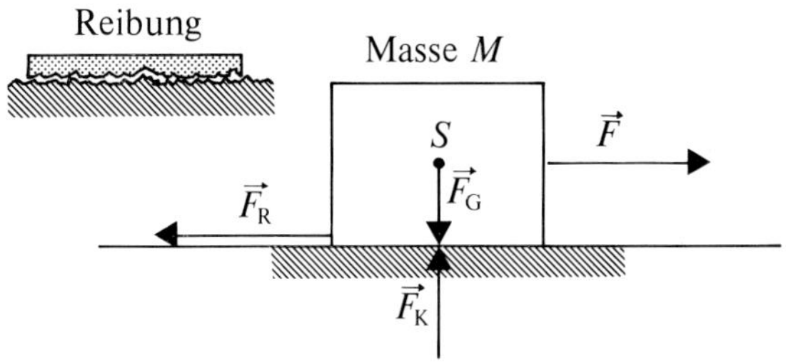

Abb. 3.24. Die Reibungskraft.

der den Reibungswiderstand verursachenden Oberflächenunebenheiten vergrößert sich in gleichem Verhältnis mit der Fläche. Daher bleibt insgesamt die Reibungskraft konstant. Vergrößert man jedoch die Masse des bewegten Körpers und damit die Gewichtskraft, so nimmt in gleichem Maß die Reibungskraft zu, d. h. die Reibungskraft ist proportional der Gewichtskraft. Das ist auch plausibel, da auf diese Weise die Unebenheiten der beiden Oberflächen stärker ineinandergepreßt werden. Der Reibungswiderstand nimmt zu.

Für die Reibung gilt daher

$$F_R = \mu F_G , \tag{3.29}$$

wobei die Proportionalkonstante μ die Reibungszahl ist. Es ist zu beachten, daß hier nur die Beträge der Kräfte berücksichtigt worden sind. Die Reibungszahl μ ist eine reine Zahl und liegt zwischen 0 und 1. Man unterscheidet auch zwischen *Haftreibung* und *Gleitreibung,* wobei die Haftreibungszahl stets größer ist als die Gleitreibungszahl. Einige ungefähre Reibungszahlen sind in Tab. 3.1 angegeben. Exakte Werte anzugeben ist nicht möglich, da die Oberflächenbeschaffenheiten nicht exakt reproduzierbar sind.

Tab. 3.1. Reibungszahlen einiger Stoffpaare.

Stoffpaare	Haftreibungszahl		Gleitreibungszahl	
	trocken	geschmiert	trocken	geschmiert
Stahl auf Stahl	0,15	0,11...0,12	0,03...0,09	0,009
Metall auf Holz	0,5...0,6	0,1	0,25...0,5	0,02...0,08
Bremsbelag auf Stahl	0,6...0,9		0,5...0,6	0,3...0,5
Knochen auf Knochen			0,3	0,003*

* geschmiert durch Synovialflüssigkeit.

In vielen Fällen ist es wünschenswert, die Reibungskraft herabzusetzen. Das kann z. B. durch Schmierung geschehen, wobei die Unebenheiten der Oberflächen ausgefüllt werden. Ein wichtiges Beispiel ist der Gelenkkörper des Menschen, Abb. 3.25.

Im Gelenkkörper sind die Enden der Knochen mit Gelenkknorpel überzogen. Die Schmierung beider Knochen bei der Bewegung gegeneinander erfolgt durch die Synovialflüssigkeit*. Diese Flüssigkeit sorgt für die Minderung der Reibungskraft, indem die Reibungszahl um den Faktor 100 erniedrigt wird, wie aus Tab. 3.1 zu ersehen ist.

* Der Begriff Synovia, d. h. Gelenkschmiere, wurde bereits von PARACELSUS (1483–1541) geprägt.

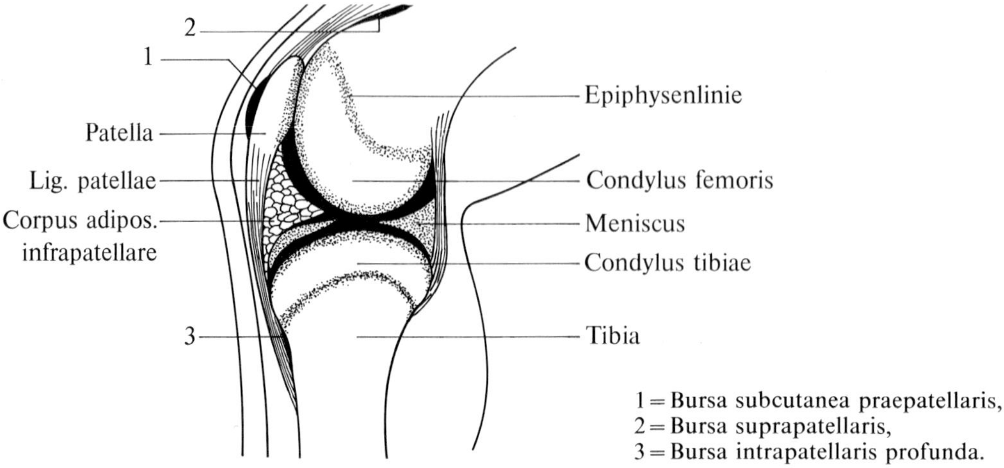

Abb. 3.25. Längsschnitt des Kniegelenks mit Synovialflüssigkeit (schwarz).

Nicht in allen Fällen ist eine Verringerung der Reibungskraft erwünscht. Wir könnten uns auf einer Fläche nicht vorwärtsbewegen, wenn es die Reibungskraft als Reaktionskraft nicht gäbe.

Außer der Reibung fester Körperoberflächen aneinander gibt es die Reibung in Flüssigkeiten und Gasen. Auch hier greift an einem im Medium bewegten Körper eine entgegengerichtete Reibungskraft an. Es gilt im Gegensatz zur Reibung fester Körperoberflächen, daß die Reibungskraft bei kleinen Geschwindigkeiten proportional zur Geschwindigkeit ist:

$$\vec{F}_R = -k \cdot \vec{v}\,, \tag{3.30}$$

wobei k der *Reibungskoeffizient* ist. Die Einheit von k ist $1\,\text{kg}\cdot\text{s}^{-1}$.

Die Reibung in Flüssigkeiten spielt in lebenden Organismen im Blut und in anderen biologischen Flüssigkeiten eine bedeutende Rolle. Wir werden darauf im Kapitel über Flüssigkeitsströmungen und Sedimentation näher eingehen (S. 83 ff. bzw. S. 95 ff.).

3.2.4. Der Impuls, ein Kraftstoß

Alle Probleme der Dynamik lassen sich im Prinzip mit Hilfe des 2. Newtonschen Gesetzes lösen. Man muß nur Kräfte und Beschleunigungen bestimmen können. Das ist jedoch nicht immer auf einfache Weise möglich. NEWTON bemerkte, daß es außer Kraft und Beschleunigung noch eine weitere Größe gebe, die zusammen mit seinem 3. Gesetz von Nutzen sein kann. Er stellte etwa folgende Betrachtungen an.

Zwei Boote liegen mit je einer Person in Ruhe auf einem See. Die Boote mögen in entgegengesetzter Richtung sich gerade am Heck berühren, Abb. 3.26a.

Wenn die beiden Personen sich gegenseitig abstoßen, dann tun sie es beide mit einer Kraft, die entgegengesetzt der anderen, aber gleich groß ist. Das erhalten wir aus dem 3. Newtonschen Gesetz. Die Kraft, die von Boot 1 auf Boot 2 wirkt, ist gleich groß, aber entgegengesetzt der Kraft, die von Boot 2 auf Boot 1 wirkt. Aufgrund dieser gleich großen Kräfte bewegen sich die beiden Boote auseinander, Abb. 3.26b. Nach Beendigung des Kontaktes werden die Kräfte null, und von da ab bewegen sich die Boote mit konstanter Geschwindigkeit (Reibung mit dem Wasser ist vernachlässigt). Auch wenn nur eine Person sich mit gleicher Kraft während der gleichen Zeit direkt am anderen Boot abstößt, ändern sich in diesem Beispiel weder die auftretenden Kräfte noch die erreichte Geschwindigkeit der Boote.

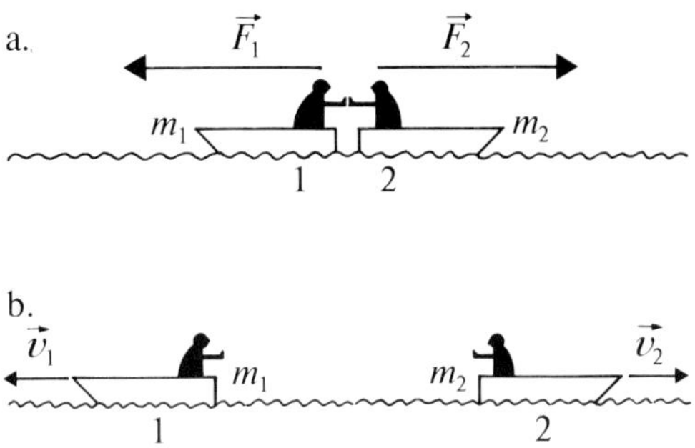

Abb. 3.26. Die Erhaltung des Impulses.

Die Geschwindigkeit von Boot 1 beträgt: $\vec{v}_1 = \vec{a}_1 \cdot t$ (s. Gl. 3.11 a), diejenige von Boot 2: $\vec{v}_2 = \vec{a}_2 \cdot t$. Die Zeit t ist die Zeit, während der die Hände der beiden Personen sich berührten. Aufgrund des 2. Newtonschen Gesetzes gilt: Die ausgeübte Kraft ist proportional der Beschleunigung, d.h. $\vec{F}_1 = m_1 \cdot \vec{a}_1$ und $\vec{F}_2 = m_2 \cdot \vec{a}_2$, wobei m_1 und m_2 die Massen der Boote mit Personen sind. Für die Geschwindigkeiten der beiden Boote gilt somit:

$$\vec{v}_1 = \vec{a}_1 \cdot t = \frac{\vec{F}_1}{m_1} \cdot t\,,$$

$$\vec{v}_2 = \vec{a}_2 \cdot t = \frac{\vec{F}_2}{m_2} \cdot t\,.$$

Durch Umschreiben der Gleichungen erhält man

$$\begin{aligned} m_1 \vec{v}_1 &= \vec{F}_1 \cdot t\,, \\ m_2 \vec{v}_2 &= \vec{F}_2 \cdot t\,. \end{aligned} \tag{3.31}$$

Wegen des 3. Newtonschen Gesetzes ist aber auch $\vec{F}_1 = -\vec{F}_2$, so daß

$$\begin{aligned} m_1 \vec{v}_1 &= -m_2 \vec{v}_2\,, \\ \vec{p}_1 &= -\vec{p}_2\,. \end{aligned} \tag{3.32}$$

Das Produkt aus Masse und Geschwindigkeit nennt man

Impuls $\vec{p} = m \cdot \vec{v}\,.$ (3.33)

Man kann aus Gl. 3.32 zweierlei lernen: nach dem Abstoßen sind die Impulse der beiden Boote entgegengesetzt gleich, und das Boot mit dem geringeren Gesamtgewicht bewegt sich nach dem Abstoßen mit größerer Geschwindigkeit.

NEWTON sprach statt vom Impuls von der *„Bewegungsgröße"*. Wir verstehen darunter – wie er – die Änderung des Bewegungszustandes eines Körpers aufgrund einer kurz dauernden Kraft. In unserem Beispiel waren beide Boote vor dem Abstoßen in Ruhe und haben dann eine Änderung ihres jeweiligen Bewegungszustandes erfahren.

Die *Dimension des Impulses* ist

$$\dim p = \text{Masse} \cdot \text{Geschwindigkeit}\,,$$

die *Einheit* ist $[p] = 1\,\text{kg} \cdot \text{m} \cdot \text{s}^{-1}\,.$

Aus den Gl. 3.31 können wir entnehmen, daß der einem Körper übertragene Impuls aufgrund einer Kraft zustandekommt, die eine Zeit lang wirkt,

$$\vec{p} = m \cdot \vec{v} = \vec{F} \cdot t \,.$$

Der Impuls ist wie Kraft und Geschwindigkeit ein Vektor und weist in die gleiche Richtung. Das ist der Grund, warum wir den Impuls auch als Kraftstoß bezeichnen können.

Aus dem Experiment mit den Booten können wir noch eine weitere interessante Folgerung ziehen. Bevor sich die beiden Bootsinsassen gegenseitig abgestoßen haben, waren beide Boote in Ruhe, ihr Gesamtimpuls war gleich null,

$$\vec{p}_1 + \vec{p}_2 = \vec{p} = m \cdot \vec{v} = 0 \,,$$
$$m = m_1 + m_2 \,.$$

Nach dem Abstoßen gilt nach Gl. 3.32

$$\vec{p}_1 = -\vec{p}_2$$

oder $$\vec{p}_1 + \vec{p}_2 = 0 \,.$$

Das heißt, der Gesamtimpuls des Systems der beiden Boote blieb nach dem Abstoßen der gleiche wie vorher. Damit ist ein wichtiges Prinzip in der Natur ausgedrückt:

Für jedes System, auf das von außen keine Kraft einwirkt, bleibt der Gesamtimpuls konstant.

Unabhängig davon können sich die zum Gesamtsystem gehörenden Objekte gegenseitig beeinflussen, dieses Prinzip bleibt gültig. Das ist der **Satz von der Erhaltung des Impulses.** Er ist einer aus einer Reihe von mehreren Sätzen über die Erhaltung physikalischer Größen. Wir werden noch weitere kennenlernen. Dieser Satz gilt z. B. ebenso für den bei der Drehbewegung analogen *Drehimpuls.*

3.2.5. Die Gravitationskraft

Wir haben bereits im Einführungskapitel erfahren, daß die Wirkung von Kräften nicht nur bei direktem Kontakt, sondern auch über eine Entfernung stattfinden kann. Als Beispiel für letzteres kennen wir bereits die Gewichtskraft. Jeder Körper einer Masse m erfährt aufgrund der Erdanziehung diese Kraft

$$\vec{F}_G = m \cdot \vec{g}$$

mit der Erdbeschleunigung $\vec{g}$. Aufgrund des 3. Newtonschen Gesetzes wissen wir, daß es eine gleich große entgegengerichtete Kraft gibt. Daher wirkt die Masse m auch mit anziehender Kraft auf die Erde. Diese Kraft ist der sehr viel größeren Masse der Erde proportional. Wenn wir einen Körper beobachten, der auf die Erde fällt, wird daher gleichzeitig die Erde auf diesen Körper zufallen. Da

$$m \cdot \vec{g} = -M_e \cdot \vec{a}_e$$

gilt, wird die Beschleunigung $\vec{a}_e$ der Erde nur sehr klein sein und von uns nicht bemerkt werden. Bei der gegenseitigen Anziehung der Himmelskörper sind die Auswirkungen dieser Kräfte jedoch in ihren Bahnen zu erkennen. Bereits KEPLER (1571–1630) beobachtete, daß sich die Planeten auf elliptischen Bahnen bewegen. Die charakteristischen Eigenschaften dieser Bahnen beschrieb er in drei Gesetzen, den sog. **Keplerschen Gesetzen.**

1. Die Bahn der Planeten ist eine Ellipse, in deren einem Brennpunkt die Sonne steht.
2. Eine Linie, die Sonne und Planet verbindet, überstreicht in gleichen Zeiten gleiche Flächen. (Im sonnenfernen Teil der Bahn bewegt sich der Planet langsamer).

Das dritte Gesetz verknüpft die Periode (s. Gl. 3.15) einer Planetenbewegung mit dem mittleren Abstand des Planeten von der Sonne.

3. Das Quadrat der Periode einer Planetenbewegung ist der dritten Potenz des mittleren Abstandes des Planeten von der Sonne proportional. Das bedeutet, daß die Periode eines Planeten um so größer ist, je größer sein Abstand von der Sonne ist.

Beispiele:

	Mittlerer Abstand in 10^6 km	Periode in Jahren
Erde	150	1,0
Mars	228	1,88
Pluto	5914	248,5

Aufgrund dieser Beobachtung konnte aber erst NEWTON das **allgemeine Gravitationsgesetz** formulieren. Wegen der gegenseitigen Anziehung zweier Körper schloß er, daß die Gravitationskraft, die zwischen zwei Körpern existiert, dem Produkt beider Massen proportional sein müsse. Er fand außerdem, daß die Kraft umgekehrt proportional zum Quadrat des Abstandes r zwischen beiden Massen sei. NEWTON schrieb die *Gravitationskraft*

$$F_G = G\,\frac{m_1 \cdot m_2}{r^2}\,, \tag{3.34}$$

wobei G die *Gravitationskonstante* ist. Gl. 3.34 ist als Betragsgleichung geschrieben. Natürlich ist auch diese Kraft ein Vektor. Die Kraft ist vom Schwerpunkt jeder der beiden Massen auf den Schwerpunkt der anderen Masse gerichtet.

Die Gravitationskraft enthält natürlich auch die Beschreibung der Gewichtskraft und erzeugt die Erdbeschleunigung g. Mit der Masse der Erde M_e, einer beliebigen Masse m und dem Erdradius r_e erhält man

$$F_G = mg = G\,\frac{M_e \cdot m}{r_e^2} \quad \text{und}$$

$$g = G\,\frac{M_e}{r_e^2}\,.$$

Daraus ist auch zu ersehen, daß der früher angegebene Wert $g = 9{,}81\,\mathrm{m \cdot s^{-2}}$ nur für die Erdoberfläche gilt. Ein Körper, der sich von der Erde entfernt, erfährt eine abnehmende Gewichtskraft wegen $g \sim \frac{1}{r^2}$.

3.2.6. Die fundamentalen Kräfte

Wir haben in diesem Kapitel eine Reihe von Kräften kennengelernt, z. B. die Gewichtskraft, die elastische Federkraft, die Reibungskraft und zuletzt die *Gravitationskraft*. Nur diese letztere gehört zu den Kräften, die wir als fundamental bezeichnen. Auf sie ist auch – wie wir gesehen haben – die Gewichtskraft zurückzuführen. Durch direkte Beobachtung der Natur erkennen wir auch noch die *elektrische Kraft* als fundamental. Die elastische Kraft und die Reibungskraft sind Beispiele von Kräften, die auf die elektrische Anziehung bzw. Abstoßung von Atomen und Molekülen, also auf die elektrische Kraft zurückzuführen sind. Es gibt nach unserer heutigen Kenntnis noch zwei weitere fundamentale Kräfte, deren Wirkung wir nicht auf direkte Weise beobachten können. Sie sind für den Zusammenhalt der Atomkerne und für bestimmte Arten des radioaktiven Zerfalls verantwortlich. Dieses werden wir in späteren Kapiteln des Buches behandeln.

Formelteil

Das 1. Newtonsche Gesetz

Jeder Körper verbleibt im Zustand der Ruhe oder der gleichförmigen geradlinigen Bewegung, wenn keine Kraft auf ihn einwirkt.

Das 2. Newtonsche Gesetz

$\vec{F} = m \cdot \vec{a}$.

Kraft = Masse · Beschleunigung.

Einheit der Kraft:

$[F] = 1$ Newton $= 1\,\mathrm{N}$.

Einheit der Masse:

$[m] = 1\,\mathrm{kg}$.

Das 3. Newtonsche Gesetz

Zu jeder Kraft gibt es eine gleiche und entgegengesetzt gerichtete Kraft.
Oder:

Actio = Reactio.

Die Dehnung einer Feder

$\vec{F} = -D \cdot \Delta\vec{x}$.

$\vec{F}$ = wirkende Kraft,
D = Federkonstante.

Einheit der Federkonstanten:

$[D] = 1\,\mathrm{N \cdot m^{-1}}$.

Die Zentripetalkraft

$$F = m \cdot a_z = \frac{m \cdot v^2}{r} = m \cdot \omega^2 \cdot r \, .$$

a_z = Beschleunigung zum Drehzentrum,
v = Bahngeschwindigkeit,
r = Radius der Kreisbewegung,
ω = Winkelgeschwindigkeit.

Das Drehmoment

$$\vec{M} = \vec{r} \times \vec{F} .$$

$\vec{r}$ = Vektor des Hebelarmes,
$\vec{F}$ = am Hebelarm angreifende Kraft.

Einheit des Drehmomentes:

$$[M] = 1\,\mathrm{N \cdot m} .$$

Die Reibungskraft

Zwischen festen Körpern:

$$F_\mathrm{R} = \mu \cdot F_\mathrm{G} .$$

μ = Reibungszahl.

In Flüssigkeiten und Gasen:

$$\vec{F}_\mathrm{R} = -k \cdot \vec{v} .$$

k = Reibungskoeffizient.

Der Impuls

$$\vec{p} = m \cdot \vec{v} .$$

Einheit des Impulses:

$$[p] = 1\,\mathrm{kg \cdot m \cdot s^{-1}} .$$

Die Gravitationskraft

$$F_\mathrm{G} = G\,\frac{m_1 \cdot m_2}{r^2} .$$

G = Gravitationskonstante,
r = Abstand zwischen den Massen m_1 und m_2.

3.3. Arbeit, Energie und Leistung

Wir haben bereits gelernt, daß es einen wichtigen physikalischen Satz gibt: In einem abgeschlossenen System ist der Gesamtimpuls unveränderlich. Der Gesamtimpuls bleibt erhalten. Wir sprechen immer dann von einem *abgeschlossenen System,* wenn keine von außen wirkenden Kräfte vorhanden sind. Einer der wichtigsten Erhaltungssätze ist der von der *Erhaltung der Energie.* Auch die Gesamtenergie bleibt in einem abgeschlossenen System unverändert. Indem wir den Ausdruck „Gesamtenergie“ einführen, soll ausgedrückt werden, daß verschiedene Anteile, verschiedene Formen der Energie beitragen können. Wir werden in diesem Abschnitt einige Formen der Energie kennenlernen, z. B. die potentielle Gravitationsenergie und die kinetische Energie, außerdem die Energie einer gespannten Feder, die ebenfalls eine Form der potentiellen Energie ist. Weitere Formen der Energie werden wir außerhalb der Mechanik später kennenlernen. Einen wesentlichen Aspekt werden stets die Übergänge zwischen verschiedenen Formen der Energie darstellen.

3.3.1. Was ist Energie?

Wir können ein Verständnis für diese Frage nur gewinnen, wenn wir konkrete Betrachtungen der einzelnen Energieformen und ihre Umwandlungen ineinander vornehmen. Energie ist eine *skalare* Größe, die als Erhaltungsgröße eine Bilanzierung ermöglicht und damit zu einer klaren Übersicht über physikalische Vorgänge führt. Bisweilen wird der Begriff der Energie mit der Fähigkeit, Arbeit zu verrichten, erklärt. Wir wollen dem hier nicht folgen, sondern uns vom Satz der *Energieerhaltung* leiten lassen und Energie in ihren verschiedenen Formen zu verstehen suchen. Das *Prinzip der Energieerhaltung* gilt überall in der Natur, auch in biologischen Systemen. Es trägt in hohem Maße zum Verständnis von Prozessen in Mikro- und Makrobereichen bei. Im folgenden befassen wir uns mit mechanischen Formen der Energie.

3.3.2. Arbeit = Kraft mal Weg

Wir benutzen das Wort „Arbeit" im allgemeinen, um damit eine körperliche oder geistige Aktivität auszudrücken. Tatsächlich lassen sich diese Tätigkeiten bei genauer Betrachtung auch mit Hilfe des physikalischen Begriffes der Arbeit beschreiben. Sie sind jedoch so kompliziert, daß wir uns hier zunächst mit einfacheren Vorgängen befassen.

Es ist wichtig zu bemerken, daß *mechanische Arbeit verrichtet wird, wenn ein Körper entgegengesetzt zu einer wirkenden Kraft bewegt werden muß*. Als erstes Beispiel betrachten wir die Arbeit, die beim Heben eines Körpers gegen die Gravitationskraft verrichtet wird. Wir nehmen an, daß wir einen Körper vom Erdboden hochheben. Dann können wir – wie in Abb. 3.27 dargestellt – die verrichtete Arbeit mit Hilfe der Hubhöhe bestimmen.

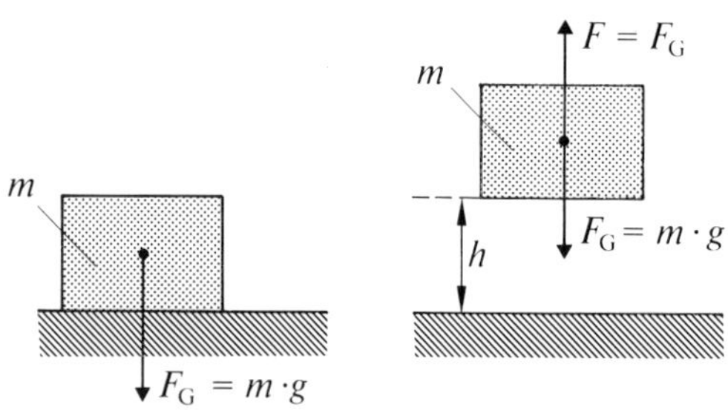

Abb. 3.27. Arbeit beim Heben eines Körpers.

Um den Block zu heben, müssen wir eine aufwärts gerichtete Kraft F anwenden, die gleich der Gewichtskraft F_G ist.

$$F = F_G .$$

In Wirklichkeit müssen wir eine etwas größere Kraft anwenden, sonst bleibt der Körper im Gleichgewicht, den geringen Mehrbetrag können wir hier aber vernachlässigen.

Die verrichtete *Arbeit ist das Produkt aus Kraft F · Hubhöhe h.*

$$W = F \cdot h . \qquad (3.35)$$

Allgemein ersehen wir daraus die *Definition der Arbeit,*

Arbeit = Kraft mal Weg.

Die *Dimension der Arbeit* ist

$$\dim \text{Arbeit} = \dim \text{Kraft} \cdot \dim \text{Weg}\,,$$

die *Einheit der Arbeit* ist

$$[W] = 1 \text{ Newton} \cdot 1 \text{ Meter} = 1 \text{ N} \cdot \text{m}\,.$$

Die Einheit der Arbeit hat den speziellen Namen *Joule,* benannt nach JAMES PRESCOTT JOULE (1818–1889).

$$[W] = 1 \text{ N} \cdot \text{m} = 1 \text{ Joule} = 1 \text{ J}\,.$$

Da $F = F_G = m \cdot g$ ist, wobei m die Masse des angehobenen Körpers ist, können wir Gl. 3.35 auch schreiben

$$W = m \cdot g \cdot h\,.$$

Der Körper hat auf diese Weise die Fähigkeit gewonnen, seinerseits Arbeit zu verrichten. Diese Fähigkeit eines Körpers, aus einem Potential Arbeit zu leisten, heißt **potentielle Energie.** Da sie aufgrund der Gravitation zustandekommt, wird sie in diesem speziellen Fall als *potentielle Gravitationsenergie* bezeichnet.

$$\textit{Potentielle Gravitationsenergie} = m \cdot g \cdot h\,. \tag{3.36}$$

Wir wissen aber bereits, daß in Ruhe keine Arbeit geleistet werden kann. Der Körper muß sich bewegen. In unserem Fall kann der Körper beim Zurückfallen in die Ausgangslage die aufgewandte Arbeit wieder abgeben. Dabei wird die potentielle Energie in eine andere Energieform, in Energie der Bewegung, in **kinetische Energie,** umgewandelt.

Wenn wir den Körper in der Höhe h loslassen, wird er aufgrund der Gravitation beschleunigt werden. Aus Gl. 3.11a entnehmen wir, daß beim Start aus der Ruhe mit der Beschleunigung $a = g$, der zurückgelegte Weg

$$s = h = \frac{g}{2} t^2$$

beträgt. Die erreichte Geschwindigkeit ist im Aufschlagpunkt

$$v = g \cdot t\,.$$

Auf der Fallstrecke h hat die Gravitationskraft $F_G = m \cdot g$ gewirkt. Daraus ergibt sich wieder eine Arbeit, die *Beschleunigungsarbeit*

$$W = F_G \cdot h = (m \cdot g) \cdot \left(\frac{g}{2} t^2\right),$$

$$= \frac{1}{2} m (g\,t)^2$$

und mit $v = g \cdot t$,

$$W = \frac{1}{2} m v^2\,.$$

Im Aufschlagpunkt hat der Körper die Energie $W = \frac{1}{2} m v^2$. Das ist die kinetische Energie, die durch Umwandlung von potentieller Gravitationsenergie bei der Höhe h nach Durchlaufen dieser Fallhöhe gewonnen worden ist.

$$Kinetische\ Energie = \frac{1}{2} m v^2 . \tag{3.37}$$

Die kinetische Energie wird beim Auftreffen erneut umgewandelt. Dabei entsteht Wärme, Deformation der Materie oder eine andere Form von Energie. So kann mit Hilfe eines herabfallenden Körpers die Arbeit zum Einrammen eines Pfahles geleistet werden. Aus der Gleichsetzung von Arbeit und Energie können wir auch entnehmen, daß beide Größen dieselbe Dimension und dieselbe Einheit besitzen.

$$\dim \text{Energie} = \dim \text{Arbeit} .$$

Die *Einheit der Energie ist ebenfalls*

$$[W] = 1\ \text{Newton} \cdot \text{m} = 1\ \text{Joule} .$$

Man kann die Arbeit in einem Kraft-Weg-Diagramm wie in Abb. 3.28 darstellen. Sie ergibt sich im vorliegenden Fall als Fläche eines Rechtecks, dessen beide Seiten die konstante Kraft $F = F_G = mg$ und der Weg h sind.

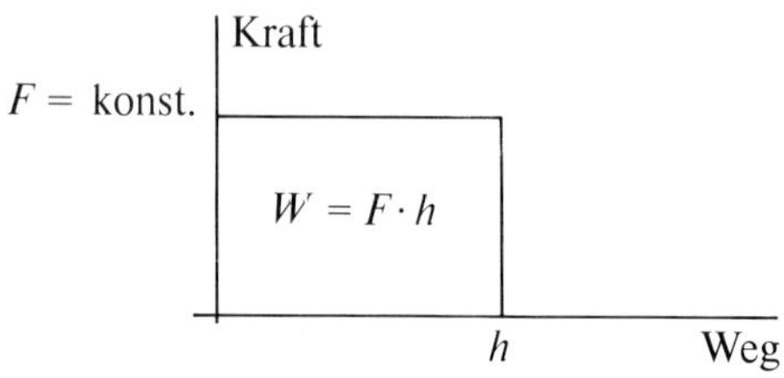

Abb. 3.28. Kraft-Weg-Diagramm bei konstanter Kraft.

Zur Überwindung der Höhe h bei der Hubarbeit können wir auch eine *schiefe Ebene* benutzen, wie es bereits die Ägypter getan haben. Das ist in Abb. 3.29 dargestellt.

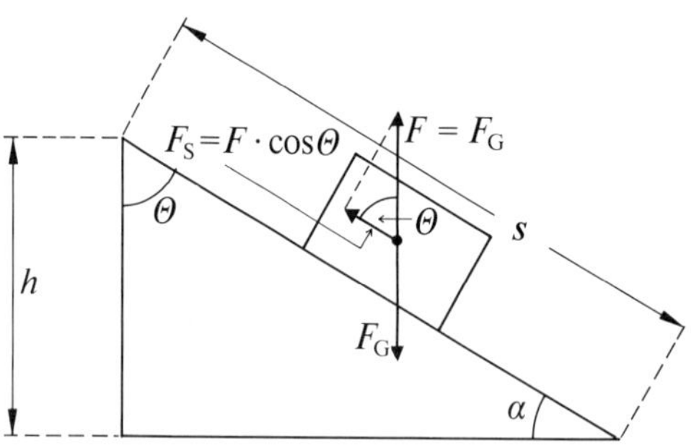

Abb. 3.29. Hubarbeit an der schiefen Ebene mit dem Böschungswinkel α und $\theta = 90° - \alpha$.

Jetzt ist entlang des längeren Weges $s = \frac{h}{\cos\theta}$ nur die Kraft $F_s = F \cdot \cos\theta$ entlang des Weges s zu leisten. Daraus ergibt sich die Arbeit

$$W = (F \cdot \cos\theta) \cdot s = \vec{F} \cdot \vec{s} \tag{3.38}$$

Wir haben jetzt die *Arbeit als Skalarprodukt* des Kraftvektors F mit dem Vektor der Verschiebung $\vec{s}$ geschrieben. Das ist die allgemeine und kompakte Darstellung der Gleichung

$$\text{Arbeit} = \text{Kraft} \cdot \text{Weg} .$$

Das Skalarprodukt gibt an, daß in dem Produkt nur die Komponente der Kraft in Richtung des Weges $F \cdot \cos\theta$ multipliziert wird mit der Länge des zurückgelegten Weges. Im ersten Beispiel, wo die Hubarbeit senkrecht zu leisten war, haben wir diese Betrachtung außer acht lassen können, da die gegen die Gewichtskraft zu leistende Kraft sozusagen auf dem Wege lag. Im Sinne von Abb. 3.29 ist $\theta = 0°$ *und cos* $\theta = 1$.

Auf der schiefen Ebene brauchen wir nur eine geringere Kraft, müssen aber mit einem längeren Weg bezahlen. Das wird noch deutlicher, wenn wir in Gl. 3.38 $s = \frac{h}{\cos\theta}$ ersetzen.

$$W = F \cdot \cos\theta \frac{h}{\cos\theta} = F \cdot h = m \cdot g \cdot h \,.$$

Wir erkennen, daß wir nach Erreichen der Höhe h wieder die gleiche potentielle Gravitationsenergie erhalten haben. Es ist also gleichgültig, auf welchem Weg wir die Arbeit verrichten. Wir verstehen auch auf diese Weise, daß *Arbeit und Energie skalare Größen* sind.

Beispiel: Ein Körper mit der Masse $m = 5$ kg wird auf eine Höhe $h = 10$ m befördert. Wie groß ist seine potentielle Gravitationsenergie W_{pot}?

$$\begin{aligned} W_{\text{pot}} &= mgh \,, \\ &= (5\text{ kg}) \cdot (9{,}8\text{ m} \cdot \text{s}^{-2}) \cdot (10\text{ m}) \,, \\ &= 490\text{ J} \,. \end{aligned}$$

Aus der potentiellen Energie kann beim Herabfallen kinetische Energie W_{kin} gewonnen werden. Es gilt W_{pot} (vorher) $= W_{\text{kin}}$ (nachher). Daraus läßt sich die Endgeschwindigkeit des freifallenden Körpers berechnen, wenn er aus dieser Höhe wieder zurückfällt.

$$\begin{aligned} W_{\text{pot}} &= W_{\text{kin}} = \frac{1}{2} m v^2 \,, \\ v^2 &= \frac{2 \cdot W_{\text{pot}}}{m} \,, \\ v &= \sqrt{\frac{2 \cdot W_{\text{pot}}}{m}} \,, \\ v &= \sqrt{\frac{2 \cdot 490\text{ J}}{5\text{ kg}}} = \sqrt{\frac{2 \cdot 490\text{ kg} \cdot \text{m}^2}{5\text{ kg} \cdot \text{s}^2}} \,, \\ v &= 14\text{ m} \cdot \text{s}^{-1} \,. \end{aligned}$$

Wir können uns jetzt auch überlegen, welche Arbeit erforderlich ist, um eine Feder zu dehnen. In Abb. 3.30 ist das Kraft-Weg-Diagramm dargestellt. Die Dehnung ist proportional zur wirkenden Kraft **(Hookesches Gesetz).**

$$\text{F} = D \cdot (\Delta x) \tag{3.39}$$

Wir haben hier im Gegensatz zu Gl. 3.20 nicht das negative Vorzeichen gewählt, da die wirkende Kraft in Richtung der Dehnung liegt. Diese Kraft nimmt proportional zur Dehnung zu. Die verrichtete Arbeit bei einer Dehnung Δx ist nach Abb. 3.30 die Fläche unter der Geraden im Kraft-Weg-Diagramm. Die Gerade beschreibt die Kraft als Funktion der Dehnung und steigt linear an. Somit ist die Fläche und damit die Arbeit auch eine Funktion der Dehnung.

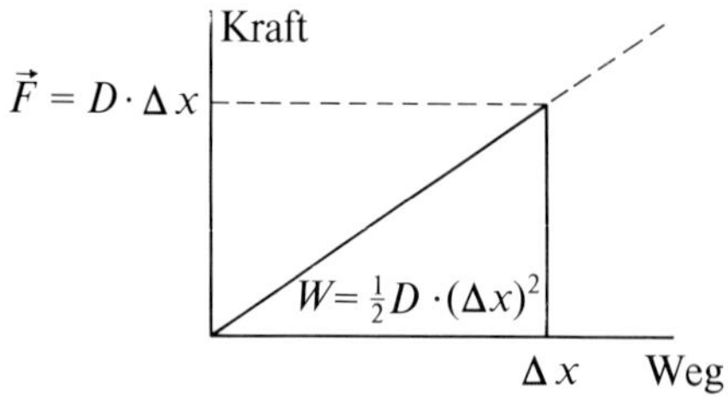

Abb. 3.30. Kraft-Weg-Diagramm beim Dehnen einer Feder durch eine Masse im Schwerefeld.

Man entnimmt der Abbildung

$$W = \frac{1}{2} F \cdot (\Delta x) .$$

Da die Kraft nach dem Hookeschen Gesetz eine lineare Funktion der Dehnung ist, ergibt sich für die Arbeit

$$W = \frac{1}{2} D \cdot (\Delta x)^2 .$$

Dies bedcutet, daß die Arbeit proportional zum Quadrat der Dehnung ist.
Die verrichtete Arbeit ist jetzt als potentielle Energie in der Feder enthalten.

In Abb. 3.31 ist das Dehnen einer Feder schematisch dargestellt, darunter die entsprechende Arbeit W_1 und W_2 im Kraft-Weg-Diagramm der Abb. 3.30.

Die Kraft kann im allgemeinen eine beliebige Funktion des Weges sein,

$$F = f(s) .$$

In Abb. 3.32 ist eine solche Funktion als Kurve dargestellt.

Die Fläche unter dieser Kurve stellt die Arbeit dar, die von einer Kraft $F = f(s)$ von s_1 bis s_2 geleistet wird. Die Fläche ergibt sich allgemein als bestimmtes Integral unter der Kurve von s_1 bis s_2.

$$W = \int_{s_1}^{s_2} F(s) \cdot \mathrm{d}s$$

Auch hier ist natürlich stets die Kraftkomponente in Richtung des Weges zu nehmen. Für die gespannte Feder ergibt sich

$$W = \int_0^{\Delta x} D(\Delta x) \cdot \mathrm{d}(\Delta x) = \tfrac{1}{2} D (\Delta x)^2 ,$$

was wir bereits aus der graphischen Darstellung ersehen haben. Auch für den Fall der konstanten Kraft in Abb. 3.28 ergibt sich

$$W = \int_0^h F \cdot \mathrm{d}s = F \int_0^h \mathrm{d}s = F \cdot h .$$

Wir haben auf diese Weise einen allgemeinen Ausdruck für die *Arbeit als Integral der Kraft über den Weg* gefunden.

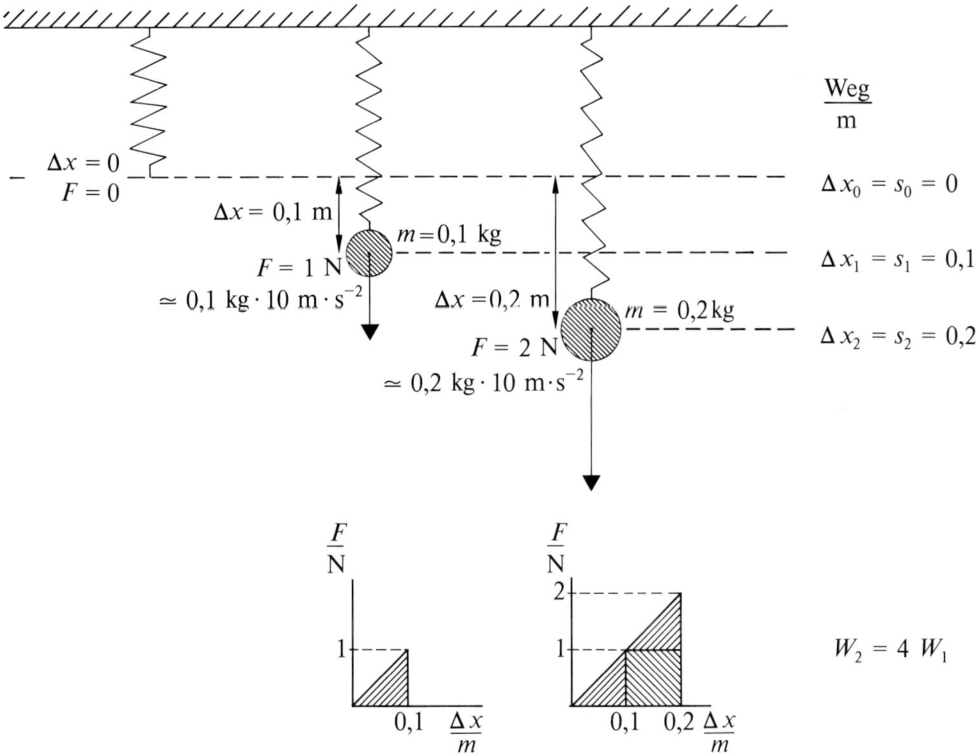

$$W_1 = \tfrac{1}{2} \cdot F_1 \cdot \Delta x_1 = \tfrac{1}{2} \cdot 1\ \mathrm{N} \cdot 0{,}1\,\mathrm{m} = 0{,}05\ \mathrm{J} \qquad W_2 = \tfrac{1}{2} \cdot F_2 \cdot \Delta x_2 = \tfrac{1}{2} \cdot 2\ \mathrm{N} \cdot 0{,}2\ \mathrm{m} = 0{,}2\ \mathrm{J}$$

oder

$$W_1 = \tfrac{1}{2} \cdot D \cdot (\Delta x_1)^2 = \tfrac{1}{2} \cdot D \cdot 0{,}01\,\mathrm{m}^2 \qquad W_2 = \tfrac{1}{2} \cdot D \cdot (\Delta x_2)^2 = \tfrac{1}{2} \cdot D \cdot 0{,}04\ \mathrm{m}^2$$

also ebenfalls ⟶ $W_2 = 4\, W_1$

Abb. 3.31. Arbeit beim Dehnen einer Feder durch eine Masse im Schwerefeld.

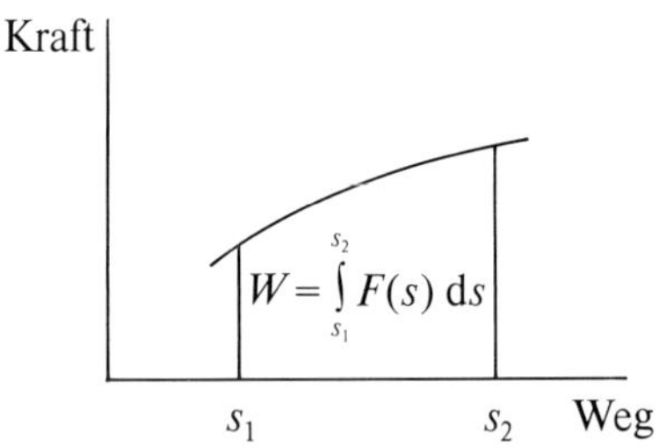

Abb. 3.32. Die Kraft als beliebige Funktion des Weges und die daraus resultierende Arbeit.

3.3.3. Der Energiesatz der Mechanik

In Kap. 3.3.1 wurde bereits der Satz von der Energieerhaltung erwähnt. Es handelt sich dabei um ein wichtiges Prinzip, dessen Bedeutung für die Mechanik hier behandelt werden soll. Damit ist gemeint, daß die Energie W eines abgeschlossenen Systems konstant bleibt, wenn das System durch irgendeinen Prozeß aus einem Zustand in einen anderen übergeführt wird.

$$W\,(\textit{im Anfangszustand}) = W\,(\textit{im Endzustand})\,. \tag{3.40}$$

Dabei können, wie wir wissen, Umwandlungen zwischen verschiedenen Energieformen stattfinden. Die wichtige Bedeutung dieses Satzes besteht darin, daß *Energie weder erzeugt noch vernichtet werden kann. Energie kann also auch nicht verbraucht werden,* wie im täglichen Sprachgebrauch häufig zu hören ist. Energieumsetzungen finden statt, indem bestimmte Beträge einer Energieform in gleichem Betrag in anderen Energieformen auftreten.

Wir können das Prinzip der Energieerhaltung auch auf andere Weise ausdrücken. Wenn sich bei einem Prozeß die Energie W eines Systems ändert, so muß das betrachtete System mit einem anderen System Energie ausgetauscht haben. Es war nicht abgeschlossen, sondern offen. *Biologische Systeme sind Beispiele für offene Systeme.*

Eine bessere Vorstellung von diesem wichtigen Energieprinzip erhalten wir, wenn in Gl. 3.40 die verschiedenen Energieformen aufgeführt werden. Dabei sei der Anfangszustand mit dem Index „a", der Endzustand mit dem Index „e" versehen, U stelle die Summe aller nichtmechanischen Energien, wie chemische, elektromagnetische, Atomkernenergie u.a. dar, die wir hier nicht näher betrachten wollen. Dann können wir Gl. 3.40 auch so schreiben:

$$U_a + (W_{pot})_a + (W_{kin})_a = U_e + (W_{pot})_e + (W_{kin})_e\,. \tag{3.41}$$

Umwandlungen zwischen verschiedenen Energieformen finden statt, die Bilanz der linken Seite in Gl. 3.41 muß jedoch gleich der Bilanz der rechten Seite sein.

So haben wir am Beispiel eines fallenden Objektes die Umwandlung von potentieller Gravitationsenergie in kinetische Energie bereits kennengelernt. Dabei entspricht an jedem Punkt des freien Falls die gerade erreichte kinetische Energie der Abnahme an potentieller Energie. Eine Änderung der Energieformen U während des Fallens ist vernachlässigbar, nicht aber beim Aufprall einer Kaffeetasse auf dem Boden, wenn die kinetische Energie umgewandelt wird.

Am *Beispiel des Fadenpendels* kann die periodische Umwandlung von potentieller Gravitationsenergie in kinetische Energie und umgekehrt bei gleichzeitiger Erhaltung der Gesamtenergie W_{ges} erläutert werden. Eine Kugel sei an einem (fast) masselosen Faden reibungsfrei aufgehängt, Abb. 3.33.

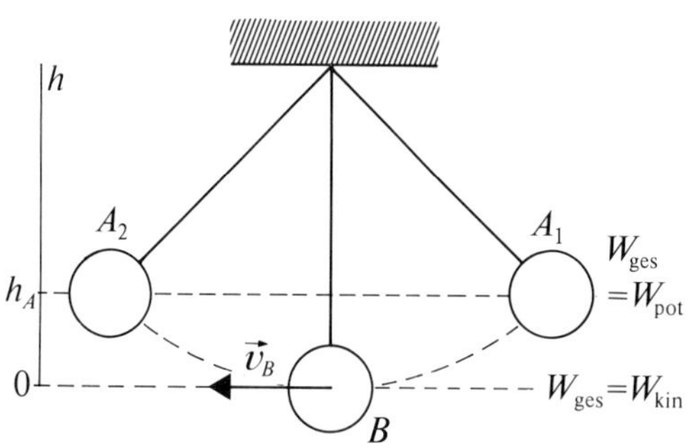

Abb. 3.33. Energieumwandlung beim Fadenpendel.

Der Vorgang möge in A_1 beginnen. Die Kugel ist in Ruhe, sie besitzt nur die potentielle Energie

$$W_{\text{ges}} = W_{\text{pot}} = m \cdot g \cdot h_A; \qquad \text{in } A_1 .$$

Die Gravitationskraft wirkt, so daß sich nach dem Loslassen die Kugel auf einer Kreisbahn, bestimmt durch die Fadenlänge, mit zunehmender Geschwindigkeit bewegt. Im Punkt B, bei der Höhe $h=0$, ist die Geschwindigkeit und damit auch die kinetische Energie E_{kin} maximal und die potentielle Energie verschwunden.

$$W_{\text{ges}} = W_{\text{kin}} = \frac{1}{2} m v_B^2 ; \quad W_{\text{pot}} = 0; \quad \text{in } B .$$

Bis zum Punkt A_2, dem Umkehrpunkt, nimmt die kinetische Energie wieder auf null ab, und die potentielle Energie erreicht im Idealfall den gleichen Wert wie in A_1.

$$W_{\text{ges}} = W_{\text{pot}} = m \cdot g \cdot h_A , \quad \text{in } A_2 .$$

Der Vorgang wiederholt sich in umgekehrter Richtung und fortgesetzt periodisch.

In dem als abgeschlossen betrachteten System gilt

$$W_{\text{ges}} = W_{\text{pot}} + W_{\text{kin}} = \text{konst} .$$

An den Umkehrpunkten gilt

$$W_{\text{ges}} = W_{\text{pot}} ; \quad W_{\text{kin}} = 0 ,$$

im Punkt B gilt

$$W_{\text{ges}} = W_{\text{kin}} ; \quad W_{\text{pot}} = 0 ,$$

während dazwischen kontinuierlich Umwandlung von potentieller Gravitationsenergie in kinetische Energie und umgekehrt erfolgt, die Gesamtenergie jedoch immer konstant bleibt. Zu Beginn des Prozesses wurde am System Arbeit geleistet, indem es in den Punkt A_1 angehoben wurde. Die erreichte potentielle Energie wird in bezug zum tiefsten Punkt bei B angegeben. Im allgemeinen wird potentielle Gravitationsenergie in bezug zur Erdoberfläche angegeben. Jeder andere Bezugspunkt ist möglich und ist dann stets anzugeben.

3.3.4. Leistung

Bei körperlicher Tätigkeit bemerkt man, daß man bei gleicher Arbeit um so schneller ermüdet, je kürzer die Zeit ist, die man dafür benötigt. Man hat unterschiedliche Leistungen vollbracht.

Wir definieren

$$\textit{Leistung} = \frac{\textit{verrichtete Arbeit}}{\textit{benötigte Zeit}},$$

$$P = \frac{W}{t} . \tag{3.42}$$

Die *Dimension der Leistung* ist dim Leistung $= \dfrac{\text{dim Arbeit}}{\text{dim Zeit}}$

Die *Einheit der Leistung* ist

$$[P] = 1\,\text{J} \cdot \text{s}^{-1} = 1\,\text{W} .$$

Die Einheit Joule pro Sekunde wird auch als Watt (W) bezeichnet.

10^3 W = 1 Kilowatt (kW) ,

10^6 W = 1 Megawatt (MW) .

Die Leistung des menschlichen Herzens beträgt in Ruhe etwa 1 W, bei angestrengter körperlicher Tätigkeit bis zu 15 W.

Beispiel: Welche Leistung vollbringt ein Mensch der Masse 70 kg, der in 5 s auf einer Treppe einen Höhenunterschied von 5 m überwindet?

$$P = \frac{\text{Arbeit}}{\text{Zeit}} = \frac{(70 \cdot 9{,}8 \cdot 5)\ \text{J}}{5\ \text{s}} = 686\ \text{W}\,.$$

Aus der Definition der Leistung entnehmen wir auch den bekannten Begriff der Kilowattstunde (kWh). Das Produkt Leistung mal Zeit = Arbeit = Energie wird häufig, besonders vom Elektrizitätswerk, in kWh angegeben.

$$1\ \text{kWh} = 10^3\ \text{W} \cdot 3600\ \text{s} = 3{,}6 \cdot 10^6\ \text{J}\,.$$

3.3.5. Energieumsatz im menschlichen Körper

Wir haben bereits gelernt, daß der biologische Organismus kein abgeschlossenes System darstellt. Es findet ein ständiger Stoff- und Energieaustausch mit der Umgebung statt. Das ist makroskopisch vom Standpunkt des Gesamtkörpers als auch mikroskopisch im Bereich der Zelle zu verstehen. Dabei stellt sich ein sog. **Fließgleichgewicht** *(steady state)* ein, bei dem je nach Lage zwischen Ruhe und Aktivität Gleichgewichtszustände *(Homöostasis)* eingenommen werden. Diese Gleichgewichtszustände sind nur bei ausreichender Energiezufuhr von außen je nach Aktivität, d.h. nach abgegebener Arbeit bzw. Leistung möglich. In der Physiologie wird als Energieeinheit das Kilojoule (kJ) verwendet, 1 kJ = 1000 J. Die alte Bezeichnung „Kalorie" (cal) in Ernährungstafeln muß „Kilokalorie" heißen, 1 kcal = 4,187 kJ. Im Mittel nimmt ein Mensch 9630 kJ/Tag = 2300 kcal/Tag auf. Das entspricht einer mittleren Leistung von 110 W. Die Energie wird als potentielle Energie in der chemischen Bindung der Moleküle zur Verfügung gestellt. In der folgenden Tab. 3.2 werden Energiemengen kJ pro Gramm für einige Nahrungsmittel angegeben.

Tab. 3.2. Energieinhalt einiger Nahrungsmittel.

Nahrungsmittel	kJ/g
Kohlehydrate	18,8
Fett	41,9
Protein	18,9
Alkohol	33,5

Von der zur Verfügung gestellten Energie können etwa 25% als mechanische Arbeit freigesetzt werden. Im Vergleich zum Menschen mit seiner mittleren Leistung von 110 W kann ein Pferd etwa 700 bis 800 Watt abgeben. Eine alte Einheit war

$$1\ \text{PS} = 735{,}5\ \text{W}\,.$$

In der folgenden Tab. 3.3 sind einige menschliche Tätigkeiten und die dafür erforderliche Leistung angegeben.

Tab. 3.3. Mittlere Leistung bei einigen Tätigkeiten.

Tätigkeit	$\frac{\text{Leistung}}{\text{W}}$
Schlafen	80
Gehen	270
Radfahren	530
Treppensteigen	850
100-m-Lauf (Weltrekord)	4800

Bei der Umsetzung der chemischen Energie der Nahrungsmittelmoleküle findet die Energiefreisetzung unter Verbrauch von Sauerstoff statt, so daß der in den organischen Molekülen vorhandene Wasserstoff und Kohlenstoff zu H_2O und CO_2 verbrannt wird. Daher wird der Sauerstoffverbrauch als Maß für die Energieumsetzung angenommen, ausgedrückt im kalorischen Äquivalent

$$\alpha = \frac{\text{bei der Verdauung abgegebene Energie}}{\text{Sauerstoffverbrauch}} .$$

Mit einem Fahrradergometer kann die mechanische Leistung eines Menschen gemessen werden. Eine Tretkurbel muß bei bestimmter Umdrehungszahl in Gang gehalten werden, wobei durch eingestellte Bremswirkung eine Leistung abgegeben werden muß.

Formelteil

Die Arbeit

Arbeit = Kraft mal Weg ,

$$\mathrm{W} = \vec{F} \cdot \vec{s} .$$

Einheit der Arbeit = Einheit der Energie.

$[W] = 1\,\mathrm{N} \cdot 1\,\mathrm{m} = 1\,\mathrm{N} \cdot \mathrm{m} = 1\,\mathrm{Joule} = 1\,\mathrm{J}$.

Potentielle Gravitationsenergie $= m \cdot g \cdot h$,

h = Hubhöhe .

Kinetische Energie $= \frac{1}{2} m \cdot v^2$.

Energiesatz der Mechanik

$$U_\mathrm{a} + (W_\mathrm{pot})_\mathrm{a} + (W_\mathrm{kin})_\mathrm{a} = U_\mathrm{e} + (W_\mathrm{pot})_\mathrm{e} + (W_\mathrm{kin})_\mathrm{e} .$$

U = nichtmechanische Energie,
W_pot = potentielle Energie,
W_kin = kinetische Energie.
} im Anfangszustand (a) und Endzustand (e).

Die Leistung

$$Leistung = \frac{verrichtete\ Arbeit}{benötigte\ Zeit},$$

$$P = \frac{W}{t}.$$

Einheit der Leistung:

$[P] = 1\,J \cdot s^{-1} = 1\,Watt = 1\,W$.

Veranschaulichung von Energieeinheiten*

Vorgang	Energie/J
Flügelschlag einer Biene	$1 \cdot 10^{-3}$
Tastaturanschlag am PC	$5 \cdot 10^{-2}$
Erwärmung von 100 g H_2O um 1° (von 14,5° auf 15,5° C)	$4{,}19 \cdot 10^{2}$
Tod eines Menschen durch „Ganzkörperbestrahlung" mit Röntgen- oder γ-Strahlung	$5 \cdot 10^{2}$
Abbrand eines Streichholzes	$1 \cdot 10^{4}$
Atombombe vom Hiroshima-Typ	$1 \cdot 10^{14}$

* Zur Erinnerung an ALBRECHT REDHARDT.

4. Eigenschaften der Materie

„Die Natur ist in ihrem Dienst für den Menschen nicht nur Stoff, sondern auch das Werden und das Ergebnis"

Im Rahmen der bisherigen Betrachtungen haben wir stillschweigend vorausgesetzt, daß ein fester Körper – nur mit diesen haben wir uns bisher befaßt – unveränderbare Eigenschaften besitzt. Außerdem haben wir Wirkung von Kräften nur hinsichtlich der Bewegung von Körpern berücksichtigt. Wir hatten andererseits jedoch bei der Behandlung der Dynamik bereits angedeutet, daß eine Kraft auch die Deformation eines Körpers hervorrufen kann. Alle Materialien erleiden bei der Anwendung von Kräften eine Deformation, feste Körper können auch einen Bruch erfahren. Ein Gummiband dehnt sich bei Anwendung einer Kraft und wird reißen, wenn die angewandte Kraft eine bestimmte Größe erreicht.

In diesem Kapitel werden wir die *Deformierbarkeit von Körpern und Medien* unter dem Einfluß von Kräften betrachten. Wir werden dabei auch eine erste, zunächst nur makroskopische, *Unterscheidung* von *festen, flüssigen* und *gasförmigen* Körpern treffen können.

4.1. Elastische Deformation

Am Beispiel der Feder haben wir bereits ein einfaches Beispiel eines elastischen Körpers kennengelernt. Eine Feder dehnt sich unter Anwendung einer Kraft und kehrt in die ursprüngliche Form zurück, wenn die wirkende Kraft entfällt. Viele Körper verhalten sich in dieser Weise, sie werden als *elastisch* bezeichnet.

Wir müssen für die folgenden Betrachtungen einige Begriffe definieren. Damit lassen sich die elastischen Eigenschaften von Materialien vergleichen. In Abb. 4.1 wirkt eine Gewichtskraft, dargestellt durch die Masse M, auf einen elastischen Faden mit der Länge l_0. Als elastischen Faden können wir einen Stahldraht verwenden. Die folgenden Betrachtungen ähneln denen, die wir zu Abb. 3.13 gemacht haben. Die Belastung durch die Masse M setzt den Stahldraht unter Spannung und führt zu einer Längenänderung Δl. Auf das Material des Stahlseiles mit dem Querschnitt A wirkt die **elastische Spannung**

$$\sigma = \frac{F}{A}. \tag{4.1}$$

Die *Einheit der elastischen Spannung* ist

$$[\sigma] = \frac{\text{Newton}}{\text{Meter}^2} = \text{N} \cdot \text{m}^{-2}.$$

Die relative Längenänderung $\frac{\Delta l}{l}$, auch als **Dehnung** bezeichnet, ist der Spannung σ proportional. Der Proportionalitätskoeffizient wird Elastizitätskoeffizient oder Elastizitätsmodul E genannt

$$\sigma = E \cdot \frac{\Delta l}{l_0}\,. \tag{4.2}$$

Das Deformationsverhalten kann in verschiedenen Formen beobachtet werden; Längenänderungen, Volumenänderungen ohne Formänderungen und Formänderungen ohne Volumenänderungen. Während bei festen Körpern für alle Deformationstypen Kräfte erforderlich sind, ist bei Flüssigkeiten und Gasen nur für die Volumenänderung eine Kraft erforderlich. Hier wollen wir uns zunächst mit dem festen Körper befassen.

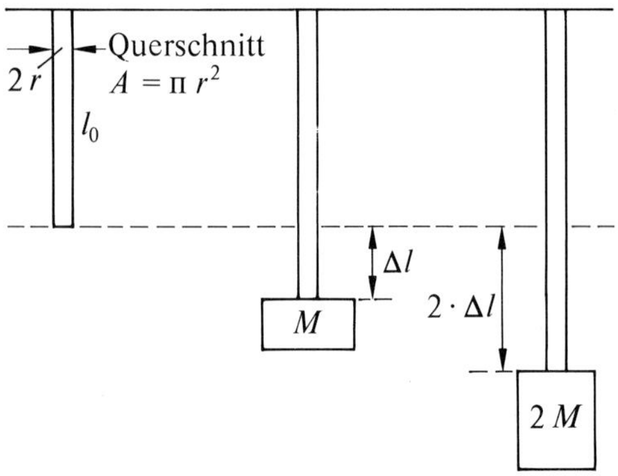

Abb. 4.1. Dehnung eines elastischen Drahtes.

Im *Spannungs-Dehnungs-Diagramm*, Abb. 4.2, ist die relative Längenänderung als Funktion der Spannung dargestellt. Für kleine Längenänderungen gilt das Hookesche Gesetz (Gl. 3.20), wir bewegen uns im elastischen Bereich, während bei größeren Längenänderungen bleibende Verformungen zurückbleiben können. In Abb. 4.2 macht sich das an der Abweichung von der Linearität bemerkbar. Der Elastizitätskoeffizient ist nicht mehr konstant.

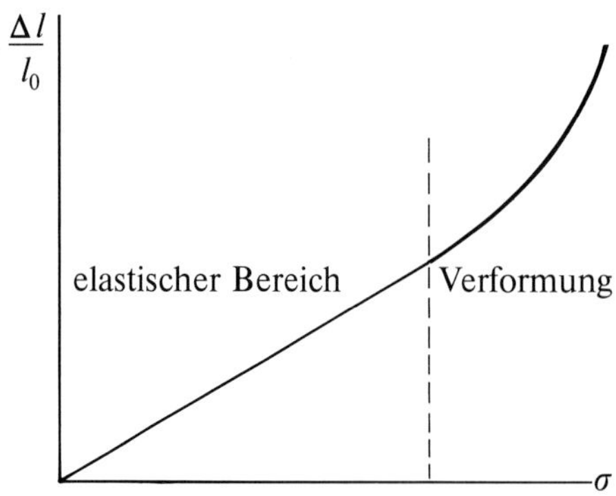

Abb. 4.2. Das Spannungs-Dehnungs-Diagramm.

Durch Druckspannungen kann ein Körper auch **gestaucht** werden. Die Einheit des Druckes p ist gleich der einer elastischen Spannung

$$[p] = \frac{\text{Kraft}}{\text{Fläche}} = 1\,\text{N} \cdot \text{m}^{-2}\,.$$

Auch hier gilt für kleine Längenänderungen das Hookesche Gesetz. In Tab. 4.1 sind Elastizitätskoeffizienten einiger Materialien für lineare Dehnung bzw. Stauchung zusammengestellt.

Tab. 4.1. Elastizitätskoeffizienten.

Material	$\frac{E}{10^{10}\,\mathrm{N \cdot m^{-2}}}$
Stahl	20,0
Aluminium	7,0
Eichenholz	1,0
Knochen: bei Dehnung	1,6
bei Stauchung	0,9

Bei allseitigem Druck findet eine **Kompression** statt. Das Volumen wird verringert. Es gilt bei kleinen Volumenänderungen ΔV die ebenso einfache Beziehung $\frac{F}{A} = p = -K\,\frac{\Delta V}{V_0}$, K ist der *Kompressionsmodul*. Die Einheit des Kompressionsmoduls ist $[K] = 1\,\mathrm{N \cdot m^{-2}}$. Der Kehrwert $\frac{1}{K}$ wird Kompressibilität κ genannt. Feste Körper, Flüssigkeiten und Gase können komprimiert werden. Dabei sind Gase im Gegensatz zu den anderen Medien sehr leicht zu komprimieren.

Als *Beispiel* sollen die *mechanischen Eigenschaften des Knochens* erläutert werden. Die Knochensubstanz ist nicht homogen, so daß mit einem mittleren Elastizitätskoeffizienten zu rechnen ist. Das Spannungs-Dehnungs-Diagramm ist in Abb. 4.3 dargestellt. Sowohl Dehnung als auch Stauchung sind berücksichtigt.

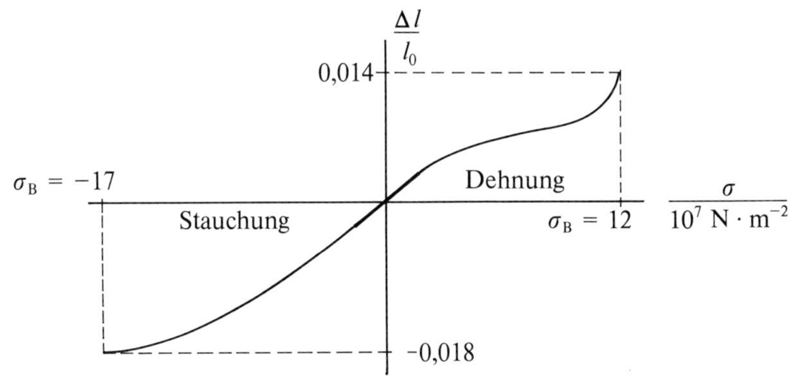

Abb. 4.3. Das Spannungs-Dehnungs-Diagramm des Knochens.

Die Kurve ist bis zur **Bruchgrenze** geführt. Für Dehnung und Stauchung ergeben sich unterschiedliche Werte. Ein Bruch kann sowohl bei Dehnung als auch bei Stauchung auftreten.

Am Beispiel eines Knochenbruches bei Stauchung betrachten wir die Verhältnisse quantitativ. Wir wählen den Unterschenkelknochen mit den in Abb. 4.4 angegebenen Größen.

Der Querschnitt kann als kreisförmig angesehen werden, mit einem inneren Durchmesser von 0,65 cm und einem äußeren Durchmesser von 2,5 cm. Daraus ergibt sich ein Querschnitt

$$A = \pi \cdot (1{,}25\ \text{cm})^2 - \pi \cdot (0{,}32\ \text{cm})^2 = 4{,}6\ \text{cm}^2 = 4{,}6 \cdot 10^{-4}\ \text{m}^2 .$$

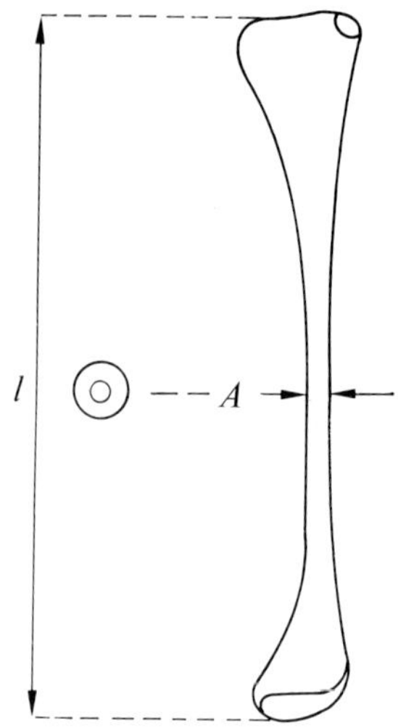

Abb. 4.4. Schematische Darstellung des Unterschenkelknochens.

Im Normalfall beträgt bei einem Erwachsenen die wirksame aus Gewichtskraft und Muskelkraft resultierende Kraft $F \simeq 2500$ N. Daraus ergibt sich die Spannung

$$\sigma = \frac{F}{A} = \frac{2500\ \text{N}}{4{,}6 \cdot 10^{-4}\ \text{m}^2} = 5{,}45 \cdot 10^6\ \text{N} \cdot \text{m}^{-2} .$$

Das ist wesentlich weniger als der Bruchgrenze entspricht ($17 \cdot 10^7\ \text{N} \cdot \text{m}^{-2}$ in Abb. 4.3). Wir können darüber hinaus abschätzen, unter welchen Umständen, etwa bei einem Sprung aus der Höhe h, ein Bruch eintreten kann. Dafür wollen wir annehmen, daß der Knochen bis zum Bruch elastisch bleibt, dann können wir die Energie berechnen, die ausreicht, um einen Bruch herbeizuführen. Wir legen die Verhältnisse einer Feder zugrunde. Die für einen Bruch notwendige Kraft ist

$$F_B = \sigma_B \cdot A = E \cdot A \cdot \left(\frac{\Delta l}{l_0}\right)_B . \tag{4.3}$$

Die Stauchung an der Bruchgrenze ist

$$(\Delta l)_B = \frac{\sigma_B \cdot l_0}{E} .$$

Ziehen wir die Analogie zur gespannten Feder heran, so gilt Gl. 3.20 in Kap. 3 $F = -D\,\Delta l$, mit $\Delta l = \Delta x$ und in Gegenüberstellung mit Gl. 4.3 ergibt sich für den Fall des Knochens $D = \frac{E \cdot A}{l_0}$. Die gespannte Feder enthält die potentielle Energie $W = \frac{1}{2} D\,(\Delta l)^2$.

Ein elastischer Körper, wie der Knochen im vorliegenden Beispiel, enthält im gestauchten Zustand die potentielle Energie $W = \frac{1}{2} D (\Delta l)^2 = \frac{1}{2}\,\frac{E \cdot A}{l_0}\,(\Delta l)^2$.

Mit $(\Delta l)_\mathrm{B} = \frac{\sigma_\mathrm{B} \cdot l_0}{E}$ ergibt sich für die potentielle Energie an der Bruchgrenze $W_\mathrm{B} = \frac{1}{2}\,\frac{\sigma_\mathrm{B}^2 \cdot l_0 \cdot A}{E}$. Die Gesamtlänge für Unter- und Oberschenkel beträgt etwa $l_0 = 0{,}9$ m, aus Abb. 4.3 entnimmt man für Stauchung $\sigma_\mathrm{B} = 17 \cdot 10^7\ \mathrm{N \cdot m^{-2}}$ und für den Querschnitt haben wir berechnet $A = 4{,}6 \cdot 10^{-4}\ \mathrm{m}^2$. Aus Tab. 4.1 entnimmt man für die Stauchung eines Knochens $E = 0{,}9 \cdot 10^{10}\ \mathrm{N \cdot m^{-2}}$. Daraus erhält man die an der Bruchgrenze aufgenommene potentielle Energie

$$W_\mathrm{B} = \frac{1}{2}\,\frac{(17 \cdot 10^7\ \mathrm{N \cdot m^{-2}})^2 \cdot 0{,}9\ \mathrm{m} \cdot 4{,}6 \cdot 10^{-4}\ \mathrm{m}^2}{0{,}9 \cdot 10^{10}\ \mathrm{N \cdot m^{-2}}} = 667\ \mathrm{J}\,.$$

Für beide Beine zusammen ergibt sich der doppelte Wert, etwa 1330 J. Das ist genähert die Energie, die aufgenommen werden muß, wenn ein Mensch mit einer Masse von 75 kg aus einer Höhe von 1 m springt. Wenn nur die Knochen der Beine diese Energie aufnehmen müssen, kann es zum Bruch kommen. Allerdings wird diese Energie auf verschiedene Bereiche verteilt, so daß man ohne Gefahr eines Knochenbruches aus dieser Höhe springen kann.

Einen weiteren Typ der Deformation bezeichnen wir als **Scherung.** Dabei wird bei konstantem Volumen die Form eines festen Körpers verändert, wie es in Abb. 4.5 dargestellt ist.

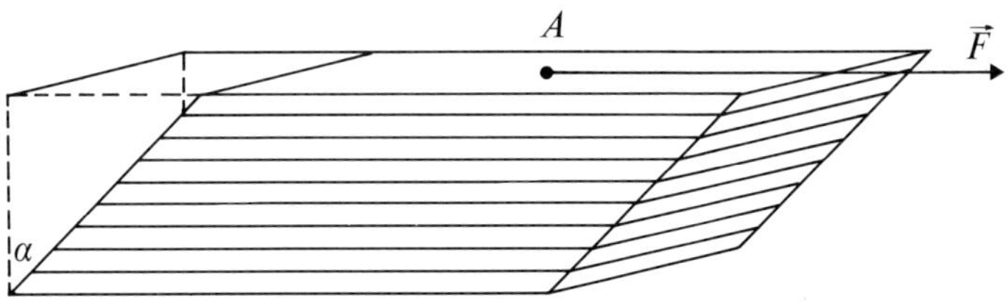

Abb. 4.5. Die Scherung.

Man stelle sich etwa einen Stoß von Schreibpapierblättern vor oder ein Buch, wobei man die Hand auf die Fläche A lege und eine Kraft $\vec{F}$ in der angegebenen Richtung ausübe. Die Kräfte zwischen den Molekülen eines Festkörpers führen auch hier zu einer rücktreibenden Kraft und damit bei kleiner Verformung zu elastischem Verhalten. Die Kraft greift in diesem Fall tangential zur Fläche A an und ergibt eine Drehung der Seitenflächen um den Winkel α. Wir erhalten für die Scherung σ_s, auch als Schubspannung bezeichnet, eine ähnliche Formulierung wie bei der Dehnung

$$\frac{F}{A} = \sigma_\mathrm{s} = G \cdot \alpha \tag{4.4}$$

mit dem Schubmodul G. Für Knochenmaterial beträgt das Schubmodul $G = 10 \cdot 10^{10}\ \mathrm{N \cdot m^{-2} \cdot rad^{-1}}$.

Auf eine ähnliche Weise wie bei der Scherung läßt sich eine **Torsion** erreichen, wenn man die übereinanderliegenden Schichten eines festen Körpers durch Kräftepaare gegeneinander verdreht, wie es in Abb. 4.6 dargestellt ist.

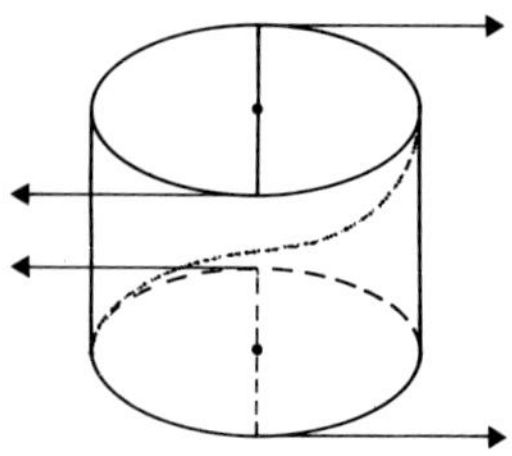

Abb. 4.6. Die Torsion.

Es wirken an den gegenüberliegenden Oberflächen entgegengesetzte Drehmomente. Es gilt daher auch hier Gl. 4.4, jetzt mit dem Torsionsmodul.

Als Deformation eines festen Körpers gilt auch die **Biegung.** Betrachten wir als Beispiel die Biegung eines Balkens, dargestellt in Abb. 4.7, so erkennen wir, daß Zug- und Druckkräfte an der Ober- bzw. Unterseite eines Balkens wirken, getrennt durch eine neutrale Schicht.

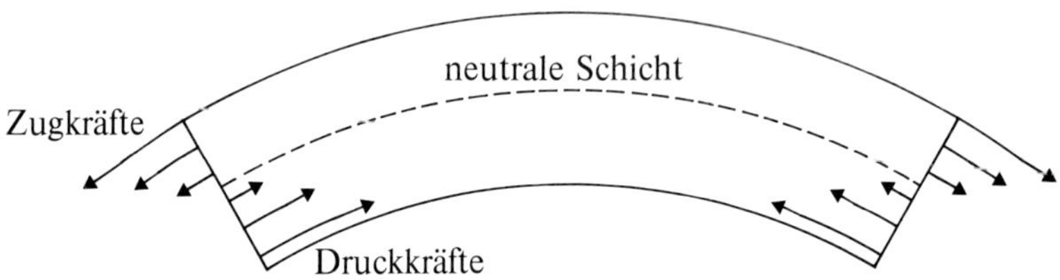

Abb. 4.7. Die Biegung.

Die Verformung, oben Dehnung und unten Stauchung, wird im elastischen Bereich wieder durch das Hookesche Gesetz beschrieben.

Ausgehend von der Druckbeanspruchung eines Stabes, kann auch **Knickung** stattfinden, wobei aufgrund der Elastizität des Materials und eventueller Inhomogenitäten im Material der Stab an einer bestimmten Stelle eine Biegung erfährt. Die Kraft wirkt dann als Drehmoment und vergrößert die lokale Biegung, die man dann als Knick bezeichnet.

Im allgemeinen kann ein fester Körper einer Überlagerung der verschiedenen Deformationsformen unterworfen sein. Abschließend ist zu bemerken, daß Elastizität nur von festen Körpern gezeigt wird. Die einzige Verformung, der sich Flüssigkeiten und Gase widersetzen, ist die *Kompression.*

Formelteil

Die elastische Spannung

Mit einer Kraft F senkrecht zur Fläche A:

$$\sigma = \frac{F}{A}.$$

Einheit der elastischen Spannung:

$$[\sigma] = \frac{\text{Newton}}{\text{Meter}^2} = \text{N} \cdot \text{m}^{-2} .$$

Die relative Längenänderung $\frac{\Delta l}{l_0}$ ist der Spannung σ proportional:

$$\sigma = E \cdot \frac{\Delta l}{l_0} .$$

E = Elastizitätskoeffizient.

Die Scherung oder Schubspannung

Mit einer Kraft F tangential zur Fläche A:

$$\sigma_s = \frac{F}{A} = G \cdot \alpha .$$

G = Schubmodul,
α = Drehwinkel der Seitenfläche.

Die Torsion

Mit Kräftepaaren tangential zur Fläche A und mit der gleichen Formel wie für die Scherung.
Dabei ist:

G = Torsionsmodul,
α = Torsionswinkel.

4.2. Flüssigkeiten

Wir haben uns bisher mit den Eigenschaften von festen Körpern und der Wirkung von Kräften auf sie befaßt. Flüssigkeiten und Gase unterscheiden sich von festen Körpern dadurch, daß die Kräfte zwischen den Molekülen des Materials bei jenen wesentlich schwächer sind. Später wird über die Kräfte zwischen Atomen und Molekülen ausführlicher abgehandelt werden. Wegen der geringen Bindung zwischen den Molekülen fließen Flüssigkeiten und Gase. Flüssigkeiten und Gase unterscheiden sich ihrerseits in einigen Eigenschaften. Die Beweglichkeit der Moleküle ist in Flüssigkeiten geringer als in Gasen, so daß eine Flüssigkeit ein festes Volumen hat, sich dabei jedoch an die Form des Gefäßes anpaßt. Gase hingegen dehnen sich aus, bis sie die Form des zur Verfügung stehenden Gefäßes ausgefüllt haben, daher ist auch das Volumen nur durch das Gefäß begrenzt.

Wir haben im vorhergehenden Kapitel bereits die Deformationen behandelt. Dabei wurde festgestellt, daß die einzige elastische Deformation, die für Flüssigkeiten und Gase möglich ist, in der Kompression besteht. Während Gase sehr leicht komprimiert werden können, ist die Kompressibilität der Flüssigkeiten sehr gering. Wir werden daher im Idealfall die *inkompressible Flüssigkeit* betrachten können und uns damit zuerst befassen.

Im biologischen Organismus spielt die Zirkulation von Flüssigkeiten eine entscheidende Rolle. Die hierher gehörenden Fragen werden im späteren Abschnitt der *Hydrodynamik* behandelt. Im folgenden soll zunächst die ruhende Flüssigkeit betrachtet werden. Diesen Teil der Physik bezeichnet man als *Hydrostatik.*

4.2.1. Hydrostatik

Wir können die in der ruhenden Flüssigkeit geltenden Gesetze auf der Basis der Mechanik ableiten, wenn einige idealisierende Vereinfachungen vorgenommen werden:
1. es wirken keine Kräfte zwischen den Molekülen, und
2. die Flüssigkeit ist inkompressibel.

4.2.1.1. Der Druck

Eine in der Mechanik wichtige Größe ist die Kraft. Wie können wir Kräfte in der Flüssigkeit beschreiben? Flüssigkeiten sind bewegliche Materialien, was sich so auswirkt, daß sie entsprechend ihrem Volumen bis zu einer bestimmten Höhe ein Gefäß ausfüllen. Die ruhende Flüssigkeit muß aufgrund ihres Gewichtes eine Kraft auf das Gefäß ausüben. Man kann sich klarmachen, daß diese Kraft sich an den Gefäßwänden stets nur senkrecht zur Wand auswirken kann. Gäbe es eine zur Wand parallele Komponente der Kraft, so würde die Flüssigkeit strömen, was gegen unsere Voraussetzung ist. Zur geeigneten Beschreibung benutzten wir den Begriff *Kraft pro Fläche.* Dieses nennen wir **Druck.**

$$\text{Druck} = \frac{\text{Kraft}}{\text{Fläche}}; \quad p = \frac{F}{A}. \tag{4.5}$$

Die *Einheit des Druckes* ist

$$[p] = 1\,\text{N}\cdot\text{m}^{-2} = 1\,\text{Pascal} = 1\,\text{Pa}\,.$$

Weitere Einheiten werden wir später besprechen. Da der Druck die Kraft darstellt, die auf eine beliebig orientierte Einheitsfläche wirkt, ist er in der ruhenden Flüssigkeit in allen Richtungen gleich groß, weist daher keine bevorzugte Richtung auf und ist ein *Skalar,* Abb. 4.8.

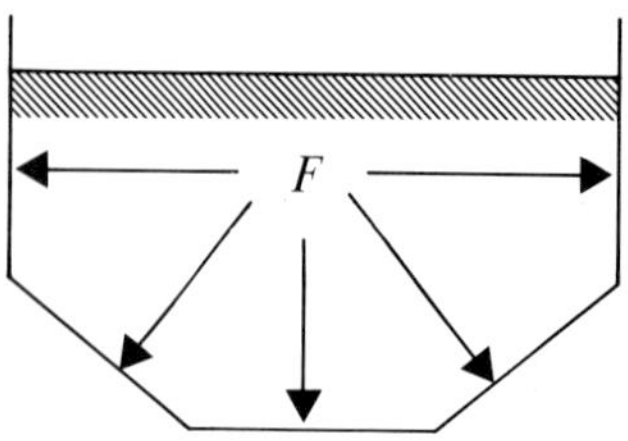

Abb. 4.8. In einer ruhenden Flüssigkeit wirkt die Kraft aufgrund des Wasserdrucks stets senkrecht auf die Gefäßwand.

Eine Anwendung der Definition des Drucks und seiner Eigenschaft als Skalar führt zu interessanten Folgerungen. Wir gehen dabei von einem praktischen Beispiel aus. Die Öffnung eines zylindrischen Gefäßes versehen wir mit einem Kolben, wie in Abb. 4.9 dargestellt, auf den wir mit einer Kraft $F = 100$ N wirken. Das Gefäß enthalte eine Flüssigkeit (oder ein Gas). Wir erzeugen auf diese Weise im Gefäß mit einer Kolbenfläche von $1\,\text{m}^2$ einen Druck p von

$$p = \frac{F_1}{A_1} = \frac{100\,\text{N}}{1\,\text{m}^2} = 100\,\text{Pa}\,.$$

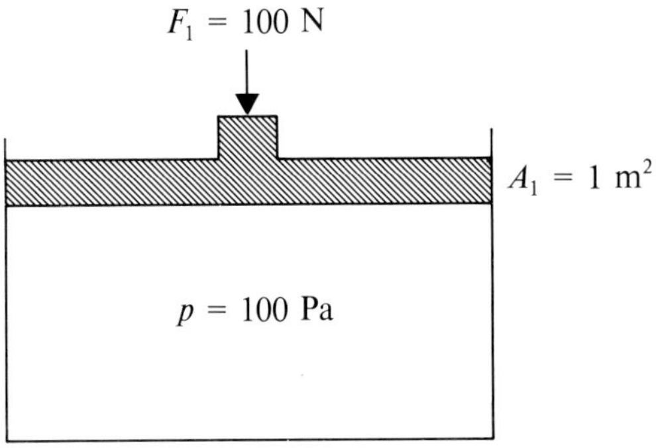

Abb. 4.9. Die Entstehung des Stempeldrucks aufgrund einer Kraft F.

Mit der gleichen Kraft, jedoch einer Kolbenfläche von 0,2 m^2, erzeugen wir einen Druck $p = 500$ Pa. Dieser Druck wird überall im Gefäß und an der Innenwand erzeugt, er wird unvermindert an alle Punkte im Gefäß übertragen (Pascalsches Prinzip; Blaise Pascal, 1623–1662). Auf die Anordnung in Abb. 4.10 übertragen, bedeutet das, daß dieser Druck auch auf den zweiten Kolben wirkt und ihn mit der Kraft

$$F_2 = A_2 \cdot p = 3\,\mathrm{m}^2 \cdot 500\ \mathrm{Pa} = 1500\,\mathrm{N},$$

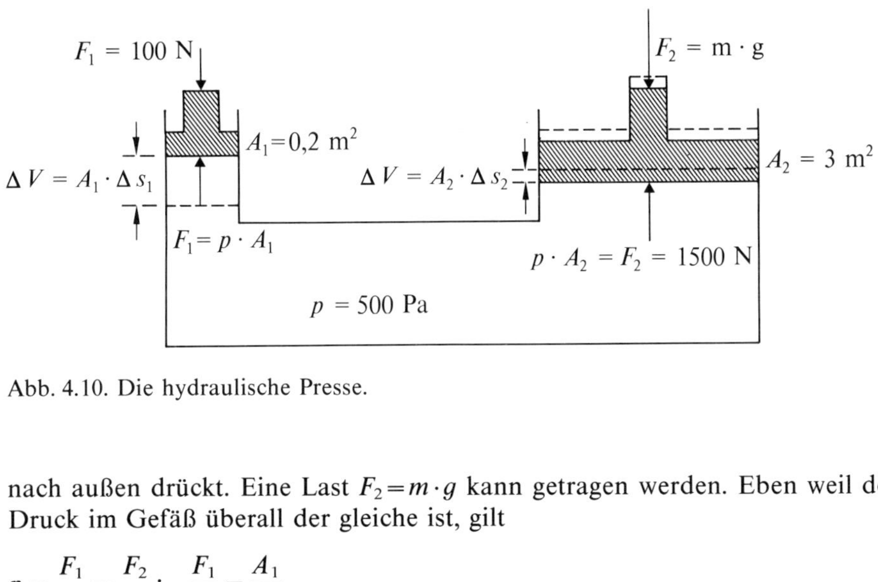

Abb. 4.10. Die hydraulische Presse.

nach außen drückt. Eine Last $F_2 = m \cdot g$ kann getragen werden. Eben weil der erzeugte Druck im Gefäß überall der gleiche ist, gilt

$$p = \frac{F_1}{A_1} = \frac{F_2}{A_2}; \quad \frac{F_1}{F_2} = \frac{A_1}{A_2}$$

und damit der oben im Beispiel gegebene Zusammenhang. Die Verhältnisgleichung $\frac{F_1}{A_1} = \frac{F_2}{A_2}$ kann in Analogie zur mechanischen Hebelwirkung gesehen werden. Der mit einer äußeren Kraft erzeugte Kolben- oder *Stempeldruck* führt aufgrund des Pascalschen Prinzips zur technischen Anwendung der *hydraulischen Presse*. Auch in der Autohebebühne wird dieses Prinzip angewandt. In offenen Gefäßen erzeugt bereits die darüber lastende Luftsäule der Erdatmosphäre einen solchen Stempeldruck. Wir können auf diese Weise zwar eine Kraft wie mit einem Hebel vervielfachen, Energie können wir natürlich hier wie dort nicht gewinnen. Wir können aus Abb. 4.10 sofort herleiten, daß bei

Bewegen des Stempels um die Strecke Δs die Arbeit $W = F \cdot \Delta s$ verrichtet wird. Da die Flüssigkeit inkompressibel ist, gilt für das verschobene Flüssigkeitsvolumen

$$\Delta V = A_1 \cdot \Delta s_1 = A_2 \cdot \Delta s_2 \,.$$

Daraus folgt $\Delta s_2 = \frac{A_1}{A_2} \cdot \Delta s_1$ und

somit $W_2 = F_2 \cdot \Delta s_2 = \left(F_1 \cdot \frac{A_2}{A_1}\right) \cdot \left(\frac{A_1}{A_2} \cdot \Delta s_1\right) = F_1 \cdot \Delta s_1 = W_1 \,.$

Wir erkennen ein weiteres Beispiel für die Erhaltung der Energie.

Eine medizinische Anwendung des Pascalschen Prinzips ist das *Wasserbett.* Eine wassergefüllte Matratze übt auf alle damit in Kontakt stehenden Körperstellen eines bettlägerigen Patienten den gleichen Druck aus. Besondere Druckstellen können vermieden werden.

Unsere Betrachtung über die Druckverhältnisse in einer Flüssigkeit ist hier noch unvollständig, da wir bisher nur den von außen wirkenden Stempeldruck berücksichtigt haben. Um zum gesamten *hydrostatischen Druck* zu gelangen, müssen wir noch das Gewicht der Flüssigkeit in Erwägung ziehen, wir müssen den *Schweredruck* hinzufügen.

Hier müssen wir zunächst den Begriff der **Massendichte** ϱ, einer volumenbezogenen Größe, einführen. Sie ist definiert als

$$\varrho = \frac{m}{V}$$

dabei ist m die Masse einer Substanz mit dem Volumen V. Die *Einheit der Massendichte*, oder kurz Dichte, ist $[\varrho] = 1\,\text{kg} \cdot \text{m}^{-3}$.

Die Dichte ist eine Materialeigenschaft, unabhängig von der betrachteten Menge. In Tab. 4.2 sind die Dichten einiger Substanzen aufgeführt, dabei gilt: $10^3\,\text{kg} \cdot \text{m}^{-3} = 1\,\text{g} \cdot \text{cm}^{-3}$.

Tab. 4.2. Dichte einiger Substanzen.

Substanz	$\frac{\text{Dichte}}{\text{kg} \cdot \text{m}^{-3}}$
Aluminium	$2{,}7 \cdot 10^3$
Kupfer	$8{,}9 \cdot 10^3$
Quecksilber	$13{,}6 \cdot 10^3$
Gold	$19{,}3 \cdot 10^3$
Wasser	$1{,}00 \cdot 10^3$
Eis	$0{,}92 \cdot 10^3$
Ethylalkohol	$0{,}81 \cdot 10^3$
Glycerin	$1{,}26 \cdot 10^3$
Knochen	$1{,}85 \cdot 10^3$

Aufgrund der Gewichtskraft $F = m \cdot g$ einer Flüssigkeitssäule wirkt sich am Boden eines Gefäßes der Schweredruck aus. Das ist in Abb. 4.11 dargestellt.

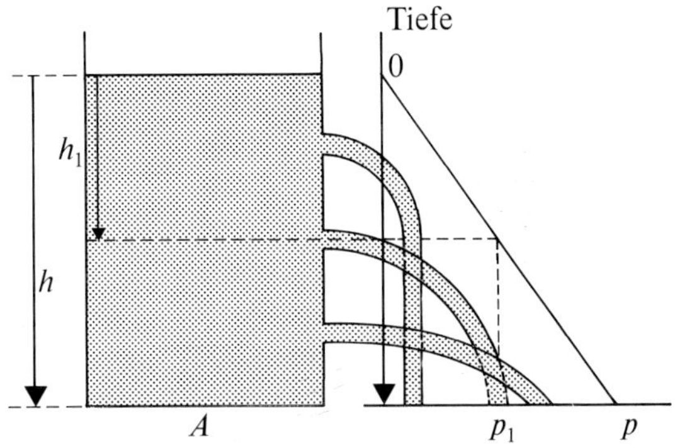

Abb. 4.11. Der Schweredruck in einer Flüssigkeit.

Das Volumen der dargestellten Flüssigkeitssäule ist $V = A \cdot h$. Mit der Dichte ϱ ist die Masse dieser Säule $m = \varrho \cdot A \cdot h$. Wir erhalten daher für die Gewichtskraft

$$F = m \cdot g = \varrho A h \cdot g = \varrho g h \cdot A ,$$

oder für den Schweredruck am Boden des Gefäßes

$$p_s = \frac{F}{A} = \varrho g h . \tag{4.6}$$

Der erzeugte Schweredruck ist bei einer bestimmten Substanz mit der Dichte ϱ nur der Höhe h der Flüssigkeitssäule proportional. Das bedeutet aber, daß in einer beliebigen Tiefe h_1 innerhalb der Flüssigkeitssäule der Schweredruck dort $p_1 = \varrho g h_1$ beträgt. Der Schweredruck $p_s(h)$ nimmt linear mit der Tiefe unter der Flüssigkeitsoberfläche zu. Dieser Sachverhalt ist im rechten Teil der Abb. 4.11 dargestellt. Wegen des Pascalschen Prinzips wirkt überall in einer bestimmten Tiefe der gleiche Schweredruck; er würde daher auch in der in Abb. 4.11 angezeigten Weise mit nach unten zunehmendem Druck zum Ausströmen der Flüssigkeiten führen, wenn Öffnungen angebracht wären. Dieser Schweredruck ist unabhängig von der Form der Gefäße; in Abb. 4.12 sind drei Gefäße dargestellt, die bis zur gleichen Höhe mit Flüssigkeit gefüllt sind. Wenn alle Gefäße die gleiche Bodenfläche aufweisen, dann ist die Kraft auf die Bodenfläche in allen Fällen die gleiche, da der Schweredruck überall der gleiche ist. Dennoch haben die mit Flüssigkeit gefüllten Gefäße verschiedene Gewichte. Diesen Sachverhalt bezeichnet man als *hydrostatisches Paradoxon*. Da die Gefäße nach oben geöffnet sind, wirkt überdies der atmosphärische Druck p auf die Flüssigkeitsoberfläche, den wir als Stempeldruck auffassen können. Der gesamte hydrostatische Druck p in der Flüssigkeit setzt sich daher aus Atmosphärendruck p_A und Schweredruck zusammen

$$p = p_A + p_s ,$$
$$p = p_A + \varrho g h .$$

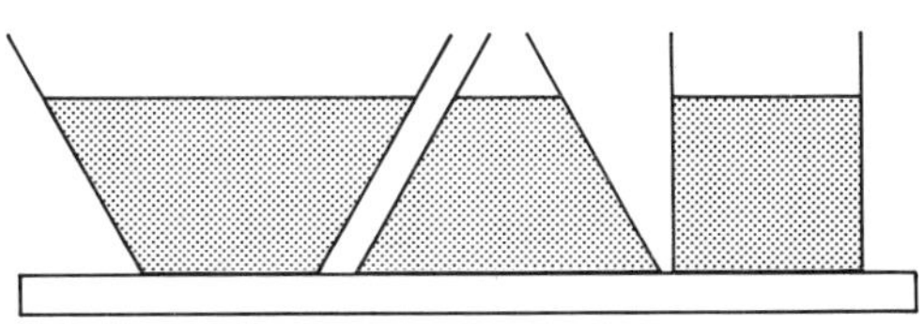

Abb. 4.12. Das hydrostatische Paradoxon.

Ganz allgemein gilt, daß sich der Druck in einer bestimmten Höhe unterhalb der Flüssigkeitsoberfläche aus Stempeldruck p_{st} und Schweredruck zusammensetzt

$$p = p_{st} + \varrho g h\,. \qquad (4.7)$$

4.2.1.2. Druckmessung

Am Begriff des Schweredruckes erkennt man auch den Grund für die verschiedenen Einheiten, die bei der Messung des Druckes immer noch gebräuchlich sind. Die Höhe der Säule einer bestimmten Flüssigkeit (bestimmte Dichte) ist dem Druck direkt proportional. Darauf beruht die Druckmessung mit einem **Flüssigkeitsmanometer**, das bei der Messung des atmosphärischen Druckes als **Barometer** (Abb. 4.13) bezeichnet wird. Eine Glasröhre von etwa 1 m Länge, an einem Ende verschlossen, wird mit Quecksilber ($\varrho = 13{,}6 \cdot 10^3\ \mathrm{kg \cdot m^{-3}}$) gefüllt und mit dem offenen Ende in ein Quecksilberreservoir getaucht. Dabei stellt sich im Rohr die Höhe der Quecksilbersäule so ein, daß der Atmosphärendruck p_A bei B (Abb. 4.13) gleich dem hydrostatischen Druck bei A ist. Nach Gl. 4.7 gilt mit $p = p_A$ und $p_{st} = 0$, da beim Umdrehen der mit Quecksilber gefüllten Röhre sich das Quecksilber absenkt und oberhalb der Säule Vakuum entsteht

$$p_A = \varrho g h\,. \qquad (4.8)$$

Unter normalen atmosphärischen Bedingungen ist auf Meereshöhe $p_A = 1{,}013 \cdot 10^5\ \mathrm{N \cdot m^{-2}} = 1$ Atmosphäre (atm), und somit

$$h = \frac{p_A}{\varrho g} = \frac{1{,}013 \cdot 10^5\ \mathrm{N \cdot m^{-2}}}{(13{,}6 \cdot 10^3\ \mathrm{kg \cdot m^{-3}}) \cdot (9{,}8\ \mathrm{m \cdot s^{-2}})} = 0{,}760\ \mathrm{m} = 76{,}0\ \mathrm{cm} = 760\ \mathrm{mm}$$

für die Quecksilbersäule.

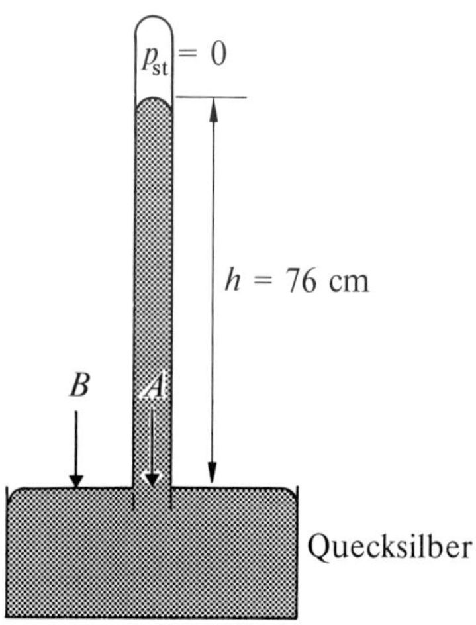

Abb. 4.13. Das Quecksilberbarometer.

Dieses **Quecksilberbarometer** ist von dem italienischen Physiker EVANGELISTA TORRICELLI (1608–1647) erfunden worden. Nach ihm ist eine alte Einheit bei der Druckmessung benannt worden: der Druck, der einer Quecksilbersäule von 1 mm (1 mm Hg) entspricht wird 1 Torr (keine SI-Einheit) genannt. Eine weitere Einheit ist 1 bar, das etwa dem Atmosphärendruck entspricht.

$1\ \text{bar} = 1000\ \text{mbar} = 10^5\ \text{N}\cdot\text{m}^{-2} = 10^5\ \text{Pa}$ (1000 Hektopascal), somit

$1\ \text{atm} = 760\ \text{Torr} = 1013\ \text{mbar}$,

$1\ \text{mm Hg} = 1\ \text{Torr} = 133{,}3\ \text{Pa} = 1{,}333\ \text{mbar}$.

(Die Einheiten Torr, mmHg und atm sind keine SI-Einheiten!). Aus der Zahl für den Atmosphärendruck ist zu entnehmen, daß eine Masse von 10^4 kg Luft auf jedem m^2 der Erdoberfläche lastet. Der menschliche Körper wird dadurch nicht zusammengedrückt, weil ein gleich großer Druck innerhalb unseres Körpers dem entgegenwirkt.

Aus der Berechnung der Höhe einer Flüssigkeitssäule eines Barometers können wir auch entnehmen, daß ein mit Wasser gefülltes Barometer wegen der geringeren Dichte des Wassers zu einer Höhe $h = 10{,}3$ m führen würde.

Auf ähnliche Weise versteht man die Wirkungsweise von **Flüssigkeitsmanometern,** die zur Messung beliebiger Drucke mit verschiedenen Flüssigkeiten eingesetzt werden können. In Abb. 4.14a, b sind zwei Versionen dargestellt:

In Abb. 4.14a ist der rechte Schenkel geschlossen wie beim Flüssigkeitsbarometer, in Abb. 4.14b ist er offen, so daß als Stempeldruck der Atmosphärendruck zu berücksichtigen ist. Die für die Druckbestimmung jeweils gültige Gleichung ist angegeben.

a)

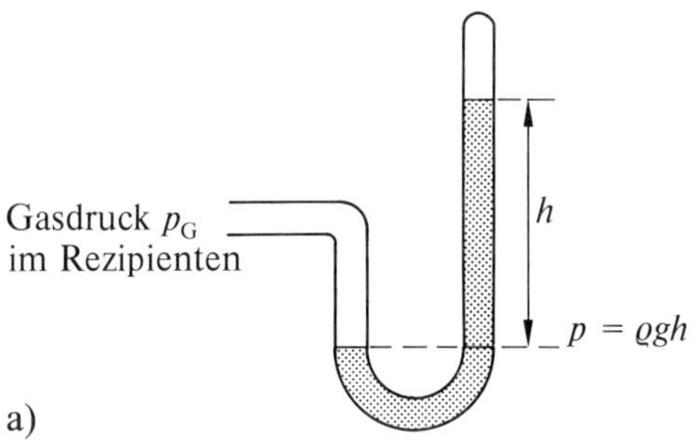

b)

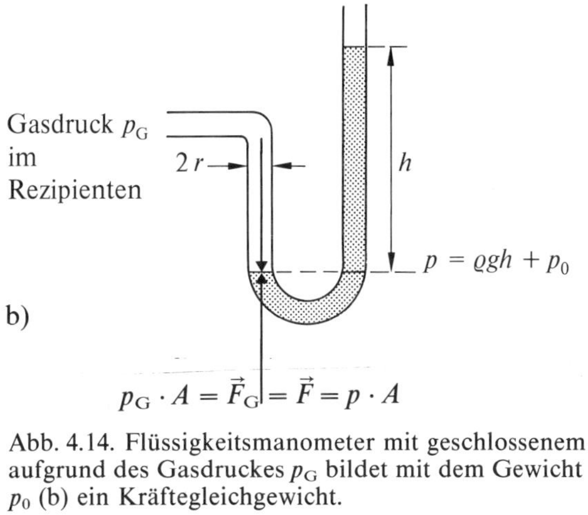

Abb. 4.14. Flüssigkeitsmanometer mit geschlossenem (a) und offenem (b) Schenkel; die Kraft F_G aufgrund des Gasdruckes p_G bildet mit dem Gewicht der Flüssigkeitssäule (a) und dem Luftdruck p_0 (b) ein Kräftegleichgewicht.

4.2.1.3. Das Prinzip des Archimedes

Es ist eine wohlbekannte Erfahrung, daß ein in Wasser getauchter Körper scheinbar an Gewicht verliert. Er erfährt einen **Auftrieb.** Mit Hilfe des Schweredruckes können wir uns diese Tatsache erklären.

Gemäß Abb. 4.15 sei ein quaderförmiger Körper in eine Flüssigkeit getaucht.

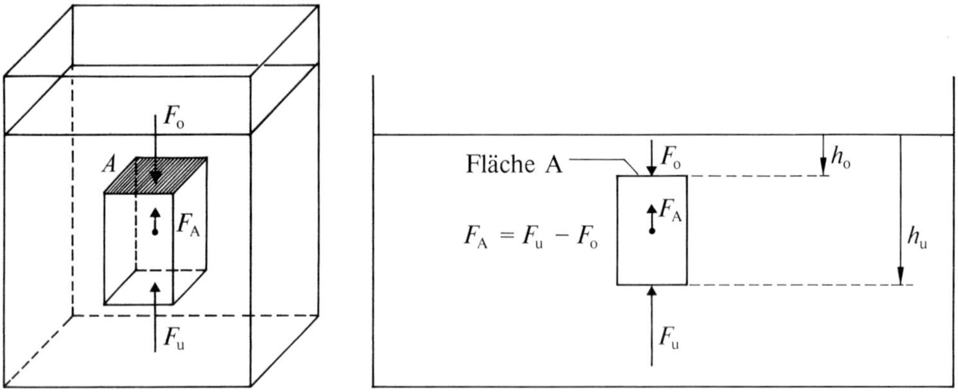

Abb. 4.15. Der Auftrieb.

Gl. 4.6 gibt an, daß der Schweredruck mit der Tiefe unter der Flüssigkeitsoberfläche zunimmt. Wegen des Pascalschen Prinzips ist der Druck bei einer bestimmten Tiefe überall in der Flüssigkeit der gleiche. Daraus können wir schließen, daß die Kräfte, die auf die Seitenflächen des eingetauchten Körpers wirken, sich gegenseitig kompensieren. Mit Hilfe von Gl. 4.6 können wir die Kraft F_o von oben

$$F_o = p_{so} \cdot A = \varrho g h_o \cdot A$$

und die Kraft F_u von unten

$$F_u = p_{su} \cdot A = \varrho g h_u \cdot A$$

auf den Körper berechnen. Dabei ist der Schweredruck oben $p_{so} = \varrho g h_o$ und der Schweredruck unten $p_{su} = \varrho g h_u$. Da p_{su} größer als p_{so} ist, erhalten wir für die Differenz

$$p_{su} - p_{so} = \varrho g (h_u - h_o)$$

und für die Differenz der Kräfte von unten und oben

$$F_u - F_o = \varrho g (h_u - h_o) \cdot A$$

einen positiven Betrag, eine nach oben gerichtete resultierende Kraft, den Auftrieb F_A. Die Dichte ϱ ist die der Flüssigkeit, daraus ergibt sich der von der Höhe abhängige Schweredruck; $(h_u - h_o) = h$ ist die Höhe des Quaders. Somit erhalten wir $F_u - F_o = F_A = \varrho \cdot g \cdot h \cdot A = m_{Fl} \cdot g$, wobei m_{Fl} die Masse der Flüssigkeit ist, die dem Volumen des Quaders entspricht.

Wir formulieren das Prinzip des ARCHIMEDES:

> *Auf einen in eine Flüssigkeit eintauchenden Körper wirkt eine Auftriebskraft F_A, deren Betrag gleich der Gewichtskraft der verdrängten Flüssigkeitsmenge ist,*
>
> $$F_A = m_{Fl} \cdot g = G_{Fl} \qquad (4.9)$$

Der Satz wurde hier nur für einen Quader abgeleitet, gilt jedoch für einen beliebig geformten Körper.

Der Gewichtsverlust eines eingetauchten Körpers mit der Masse m führt daher zu einer scheinbar geringeren Gewichtskraft F_S

$$F_S = mg - F_A \,.$$

Wir können daraus Schlüsse ziehen, die durch unsere Erfahrung bestätigt werden:

1. Wenn die Masse des Körpers größer als die Masse der verdrängten Flüssigkeitsmenge ist, *sinkt* der Körper; nach Gl. 4.9 ist dann

   $$\varrho\ (\text{Körper}) > \varrho_{Fl} \,.$$

2. Wenn die Masse des Körpers gleich der Masse der verdrängten Flüssigkeitsmenge ist, *schwebt* der Körper; es ist

   $$\varrho\ (\text{Körper}) = \varrho_{Fl} \,.$$

3. Wenn die Masse des Körpers kleiner als die Masse der verdrängten Flüssigkeitsmenge ist, steigt er auf und taucht schließlich auf, er *schwimmt;* es ist

   $$\varrho\ (\text{Körper}) < \varrho_{Fl} \,.$$

Beim Auftauchen nimmt die verdrängte Flüssigkeitsmenge ab. Der Körper ragt dann so weit aus der Flüssigkeitsoberfläche heraus, daß gerade $F_S = 0$ ist, und damit

$$mg = F_A \,. \qquad (4.10)$$

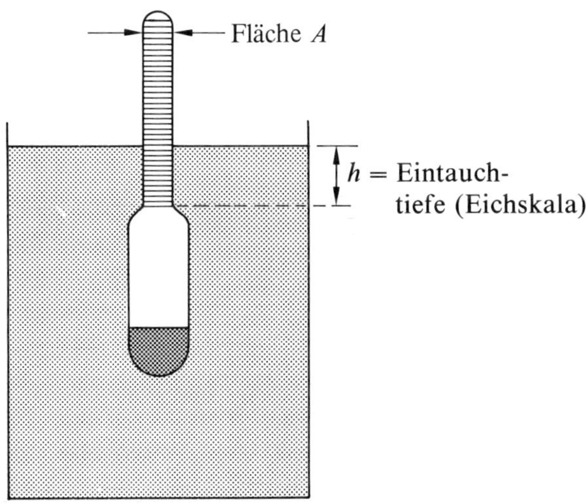

Abb. 4.16. Das Aräometer.

Je kleiner die Dichte des Körpers ist, um so weiter wird er aus der Flüssigkeit herausragen.

Andererseits kann man mit einem Körper bestimmter Masse aus der Eintauchtiefe auf die Dichte der Flüssigkeit schließen. Ein in Dichten geeichtes Gerät dieser Art bezeichnet man als **Aräometer,** Abb. 4.16. Es taucht um so tiefer in die zu untersuchende Flüssigkeit ein, je kleiner deren Dichte ist. Da das Gerät bei einer bestimmten Eintauchtiefe h schwimmt, gilt Gl. 4.10 mit $mg = F_A = \varrho_{Fl} \cdot V \cdot g$, wobei V das Eintauchvolumen und m die Masse des Gerätes ist.

Beispiel: Fische schwimmen unter der Bedingung des Schwebens. Sie vermögen das mit Hilfe von porösen Knochen oder von Schwimmblasen, die mit Luft gefüllt sind. Die mittlere Dichte kann geändert werden, indem Wasser in die Knochenporen gezogen oder herausgepreßt wird, oder indem der Gasdruck in der Schwimmblase variiert wird.

4.2.1.4. Druckerzeugung durch Pumpen

Aus der Beschreibung des Barometers mit Hilfe von Gl. 4.8 entnehmen wir, daß unter normalen atmosphärischen Bedingungen und mit einer Wasserfüllung die Flüssigkeit auf eine Höhe von 10,3 m steigen würde. Würde man somit eine solche Röhre in einen Brunnen senken und am oberen Ende mit einer Pumpe Vakuum erzeugen, so würde das Wasser auf diese Höhe angesaugt werden. Diese Anordnung könnte zwar als Barometer dienen, eignet sich jedoch nicht zur Förderung von Wasser oder anderen Flüssigkeiten. Hierfür benutzt man besondere Einrichtungen und kommt auf diese Weise z. B. zur **Kolbenpumpe.** Das Prinzip ist in Abb. 4.17 dargestellt. Der Pumpvorgang erfolgt in zwei Phasen. Phase I wird Ansaugvorgang genannt.

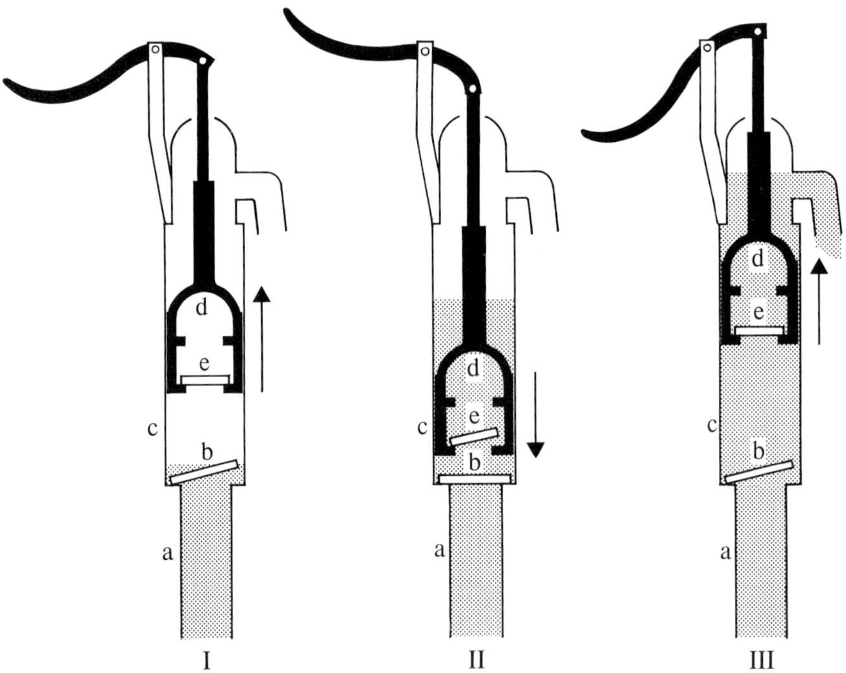

Abb. 4.17. Die Kolbenpumpe als Saugpumpe mit Darstellung des Saug- und Hubvorganges. Saugrohr a, Einlaßventil b, Pumpenkörper c, Saugkolben d mit Ventil e.

Der Kolben d wird gehoben, es entsteht Unterdruck im Saugrohr a, das Ventil b wird gehoben. Dabei wird Wasser in den Pumpenkörper c gefördert. In Phase II bewegt sich der Kolben nach unten, dabei tritt Wasser über den Kolben, nachdem Ventil e geöffnet hat. Ventil b hat geschlossen. Beim nächsten Kolbenhub wird erneut Wasser wie in Phase I angesaugt, gleichzeitig wird Wasser zum Abflußrohr gehoben, Phase III. Ventil b ist dabei geöffnet, Ventil e wird geschlossen. Der Vorgang wiederholt sich periodisch.

Der Pumpenkolben darf höchstens 10 m, in der Praxis nur 7 m über dem Wasserspiegel angeordnet werden, da sonst die Wassersäule im Saugrohr abreißen würde.

Der Druck, der den Fluß des Blutes antreibt, wird durch das Herz als Pumpe bewirkt. Da hierbei Strömungsvorgänge eine wichtige Rolle spielen, soll dieses erst im Bereich der Hydrodynamik behandelt werden.

4.2.2. Hydrodynamik

Der Zusammenhang zwischen dem Blutkreislauf, der Arbeit des Herzens und der Physik der strömenden Flüssigkeiten ist wichtig, so daß wir in diesem Kapitel die grundlegenden Gesetzmäßigkeiten behandeln werden. Bereits JEAN LOUIS POISEUILLE (1799–1869), ein französischer Arzt, erforschte die Physiologie der Blutströmung. Deswegen ist das von G. HAGEN 1839 entdeckte hydrodynamische Gesetz nach beiden Forschern benannt worden. Das **Hagen-Poiseuille-Gesetz** ist bedeutsam für die Physiologie des Blutkreislaufes und wird im folgenden behandelt.

Zur Vereinfachung der Betrachtungsweise werden wir – wie in der Hydrostatik – eine „ideale Flüssigkeit" zugrundelegen. Außerdem werden wir die im Kapitel über Hydrostatik erhaltenen Ergebnisse weiterverwenden.

Wir nehmen deshalb an, daß
1. die Flüssigkeit inkompressibel ist,
2. keine Kräfte zwischen den Flüssigkeitsmolekülen wirken.

Außerdem gilt
1. das Pascalsche Prinzip, der hydrostatische Druck wirkt in gleicher Größe nach allen Richtungen und ist in einer horizontalen Ebene überall gleich,
2. der Druck ist eine lineare Funktion der Tiefe.

4.2.2.1. Die Kontinuitätsgleichung

Wir betrachten diese Gleichung als direkte Folge der in der Einleitung gemachten Annahme. Wir gehen dabei von der Definition des Druckes

$$p = \frac{F}{A}$$

aus und berechnen (Abb. 4.18) die Arbeit, die geleistet werden muß, um in einer Röhre ein bestimmtes Flüssigkeitsvolumen zu verschieben. Diese Arbeit wird im Blutkreislauf von der Pumpwirkung des Herzens erbracht. Wir denken uns im Rohrstück 1 mit der Querschnittsfläche A_1 einen Kolben um die Strecke Δs_1 verschoben. Wir haben dabei die Flüssigkeit um das Volumen $\Delta V_1 = A_1 \cdot \Delta s_1$ bewegt. Dabei haben wir einen Druck p_1 und somit eine Kraft $F_1 = p_1 \cdot A_1$ ausgeübt. Als verrichtete Arbeit W_1 ergibt sich

$$W_1 = F_1 \cdot \Delta s_1 = p_1 \cdot A_1 \cdot \Delta s_1 = p_1 \cdot \Delta V_1 \,. \qquad (4.11)$$

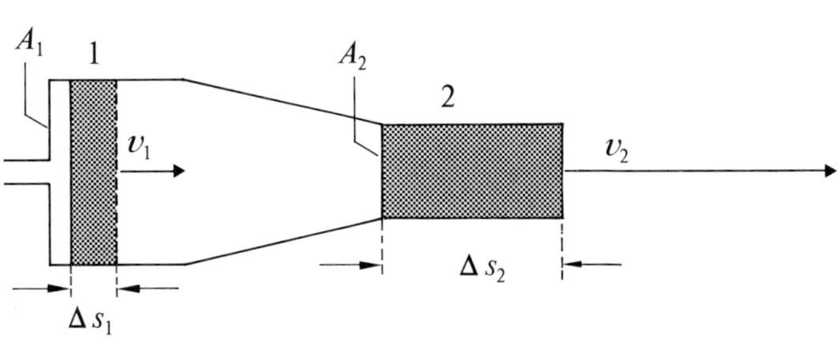

Abb. 4.18. Die Flüssigkeitsströmung in einem Rohr mit variablem Querschnitt.

Diese Arbeit wird als Volumenarbeit bezeichnet und spielt auch bei Gasen eine wichtige Rolle.

Im Zeitintervall Δt strömt durch das Rohr das Flüssigkeitsvolumen ΔV. Als Volumenstromstärke bezeichnet man $I = \frac{\Delta V}{\Delta t}$ oder $I = \frac{\mathrm{d}V}{\mathrm{d}t}$, wenn man differentielle Änderungen betrachtet. Die Einheit ist $[I] = 1\,\mathrm{m}^3 \cdot \mathrm{s}^{-1} = 1000$ Liter s^{-1}. Da die Flüssigkeit inkompressibel ist, muß das gleiche Volumen pro Zeiteinheit durch das Rohrstück 2 mit der Querschnittsfläche A_2 strömen. Dort wird dieses Volumen dann um die Strecke Δs_2 verschoben. Es gilt die Kontinuitätsgleichung

$$I = \frac{\Delta V}{\Delta t} = A_1 \cdot \frac{\Delta s_1}{\Delta t} = A_2 \cdot \frac{\Delta s_2}{\Delta t} \quad \text{oder}$$

$$A_1 \cdot v_1 = A_2 \cdot v_2 = \text{konst., also auch bei beliebigem } A. \tag{4.12}$$

In Worten heißt das:

Die Volumenstromstärke einer inkompressiblen Flüssigkeit ist konstant und unabhängig vom Rohrquerschnitt.

Das Verhältnis der Strömungsgeschwindigkeiten ist umgekehrt proportional zum Verhältnis der Querschnitte: $\frac{A_1}{A_2} = \frac{v_2}{v_1}$. Dieses Gcsetz ist von LEONARDO DA VINCI (1452–1519) entdeckt worden. Wir sprechen in einem solchen Fall von einer *stationären Strömung*; es handelt sich auch hier um einen Erhaltungssatz. Es ist zu beachten, daß im engen Rohrquerschnitt die Flüssigkeit mit einer größeren Geschwindigkeit strömt als im weiteren Querschnitt. Deshalb ist es wichtig, Injektionsspritzen mit dünnen Kanülen sehr langsam zu entleeren, da sonst die Flüssigkeit mit außerordentlich hoher Geschwindigkeit austritt und das Gewebe zerstört.

4.2.2.2. Die Bernoullische Gleichung (DANIEL BERNOULLI, 1700–1782)

Im Zusammenhang mit Gl. 4.11 haben wir den Begriff der *Volumenarbeit* kennengelernt. Außerdem wissen wir aus dem *Energiesatz der Mechanik*, daß die an einem System geleistete Arbeit dem Zuwachs an potentieller und kinetischer Energie gleich ist. Gemäß Abb. 4.18 wird an der Flüssigkeit die Volumenarbeit $\Delta W = p \cdot \Delta V$ geleistet. Zwischen Position 1 und Position 2 kann im allgemeinen ein Höhenunterschied $h_2 - h_1$ und damit die Differenz an potentieller Energie

$$\Delta W_{\text{pot}} = (m g h_2 - m g h_1)$$

vorliegen, wobei m die Masse des betrachteten Flüssigkeitsvolumens ist. Außerdem findet im vorliegenden Fall eine Geschwindigkeitszunahme statt. Es ergibt sich damit zwischen Position 1 und Position 2 die Differenz an kinetischer Energie

$$\Delta W_{\text{kin}} = \left(\frac{m}{2}\, v_2^2 - \frac{m}{2}\, v_1^2\right), \text{ dabei ist } v_2 \text{ größer als } v_1.$$

Dieser Zuwachs an potentieller und kinetischer Energie muß von der Nettovolumenarbeit $\Delta W = (F_1 \cdot \Delta s_1 - F_2 \cdot \Delta s_2) = (p_1 - p_2)\Delta V$ aufgebracht werden.

Die Nettovolumenarbeit entspricht einem Druckgefälle zwischen Position 1 und Position 2.

Wir können jetzt zusammenfassen:

Nettovolumenarbeit = Zuwachs an potentieller Energie + Zuwachs an kinetischer Energie:

$$\Delta W = \Delta W_{\text{pot}} + \Delta W_{\text{kin}}\,,$$

$$(p_1 - p_2)\Delta V = mg(h_2 - h_1) + \frac{m}{2}(v_2^2 - v_1^2)\,.$$

Das ist ein **Erhaltungssatz der Energie.**

Wir können beide Seiten der Gleichung durch das Volumen ΔV dividieren und erhalten mit der Massendichte der Flüssigkeit $\varrho = \dfrac{\Delta m}{\Delta V}$:

$$p_1 - p_2 = \varrho g h_2 - \varrho g h_1 + \frac{1}{2}\varrho v_2^2 - \frac{1}{2}\varrho v_1^2\,.$$

Stellen wir die Verhältnisse bei Position 1 und Position 2 einander gegenüber:

$$p_1 + \varrho g h_1 + \frac{1}{2}\varrho v_1^2 = p_2 + \varrho g h_2 + \frac{1}{2}\varrho v_2^2\,.$$

Das ist die **Bernoullische Gleichung,** die im allgemeinen in folgender Form geschrieben wird:

$$p + \varrho g h + \frac{1}{2}\varrho v^2 = \textit{Gesamtdruck} = \textit{konst.} \qquad (4.13)$$

Der Gesamtdruck in einer Flüssigkeitsströmung ist konstant.

Der Gesamtdruck setzt sich aus dem Außendruck p, dem *Schweredruck* und einem geschwindigkeitsabhängigen Term, dem *Staudruck*, zusammen.

Für eine horizontale Strömung entfällt der Schweredruck in der Bernoullischen Gleichung. Es gilt dann in bezug auf Abb. 4.18

$$p_1 + \frac{1}{2}\varrho v_1^2 = p_2 + \frac{1}{2}\varrho v_2^2\,.$$

Im Rohrstück 2 ist bei engerem Querschnitt die Strömungsgeschwindigkeit und damit der Staudruck größer. Das bedeutet, daß der Druck p_2 auf die Rohrwände geringer ist.

Qualitativ treten die gleichen Erscheinungen auch in realen Flüssigkeiten und in Gasen auf, wie beim Abdecken eines Hausdaches bei hohen Windgeschwindigkeiten. Weitere Beispiele sind:
der Flüssigkeitszerstäuber,
das Auftreten einer Kraft bei der Begegnung mit einem entgegenkommenden Auto,
der Auftrieb an den Tragflächen eines Flugzeuges.

4.2.2.3. Viskosität von Flüssigkeiten und das Hagen-Poiseuillesche Gesetz

Bisher haben wir ideale Flüssigkeiten betrachtet, in denen keine Kräfte zwischen den Molekülen wirken. Diesen Standpunkt müssen wir jetzt verlassen, um die *innere Reibung von Flüssigkeiten* zu behandeln. Man nennt die innere Reibung auch **Viskosität** oder **Zähigkeit.** Die innere Reibung kann ähnlich der Reibung zwischen festen Körpern mit Hilfe einer *Reibungskraft* beschrieben werden. Diese Reibungskraft behindert die relative Bewegung zwischen den Molekülen und kommt aufgrund der Kräfte zwischen den Molekülen zustande. NEWTON definierte die innere Reibung als „Mangel an Gleitfähigkeit“ zwischen nebeneinanderliegenden Flüssigkeitsschichten. Wir können uns das anhand von Abb. 4.19 vorstellen.

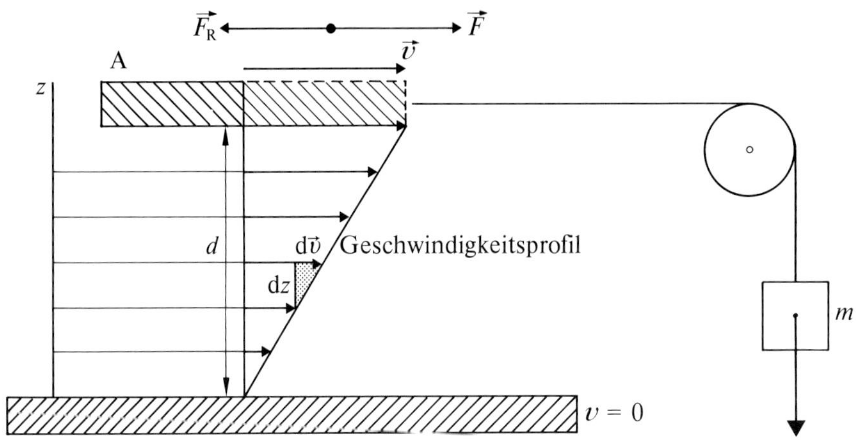

Abb. 4.19. Das Zustandekommen der inneren Reibung.

Bewegt man eine Platte der Fläche A mit einer Kraft $\vec{F}$ gegenüber einer feststehenden Platte, wobei der Zwischenraum mit einer Flüssigkeit gefüllt ist, so gleitet sie wegen der Reibungskraft $\vec{F}_R$ mit konstanter Geschwindigkeit $\vec{v}$. Die der bewegten Platte anliegende Flüssigkeitsschicht haftet wegen der zwischenmolekularen Kräfte an der Platte und bewegt sich ebenfalls mit der Geschwindigkeit $\vec{v}$. Die folgenden Schichten bewegen sich mit abnehmender Geschwindigkeit, so daß das in Abb. 4.19 eingezeichnete Geschwindigkeitsprofil zustandekommt. Die der feststehenden Platte anliegende Flüssigkeitsschicht weist die Geschwindigkeit $\vec{v}=0$ auf. Die Geschwindigkeitsänderung in z-Richtung, der Geschwindigkeitsgradient, ist $\frac{\mathrm{d}\vec{v}}{\mathrm{d}z}$. Es gilt $\vec{F} = -\vec{F}_R \sim \vec{v} \cdot \frac{A}{d}$, *die Reibungskraft ist proportional zur Geschwindigkeit.* Daraus ergibt sich die **Scherspannung** $\frac{\vec{F}}{A}$,

$$\frac{\vec{F}}{A} = \eta \frac{\vec{v}}{d} \quad \text{und allgemein} \quad \frac{\vec{F}}{A} = \eta \cdot \frac{\mathrm{d}\vec{v}}{\mathrm{d}z}. \tag{4.14}$$

Die Proportionalitätskonstante η ist der Koeffizient der inneren Reibung; sie wird auch **Zähigkeit** oder **Viskosität** genannt.

Die Dimension der Zähigkeit ist

$$\dim \eta = \frac{\text{Kraft} \cdot \text{Länge}}{\text{Fläche} \cdot \dfrac{\text{Länge}}{\text{Zeit}}} = \frac{\text{Kraft} \cdot \text{Zeit}}{\text{Fläche}}.$$

Die Einheit der Zähigkeit ist

$[\eta] = 1\,\mathrm{N \cdot s \cdot m^{-2}} = 1\,\mathrm{Pa \cdot s}$

Eine weitere Einheit ist 1 Poise = 1 P = 0,1 Pa · s.

In Tab. 4.3 sind die Viskositäten einiger Flüssigkeiten in Pa·s angegeben.

Tab. 4.3. Viskosität einiger Flüssigkeiten in Pa·s.

Substanz \ Temperatur °C	0	10	20	30	37
Wasser	0,0018	0,0013	0,001	0,0008	
Glycerin	$\simeq$ 12 000	$\simeq$ 4000	0,8	0,5	
Öl			$\simeq$ 1		
Blut					0,005

Aus der Tabelle ist die starke Temperaturabhängigkeit der Viskosität zu ersehen.

An dieser Stelle soll kurz die **Viskoelastizität** erwähnt werden. Der Name legt bereits nahe, daß es sich dabei um eine Eigenschaft handelt, bei der sich sowohl elastisches Verhalten von Festkörpern als auch die Viskosität von Flüssigkeiten bemerkbar macht. Diese beiden Bereiche zeigen vornehmlich *hochpolymere Substanzen* wie Kautschuk und besondere *Biopolymere.* Bei niedrigen Temperaturen weisen diese Stoffe elastische Eigenschaften auf, verlassen jedoch bei höheren Temperaturen den Gültigkeitsbereich des Hookeschen Gesetzes und verhalten sich dann wie hochviskose Flüssigkeiten.

Biopolymere dieser Art sind die *Proteoglykane,* die einen wesentlichen Anteil am Aufbau des Binde- und Stützgewebes haben. So ist die physiologische Rolle der Proteoglykane typisch für die Struktur und die Eigenschaften von Knorpelgewebe. Aufgrund der Wechselbeziehung der Proteoglykane mit dem Kollagen und Elastin ergibt sich ein viskoelastisches System. Darauf beruht die große *Verformbarkeit des Gelenkknorpels.* Dadurch hält der Gelenkknorpel Druckbelastungen bei der Bewegung stand. Eine Zerstörung der Struktur dieser Biopolymere führt zu einer Zerstörung der Viskoelastizität und zu einer Instabilität im Knorpelgewebe.

Auf ähnliche Weise wie in Abb. 4.19 dargestellt, ist auch die *Strömung in einer Röhre* von der inneren Reibung beeinflußt. Für einen runden Rohrquerschnitt ist das schematisch in Abb. 4.20 wiedergegeben. Die Pfeile geben die Geschwindigkeitsvektoren an und zeigen, daß die Geschwindigkeit im Zentrum der Röhre am höchsten ist und zu den Wänden hin abnimmt. Das *Strömungsprofil* der Geschwindigkeiten in der Röhre ist im Längsschnitt eine Parabel. Diese Form der Strömung wird als *laminar* bezeichnet. Bei großen Geschwindigkeiten geht die laminare Strömung durch Wirbelbildung in die *turbulente* über (vgl. im folgenden).

Abb. 4.20. Strömungsprofil einer Flüssigkeit in einer Röhre.

Reale Flüssigkeiten, die der Gesetzmäßigkeit nach Gl. 4.14 (η ist konstant) gehorchen, werden als **Newtonsche Flüssigkeiten** bezeichnet. Wasser ist eine Newtonsche Flüssigkeit, während Blut in vielen Fällen davon abweicht. Warum verhält sich Blut nicht-newtonisch? Das Plasma hat eine relativ hohe Viskosität (0,0018 Pa·s), es verhält sich angenähert wie eine Newtonsche Flüssigkeit. Hingegen sind die *roten Blutkörperchen* für die Abweichung verantwortlich. So ist bei der Polyzythämie die prozentuale Anzahl der roten Blutzellen (Erythrozyten) erhöht. Experimentell läßt sich dann eine Erhöhung der Viskosität des Blutes feststellen. Das ist auf die Wechselwirkung zwischen den roten Blutzellen zurückzuführen. Eine Vermehrung der roten Blutzellen um 40–50% führt zu einer Erhöhung der Viskosität des Blutes um einen Faktor 2–3. Unter diesen Umständen muß das Herz seine Leistung erhöhen, um die gleiche Strömungsgeschwindigkeit im Kreislauf aufrechtzuerhalten. Es kommt zu Leber- und Milzschwellungen. Im entgegengesetzten Fall, bei der Anämie, sinkt die Viskosität. Damit der Blutdruck erhalten bleibt, muß ein anomal erhöhter Blutdurchsatz erzeugt werden.

Wir müssen für die spätere Betrachtung des Blutkreislaufes noch etwas genauer auf die Strömung in einem Rohr eingehen, wobei wir berücksichtigen müssen, daß wir es mit einer Flüssigkeit mit innerer Reibung zu tun haben. Gehen wir dazu von der früheren Betrachtung des statischen Drucks in einer Flüssigkeit aus. In Abb. 4.21a betrachten wir ein Gefäßsystem, das aus einem Hauptgefäß und einigen Manometern besteht, die am Boden durch eine waagerechte Röhre der Länge l miteinander verbunden sind. Nach dem Gesetz der verbundenen Röhren stellt sich die Flüssigkeit in dem System überall auf gleiche Höhe ein.

Öffnet man das Rohrende, so stellt sich entlang des Rohres ein in Richtung der ausströmenden Flüssigkeit abnehmender statischer Druck ein, Abb. 4.21b.

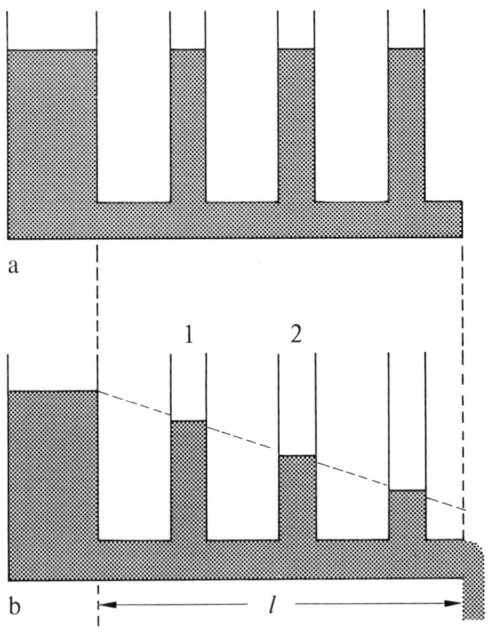

Abb. 4.21. Beim Ausströmen einer Flüssigkeit (b) stellt sich entlang der Strömung ein Druckgefälle ein, das an der abnehmenden Flüssigkeitshöhe in den Standzylindern zu erkennen ist. Im Gegensatz dazu steht bei verschlossenem Abflußrohr (a) die Flüssigkeit überall gleich hoch.

Wir müssen uns den Grund für dieses merkwürdige Verhalten klarmachen. Aufgrund der Bernoullischen Gleichung sollte für die beiden Positionen 1 und 2 im Fall einer idealen Flüssigkeit gelten

$$p_1 + \frac{1}{2}\varrho v_1^2 = p_2 + \frac{1}{2}\varrho v_2^2 \quad \text{(ideal)};$$

dabei ist $v_1 = v_2$ und $p_1 = p_2$.

Bei einer realen Flüssigkeit gilt jedoch

$$p_1 + \frac{1}{2}\varrho v_1^2 = p_2 + \frac{1}{2}\varrho v_2^2 + \Delta p\,.$$

Nach wie vor ist die Strömungsgeschwindigkeit überall gleich, $v_1 = v_2$, jetzt ist jedoch $p_1 > p_2$, so daß wir zur Erfüllung der Gleichung die Druckdifferenz Δp zwischen den Positionen 1 und 2 benötigen. Wie können wir das verstehen? Wenn wir mit dem Volumen V der durchströmenden Flüssigkeitsmenge multiplizieren, erhalten wir $\Delta p \cdot V$, eine Volumenarbeit, die gegen die innere Reibung verrichtet werden muß, damit die Flüssigkeit strömt. Diese Volumenarbeit kommt aufgrund des statischen Druckes in der Flüssigkeit zustande. Dieser muß daher wegen der inneren Reibung beim Strömen im Rohr entlang des Rohres abnehmen. Man kann auch umgekehrt festhalten:

Zum Aufrechterhalten einer Volumenstromstärke I in einem Rohr ist eine Druckdifferenz Δp zwischen den Rohrenden erforderlich

$$I = \frac{\Delta p}{R}\,. \tag{4.15}$$

R ist der Strömungswiderstand, der durch die innere Reibung zustandekommt. Im einfachen Fall eines zylindrischen Rohrquerschnittes gilt

$$R = \frac{8\eta l}{\pi r^4}\,. \tag{4.16}$$

Es ist aus dem bisher Behandelten plausibel, daß der Strömungswiderstand R von der Viskosität η und der Länge l des durchströmten Rohres abhängt. Außerordentlich wichtig ist außerdem, daß R stark mit der 4. Potenz des abnehmenden Rohrradius zunimmt.

Die Dimension des Strömungswiderstandes ist

$$\dim R = \dim \eta \cdot \frac{\text{Länge}}{\text{Länge}^4} = \frac{\text{Kraft} \cdot \text{Zeit}}{\text{Fläche}} \cdot \frac{\text{Länge}}{\text{Länge}^4}$$

$$= \frac{\text{Kraft} \cdot \text{Zeit}}{\text{Länge}^5}\,.$$

Daraus ergibt sich die *Einheit des Strömungswiderstandes*

$$[R] = \text{N} \cdot \text{s} \cdot \text{m}^{-5}\,.$$

Für die Volumenstromstärke I ergibt sich aus Gl. 4.15 und Gl. 4.16

$$I = \frac{\pi r^4}{8\eta l} \cdot \Delta p \quad \text{oder} \quad \Delta p = \frac{8\eta l}{\pi r^4} \cdot I = R \cdot I \tag{4.17}$$

die **Hagen-Poiseuillesche Gleichung.**

In der Form von Gl. 4.17 spricht man vom *„Ohmschen Gesetz der Flüssigkeitsströmung"*, da es analog aufgebaut ist wie das Ohmsche Gesetz des elektrischen Stromes. In Abb. 4.22 ist dieses Gesetz im Stromstärke-Druckdifferenz-Diagramm dargestellt. Diese Darstellung gilt für eine Newtonsche Flüssigkeit. Daraus läßt sich der Strömungswiderstand bestimmen. $\frac{1}{R}$ ist die Steigung der Geraden.

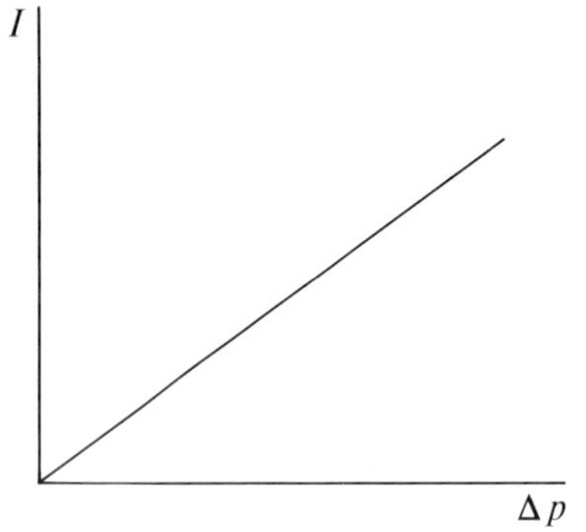

Abb. 4.22. Das Hagen-Poiseuillesche Gesetz im Stromstärke-Druckdifferenz-Diagramm.

Während Wasser eine Newtonsche Flüssigkeit ist, verhält sich Blut nicht-newtonisch, wie bereits bei der Behandlung der Viskosität bemerkt wurde. In Abb. 4.23 ist das Stromstärke-Druckdifferenz-Diagramm für Blut aufgetragen. Da die Viskosität und damit die Volumenstromstärke von dem Volumengehalt an roten Blutzellen (Hämatokrit) abhängt, sind mehrere Kurven wiedergegeben. Charakteristisch ist dabei, daß sich Blut bei kleinen Druckdifferenzen wie eine Newtonsche Flüssigkeit verhält und erst bei höheren Druckdifferenzen, abhängig vom Hämatokrit, Abweichungen auftreten. Wir werden später noch ausführlicher darauf eingehen.

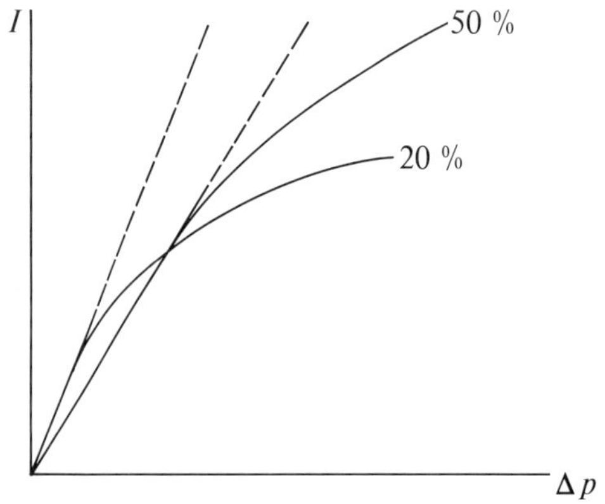

Abb. 4.23. Das Stromstärke-Druckdifferenz-Diagramm im Blut. Hämatokrit in %.

Eine nähere Betrachtung des Ohmschen Gesetzes der Flüssigkeitsströmung führt zu nützlichen Einsichten für den Blutkreislauf. Der Strömungswiderstand R ist der Länge l der Rohrleitungen proportional. Daraus kann man sofort schließen, daß der gesamte Strömungswiderstand R_{ges} von mehreren hintereinander „geschalteten" Leitungen gleicher Dicke gleich der Summe der einzelnen Strömungswiderstände ist.

$$R_{\text{ges}} = \frac{8\eta}{\pi r^4} l = \frac{8\eta}{\pi r^4}(l_1 + l_2 + l_3 + \ldots + l_n) = R_1 + R_2 + R_3 + \ldots + R_n = \sum_{i=1}^{n} R_i \,.$$

Der Kehrwert des Strömungswiderstandes $\frac{1}{R} = L$ wird *Leitwert* genannt; das ist anschaulich vorstellbar. Bei großem Widerstand ist der Leitwert klein und umgekehrt. Hiermit können wir uns die Funktionsweise von parallel „geschalteten" Leitungen klarmachen, wie sie in Abb. 4.24 dargestellt sind.

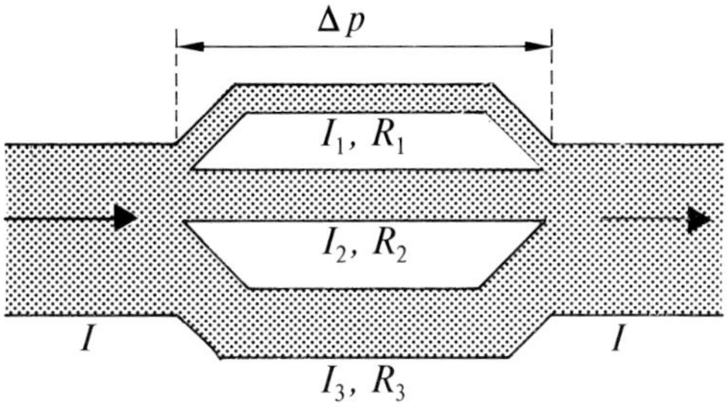

Abb. 4.24. Verzweigung des Gesamtvolumenstromes, schematisch.

Der Gesamtvolumenstrom verzweigt sich über die einzelnen Strömungswiderstände $R_1 \ldots R_3$ in die einzelnen Volumenströme $I_1 \ldots I_3$.

Nach Gl. 4.17 ergibt sich

$$I = \frac{\Delta p}{R} = \sum_{i=1}^{3} I_i = \Delta p \sum_{i=1}^{3} \frac{1}{R_i}.$$

Für die „Parallelschaltung" von Leitungen gilt

$$L = \sum_{i=1}^{n} L_i = L_1 + L_2 + L_3 + \ldots + L_n = \frac{1}{R} = \sum_{i=1}^{n} \frac{1}{R_i} = \frac{1}{R_1} + \frac{1}{R_2} + \frac{1}{R_3} + \ldots + \frac{1}{R_n}. \quad (4.18)$$

Bei der Parallelschaltung von Leitungen, z. B. Kapillaren, addieren sich die Einzelleitwerte zum Gesamtleitwert oder – anders ausgedrückt – die Kehrwerte der einzelnen Strömungswiderstände addieren sich zum Kehrwert des Gesamtströmungswiderstandes.

Die Analogie zu den Verhältnissen beim elektrischen Strom werden wir beim Ohmschen Gesetz des elektrischen Stromes kennenlernen. Dort heißen diese Regeln die *Kirchhoffschen Gesetze* (s. S. 187 ff.).

4.2.2.4. Die turbulente Strömung

Wenn die Strömungsgeschwindigkeit einer Flüssigkeit eine kritische Geschwindigkeit v_k überschreitet, schlägt die gleichmäßige laminare Stömung in die turbulente Strömung um. Die laminare Strömung wird durch Wirbelbildung unterbrochen. Ein Teil der Energie wird in Rotationsenergie der Flüssigkeitswirbel umgewandelt, der Strömungswiderstand steigt, demzufolge sinkt die Volumenstromstärke ab. Im zylindrischen Rohr beträgt

$$v_k = \frac{K\eta}{\varrho r}, \quad (4.19)$$

wobei, neben den bekannten Größen, die Konstante K als **Reynoldsche Zahl** bezeichnet wird und etwa den Wert

$K \simeq 2 \cdot 10^3$

besitzt. K ist dimensionslos. Mit Gl. 4.19 kann die kritische Geschwindigkeit, die für den Übergang von laminarer zu turbulenter Strömung erforderlich ist, berechnet werden. So ist für den Blutstrom in der Aorta mit

$$\eta\,(\text{Blut}) = 5 \cdot 10^{-3}\ \text{N} \cdot \text{s} \cdot \text{m}^{-2}\,,$$
$$\varrho\,(\text{Blut}) = 1{,}05 \cdot 10^{3}\ \text{kg} \cdot \text{m}^{-3} \simeq 1\ \text{g} \cdot \text{cm}^{-3}\,,$$
$$r = 0{,}01\ \text{m} = 10^{-2}\ \text{m}\,,$$
$$v_\text{k} = \frac{K \cdot \eta}{\varrho \cdot r} = \frac{2 \cdot 10^{3} \cdot 5 \cdot 10^{-3}\ \text{N} \cdot \text{s} \cdot \text{m}^{-2}}{10^{3}\ \text{kg} \cdot \text{m}^{-3} \cdot 10^{-2}\ \text{m}} = 1\ \text{m} \cdot \text{s}^{-1}\,.$$

In der Aorta erreicht die Strömungsgeschwindigkeit des Blutes $1\ \text{m} \cdot \text{s}^{-1}$, so daß turbulente Strömung vorliegen kann. Im allgemeinen kommt es dazu jedoch nur bei krankhaften Verengungen in der Aorta.

4.2.2.5. Der Blutkreislauf im menschlichen Körper

Der Blutkreislauf dient als wichtiger Hilfsmechanismus des Stoffwechsels im Gewebe. Er sorgt für den Antransport von Sauerstoff, Nährstoffen und Hormonen und für den Abtransport von CO_2 und Abfallprodukten des Stoffwechsels.

Bei der Betrachtung des Blutkreislaufes können die Gesetze von Hydrostatik und Hydrodynamik zugrundegelegt werden. Man muß sich jedoch über einige Einschränkungen im klaren sein. Das Blut ist keine einfach strukturierte Flüssigkeit; es enthält die Blutzellen, die die Betrachtung des Flusses – vor allem in den Kapillaren – komplizieren. Darüber hinaus muß berücksichtigt werden, daß Arterien und Venen keine starren Röhren darstellen, sondern in ihrem Querschnitt flexibel sind. Dennoch soll hier eine vereinfachte Betrachtung auf der Basis der in diesem Kapitel erarbeiteten Gesetzmäßigkeiten durchgeführt werden.

Das Kreislaufsystem ist ein geschlossenes System und besteht aus dem Herzen als Pumpe, dem Röhrensystem mit den großen arteriellen Gefäßen, der Kreislaufperipherie mit den Arteriolen und Kapillaren sowie den Venen (Abb. 4.25).

Zur Aufrechterhaltung des Kreislaufes erzeugt die Pumpe einen Druckgradienten, der für einen Blutfluß von 4–5 Litern pro Minute im Ruhezustand sorgt (Herzminutenvolumen). Das Herz enthält zwei Pumpen mit je zwei Kammern, dem Atrium und dem Ventrikel. Die rechte Teilpumpe drückt das Blut durch die Lunge, die linke Teilpumpe durch den übrigen Teil des Körpers. Diese beiden Teilsysteme sind hintereinandergeschaltet.

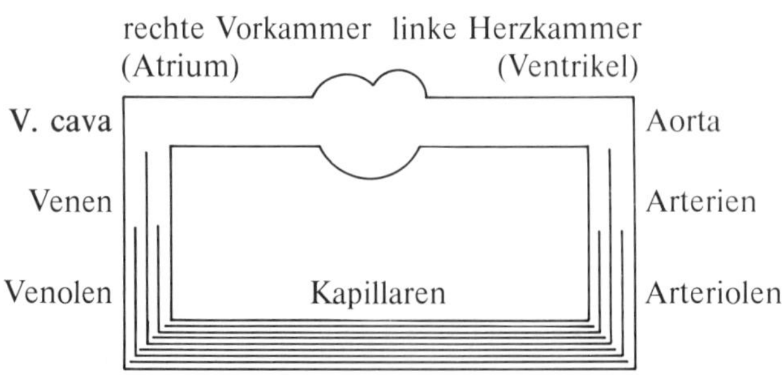

Abb. 4.25. Schematische Darstellung des Blutkreislaufsystems.

Durch die Aktion des Herzens wird das Blut mit etwa 60 Herzschlägen pro Minute in die Aorta gedrückt. Der bei einem Herzschlag auftretende Maximaldruck, der *systo-*

lische Druck, beträgt im gesunden Ruhezustand 160 mbar (alte Einheit 120 mm Hg; in der Medizin noch immer benutzt, s. 4.2.1.2, S. 77). Der niedrigste Druck zwischen zwei Herzschlägen, der *diastolische Druck*, beträgt 106 mbar (≃ 80 mm Hg).

Aufgrund der Pumpwirkung des Herzens erhält das Blut kinetische Energie, die durch zwei Mechanismen dissipiert wird, Ausdehnung bzw. Kontraktion der Aortawände und die innere Reibung im Blut. Aufgrunddessen werden die Druckfluktuationen in der Aorta und in den Arterien geglättet und es findet ein Druckabfall beim Abfließen des Blutes statt. Die charakteristischen Größen sind in Tab. 4.4 und der Verlauf des Blutdruckes im Kreislaufsystem in Abb. 4.26 angegeben. Bei diesen Betrachtungen spielt die Gleichung von Hagen-Poiseuille (Gl. 4.17) eine wichtige Rolle; mit ihrer Hilfe kann der Druckabfall entlang der Länge $l = \Delta l$ berechnet werden:

$$\Delta p = \frac{8 \cdot \eta \cdot \Delta l \cdot I}{\pi r^4}.$$

Tab. 4.4. Geometrische Größen im Blutkreislaufsystem.

Gefäß	Radius (m)	Anzahl	Gesamtquerschnitt (m^2)	Länge (m)	Strömungsgeschwindigkeit ($m \cdot s^{-1}$)
Aorta	$1 \cdot 10^{-2}$	1	$3 \cdot 10^{-4}$	0,4	0,3
Gr. Arterie	$2 \cdot 10^{-3}$	40	$6 \cdot 10^{-4}$	0,2	0,15
Arterie	$0,5 \cdot 10^{-3}$	2000	$15 \cdot 10^{-4}$	0,05	0,06
Arteriole	$1 \cdot 10^{-5}$	$4 \cdot 10^{7}$	$1,3 \cdot 10^{-2}$	0,002	0,007
Kapillare	$4 \cdot 10^{-6}$	$5 \cdot 10^{9}$	$1,5 \cdot 10^{-1}$	0,001	0,0006
Venole	$1,5 \cdot 10^{-5}$	$8 \cdot 10^{7}$	$6 \cdot 10^{-2}$	0,002	0,0015
Vene	$1 \cdot 10^{-3}$	1200	$40 \cdot 10^{-4}$	0,05	0,02

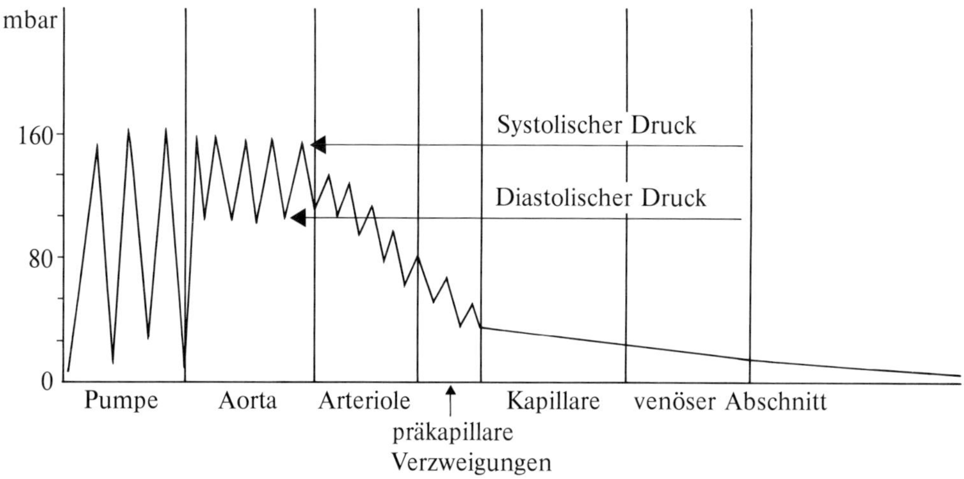

Abb. 4.26. Verlauf des Blutdruckes im Kreislaufsystem.

Beispiele: Mit Hilfe der Tab. 4.4 berechnet man für die Aorta mit

	η	$= 5 \cdot 10^{-3}\ \mathrm{N \cdot s \cdot m^{-3}}$,
Länge der Aorta	Δl	$= 0{,}4\ \mathrm{m}$,
Volumenstrom	I	$= 70 \cdot 10^{-6}\ \mathrm{m^3 \cdot s^{-1}}$,
	r	$= 1 \cdot 10^{-2}\ \mathrm{m}$,

einen Druckabfall

$$\Delta p = \frac{8 \cdot (5 \cdot 10^{-3}\ \mathrm{N \cdot s \cdot m^{-3}}) \cdot (0{,}4\ \mathrm{m}) \cdot (70 \cdot 10^{-6}\ \mathrm{m^3 \cdot s^{-1}})}{3{,}14 \cdot (10^{-2})^4\ \mathrm{m^4}} = 36\ \mathrm{Pa}.$$

Das entspricht 0,27 mmHg in der alten Einheit.

Im folgenden Beispiel der Arteriole ist berücksichtigt, daß aufgrund der größeren Druckdifferenz beim kleineren Radius die Abweichungen vom Verhalten einer Newtonschen Flüssigkeit deutlich werden und die Viskosität mit $\eta = 3 \cdot 10^{-3}$ abgenommen hat. Bei der Volumenstromstärke I wird die Parallelschaltung von $4 \cdot 10^7$ Arteriolen angenommen. Man erhält für den Bereich der Arteriole mit einem Volumenstrom $I \simeq 20 \cdot 10^{-13}\ \mathrm{m^3 \cdot s^{-1}}$ einen Druckabfall

$$\Delta p = \frac{8 \cdot (3 \cdot 10^{-3}\ \mathrm{N \cdot s \cdot m^{-3}}) \cdot (2 \cdot 10^{-3}\ \mathrm{m}) \cdot (20 \cdot 10^{-13}\ \mathrm{m^3 \cdot s^{-1}})}{3{,}14 \cdot (10^{-5})^4\ \mathrm{m^4}} \simeq 3056\ \mathrm{Pa}.$$

Man beachte, daß der Gesamtquerschnitt mit verfeinerter Verzweigung zunimmt und bei den Kapillaren einen Wert von 1500 $\mathrm{cm^2}$ erreicht. Diese starke Erweiterung des Gesamtquerschnittes im Kapillarsystem führt zu einer starken Verlangsamung des Blutstromes, die für einen effektiven Stoffaustausch notwendig ist. Aufgrund der Näherungen sind die in den Beispielen errechneten Werte nur als orientierend anzusehen. Der generelle Verlauf ist in Abb. 4.26 dargestellt. Die Gleichung von Hagen-Poiseuille kann man auch in der Form $\Delta p = R \cdot I$ (Gl. 4.17) betrachten und erhält einen Eindruck über den Strömungswiderstand R in den verschiedenen Abschnitten des Kreislaufs. Man erkennt hieraus zunächst, daß bei einem bestimmten Druckabfall Δp der Volumenstrom I umso geringer ist, je größer der Strömungswiderstand wird. Außerdem gilt unter der Voraussetzung einer fest gewählten Viskosität für n Gefäße in Parallelschaltung Gl. 4.18 und bei angenommenem gleichem Radius in einer Gefäßart für den Gesamtströmungswiderstand R_{eff}

$$\frac{1}{R_{\mathrm{eff}}} = \frac{n}{R} \sim n \cdot r^4, \quad \text{somit}$$

$$R_{\mathrm{eff}} \sim \frac{1}{n \cdot r^4}.$$

Mit Hilfe dieser Betrachtung und dem Hagen-Poiseuilleschen Gesetz lassen sich die prozentualen Strömungswiderstände streckenweise im Kreislaufsystem abschätzen. Sie sind in Tab. 4.5 zusammengestellt. Daraus ist ersichtlich, daß mehr als 90% des gesamten Strömungswiderstandes auf das *Arterien-Kapillaren-System* entfallen. Das zeigt auch der in Abb. 4.26 dargestellte Druckabfall. Ein großer Teil des Strömungswiderstandes entfällt auf die *Arteriolen* (40%) und die *Kapillaren* (30%). Nur etwa 7% entfallen auf das *venöse System*. Dem entspricht der niedrige Blutdruck, der in den Venen zur Verfügung steht. Wenn der Mensch bewegungslos steht, reicht der Blutdruck kaum aus, um das Blut von den Füßen zurück zum Herzen zu führen. Blut sammelt sich daher in den Venen der Beine an. Dieses erhöht den Druck in den Kapillaren und kann zum Anschwellen der Beine führen. Eine Beschleunigung des venösen Rückstromes ist daher von großer prophylaktischer Bedeutung. So wird beim Gehen durch die Kontraktion der Muskulatur („*Wadenpumpe*" als „peripheres Herz") der Rückstrom zum Herzen unterstützt.

Tab. 4.5. Anteil der einzelnen Strömungswiderstände im Gefäßsystem.

Gefäßsystem	$\frac{R_{eff}}{R_{ges}}$
Aorta mit Arterien	0,25
Arteriolen	0,40
Kapillaren	0,28
Venöser Abschnitt	0,07

Abweichend vom Ruhezustand muß in Zeiten erhöhter Aktivität der Volumenstrom ansteigen. Dieser Anstieg wird durch ein Ansteigen des Blutdruckes, durch erhöhte Herztätigkeit und durch eine Abnahme des Strömungswiderstandes erreicht, Gl. 4.15. Die Abnahme des Strömungswiderstandes wird durch eine Dehnung der Gefäße, eine Vergrößerung des Radius, erreicht. Auf diese Weise kann auch ein gesteigerter Blutstrom zu besonders beanspruchten Körperteilen kontrolliert gelenkt werden. Hierfür sind vor allem die *Arteriolen* vorgesehen. Die Wände der Arteriolen enthalten Muskelfasern, die auf Nervenreize reagieren. Durch Kontraktion wird der Blutstrom reduziert und damit in andere Bereiche gelenkt. Dem Gesetz von Hagen-Poiseuille entnimmt man, daß beispielsweise eine Reduktion des Radius um 20% den Volumenstrom um mehr als den Faktor 2 reduziert. In ähnlicher Weise erzwingen pathologische Effekte, die zu einer permanenten Reduktion des Gefäßquerschnittes führen, eine erhöhte Herztätigkeit, um durch erhöhten Blutdruck einen konstanten Blutvolumenstrom aufrechtzuerhalten.

Die vom Herzen aufgebrachte Leistung P läßt sich berechnen. Sie ist das Produkt aus der von der Pumpe ausgeübten mittleren Kraft F mit der erzeugten Geschwindigkeit des Blutes v, also

$$P = \frac{\text{Arbeit}}{\text{Zeit}} = \frac{\text{Kraft} \cdot \text{Weg}}{\text{Zeit}} = F \cdot v \, .$$

Daß es sich tatsächlich um eine Leistung handelt, erkennt man durch Vergleich mit Gl. 3.42. Die am Eingang zur Aorta auf das Blut ausgeübte Kraft läßt sich auch als Produkt des erzeugten Druckes mit der Querschnittsfläche der Aorta ausdrücken. $F = p \cdot A$. Auch gilt für den Volumenstrom $I = v \cdot A$.

So ergibt sich insgesamt $P = F \cdot v = p \cdot A \cdot v = p \cdot I$, d.h.

Leistung des Herzens = Druck mal Volumenstrom.

Der *mittlere Blutdruck* beträgt beim Menschen 100 mm Hg = 133 mbar = $1{,}33 \cdot 10^4\,\mathrm{N \cdot m^{-2}}$, der *mittlere Volumenstrom* ist etwa $1 \cdot 10^{-4}\,\mathrm{m^3 \cdot s^{-1}}$.

Somit ergibt sich eine *mittlere Leistung* des Herzens

$$P = (1{,}33 \cdot 10^4\,\mathrm{N \cdot m^{-2}}) \cdot (1 \cdot 10^{-4}\,\mathrm{m^3 \cdot s^{-1}}) = 1{,}3\ \text{Watt}.$$

Bei kräftiger körperlicher Anstrengung steigt der Volumenstrom etwa auf das 5fache; das gilt dann auch für die abgegebene Leistung des Herzens. Genau genommen gelten diese Angaben nur für den linke Ventrikel, der als Pumpe für die Aorta wirkt. Der Volumenstrom aus dem rechten Ventrikel durch die Lunge ist bezüglich des Aortakreislaufes hintereinandergeschaltet und daher der gleiche hier wie dort. Der Blutdruck am Ausgang des rechten Ventrikel beträgt jedoch nur $\frac{1}{6}$ desjenigen in der Aorta, so daß auch die verfügbare Leistung im Ruhezustand nur etwa 0,2 Watt beträgt.

Insgesamt beträgt somit die vom Herzen aufgebrachte Leistung nur etwa 1% der gesamten vom menschlichen Körper verfügbaren Leistung, die bei etwa 150 Watt liegt.

4.2.2.6. Die Messung des Blutdruckes

Der arterielle Blutdruck spielt offenbar eine wichtige physiologische Rolle. Gemessen wird stets der Differenzdruck p_r gegenüber dem atmosphärischen Druck p_{atm}

$$p_r = p - p_{atm},$$

wobei p der Gesamtdruck ist. Würde man daher einem Menschen ein offenes Manometerrohr in die Aorta einsetzen, so stiege darin das Blut auf eine Höhe von 129 cm (10 cm Hg = 136 cm WS = 129 cm Blutsäule, ϱ (Blut) = 1050 $kg \cdot m^{-3}$). In Abb. 4.27 ist dargestellt, daß der arterielle Blutdruck beim aufrechtstehenden Menschen nicht überall der gleiche ist. Das Gewicht des Blutes muß an den verschiedenen Körperstellen in Betracht gezogen werden. So gilt für den Kopf, etwa 50 cm über dem Herzen, der Druck p_{Kopf}, somit (ohne die Wirkung von Kaffee oder Tee)

$$p_{Herz} - p_{Kopf} = \varrho g h \simeq (10^3 \text{ kg} \cdot \text{m}^{-3}) \cdot (9{,}8 \text{ m} \cdot \text{s}^{-2}) \cdot (0{,}5 \text{ m}) = 4900 \text{ Pa} = 49 \text{ mbar}.$$

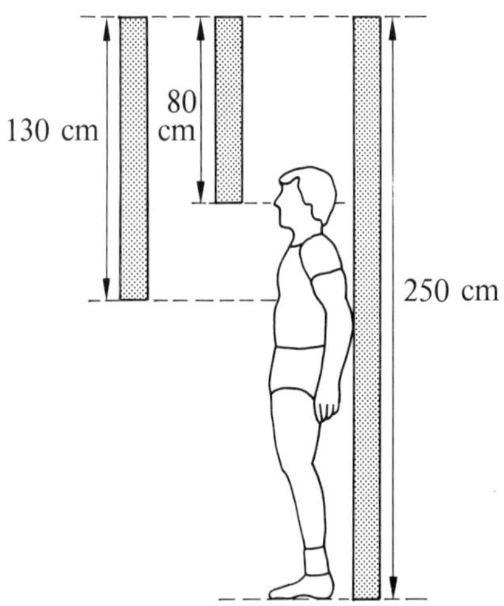

Abb. 4.27. Der Blutdruck in verschiedenen Körperbereichen.

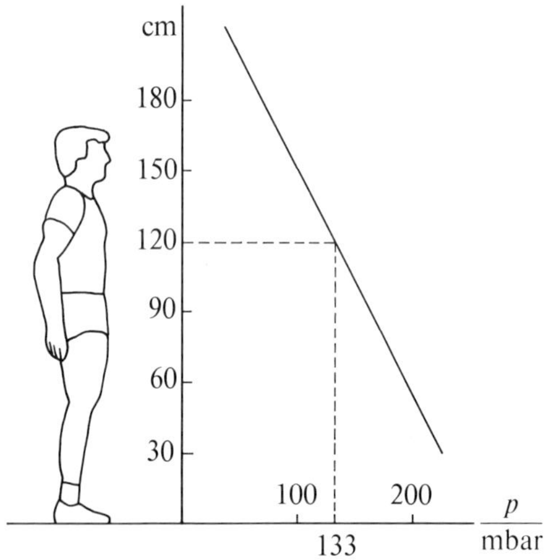

Abb. 4.28. Der Blutdruck im aufrechtstehenden Menschen.

Auf diese Weise errechnet man die Werte für Abb. 4.28, in der für einen aufrechtstehenden Menschen der Blutdruck in Abhängigkeit von der Höhe abzulesen ist.

Daraus wird ersichtlich, daß der hydrostatische Druck großen Einfluß auf den Blutdruck im Körper in verschiedenen Höhenniveaus aufweist.

Routinemäßig wird der Blutdruck unter Absperrung des Kreislaufes im Oberarm etwa auf der Höhe des Herzens gemessen. Diese Methode ist ungenauer als die oben beschriebene, dafür unblutig. Eine aufblasbare Manschette wird hierzu um den Oberarm gelegt, Abb. 4.29, mit Hilfe eines Gummiballes Luft eingepreßt, bis der Druck in der Manschette, ablesbar an einem Manometer, größer als der systolische Druck ist.

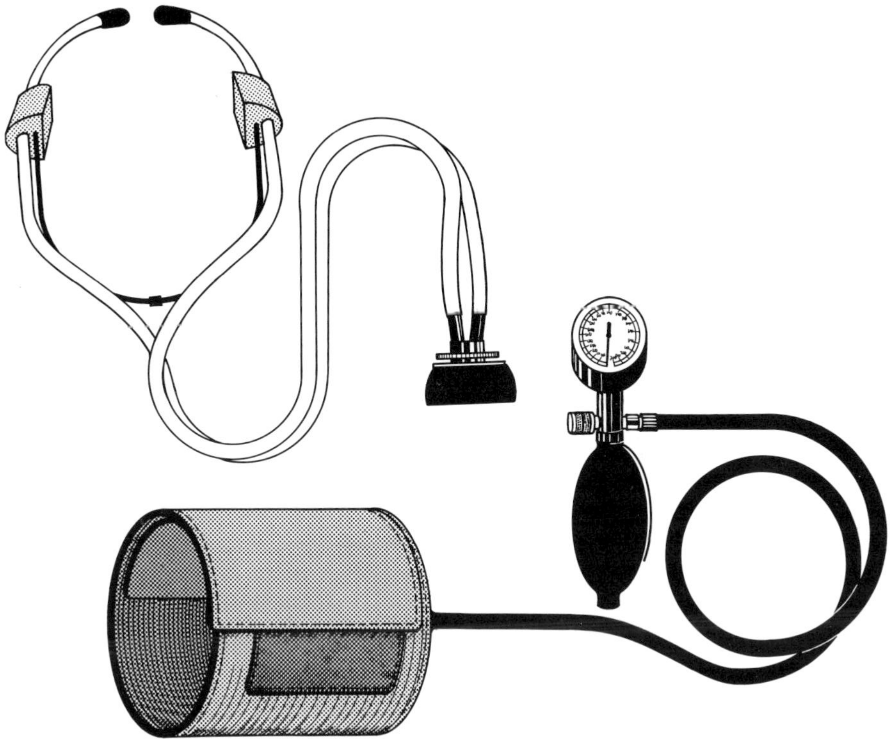

Abb. 4.29 Die Messung des Blutdrucks.

Dadurch wird der Blutstrom in der Arterie unterbrochen. Nun läßt man die Luft langsam über ein Auslaßventil entweichen. Der Druckabfall erreicht den systolischen Druck, und kurz darunter beginnt der Blutstrom wieder, da nun der Manschettendruck überwunden werden kann. Jedoch ist der Querschnitt noch eingeschränkt, so daß der Blutstrom an der Engstelle turbulent erfolgt. Die Engstelle erfordert eine erhöhte Strömungsgeschwindigkeit, oberhalb der kritischen Geschwindigkeit; durch Wirbelbildung im Blut entstehen charakteristische Geräusche (sog. Korotkoff-Geräusche), abhörbar mit einem Stethoskop. Das Einsetzen der Geräusche erfolgt beim systolischen Druck. Eine weitergehende Druckerniedrigung in der Manschette unterschreitet schließlich den diastolischen Druck, der Strömungsquerschnitt ist jetzt total geöffnet, die Turbulenz und das begleitende Geräusch verschwinden; beim Ablesen des Manometers wird dieser Druck festgehalten. Die Angabe erfolgt als Kombination beider Drücke, im Normalfall z. B. 160/110, angegeben in mbar.

4.2.2.7. Sedimentation

Die Bewegung eines Körpers in einer Flüssigkeit unterliegt komplizierten Zusammenhängen. Eine einfachere Betrachtung ist für die *Sinkgeschwindigkeit* einer Kugel möglich. Sie findet Anwendung bei der **Blutsenkung.**

Betrachtet man das Absinken einer Kugel in einer Flüssigkeit, so müssen mehrere Kräfte berücksichtigt werden. Es wirken Gravitationskraft F_{Gra} und der entgegengerichtete Auftrieb F_{A}, und es gilt für die wirksame Differenz der beiden Kräfte, s. Gl. 4.9

$$F_{\mathrm{Gra}} - F_{\mathrm{A}} = m \cdot g - m_{\mathrm{Fl}} \cdot g = \frac{4}{3} \pi r^3 (\varrho - \varrho_{\mathrm{Fl}}) \cdot g \,.$$

Dabei werden die Masse m der Kugel und die Masse m_{Fl} der verdrängten Flüssigkeitsmenge durch das Volumen und die zugehörigen Dichten ϱ und ϱ_{Fl} ausgedrückt. Wenn nur diese resultierende Kraft wirkte, ergäbe sich eine nach unten beschleunigte Bewegung der Kugel. Man beobachtet dieses auch zunächst; es stellt sich aber schließlich eine gleichförmige Sinkgeschwindigkeit ein. Sie kommt aufgrund der zusätzlich wirkenden Reibungskraft in der Flüssigkeit zustande. Diese *Stokessche Reibungskraft* wird durch

$$F_S = 6\pi\eta r v \tag{4.20}$$

ausgedrückt. Sie ist also geschwindigkeitsabhängig und nimmt mit der Geschwindigkeit zu. Auf diese Weise ist erklärlich, warum die Sinkgeschwindigkeit einer Kugel zunächst zunimmt, bis bei einer Grenzgeschwindigkeit die bremsende Reibungskraft, die aus Gravitation und Auftrieb resultierende Kraft kompensiert. Es gilt asymptotisch

$$(F_{Gra} - F_A) - F_S = 0\,.$$

Daraus ergibt sich als Grenzgeschwindigkeit die Sinkgeschwindigkeit

$$v_s = \frac{2}{9}\,\frac{r^2}{\eta}(\varrho - \varrho_{Fl})\cdot g\,. \tag{4.21}$$

Es ist zu ersehen, daß die Messung der Sinkgeschwindigkeit zur Bestimmung der Zähigkeit η der umgebenden Flüssigkeit oder einer der beiden anderen Größen, Dichte oder Größe der kugelförmigen Partikel, herangezogen werden kann.

Die Sedimentation findet bei der **Blutsenkung** praktische Anwendung. In einer Küvette, Abb. 4.30, beobachtet man das Absinken der dichteren Komponente des Blutes (Erythrozyten mit $R = 3\cdot 10^{-6}$ m, $\varrho = 1{,}09\cdot 10^3$ kg $\cdot$ m^{-3}).

Man verfolgt das Absinken der Trennfläche gegenüber dem farblosen Plasma mit einer Sinkgeschwindigkeit

$$v_s = \frac{\Delta x}{\Delta t}\,.$$

Die *Normalwerte* liegen im Intervall $0{,}8 \ldots 2{,}5\,\frac{\text{mm}}{\text{h}}$ bei Männern und $1{,}7 \ldots 3{,}4\,\frac{\text{mm}}{\text{h}}$ bei Frauen.

Diese Sedimentationsgeschwindigkeit stellt einen wichtigen Parameter in vielen pathologischen Zuständen dar. v_s ist abhängig von der Beschleunigung g. Demnach läßt sich der Sedimentationsvorgang erheblich durch Zentrifugieren beschleunigen.

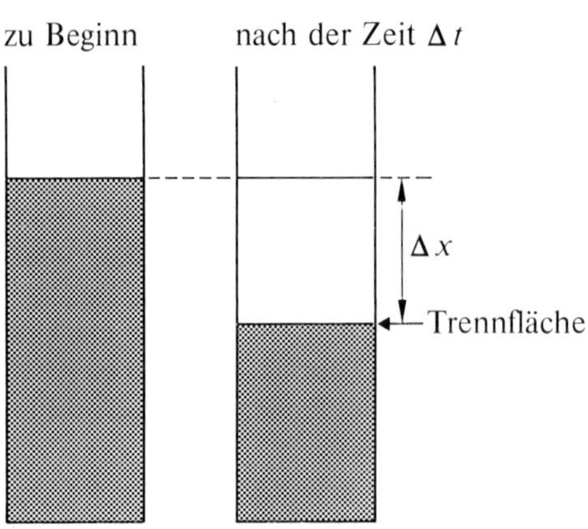

Abb. 4.30. Sedimentation bei der Blutsenkung.

Formelteil

Druck in einer Flüssigkeit

$$\text{Druck} = \frac{\text{Kraft}}{\text{Fläche}}; \quad p = \frac{F}{A}.$$

p = Druck,
F = Kraft,
A = Fläche.

Einheit des Druckes

$$[p] = 1\,\mathrm{N} \cdot \mathrm{m}^{-2} = 1\,\text{Pascal} = 1\,\mathrm{Pa}.$$

Schweredruck

$$p_s = \varrho \cdot g \cdot h.$$

ϱ = Dichte der Flüssigkeit,
g = Erdbeschleunigung,
h = Höhe der Flüssigkeitssäule über der Meßstelle.

Hydrostatischer Druck

$$p = p_{st} + \varrho \cdot g \cdot h.$$

p_{st} = Stempeldruck.

Auftriebskraft in einer Flüssigkeit

$$F_A = m_{Fl} \cdot g.$$

m_{Fl} = Masse der von einem Körper verdrängten Flüssigkeitsmenge,
g = Erdbeschleunigung.

Bedingungen für Sinken, Schweben, Steigen

Für die Dichten gilt jeweils

$\varrho\,(\text{Körper}) > \varrho_{Fl}$, Sinken,
$\varrho\,(\text{Körper}) = \varrho_{Fl}$, Schweben,
$\varrho\,(\text{Körper}) < \varrho_{Fl}$, Steigen.

Die Kontinuitätsgleichung der Hydrodynamik

$$A_1 \cdot v_1 = A_2 \cdot v_2 = \text{konst.}$$

A_1, A_2 = Querschnitte im Rohrstück 1 bzw. im Rohrstück 2 mit durchströmender Flüssigkeit.
v_1, v_2 = Strömungsgeschwindigkeiten in den beiden Rohrstücken.

In Worten: *Die Volumenstromstärke einer inkompressiblen Flüssigkeit ist konstant und unabhängig vom Rohrquerschnitt.*

Die Bernoullische Gleichung

$$p+\varrho\cdot g\cdot h+\frac{1}{2}\cdot\varrho\cdot v^2=\text{konst.}$$

p = Außendruck,
$\varrho\cdot g\cdot h$ = Schweredruck,
$\frac{1}{2}\cdot\varrho\cdot v^2$ = Staudruck.

In Worten: *Der Gesamtdruck in einer Flüssigkeitsströmung ist konstant.*

Die Scherspannung $\frac{\vec{F}_R}{A}$ in einer Flüssigkeit

$$\frac{\vec{F}_R}{A}=\eta\cdot\frac{\overrightarrow{dv}}{dz},$$

$\vec{F}_R$ = Reibungskraft,
A = Fläche einer in der Flüssigkeit bewegten Platte,
$\frac{\overrightarrow{dv}}{dz}$ = Geschwindigkeitsgradient zwischen der bewegten Fläche und der ruhenden Wand,
η = Zähigkeit oder Viskosität,

$$\dim\eta=\frac{\text{Kraft}\cdot\text{Zeit}}{\text{Fläche}},$$

Einheit der Zähigkeit

$$[\eta]=1\,\text{N}\cdot\text{s}\cdot\text{m}^{-2}=1\,\text{Pa}\cdot\text{s}=10\text{ Poise}.$$

Strömungswiderstand R in einem Rohr

$$R=\frac{8\eta\cdot l}{\pi\cdot r^4}.$$

η = Zähigkeit,
l = Länge des durchströmten Rohres,
r = Radius des Rohres.

Das Hagen-Poiseuillesche Gesetz

Volumenstromstärke

$$I=\frac{\pi\cdot r^4}{8\eta\cdot l}\cdot\Delta p,$$

oder

$$\Delta p=\frac{8\eta\cdot l}{\pi\cdot r^4}\cdot I=R\cdot I.$$

Δp = Druckdifferenz zwischen den Rohrenden; die übrigen Größen haben die gleiche Bedeutung wie im Strömungswiderstand R.

Strömungswiderstand

für hintereinandergeschaltete Leitungen

$$R_{\text{ges}} = \sum_{i=1}^{n} R_i \,.$$

R_{ges} = Gesamtwiderstand,
R_i = der i-te Leitungswiderstand.

für parallelgeschaltete Leitungen

$$L_{\text{ges}} = \frac{1}{R_{\text{ges}}} = \sum_{i=1}^{n} \frac{1}{R_i} \,.$$

L_{ges} = Gesamtleitwert.

Die turbulente Strömung

Kritische Geschwindigkeit

$$v_{\text{k}} = \frac{K \cdot \eta}{\varrho \cdot r} \,.$$

K = Reynoldsche Zahl $\simeq 2 \cdot 10^3$,
η = Zähigkeit,
ϱ = Dichte der Flüssigkeit,
r = Radius des Rohres.

Die Sedimentation

Die Stokessche Reibungskraft

$$F_{\text{s}} = 6\pi\eta \cdot r \cdot v \,.$$

η = Zähigkeit,
r = Radius des absinkenden Körpers,
v = Geschwindigkeit des absinkenden Körpers.

Die Sinkgeschwindigkeit

$$v_{\text{s}} = \frac{2}{9}\,\frac{r^2}{\eta}(\varrho - \varrho_{\text{Fl}}) \cdot g \,.$$

ϱ = Dichte des Körpers,
ϱ_{Fl} = Dichte der Flüssigkeit,
g = Erdbeschleunigung;
die übrigen Größen haben die Bedeutung wie oben.

4.3. Struktur der Materie

In unseren bisherigen Betrachtungen haben wir so getan, als ob Materie ein kontinuierlich verteiltes Medium sei, gleichgültig ob fest, flüssig oder gasförmig. Wir haben auf dieser Basis Kräfte zwischen den Körpern, Austausch von Impuls und Energie und auch elastische Eigenschaften der Materie erklären können. Wir geraten jedoch in

Schwierigkeiten, wenn wir auf diese Weise auch verstehen wollen, wie sich die drei verschiedenen *Aggregatzustände* der Materie, fest, flüssig oder gasförmig, erklären lassen. Wie entsteht der Druck in einem gasgefüllten Volumen? Wie läßt es sich erklären, daß beim Prozeß der Verdampfung eine Flüssigkeit sich abkühlt? Auf welche Weise läßt sich die Diffusion anschaulich darstellen? Um Fragen dieser Art beantworten zu können, müssen wir von der Vorstellung der kontinuierlich verteilten Materie abgehen und *Atome und Moleküle als Strukturelemente der Materie* annehmen.

4.3.1. Atome und Moleküle

Der Gedanke, daß sich Materie aus Atomen zusammensetzt, wurde bereits von EMPEDOKLES und DEMOKRIT 500 bzw. 400 v. Chr. geäußert. Die wissenschaftliche Theorie zur Existenz von Atomen wurde zu Beginn des 19. Jahrhunderts im Rahmen der Chemie von dem englischen Chemiker und Physiker JOHN DALTON (1766–1844) aufgestellt.

Man lernte seitdem zu verstehen, daß ein bestimmter Stoff immer aus den gleichen Elementen besteht. Die Elemente bestehen aus gleichen Atomen. So besteht Kohlenstoff aus Kohlenstoffatomen. In den chemischen Verbindungen werden verschiedene Atome zu Molekülen zusammengefügt. Wasserstoff und Sauerstoff verbinden sich zu Wasser. Natürlich vorkommender Wasserstoff und Sauerstoff bestehen dabei selbst aus Molekülen, da sich jeweils 2 Atome dieser Elemente zu einem Paar anordnen, gekennzeichnet als H_2 und O_2. Die chemische Reaktion, die zur Bildung von Wassermolekülen führt, ist

$$2\,H_2 + O_2 \rightarrow 2\,H_2O\,.$$

Zu der Zeit, da dieses Buch niedergeschrieben wurde, waren 105 Elemente bekannt.

Als **äußere Eigenschaften** kann man Atomen und Molekülen eine bestimmte *Gestalt, Volumen, Masse* und damit auch Trägheit zuschreiben. Außerdem sind Atome und Moleküle nicht frei beweglich, sondern üben Kräfte aufeinander aus, sie stehen miteinander in *Wechselwirkung. Diese Wechselwirkung ist elektrisch in ihrer Natur.* Wir werden in einem folgenden Abschnitt auf die Art der Wechselwirkung genauer eingehen.

Angenähert kann man sich die **äußere Gestalt der Atome** kugelförmig vorstellen mit einem *Radius von der Größenordnung* 10^{-10} *m*. Die *Masse des Atoms* wird in Vielfachen der atomaren Masseneinheit m_u angegeben, auch mit u bezeichnet.

1 atomare Masseneinheit $= \frac{1}{12}$ der Masse eines Kohlenstoffatoms $= 1\,\mathrm{u} = 1{,}6605402 \cdot 10^{-27}$ kg.

Beispiele: Masse eines Wasserstoffatoms:

$$m_H = 1{,}007825 \cdot \mathrm{u}\,.$$

Masse eines Natriumatoms:

$$m_{Na} = 22{,}989771 \cdot \mathrm{u}\,.$$

Die Zusammenfassung aller verschiedenen Elemente ist im **Periodensystem** wiedergegeben. Häufig wird auch der Begriff des Atomgewichtes oder der relativen Atommasse A_r verwendet. Es handelt sich hierbei nicht um die Masse eines einzelnen Atoms, sondern um das Verhältnis

$$A_r = \frac{\text{Masse des Atoms}}{\mathrm{u}}\,.$$

Beispiele: $A_r(\mathrm{H}) = 1{,}007825 \simeq 1$

$A_r(\mathrm{Na}) = 22{,}989771 \simeq 23$.

Damit ist allgemein die Masse des Atoms x

$$m(x) = A_r \cdot \mathrm{u} .$$

Dem entspricht die relative Molekülmasse

$$M_r = \frac{\text{Masse des Moleküls}}{\mathrm{u}} = \frac{\Sigma m(i)}{\mathrm{u}}$$

gleich der Summe der relativen Atommassen der Bestandteile.

Beispiele: $M_r(\mathrm{He}) = A_r(\mathrm{He}) = 1 \cdot 4 = 4,$

$M_r(\mathrm{H_2}) = 2 \cdot 1 = 2,$

$M_r(\mathrm{O_2}) = 2 \cdot 16 = 32,$

$M_r(\mathrm{H_2O}) = 2 \cdot A_r(\mathrm{H}) + 1 \cdot A_r(\mathrm{O}) = (2 \cdot 1) + (16) = 18,$

M_r (Hämoglobin) $= 64450,$

M_r (Eiweiß) bis zu 10^7 .

4.3.2. Der Aufbau der Materie aus Atomen und Molekülen

Die Betrachtung der *Anordnung von Atomen und Molekülen* in zusammenhängender Materie führt uns zum Verständnis der Aggregatzustände. Hierfür nehmen wir – in qualitativer Weise – Kräfte zwischen den Atomen und Molekülen an. Aus der Betrachtung des elastischen Verhaltens der festen Materie wissen wir, daß sowohl bei Zug als auch bei Druck Kräfte notwendig sind, um eine Formänderung zu erreichen. Daraus können wir schließen, daß sowohl abstoßende als auch anziehende Kräfte zwischen den Atomen oder Molekülen wirken müssen. Bei einem bestimmten Abstand zwischen den Atomen oder Molekülen des Festkörpers herrscht Gleichgewicht der Kräfte. Dieser Sachverhalt ist in Abb. 4.31 dargestellt. Die Kraft zwischen den Molekülen *hängt von ihrem gegenseitigen Abstand ab.*

Vom Gleichgewichtsabstand ausgehend führt der Versuch, die Moleküle einander näherzubringen, zu *abstoßenden* Kräften, dargestellt durch den oberen Teil der Kurve in Abb. 4.31. Das spüren wir, wenn wir mit der Hand an die Wand drücken. Andererseits

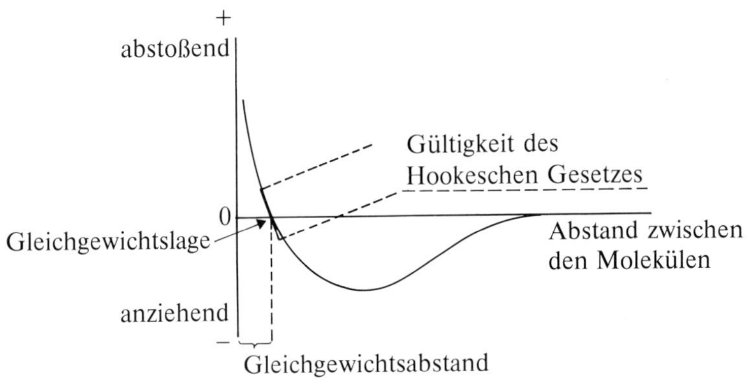

Abb. 4.31. Kraft zwischen den Molekülen.

führt die Entfernung der Moleküle voneinander zu *anziehenden* Kräften zwischen den Molekülen, dargestellt im unteren Teil der Kurve. Wenn die Moleküle hinreichend kräftig auseinandergezogen werden, können sie getrennt werden. Die Bindung ist aufgebrochen. Dieser Sachverhalt charakterisiert den **festen Aggregatzustand** und führt zu regelmäßiger Anordnung von Atomen oder Molekülen in *räumlichen Kristallgittern mit Gleichgewichtsabständen.* Wenn die Moleküle nur wenig um ihre Gleichgewichtslage bewegt werden, können wir das durchlaufene Kurvenstück in Abb. 4.31 durch eine Gerade annähern. In diesem Fall ist die Kraft proportional zur Auslenkung. Wir kennen das als Gültigkeitsbereich des Hookeschen Gesetzes (Gl. 3.20) beim elastischen Verhalten von Festkörpern. Bereits ohne äußere Krafteinwirkung bewegen sich die Moleküle im Kristall; sie schwingen um die Gleichgewichtslage. Diese *Bewegung ist die molekulare Erscheinung des Wärmeinhaltes* des festen Körpers; sie ist daher temperaturabhängig. Dieses sei hier nur qualitativ bemerkt. Im Kapitel über Wärmelehre wird darauf im einzelnen eingegangen.

Im **Aggregatzustand des Gases** sind Atome oder Moleküle nicht aneinander gebunden. Es gibt keine regelmäßige Anordnung der Bestandteile und keine Gleichgewichtsabstände. Auch hier gibt es die *Bewegung der Atome und Moleküle aufgrund des Wärmeinhaltes* eines Gases, ihre kinetische Energie. Die Bewegung ist ungeordnet, die Moleküle stoßen dabei miteinander und mit den Gefäßwänden häufig zusammen. Im Rahmen der kinetischen Gastheorie werden wir auf diese Weise den Druck erklären können. Darüber hinaus gibt es in Gasen, die Moleküle wie H_2 enthalten, Schwingungen der Molekülatome um einen Gleichgewichtsabstand, bedingt durch die Molekülbindung. Auch Rotationen dieser Moleküle um die eigenen Achsen sind möglich. Diese Bewegungsformen sind temperaturabhängig. Aufgrund der freien Beweglichkeit nimmt ein Gas kein festes, sondern es nimmt jedes zur Verfügung stehende Volumen ein. Die Dichte ist wesentlich kleiner als beim Festkörper.

Die Situation im **flüssigen Aggregatzustand** liegt zwischen diesen beiden Extremen. Beliebige Formänderungen sind möglich, jedoch liegt ein festes Volumen vor. Das deutet darauf hin, daß wie bei Gasen und im Gegensatz zum Festkörper die regelmäßige Anordnung aufgehoben ist. Es gibt jedoch wie beim Festkörper den Gleichgewichtsabstand. Daher läßt sich eine Flüssigkeit auch nur schwer komprimieren, und die Dichte ist konstant. Übergänge zwischen den Aggregatzuständen sind durch Wärmezufuhr oder -entzug möglich. Sie werden daher im Rahmen der Wärmelehre behandelt.

4.3.3. Die Stoffmenge

Beim Aufbau der Materie und bei der Umsetzung von Stoffen muß man sich außer der Masse der beteiligten Stoffe auch klar definierte Angaben über die Stoffmenge verschaffen. Ausgangspunkt als einfache Mengengröße ist die Teilchenzahl N. Sie ist ohne Dimension, die Einheit ist

$$[N] = 1 \,.$$

Die Masse m mit der Einheit $[m] = 1\,\text{kg}$ und das Volumen V mit der Einheit $[V] = 1\,\text{m}^3$ sind bereits definiert worden.

4.3.3.1. Mengenbezogene Größen

4.3.3.1.1. Stoffmengenbezogene oder molare Größen

Dazu ist zunächst die Stoffmenge ν mit der Einheit $[\nu] = 1\,\text{kmol}$ zu definieren. *1 kmol ist die Stoffmenge* einer Substanz, die $6{,}02 \cdot 10^{26}$ Moleküle enthält. Alle Substanzen enthalten in der Stoffmengeneinheit die gleiche Anzahl von Molekülen. Diese Anzahl ist als *Avogadro-Konstante*

$N_A = 6{,}0221367 \cdot 10^{23} \mathrm{mol}^{-1}$

bekannt (AVOGADRO, AMADEO Graf A. DI QUAREGUA, ital. Physiker, 1776–1856). Man beachte, daß N_A keine reine Zahl ist, sondern eine Konstante mit der Einheit $[N_A] = 1\,\mathrm{mol}^{-1}$.

1 mol enthält ebenso viele Teilchen (Atome, Moleküle) wie Atome in 12 g des Kohlenstoff-Nuklids ^{12}C enthalten sind. 1 mol $^{12}\mathrm{C} = 12\,\mathrm{g}\ ^{12}\mathrm{C}$. ^{12}C ist die Bezugssubstanz.

$$\text{Stoffmenge } \nu = \frac{\text{Masse } m}{A_r} \text{ mol} = \frac{\text{Anzahl } N_i \text{ von Teilchen der Art } i}{N_A}. \qquad (4.22)$$

Gleiche Stoffmengen ν_i enthalten gleiche Teilchenzahlen N_i, im allgemeinen bezogen auf die Substanz i. In Gl. 4.22 ist die relative Atommasse A_r benutzt worden. Damit kann man sowohl aus der Masse einer Substanz (erster Teil von Gl. 4.22) als auch aus der Teilchenzahl (zweiter Teil von Gl. 4.22) die Stoffmenge bestimmen.

Auf diese Weise erhält man die **stoffmengenbezogenen Größen:**

$$N_A = \frac{\text{Teilchenzahl}}{\text{Stoffmenge}} = \frac{N}{\nu}, \qquad (4.23)$$

mit der Einheit $[N_A] = 1\,\mathrm{mol}^{-1}$,

$$\text{molare Masse } M_{\text{molar}} = \frac{\text{Masse}}{\text{Stoffmenge}} = \frac{m}{\nu},$$

mit der Einheit $[M_{\text{molar}}] = 1\,\mathrm{g} \cdot \mathrm{mol}^{-1}$.

Für die Bezugssubstanz ^{12}C gilt

$$M_{\text{molar}}(^{12}\mathrm{C}) = \frac{12\ \mathrm{kg}}{1\ \mathrm{kmol}} = 12\ \mathrm{kg \cdot kmol^{-1}} = 12\,\mathrm{g} \cdot \mathrm{mol}^{-1}.$$

Allgemein erhält man

$$M_{\text{molar}} = A_r \cdot \mathrm{kg \cdot kmol^{-1}} = \mathrm{g} \cdot \mathrm{mol}^{-1}$$

oder

$$M_{\text{molar}} = M_r \cdot \mathrm{kg \cdot kmol^{-1}},$$

je nachdem, ob die Substanz atomar oder molekular aufgebaut ist. Demnach enthält 1 kmol einer Substanz eine Masse, die je nach Aufbau entweder durch die relative Atommasse A_r oder durch die relative Molmasse M_r zahlenmäßig bestimmt ist. Die Stoffmenge ist durch Wägung zu bestimmen.

Außerdem läßt sich mit den angegebenen Größen die Masse eines Atoms oder Moleküls m_0 bestimmen.

$$m_0 = \frac{M_{\text{molar}}}{N_A} = M_{\text{molar}} \cdot 1{,}6605 \cdot 10^{-27}\ \mathrm{kg}. \qquad (4.24)$$

4.3.3.1.2. Volumenbezogene Größen (Dichten)

Die Stoffmenge selbst läßt sich auf das Volumen beziehen; man erhält die **Stoffmengendichte** ϱ_{st},

$$\varrho_{st} = \frac{\text{Stoffmenge}}{\text{Volumen}} = \frac{\nu}{V} = \frac{1}{V} \cdot \frac{N}{N_A} = \frac{n}{N_A} = \frac{1}{N_A} \frac{\varrho}{m_0} = \frac{\varrho}{M_{molar}}$$

mit Gl. 4.23

und der **Teilchenzahldichte** n,

$$n = \frac{\text{Teilchenzahl}}{\text{Volumen}} = \frac{N}{V} = \frac{\varrho}{m_0}$$

mit der Einheit $[n] = 1\,m^{-3}$
und unter Verwendung von Gl. 4.24

Außerdem wurde als volumenbezogene Größe die **Massendichte** ϱ,

$$\varrho = \frac{\text{Masse}}{\text{Volumen}} = \frac{m}{V} \quad \text{mit der Einheit}$$

$[\varrho] = 1\,kg \cdot m^{-3}$ eingeführt.

4.3.3.1.3. Massenbezogene oder spezifische Größen

Als Beispiel sei hier das spezifische Volumen $V_s = \frac{\text{Volumen}}{\text{Masse}} = \frac{V}{m}$ mit der Einheit $[V_s] = 1\,m^3 \cdot kg^{-1}$ angeführt.

Weitere massenbezogene Größen werden an entsprechender Stelle behandelt.

4.3.4. Molekulare Erscheinungen der Materie

Die in Abschnitt 4.3.2 eingeführten Kräfte zwischen den Molekülen führen, je nach ihrem zwischenmolekularen Abstand, zu Abstoßung oder Anziehung. Das ist in Abb. 4.31 qualitativ dargestellt worden. Auf dieser qualitativen Basis lassen sich einige Erscheinungen einfach erklären.

Betrachten wir zunächst eine Flüssigkeit. Ihre Eigenschaften sind nach den früheren Betrachtungen zwischen die eines festen Körpers und die eines Gases einzuordnen. Der Abstand der Moleküle voneinander ist klein, die anziehenden Kräfte zwischen benachbarten Molekülen sind groß, ähnlich wie beim Festkörper; daher läßt sich der Abstand nur wenig verringern, man gelangt in den abstoßenden Bereich. Man braucht einen hohen Druck, um Flüssigkeiten zu komprimieren.

Die anziehende Kraft zwischen gleichartigen Molekülen wird **Kohäsion** *genannt.* Im Inneren der Flüssigkeit ist ein Molekül den anziehenden Kräften benachbarter Moleküle von allen Seiten ausgesetzt. Die resultierende Kraft F_r ist null, Abb. 4.32. Das trifft nicht für Moleküle in der Oberfläche zu. Hier ergibt sich eine in das Innere der Flüssigkeit gerichtete resultierende Kraft.

Daraus könnte man schließen, daß kein Molekül die Oberfläche der Flüssigkeit nach oben verlassen könnte. Im Rahmen der Wärmelehre werden wir jedoch begreifen, daß es aufgrund der Wärmebewegung der Moleküle immer solche mit genügend kinetischer Energie gibt, denen ein Entweichen gelingt.

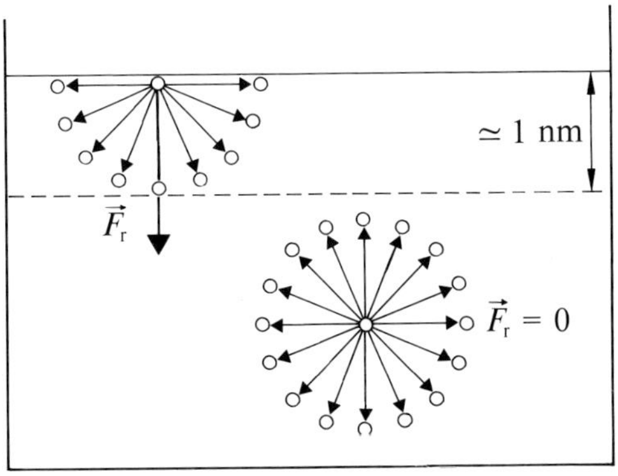

Abb. 4.32. Für Moleküle in der Oberfläche entsteht eine resultierende Anziehungskraft ins Innere.

4.3.4.1. Die Grenzflächenspannung

Die in das Innere der Flüssigkeit gerichtete resultierende Kraft in der Oberfläche verursacht eine Tendenz zum Zusammenziehen der Oberfläche. Sie verhält sich wie eine gespannte Membran. Man bezeichnet diese Tendenz als **Oberflächenspannung** oder Grenzflächenspannung. Sie ist somit eine Folge der Kohäsion, und sie ist eine flächenbezogene Grenzflächenenergie. Das wird im folgenden dargelegt.

Die Dicke der Oberflächenschicht ist etwa gleich dem Wirkungsradius der Kohäsionskräfte (Abb. 4.32) und beträgt etwa 1 nm. Versucht man die Oberfläche einer bestimmten Flüssigkeitsmenge zu vergrößern, so müssen Moleküle aus dem Inneren in die Oberfläche gebracht werden. Dabei muß gegen die nach innen gerichtete resultierende Kraft Arbeit aufgewandt werden. Die potentielle Energie der in die Oberfläche gebrachten Moleküle nimmt zu. Diese Zunahme ΔE ist der Zunahme der Oberfläche ΔA proportional

$$\Delta E = \sigma \cdot \Delta A \qquad \text{oder}$$

$$\sigma = \frac{\Delta E}{\Delta A} = \frac{\text{Zuwachs an Energie}}{\text{Zuwachs an Oberfläche}}\,. \tag{4.25}$$

σ ist die Grenzflächenspannung, dargestellt als flächenbezogene Grenzflächenenergie mit der Einheit

$$[\sigma] = 1\,\mathrm{J \cdot m^{-2}} = 1\,\mathrm{N \cdot m^{-1}}\,.$$

σ ist eine Materialkonstante; in Tab. 4.6 sind einige Werte und ihre Temperaturabhängigkeit dargestellt. Hierbei ist die Grenzfläche Flüssigkeit – Luft betrachtet.

Tab. 4.6. Die Grenzflächenspannung einiger Flüssigkeiten gegenüber Luft.

Flüssigkeit	Temperatur (°C)	$\sigma (\mathrm{N \cdot m^{-1}})$
Wasser	10	$7{,}42 \cdot 10^{-2}$
	20	$7{,}28 \cdot 10^{-2}$
	30	$7{,}12 \cdot 10^{-2}$
Ethylalkohol	0	$2{,}45 \cdot 10^{-2}$
	20	$2{,}28 \cdot 10^{-2}$
Quecksilber	20	$46{,}5 \cdot 10^{-2}$

Die Natur trachtet stets, den Zustand der niedrigsten Gesamtenergie einzunehmen. Aufgrund der Abnahme der Grenzflächenenergie mit abnehmender Oberfläche besteht deshalb die Tendenz zur *Bildung der kleinstmöglichen Oberfläche*. Das ist stets die Kugeloberfläche. Tropfen nehmen im Gleichgewichtszustand Kugelform an.

Auf dem Wasser lebende Insekten nutzen die Grenzflächenspannung zur Fortbewegung. Die Gewichtskraft der Insekten wird durch die Grenzflächenspannung kompensiert. Außerdem kann durch das Absondern einer Substanz die Grenzflächenspannung hinter dem Tier reduziert werden. Das führt zur Fortbewegung.

Im Gegensatz zur Kraft zwischen gleichen Molekülen wird die Kraft zwischen verschiedenen Molekülen als **Adhäsion** *bezeichnet.* Diese Kraft läßt sich am Beispiel des Kontaktes zwischen Gefäßwand und Flüssigkeit demonstrieren. Hierbei wirken gleichzeitig die Kräfte der Adhäsion zwischen den Flüssigkeitsmolekülen und denen der Gefäßwand sowie die Kräfte der Kohäsion zwischen den Flüssigkeitsmolekülen selbst, die in die entgegengesetzte Richtung wirken. Außerdem muß die Schwerkraft berücksichtigt werden. Ist die Adhäsion größer als die Kohäsion, so wird die Flüssigkeit an der Gefäßwand hochgezogen. Man spricht von *Benetzung* der Wandoberfläche durch die Flüssigkeit, dargestellt in Abb. 4.33 a. Im entgegengesetzten Fall findet keine Benetzung statt, die Flüssigkeitsoberfläche ist, wie in Abb. 4.33 b dargestellt, in der Nähe der Gefäßwand nach unten gewölbt. Der Winkel α zwischen der Tangente an die Flüssigkeitsoberfläche im Berührungspunkt mit der Gefäßwand ist eine materialabhängige Konstante. Er beträgt für die Berührung zwischen Glas und Wasser 25°. Der Winkel α kann alle Werte zwischen 0° und 180° annehmen. Gute Benetzung ist durch kleine Winkel, Nichtbenetzung durch große Winkel gekennzeichnet. Die Art der Benetzung erkennt man auch, wenn man, wie in Abb. 4.34 dargestellt, die Tropfenbildung auf einer festen Oberfläche beobachtet.

Die Grenzflächenenergie und ihre Änderung kann man nach Gl. 4.25 zur Bestimmung der Grenzflächenspannung nutzen. Hierzu verwendet man einen Drahtrahmen mit einer beweglichen Seite nach Abb. 4.35. Der Rahmen taucht in die Flüssigkeit, de-

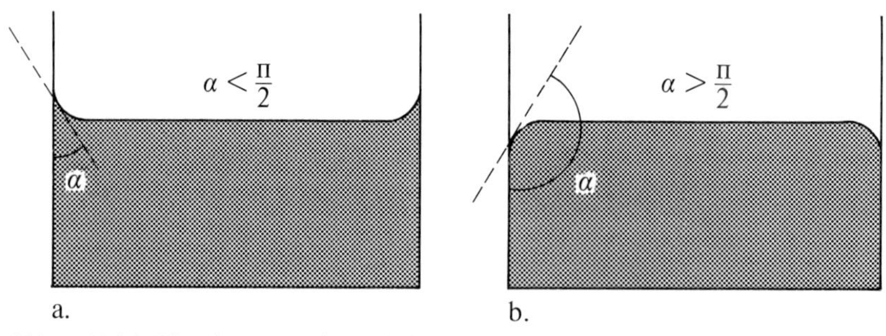

Abb. 4.33 (a) Eine benetzende und (b) eine nicht benetzende Flüssigkeit.

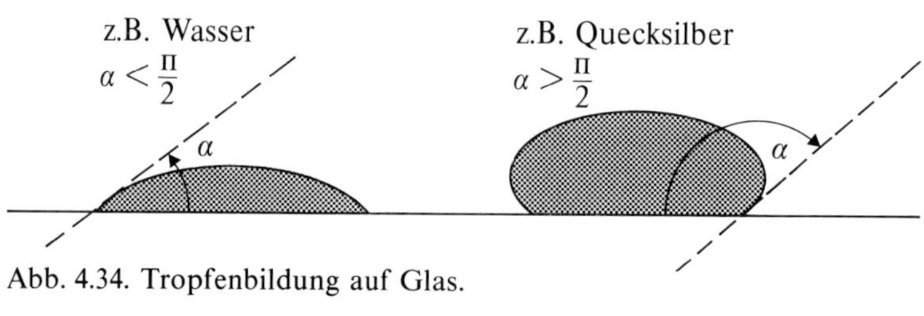

Abb. 4.34. Tropfenbildung auf Glas.

ren Grenzflächenspannung bestimmt werden soll. Beim Herausziehen des beweglichen Steges bildet sich ein Flüssigkeitsfilm im Inneren des Rahmens. Die Grenzflächenspannung entspricht einer Kraft, die die Oberfläche zu verkleinern sucht und die man mit einer Gegenkraft $\vec{F}$ im Gleichgewicht halten kann. Zur Verdeutlichung kann man Gl. 4.25 umschreiben

$$\vec{\sigma} = \frac{\Delta E}{\Delta A} = \frac{\vec{F} \cdot \Delta x}{2 \cdot l \cdot \Delta x} = \frac{\vec{F}}{2 \cdot l} \,. \tag{4.26}$$

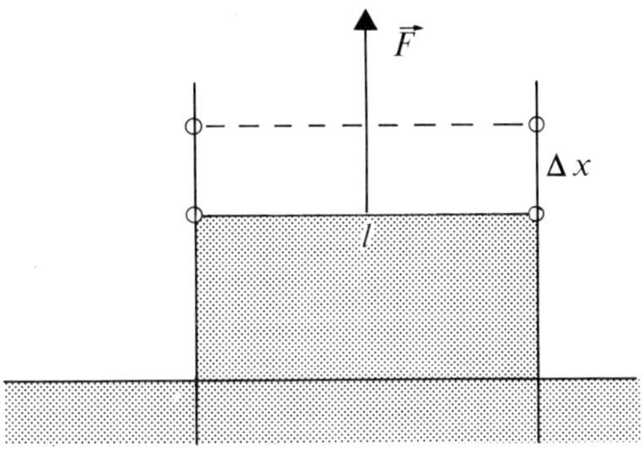

Abb. 4.35. Zur Messung der Grenzflächenspannung.

Hierbei besteht die Zunahme der Oberflächenenergie ΔE bei Vergrößerung der Oberfläche $\Delta A = 2 \cdot l \cdot \Delta x$ (der Flüssigkeitsfilm hat *zwei Oberflächen*) in der entlang der Strecke Δx durch die Kraft $\vec{F}$ verrichteten Arbeit $\vec{F} \cdot \Delta x$. Man erkennt jetzt auch, daß die Grenzflächenspannung eine vektorielle Größe ist, die Kraft $\vec{F}$ liegt tangential zur Oberfläche. Auf diese Weise kann die Grenzflächenspannung als die verrichtete Arbeit gemessen werden, die zur Vergrößerung des Flüssigkeitsfilms um die Einheit der Oberfläche erforderlich ist. Hierzu müssen die Kraft $\vec{F}$ und die zurückgelegte Strecke Δx bestimmt werden. Die Messung der Grenzflächenspannung ist schwierig, da bereits geringe Verunreinigungen in der Flüssigkeit von großem Einfluß sind.

Ebenfalls auf Kohäsion und Adhäsion und damit auf die Oberflächenenergie zurückzuführen ist die *Kapillarwirkung*. Es handelt sich hierbei um eine Wirkung der Benetzung, die sich in Röhren von kleinem Durchmesser bemerkbar macht. Wiederum ist die Konkurrenz von Adhäsion und Kohäsion von Bedeutung. Wenn die Adhäsion größer ist, steigt die Flüssigkeit in einer engen Röhre, die in einem Flüssigkeitsbehälter steht (Abb. 4.36) bis zu einer bestimmten Höhe h, die sich auf folgende Weise berechnen läßt. Die Grenzflächenspannung in der Grenzfläche Flüssigkeit – Luft bewirkt eine nach oben gerichtete Kraft, die die Gewichtskraft der angehobenen Flüssigkeitssäule kompensiert. Durch die Adhäsion ergibt sich eine Benetzung, ein Flüssigkeitsfilm steigt an der Wand auf. Zur Berechnung der Kraft können wir Gl. 4.26 verwenden, wobei zu berücksichtigen ist, daß jetzt nur e i n e Grenzfläche Flüssigkeit – Luft existiert. Wir erhalten $\vec{\sigma} \cdot \cos\alpha = \frac{\vec{F}}{l}$ und $\vec{F} = \vec{\sigma} \cdot \cos\alpha \cdot l$. Von der in der Oberfläche wirkenden Kraft benötigen wir die senkrechte Komponente. Für den Rand der Oberfläche gilt $l = 2\,\pi r$, r ist der Radius der Röhre, so ergibt sich

$$F = \sigma \cdot \cos\alpha \cdot 2\pi r \,,$$

wobei wir die Vektorpfeile in diesem Fall weggelassen haben. Gleichgewicht besteht, wenn diese nach oben gerichtete Kraft gleich der Gewichtskraft der Flüssigkeitssäule über der Oberfläche im Vorratsgefäß ist. Die Gewichtskraft der Flüssigkeitssäule beträgt

$$F_G = m \cdot g = \varrho V g\,,$$

wobei ϱ die Dichte der Flüssigkeit und V das Volumen der Flüssigkeitssäule ist. Im Gleichgewicht erhalten wir $mg = \varrho Vg = \varrho \cdot \pi r^2 h \cdot g = \sigma \cdot \cos\alpha \cdot 2\pi r$.

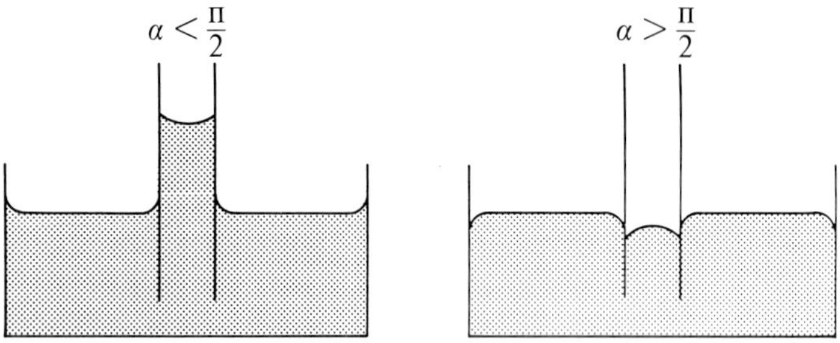

a b

Abb. 4.36. Kapillaraszension (a) und Kapillardepression (b).

Wir können nach der Höhe h auflösen,

$$h = \frac{2\sigma \cdot \cos\alpha}{\varrho \cdot r \cdot g}\,. \tag{4.27}$$

Die Höhe h der Flüssigkeitssäule ist der Grenzflächenspannung σ direkt und dem Radius der Kapillarröhre umgekehrt proportional. Für eine vorgegebene Kapillare können wir schreiben

$$h = \text{konst.} \cdot \sigma\,,$$

so daß sich die Grenzflächenspannung σ messen läßt. Die Konstante enthält nur Materialkonstanten wie α und die Dichte der Flüssigkeit ϱ, außerdem die Gravitationskonstante g und den Radius r der Kapillare.

Wenn die Adhäsion kleiner als die Kohäsion ist, $\alpha > \frac{\pi}{2} = 90°$, dann ergibt sich die in Abb. 4.36 b dargestellte Kapillardepression. Für die Höhe h ist Gl. 4.27 ebenfalls gültig, es ergibt sich ein negativer Wert. Die Wirkung der Kapillarität ist für die Wasserversorgung der Pflanzen von großer Bedeutung.

4.3.4.2. Adsorption und Absorption

Als eine Grenzflächenerscheinung ist auch die **Adsorption** aufzufassen. Die Adhäsionskräfte führen zur *Bindung von Gasmolekülen an Festkörperoberflächen*. Es bilden sich monomolekulare Schichten von Fremdmolekülen auf der Oberfläche aus. Diese Bindung ist außerordentlich stabil, und es bereitet große Schwierigkeiten, solche Schichten zu entfernen, z. B. eine Glasoberfläche vollständig zu trocknen. Hierfür sind Temperaturen von mindestens 500 °C erforderlich. Sorgt man für eine große Oberfläche, etwa bei lockerer Holzkohle (Aktivkohle), so lassen sich erhebliche Mengen an Gasen adsorbieren. So vermag 1 cm^3 Holzkohle bei Zimmertemperatur zu adsorbieren:

Ammoniak	90 cm^3
Kohlendioxid	35 cm^3
Wasserstoff	1,8 cm^3.

Die Adsorption ist temperaturabhängig. Bei hohen Temperaturen werden die adsorbierten Substanzen ausgetrieben, je niedriger hingegen die Temperatur ist, umso mehr kann adsorbiert werden. Bei $-180\,°C$ können in $1\,cm^3$ Holzkohle adsorbiert werden:

Luft	$500\ cm^3$
Wasserstoff	$135\ cm^3$.

Der adsorbierte Stoff wird als *Adsorbat*, die adsorbierende Oberfläche als *Adsorbens* bezeichnet.

Der Vorgang der Adsorption findet vielfältige Anwendung. Beispiele sind die Anwendung in der Vakuumtechnik, wo zur Unterstützung der Pumptechnik Adsorbentien zur Adsorption von Restgasen verwendet werden und die Anwendung von Katalysatoren in der chemischen Technik. Hierbei werden fein verteilte feste Stoffe eingesetzt, die selbst unverändert bleiben, die Reaktionsgeschwindigkeit von Reaktionspartnern durch ihre Adsorption aber beträchtlich erhöhen können. So kann die Oxidation vieler Stoffe durch freien Sauerstoff durch die katalytische Funktion von Kohle oder fein verteiltem Platin sehr beschleunigt werden.

Der Adsorption gegenüberzustellen ist die **Absorption,** wobei nicht Anlagerung an einer Oberfläche sondern die *Aufnahme eines Stoffes im Volumen eines anderen* die entscheidende Rolle spielt.

Wir haben in diesem Kapitel gesehen, welche wichtige Rolle die molekularen Kräfte bei Aufbau und Struktur der Materie spielen. Dennoch sind sie nicht fundamental in dem Sinn wie etwa die Gravitationskraft fundamental ist. Die molekularen Kräfte ergeben sich aufgrund des komplexen Verhaltens von Elektronen und Atomen in einem Molekül und der Wechselwirkung mit den Elektronen und Atomen anderer Moleküle. Jede einfache Betrachtung, die wir bisher angestellt haben, ist eine angenäherte Darstellung komplizierter Vorgänge. Die fundamentalen Kräfte, die allen Betrachtungen zugrundeliegen, werden wir im Rahmen der Elektrizitätslehre und der Physik der Atomkerne kennenlernen. Das wird uns auf einer anderen Ebene die Möglichkeit eröffnen, die Betrachtungen über die Struktur der Materie zu vertiefen.

Formelteil

Die Stoffmenge

Die Avogadro-Konstante

$$N_A = 6{,}0220 \cdot 10^{26} \cdot \mathrm{kmol}^{-1}\,.$$

Die Stoffmenge

$$\nu = \frac{\text{Anzahl } N_i \text{ von Teilchen der Art } i}{N_A}\,.$$

Die Stoffmengendichte ϱ_{st}

$$\varrho_{st} = \frac{\text{Stoffmenge}}{\text{Volumen}} = \frac{\nu}{V} = \frac{1}{V} \cdot \frac{N}{N_A} = \frac{n}{N_A} = \frac{1}{N_A} \cdot \frac{\varrho}{m_0} = \frac{\varrho}{M_{molar}}\,.$$

Teilchenzahldichte

$$n = \frac{\text{Teilchenzahl}}{\text{Volumen}} = \frac{N}{V} = \frac{\varrho}{m_0}.$$

Masse eines Atoms oder Moleküls

$$m_0 = \frac{M_{\text{molar}}}{N_{\text{A}}} = M_{\text{molar}} \cdot 1{,}6606 \cdot 10^{-27}\ \text{kg}.$$

Massendichte

$$\varrho = \frac{\text{Masse}}{\text{Volumen}} = \frac{m}{V}.$$

Einheit der Teilchenzahldichte

$[n] = 1 \cdot \text{m}^{-3}$.

Einheit der Massendichte

$[\varrho] = 1 \cdot \text{kg} \cdot \text{m}^{-3}$.

Das spezifische Volumen

$$V_{\text{s}} = \frac{\text{Volumen}}{\text{Masse}} = \frac{V}{m}.$$

Einheit des spezifischen Volumens

$[V_{\text{s}}] = 1 \cdot \text{m}^3 \cdot \text{kg}^{-1}$.

Die Grenzflächenspannung σ

$$\sigma = \frac{\Delta E}{\Delta A} = \frac{\text{Zuwachs an Energie}}{\text{Zuwachs an Oberfläche}}.$$

Einheit der Grenzflächenspannung

$[\sigma] = 1 \cdot \text{J} \cdot \text{m}^{-2} = 1 \cdot \text{N} \cdot \text{m}^{-1}$.

Kapillaraszension und Kapillardepression h in einer Röhre

$$h = \frac{2\sigma \cdot \cos\alpha}{\varrho \cdot r \cdot g}.$$

r = Radius der Röhre,
α = Benetzungswinkel,
ϱ = Massendichte,
g = Erdbeschleunigung.

5. Wärmelehre

„In Untersuchungen, die die Gesetze der Welt und das Gefüge der Dinge in Betracht ziehen, ist die höchste Vernunft immer die angemessenste."

Die folgenden Betrachtungen können im Sinne einer Struktur der Materie fortgesetzt werden. Das bedeutet, wir behalten auch weiterhin den Gesichtspunkt im Auge, daß Materie aus Atomen oder Molekülen zusammengesetzt ist. Bei der Behandlung der Mechanik konnten wir von präzisen Gesetzen wie denen von NEWTON ausgehen. Sie stellten die Basis für unser Verständnis der Mechanik dar. Wir wollen zu Beginn dieses Kapitels versuchen, diese NEWTONschen Gesetze auf das Verhalten von Gasmolekülen anzuwenden. Für ein Gas gilt die vereinfachende Voraussetzung, daß sich die Moleküle angenähert unabhängig voneinander bewegen. Diese molekulare Betrachtungsweise bei der Beschreibung eines Gases wird als **kinetische Gastheorie** bezeichnet. Mit ihrer Hilfe gelingt es auf der Basis des dynamischen Verhaltens der Gasmoleküle, das moderne Konzept der Wärmelehre zu verstehen.

5.1. Grundbegriffe der kinetischen Gastheorie

In einem Gas sind die Moleküle nicht aneinander gebunden, bewegen sich in beliebiger Richtung und stoßen dabei häufig miteinander und mit den Wänden des Gefäßes zusammen, wie in Abb. 5.1 dargestellt.

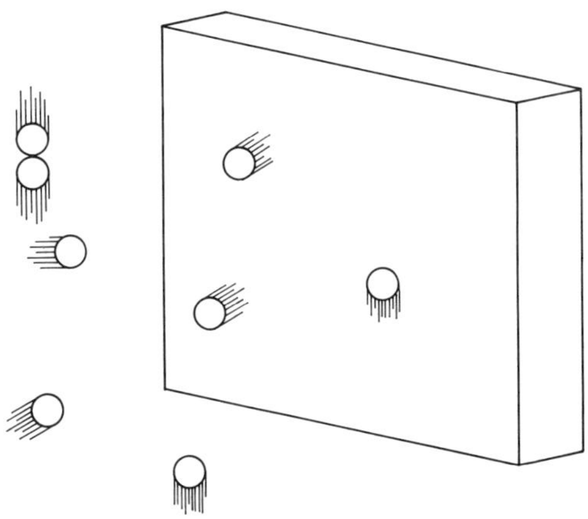

Abb. 5.1. Zusammenstöße in einem Gas und mit der Wand.

Aufgrund ihrer Bewegung besitzen die Moleküle kinetische Energie. Bei jedem Zusammenstoß wird kinetische Energie mit anderen Molekülen ausgetauscht. Dabei werden Richtung und Geschwindigkeit geändert. Dieser Austausch findet auch mit der Wand statt.

Wir wissen, daß ein Gas einen Druck ausübt und wollen das verstehen. Der bereits erwähnte Schweizer Mathematiker DANIEL BERNOULLI vermutete bereits im 18. Jahrhundert, daß der Gasdruck aufgrund der wiederholten Zusammenstöße der Gasmoleküle mit der Gefäßwand zustandekommt. Man kann sich leicht vorstellen, daß eine Verkleinerung des Volumens, in das ein Gas eingeschlossen ist, bereits bedeutet, daß die Moleküle öfter mit der Wand zusammenstoßen. Der Druck nimmt in dem gleichen Maße zu, in dem das Volumen abnimmt. Das führt zu dem Ergebnis, daß das Produkt aus Druck p und Volumen V konstant ist:

$$p \cdot V = \text{konstant}\,. \tag{5.1}$$

Man erhält auf einfache Weise eine Gleichung für den Zustand eines Gases, eine Zustandsgleichung. Die Größen Druck und Volumen werden **Zustandsgrößen** genannt. Die Einheiten für diese Zustandsgrößen sind bereits aus der Mechanik bekannt. Im Rahmen dieser einfachen Zustandsgleichung ist die Temperatur noch nicht erwähnt. Sie wurde stillschweigend als konstant vorausgesetzt. Nur unter dieser Bedingung gilt Gl. 5.1. Im nächsten Schritt suchen wir nach einem *Zusammenhang zwischen der kinetischen Energie der Moleküle eines Gases und der Temperatur.* Das führt uns dann zur Erklärung der *Temperaturabhängigkeit des Gasdruckes.*

5.1.1. Mittlere Geschwindigkeit und mittlere kinetische Energie der Gasmoleküle

Bevor wir die kinetische Energie der Gasmoleküle näher betrachten, wollen wir uns erst eine Vorstellung über deren Geschwindigkeit machen. Das kann man mit Hilfe der Schallgeschwindigkeit in Luft tun, da der Schall über die Zusammenstöße der Luftmoleküle übertragen wird. Es gibt daher einen *Zusammenhang zwischen der Schallgeschwindigkeit und der Geschwindigkeit der Moleküle der Luft.* Die Schallgeschwindigkeit in Luft beträgt bei mittleren atmosphärischen Bedingungen etwa $340\,\text{m}\cdot\text{s}^{-1}$. Man kann daher erwarten, daß die Geschwindigkeit der Moleküle einen ähnlichen Wert haben wird. Wir müssen uns jedoch fragen, ob die Moleküle alle die gleiche Geschwindigkeit aufweisen. Da die Moleküle immer wieder miteinander zusammenstoßen, dabei kinetische Energie austauschen, wobei Moleküle beschleunigt, andere abgebremst werden, muß man annehmen, daß es eine Gleichgewichtssituation gibt, bei der Molekülgeschwindigkeiten über einen weiten Bereich verteilt auftreten. Es gibt eine *Geschwindigkeitsverteilung.* Wenn wir uns in Gedanken ein Experiment vorstellen, bei dem wir die Geschwindigkeiten der einzelnen Moleküle messen könnten, erhalten wir eine Geschwindigkeitsverteilung, wie sie in Abb. 5.2 dargestellt ist. Dabei gehen wir von einer Gesamtzahl N von Molekülen in einem bestimmten Gasvolumen aus und bestimmen die Anzahl ΔN der Moleküle, deren Geschwindigkeit in einem Bereich zwischen v und $v+\Delta v$ liegt. Dann ist $\frac{\Delta N}{N\cdot\Delta v}$ der Bruchteil aller Moleküle $\frac{\Delta N}{N}$ im Geschwindigkeitsbereich Δv oberhalb von v. Das entspricht beispielsweise dem Inhalt des gekennzeichneten Rechtecks. So entsteht als Ergebnis der Messung die Abb. 5.2, eine Treppenkurve oder *Histogramm* genannt. Wenn man das Geschwindigkeitsintervall Δv sehr klein wählt, dabei wird auch der Bruchteil $\frac{\Delta N}{N}$ klein, so daß der Wert der Ordinate in Abb. 5.2 konstant bleibt, erhält man die gestrichelt eingezeichnete Kurve der Geschwindigkeitsverteilung. Sie gilt für eine bestimmte Temperatur, im vorliegenden Fall für 20 °C. Charakteristisch ist ein Maximum mit der wahrscheinlichsten Geschwindigkeit, während die mittlere Geschwindigkeit v_{m} wegen der unsymmetrischen Form der Kurve etwas höher liegt. Sehr kleine und sehr große Geschwindigkeiten kommen relativ selten vor. Die mittlere Geschwindigkeit von Stickstoffmolekülen beträgt bei 20 °C etwa $471\,\text{m}\cdot\text{s}^{-1}$, also etwas mehr als die Schallgeschwindigkeit. Das hängt damit zusammen, daß ein

Molekül nicht weit fliegt, bevor es wieder einen Zusammenstoß erleidet, wobei seine Bewegungsrichtung geändert wird. Die Zeit zwischen zwei Zusammenstößen wird *freie Flugzeit*, der dabei zurückgelegte Weg wird *freie Weglänge* genannt. Die freie Weglänge beträgt unter den oben angegebenen Bedingungen etwa 7 µm.

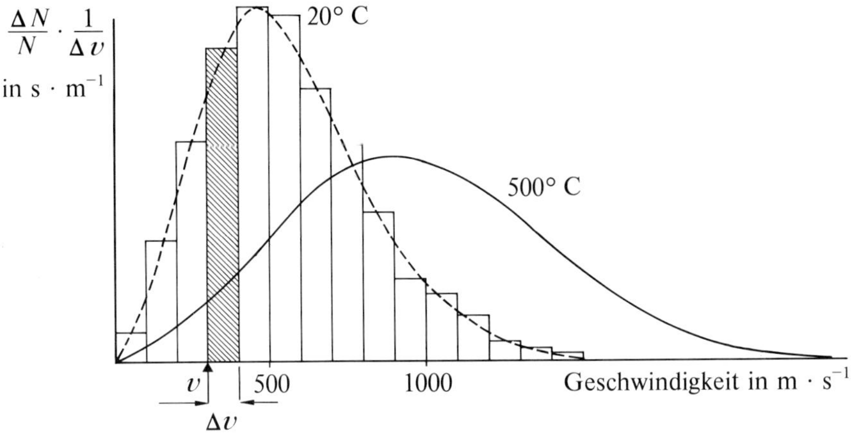

Abb. 5.2. Geschwindigkeitsverteilung für verschiedene Temperaturen.

Wenn wir das Experiment für verschiedene Temperaturen wiederholen, erhalten wir andere Verteilungen. Dabei beobachten wir, daß bei höheren Temperaturen das Maximum der Verteilung zu höheren Geschwindigkeiten verschoben ist. Auch das ist in Abb. 5.2 dargestellt. *Die mittlere Geschwindigkeit der Moleküle nimmt mit der Temperatur zu.*

Wir können auf diese Weise die mittlere Geschwindigkeit der Moleküle bei verschiedenen Temperaturen messen und stellen dabei ein einfaches Gesetz fest: die mittlere Geschwindigkeit ist proportional zur Quadratwurzel aus der Temperatur

$$v_m \sim \sqrt{T} \,. \qquad (5.2)$$

Wir stellen aber auch fest, daß verschiedene Arten von Gasmolekülen bei gleicher Temperatur verschiedene mittlere Geschwindigkeiten aufweisen. In Tab. 5.1 sind Beispiele angeführt.

Tab. 5.1. Mittlere Geschwindigkeit einiger Moleküle bei einer Temperatur von 293 K (20 °C).

Molekülart	v_m in $m \cdot s^{-1}$
H_2	1755
N_2	471
O_2	440

Es stellt sich heraus, daß die mittlere Geschwindigkeit von der Masse der Moleküle abhängt, sie ist umgekehrt proportional zur Quadratwurzel aus der Molekülmasse m.

Wegen $m = \frac{M_r}{N_A}$ ist die mittlere Geschwindigkeit auch umgekehrt proportional zur Quadratwurzel aus der relativen Molmasse M_r

$$v_m \sim \frac{1}{\sqrt{M_r}} . \qquad (5.3)$$

Vergleichen wir die mittleren Geschwindigkeiten von Stickstoff ($M_r = 28$) und Wasserstoff ($M_r = 2$) miteinander, so finden wir Gl. 5.3 bestätigt,

$$\frac{v_m(H_2)}{v_m(N_2)} = \frac{1755\,m \cdot s^{-1}}{471\,m \cdot s^{-1}} = 3{,}73 \quad \text{und}$$

$$\sqrt{\frac{M_r(N_2)}{M_r(H_2)}} = \sqrt{\frac{28}{2}} = 3{,}74 .$$

Fassen wir die beiden Gleichungen (5.2) und (5.3) zusammen, so ergibt sich

$$v_m \sim \sqrt{\frac{T}{M_r}} . \qquad (5.4)$$

Quadrieren wir diese Gleichung, stellen wir sie um und fügen den Faktor $\frac{1}{2 \cdot N_A}$ hinzu, was an der Proportionalität nichts ändert, so erhalten wir

$$\frac{1}{2}\left(\frac{M_r}{N_A}\right) \cdot v_m^2 = \frac{1}{2} m \cdot v_m^2 \sim T . \qquad (5.5)$$

Für die Gesamtenergie eines Mols gilt dann

$$W_{kin} = N_A \cdot \left(\frac{m \cdot v_m^2}{2}\right) = \frac{1}{2} M_r \cdot v_m^2 \sim T$$

als wichtiges Ergebnis. Auf der linken Seite steht die mittlere kinetische Energie pro Mol der Gasmoleküle. *Mittlere kinetische Energie und Temperatur sind proportional zueinander.* Man muß sich an dieser Stelle aufgrund der bisherigen Betrachtungen klarmachen, daß zwar die mittlere Geschwindigkeit der Gasmoleküle bei einer bestimmten Temperatur von ihrer Masse abhängt, nicht aber die mittlere kinetische Energie. In einer Mischung verschiedener Gasmoleküle haben alle die gleiche, mittlere kinetische Energie unabhängig von ihrer chemischen Konstitution; dabei ist ihre mittlere Geschwindigkeit entsprechend ihrer Masse verschieden.

5.1.2. Die Temperatur

Wir wollen an dieser Stelle die **Temperatur** als Basisgröße der Wärmelehre eingehender betrachten. Bei unseren bisherigen Betrachtungen haben wir vorausgesetzt, daß über das subjektive Temperaturempfinden hinaus auch die Kenntnis zumindest einer **Temperaturskala,** der Celsiusskala, nach ANDERS CELSIUS (1701–1744), vorhanden ist. Als Fixpunkte dieser Skala dienen die Temperatur des Gefrierpunktes von reinem Wasser (0 °C) und dessen Siedepunkt (100 °C), gemessen unter normalen atmosphärischen Bedingungen und auf Meereshöhe. Eine andere Temperaturskala ist benannt nach GABRIEL DANIEL FAHRENHEIT (1686–1736). Auf dieser Temperaturskala liegt der Gefrierpunkt des Wassers bei 32 °F, der Siedepunkt bei 212 °F. Die Einteilung zwischen diesen beiden Fixpunkten beträgt in dieser Skala demnach 180 Fahrenheitgrade. Daher ist

$$\frac{\Delta T_C}{\Delta T_F} = \frac{100\,°C - 0\,°C}{212\,°F - 32\,°F} = \frac{100\,°C}{180\,°F} = \frac{5\,°C}{9\,°F} .$$

Anders ausgedrückt entspricht einer Temperaturänderung von 1 °C eine Änderung von $\frac{9}{5}$ °F. Wir erhalten daher die folgende Beziehung zwischen Temperaturangaben in der **Fahrenheitskala** (T_F) und in der **Celsiusskala** (T_C):

$$T_F = \left(\frac{9\,°F}{5\,°C}\right) \cdot T_C + 32\,°F \quad \text{oder umgekehrt}$$

$$T_C = \frac{5\,°C}{9\,°F}\,(T_F - 32\,°F)$$

Die wichtigste Skala ist die absolute Temperaturskala nach WILLIAM THOMSON Lord KELVIN (1824 1907) auch **Kelvinskala** genannt. Eine Temperaturdifferenz in Kelvin (K, ohne °-Zeichen) ist ebenso groß wie die in Celsiusgrad. Wichtig ist hierbei jedoch: Es liegt der Nullpunkt dieser Temperaturskala beim *„absoluten Nullpunkt“,* bei der niedrigsten Temperatur, die überhaupt erreicht werden kann. Wir wissen bereits, daß die kinetische Energie der Moleküle proportional der Temperatur ist. Somit ist der absolute Nullpunkt der Temperatur dort erreicht, wo auch die kinetische Energie der Moleküle Null wird. Wegen dieses Zusammenhanges wird die Kelvinskala auch *thermodynamische Temperaturskala* genannt. Der absolute Nullpunkt liegt bei $-273{,}16\,°C = 0$ K. Damit können wir *Temperaturangaben in K und in °C ineinander umrechnen*

$$T = T_C + 273{,}16\,. \tag{5.6}$$

Wegen der absoluten Bedeutung der thermodynamischen Temperaturskala verwenden wir „T“ ohne Index in Kelvin im Gegensatz zu den übrigen Temperaturangaben. So haben wir in den Gl. 5.2 und 5.4 zur Beschreibung der mittleren Geschwindigkeit v_m bereits diese Temperaturbezeichnung verwendet und damit stillschweigend dort auch bereits die absolute Temperaturangabe gemeint. Im Rahmen der Wärmelehre wird vorwiegend diese thermodynamische Temperaturskala verwendet. In Abb. 5.3 sind *die drei Temperaturskalen zusammenfassend in Beziehung gesetzt.*

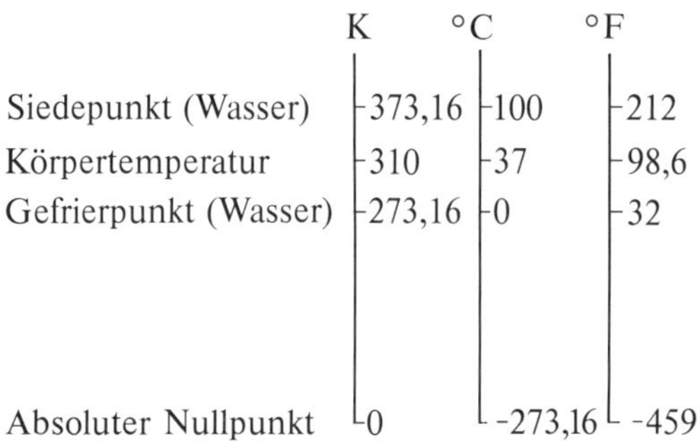

Abb. 5.3. Vergleich der Temperaturskalen.

5.1.3. Der Gasdruck

Wir greifen die in der Einleitung dieses Kapitels bereits erwähnte Idee von BERNOULLI wieder auf, wonach der Gasdruck durch die Zusammenstöße der Gasmoleküle mit der Gefäßwand zustandekommt. Unter Verwendung der im vorhergehenden Abschnitt abgeleiteten Beziehung zwischen der mittleren kinetischen Energie der Gasmoleküle und der absoluten Temperatur werden wir in diesem Abschnitt die *Temperaturabhängigkeit des Druckes* und eine Beziehung zwischen Druck, Temperatur und dem Gasvolumen herleiten.

Hierzu betrachten wir Abb. 5.4, wo ein Gasmolekül der Masse m in einem Behälter mit dem Volumen $V = L \cdot A$ auf die Wandfläche A trifft. Das Gasmolekül wird an der Wand reflektiert und erfährt eine Umkehrung der Geschwindigkeitskomponente v_x und damit auch der Impulskomponente $p_x = m \cdot v_x$. Die Änderung der Impulskomponente beträgt

$$\Delta p_x = p_x - (-p_x) = 2p_x = 2m \cdot v_x \,.$$

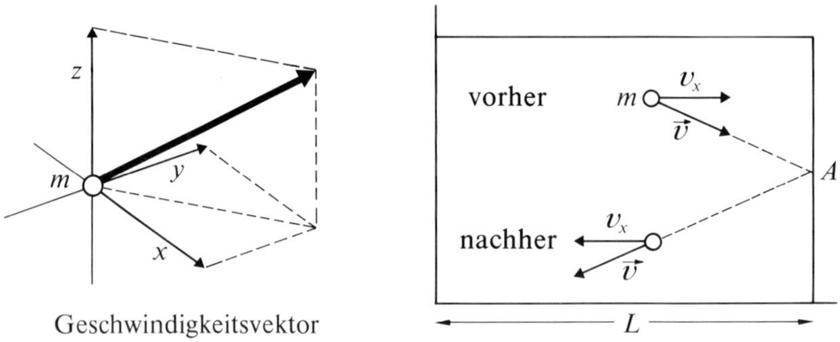

Abb. 5.4. Impulsübertrag von Gasmolekülen beim Stoß auf eine Wand.

Das Gasmolekül wird auch an der gegenüberliegenden Wand reflektiert, und die Zeit zwischen zwei Stößen mit einer Wand beträgt

$$\Delta t = \frac{2L}{v_x} \,.$$

Da der Impuls einem Kraftstoß entspricht, können wir schließen, daß das Gasmolekül eine Kraft

$$F_x = \frac{\Delta p_x}{\Delta t} = \frac{2m \cdot v_x}{\frac{2L}{v_x}} = \frac{m \cdot v_x^2}{L}$$

auf die Wand mit der Fläche A ausübt. Der entstehende Druck beträgt

$$p = \frac{F_x}{A} = \frac{m \cdot v_x^2}{A \cdot L} = \frac{2 \cdot \frac{m}{2} \cdot v_x^2}{V} \,,$$

mit dem Gasvolumen V und der kinetischen Energie $\frac{m}{2} \cdot v_x^2$ des Gasmoleküls. Aus Gl. 5.5 wissen wir aber, daß die mittlere kinetische Energie der Gasmoleküle der absoluten Temperatur T proportional ist, so daß wir auch schreiben können

$$p \sim \frac{T}{V} \quad \text{oder}$$

$$\frac{p \cdot V}{T} = \text{konstant} \,. \tag{5.7}$$

Das ist das **Gesetz des idealen Gases.** Wir haben dabei angenommen, daß v_x die x-Komponente der mittleren Geschwindigkeit ist, für die anderen Geschwindigkeitskomponenten gilt das gleiche.

Um in Gl. 5.7 eine universelle Konstante zu erhalten, muß die Gasgleichung auf die molare Form transformiert werden, indem man ein molares Volumen, das sogenannte Molvolumen $V_M = \frac{V}{\nu}$ (ν = Stoffmenge) einführt. Dann enthält diese Konstante in Gl. 5.7 die Gesamtzahl N_A der Gasmoleküle im Molvolumen V_M, so daß man für die **Zustandsgleichung des idealen Gases** schließlich

$$p \cdot V_M = N_A \cdot k \cdot T \tag{5.8}$$

mit der Boltzmann-Konstante k als Proportionalitätskonstante erhält (LUDWIG BOLTZMANN, 1844–1906),

$$k = 1{,}38 \cdot 10^{-23} \text{ Joule} \cdot \text{Kelvin}^{-1}.$$

Für alle idealen Gase ist das Molvolumen bei konstanter Temperatur und konstantem Druck eine Konstante; bei Normalbedingungen (0 °C = 273,16 K und 1,033 bar) ist das Molvolumen

$$V_M = 22\,415 \text{ cm}^3 \cdot \text{mol}^{-1} = 22{,}415 \text{ l} \cdot \text{mol}^{-1}.$$

Für die molare Form der Gasgleichung, die universelle Gasgleichung, erhalten wir die Zustandsgleichung in der Form

$$p \cdot V_M = N_A \cdot k \cdot T = R \cdot T \tag{5.9}$$

mit der allgemeinen Gaskonstanten

$$R = N_A \cdot k = 8{,}31 \text{ Joule} \cdot \text{mol}^{-1} \cdot \text{Kelvin}^{-1}.$$

Für ein beliebiges Volumen $V = \nu \cdot V_M$ ergibt sich $p \cdot V = \nu \cdot R \cdot T$.

Als Zustandsgrößen treten der Druck p, das Volumen V und die Temperatur T auf. Das wichtigste Ergebnis ist, daß die Entstehung des Gasdruckes durch die auf die Wände aufprallenden Gasmoleküle beschrieben werden kann und daß sich daraus die Temperaturabhängigkeit des Druckes ergibt.

Formelteil

Kinetische Gastheorie

Die mittlere Geschwindigkeit v_m der Moleküle in einem Gas hängt von der Temperatur T und von der Molmasse M_r des Gases ab

$$v_m \sim \sqrt{\frac{T}{M_r}}.$$

Die Temperatur

Beziehungen zwischen Temperaturskalen

$$T_F = \frac{9\,°\text{F}}{5\,°\text{C}} T_C + 32\,°\text{F},$$

$$T_C = \frac{5\,°\text{C}}{9\,°\text{F}} (T_F - 32\,°\text{F}).$$

$T_F \rightarrow$ Fahrenheitskala ,
$T_C \rightarrow$ Celsiusskala ,
$T = T_C + 273{,}16$,
$T \rightarrow$ Kelvinskala .

Zustandsgleichung des idealen Gases

$$p \cdot V_M = N_A \cdot k \cdot T = R \cdot T .$$

p = Gasdruck,
V_M = Molvolumen,
N_A = Avogadro-Zahl,
k = Boltzmann-Konstante,
R = allgemeine Gaskonstante,
T = absolute Temperatur.

Für ein beliebiges Volumen $V = \nu \cdot V_M$ gilt die Zustandsgleichung in der Form

$$p \cdot V = \nu \cdot R \cdot T .$$

ν = Stoffmenge in Mol.

5.2. Messung der Temperatur

Im Rahmen der kinetischen Gastheorie hat, vermittelnd zwischen mechanischen Vorstellungen und der Wärmelehre, die Temperatur als Basisgröße Eingang gefunden. Dabei sind auch bereits die Methoden der Temperaturangabe und die verschiedenen Temperaturskalen, in denen diese Angabe erfolgt, behandelt worden. Wie aber mißt man Temperaturen? Man benötigt hierfür Geräte, **Thermometer,** deren Eigenschaften sich reproduzierbar und in quantitativ meßbarer Weise mit der Temperatur ändern.

Auf direkteste Weise läßt sich die Temperatur mit Hilfe von Gl. 5.9 messen, denn es ist einfach, das Produkt $p \cdot V$ einer bestimmten Gasmenge zu bestimmen. Man nimmt sich für diese Messung nach Abb. 5.5 ein Gefäß zur Hand, das mit einem Gas gefüllt ist und das nach oben mit einem beweglichen Stempel abgeschlossen ist.

Schreiben wir Gl. 5.9 in der Form

$$V = \frac{\nu \cdot R \cdot T}{p_0} ,$$

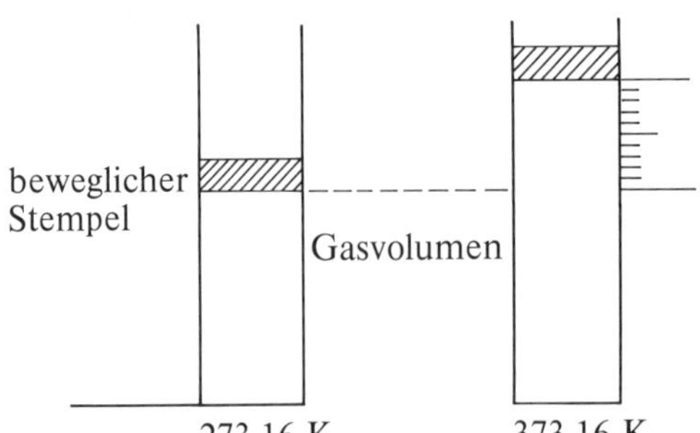

Abb. 5.5. Messung der Temperatur mit Hilfe einer Gasmenge.

so erkennen wir, daß sich das Volumen V bei konstantem Außendruck p_0 linear mit der Temperatur ändert, es gilt $V \sim T$. Über eine Messung des Volumens V kann die Temperatur bestimmt werden. Die Eigenschaft, die sich in diesem Fall reproduzierbar und in meßbarer Weise mit der Temperatur ändert, ist das Volumen einer bestimmten Gasmenge. Das Volumen dehnt sich mit zunehmender Temperatur aus. Es handelt sich hierbei um ein *Ausdehnungsthermometer*, speziell um ein *Gasthermometer*. Ein solches Thermometer muß nur noch geeicht werden, damit absolute Temperaturen abgelesen werden können. Hierzu taucht man es beispielsweise in Eiswasser, erhält dabei die Volumenausdehnung bei $T_1 = 273{,}16$ K, danach in siedendes Wasser, wobei man die Volumenausdehnung bei $T_2 = 373{,}16$ K erhält. Den Ausdehnungsbereich versieht man mit einer Einteilung in 100 Grad, wie in Abb. 5.5 schematisch angedeutet; auf dieser prinzipiellen Basis ist das Thermometer geeicht. Ein Ausdehnungsthermometer läßt sich auch mit einer Flüssigkeit, beispielsweise Quecksilber, betreiben. Es ist etwas anders aufgebaut als die schematische Darstellung eines Ausdehnungsthermometers in Abb. 5.5 erkennen läßt. Wie in Abb. 5.6 dargestellt, besteht es aus einer Kapillare, die an einem Ende geschlossen ist und am anderen Ende in ein kleines mit Quecksilber gefülltes Vorratsvolumen mündet. Das Quecksilber dehnt sich je nach der Höhe der Temperatur mehr oder weniger in die mit einer Skaleneinteilung versehene Kapillare aus. Oberhalb der Kapillare ist Vakuum. Ein solches Thermometer verhält sich nicht so ideal wie ein Gasthermometer, da die Ausdehnung von Quecksilber im Bereich zwischen 0 °C und 100 °C nur noch näherungsweise proportional der Temperatur ist. Das führt dazu, daß nach Eichung des Thermometers an den Fixpunkten und linearer Gradeinteilung zwischen den Fixpunkten im mittleren Bereich die Temperatur um etwa 1/10 °C zu hoch angezeigt wird. Das Thermometer kann überdies nur zwischen dem Schmelzpunkt des Quecksilbers (−38 °C) und etwa 300 °C (Siedepunkt bei 357 °C) eingesetzt werden.

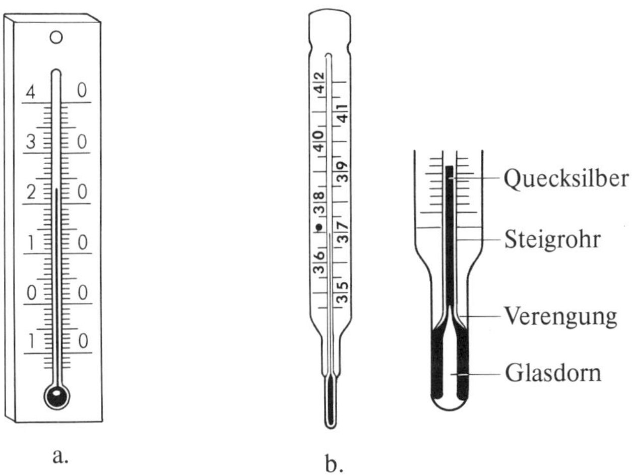

Abb. 5.6. Quecksilberthermometer (a), Fieberthermometer (b).

Ein spezielles auf der Ausdehnung einer Flüssigkeit beruhendes Thermometer ist das *Fieberthermometer*. Damit läßt sich die Körpertemperatur im Meßbereich 35–42 °C mit einer Genauigkeit von 1/10 °C bestimmen. Dieses Thermometer weist eine Verengung in der Kapillare kurz oberhalb des Vorratsvolumens auf. Das führt dazu, daß zwar bei Temperaturzunahme die Ausdehung der Flüssigkeit normal vonstatten geht, nach der Temperaturmessung, bei Abkühlung auf Raumtemperatur und bei der Volumenabnahme der Thermometerflüssigkeit der Flüssigkeitsfaden an der Verengung abreißt. Die Anzeige in der Kapillare bleibt zunächst erhalten; nach der Ablesung der Temperaturanzeige kann die Flüssigkeitssäule in das Flüssigkeitsvolumen heruntergeschlagen werden.

Andere Thermometerflüssigkeiten und der jeweilige Betriebsbereich sind in Tab. 5.2 angegeben.

Tab. 5.2. Thermometerflüssigkeiten und ihre Betriebstemperaturen.

Flüssigkeit	Betriebsbereich in °C
Ethylalkohol	−115 ... 78
Ether	−120 ... 34
Pentan	−130 ... 35
Amylalkohol	−110 ... 135

Die Schwierigkeit bei allen Flüssigkeitsthermometern besteht in einer exakten Eichung. Für hohe Genauigkeit reicht eine Eichung mit zwei Fixpunkten nicht aus. Hierfür muß man einen punktweisen Vergleich mit einem Gasthermometer vornehmen, das aufgrund seiner idealen Eigenschaften Linearität zwischen Volumen- und Temperaturänderung in weitem Bereich zeigt. Ebenfalls auf der Ausdehnung einer Substanz beruht die relativ grobe Temperaturmessung mittels eines *Bimetallstreifens*. Hier wird die Tatsache genutzt, daß zwei verschiedene Metallstreifen, der Länge nach aneinandergelötet, sich bei der Erwärmung als Einheit krümmen, wie in Abb. 5.7 dargestellt. Das liegt daran, daß sich zwei Metalle, beispielsweise Aluminium und Eisen, bei der Temperaturzunahme verschieden stark ausdehnen.

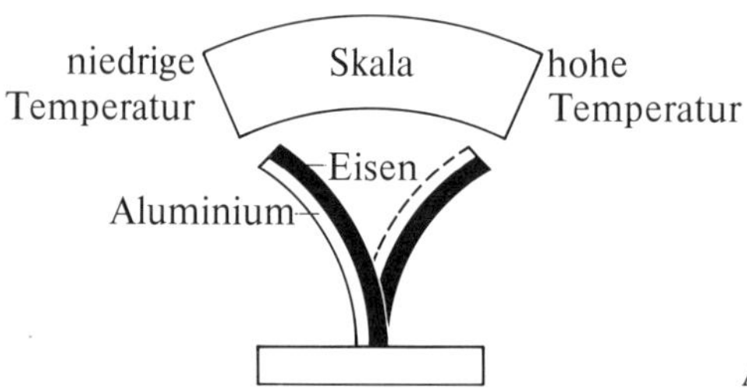

Abb. 5.7. Bimetallstreifen zur Temperaturmessung.

Es können auf diese Weise auch Kontakte temperaturabhängig geöffnet und geschlossen werden.

Zur Temperaturmessung eignet sich die Temperaturabhängigkeit auch anderer physikalischer Eigenschaften. Bei der Berührung zweier verschiedener Metalle entsteht eine elektrische Kontaktspannung, deren Höhe von der Temperatur abhängt, auf der sich die Kontaktstelle befindet. Zur Temperaturmessung läßt sich dieser Effekt mittels eines *Thermoelementes* ausnutzen. Hierzu werden zwei Metalldrähte aus Metall 1 und Metall 2 in der in Abb. 5.8 angedeuteten Weise an ihren beiden Enden zusammengelötet. An den beiden Kontaktstellen entstehen jeweils die Kontaktspannungen, die dann gleich sind, wenn sich die Lötstellen auf gleicher Temperatur befinden. Sind die Temperaturen jedoch unterschiedlich, so entsteht eine Differenzspannung, die sich als Strom, dem Thermostrom, bemerkbar macht. Setzt man, wie in Abb. 5.8 die eine Lötstelle in ein Temperaturbad, etwa Schmelzwasser, so ergibt sich ein Thermostrom, der ein Maß für die Differenz der Temperatur T an der anderen Lötstelle zu 0 °C ist. Solche Thermoelemente finden wegen ihrer hohen Empfindlichkeit und der Anwendung in Temperaturbereichen von wenigen K bis etwa 3300 K ausgedehnte praktische Verwendung. Wie bei allen anderen Temperaturmeßgeräten muß auch beim Thermoelement eine sorgfältige Eichung erfolgen. Häufig verwendete Thermo(element)paare sind Kupfer-Konstantan, Nickel-Chromnickel und Platin-Platinrhodium.

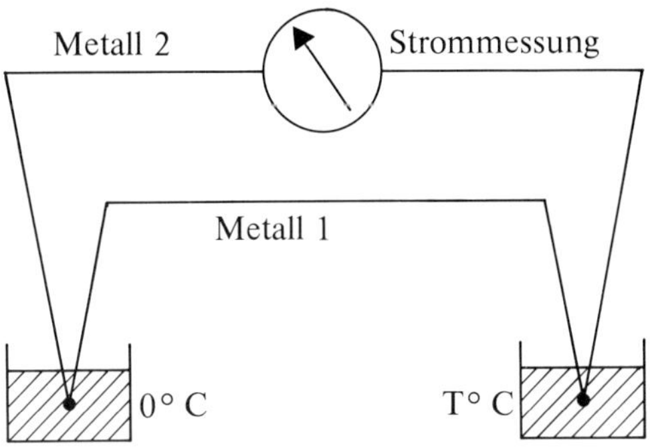

Abb. 5.8. Das Thermoelement.

Ein weiteres vielfach verwendetes Gerät zur Temperaturmessung ist das *Widerstandsthermometer*. Seine Funktionsweise beruht darauf, daß der elektrische Widerstand von Metallen temperaturabhängig ist. Bei einer Temperaturzunahme um 1 °C steigt der Widerstand um etwa 0,4% des Wertes bei 0 °C. Diese Thermometer sind genaue Temperaturmeßgeräte bis hinauf zu 600 °C und eignen sich auch bei tiefen Temperaturen. Häufig verwendet wird Platindraht, bei tiefen Temperaturen auch Blei und Gold. Zur Eichung benutzt man auch hier die Temperatur von Fixpunkten.

5.3. Thermische Ausdehnung

Wir haben bei der Temperaturmessung bereits die Tatsache genutzt, daß Gase und Flüssigkeiten sich bei einer Temperaturerhöhung ausdehnen. Das gilt auch für Festkörper. Alle Substanzen zeigen diese Eigenschaft der Volumenausdehnung bei Temperaturerhöhung. Wir können diesen Effekt als *Längen- und Volumenausdehnung* beobachten. Für Flüssigkeiten und Gase macht sich vor allem die Volumenausdehnung bemerkbar. Auch beim Quecksilberthermometer handelt es sich ja bei der linearen Ausdehnung entlang der Temperaturskala um eine Volumenausdehnung des Quecksilbervorrates in die Kapillare hinein.

5.3.1. Die Längenausdehnung

Betrachten wir als Beispiel die thermische Längenausdehnung eines Metallstabes, so handelt es sich auch hier um eine Volumenausdehnung, die durch eine gleichzeitige Längenausdehnung in den drei Raumrichtungen beschrieben werden kann. Nur läßt sich die *lineare thermische Ausdehnung* als Sonderfall einer Raumrichtung längs des Metallstabes besonders gut beobachten. Nehmen wir an, die Länge l_0 eines Metallstabes betrage 3,000 Meter bei einer Temperatur von 20 °C. Erwärmen wir den Stab auf eine Temperatur von 80 °C und messen seine Länge bei der erhöhten Temperatur erneut, so erhalten wir beispielsweise eine Länge l von 3,002 Metern. Die Länge hat um 0,2 cm zugenommen. Wiederholen wir dieses Experiment mit Stäben verschiedener Länge des gleichen Materials für verschiedene Temperaturerhöhungen ΔT, so stellen wir fest, daß die Längenänderung $\Delta l = l - l_0$, die lineare thermische Ausdehnung, stets proportional zur ursprünglichen Länge l_0 und zur Temperaturerhöhung ΔT ist,

$$\Delta l = \alpha \cdot l_0 \cdot \Delta T \,. \tag{5.10}$$

α ist der Koeffizient der linearen thermischen Ausdehnung mit der Einheit

$$[\alpha] = \mathrm{K}^{-1}$$

und ist von der Größenordnung $10^{-5}\ \mathrm{K}^{-1}$. Die Länge eines Stabes nach einer beliebigen Temperaturerhöhung ist somit

$$l = l_0 + \Delta l = l_0(1 + \alpha \cdot \Delta T)\,.$$

Es ergibt sich ein linearer Zusammenhang zwischen Längenänderung und Temperaturänderung, Längenzunahme bei Temperaturzunahme (ΔT ist positiv) oder Längenabnahme bei Temperaturabnahme (ΔT ist negativ). Dieser Zusammenhang ist in Abb. 5.9 dargestellt.

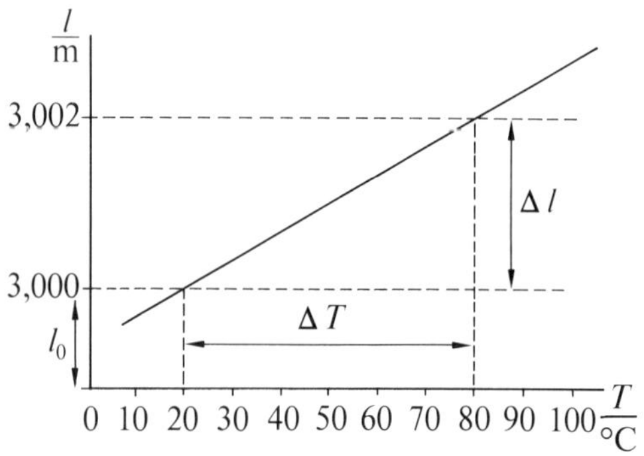

Abb. 5.9. Die Längenausdehnung bei Temperaturzunahme.

In Tab. 5.3 sind einige lineare Ausdehnungskoeffizienten angegeben.

Tab. 5.3. Lineare Ausdehnungskoeffizienten.

Material	$\frac{\alpha}{10^{-5}\ \mathrm{K}^{-1}}$ bei 20 °C
Aluminium	2,4
Eisen	1,2
Platin	0,9
Gold	1,4
Beton	1,2
Quarz	0,03
Holz (parallel zur Faser)	0,3–0,9
Holz (senkrecht zur Faser)	3–6

5.3.2. Die Volumenausdehnung

Wir haben bereits festgestellt, daß die lineare thermische Ausdehnung nur ein Sonderfall ist. Im allgemeinen muß man die thermische Ausdehnung als eine Volumenausdehnung, eine Ausdehnung in drei Raumrichtungen betrachten. Für Flüssigkeiten und Gase ist die thermische Ausdehnung am besten als Volumenausdehnung zu beschreiben. Auf die gleiche Weise wie bei der linearen Ausdehnung ergibt sich für die Volumenausdehnung

$$\Delta V = \beta \cdot V_0 \cdot \Delta T\,. \tag{5.11}$$

β ist der Koeffizient der thermischen Volumenausdehnung mit der gleichen Einheit wie für den linearen Ausdehnungskoeffizienten α. Entsprechend ergibt sich auch für das Volumen nach einer beliebigen Temperaturerhöhung

$$V = V_0 + \Delta V = V_0(1 + \beta \cdot \Delta T)\,.$$

Für die Koeffizienten der linearen Ausdehnung und der Volumenausdehnung gilt in guter Näherung die Beziehung

$$\beta = 3\alpha\,. \tag{5.12}$$

In Tab. 5.4 sind einige Volumenausdehnungskoeffizienten für Flüssigkeiten angegeben. Auffallend ist der im Vergleich zu anderen Flüssigkeiten kleine Wert von β im Fall von Quecksilber. Von 0 °C bis 100 °C beträgt die relative Volumenänderung für Quecksilber nur

$$\frac{\Delta V}{V} = \beta \cdot \Delta T = 0{,}18 \cdot 10^{-3} \cdot 100\ \text{K} = 1{,}8\,\%\,.$$

In einem Thermometer erreicht man durch Verwendung eines im Vergleich zur Ausdehnungskapillare großen Vorratsvolumens, daß trotz der kleinen relativen Volumenänderung von 1,8 % ein beträchtlicher Anstieg der Quecksilbersäule zwischen Gefrierpunkt und Siedepunkt des Wassers erfolgt.

Tab. 5.4. Volumenausdehnungskoeffizienten.

Flüssigkeit	$\frac{\beta}{10^{-3}\ \text{K}^{-1}}$ bei 20 °C
Ethylalkohol	1
Glyzerin	5
Olivenöl	0,7
Quecksilber	0,18
Wasser	0,21

Für alle Gase gilt etwa der gleiche thermische Volumenausdehnungskoeffizient

$$\beta(\text{Gase}) = 3{,}66 \cdot 10^{-3}\ \text{K}^{-1}\,.$$

Das wird in einem späteren Kapitel noch genauer beschrieben werden.

Für den Zusammenhang der relativen Dichteänderung $\frac{\Delta\varrho}{\varrho}$ mit der relativen Volumenänderung $\frac{\Delta V}{V}$ gilt bei einer Temperaturänderung und bei gleichbleibender Masse (mit $\varrho = \frac{m}{V}$ und daher $\Delta\varrho = -\frac{m}{V^2} \cdot \Delta V$ und mit Gl. 5.11)

$$\frac{\Delta\varrho}{\varrho} = -\frac{\Delta V}{V} = -\beta \cdot \Delta T\,. \tag{5.13}$$

Einer Volumenzunahme entspricht eine Abnahme der Dichte bei Temperaturzunahme.

So verhalten sich die meisten Flüssigkeiten und Gase. *Wasser jedoch weist eine Ausdehnungsanomalie auf.* Zwischen 0 °C und 10 °C verhält es sich äußerst ungewöhnlich. Betrachten wir das Volumen von 1 g Wasser, so stellt man bei Erwärmung fest, daß es zunächst abnimmt, wie in Abb. 5.10 dargestellt, bis eine Temperatur von 4 °C erreicht ist. Dort erreicht das Volumen ein Minimum, um sich bei weiterer Erwärmung schließlich auszudehnen. Zu höheren Temperaturen hin verhält es sich wieder normal. Der Verlauf der Dichte ist entsprechend umgekehrt, wie in Abb. 5.11 dargestellt. Obwohl die Dichte bei 4 °C, wo sie ihren größten Wert hat, nur geringfügig größer ist als bei 0 °C, *so hat diese Ausdehnungsanomalie doch erhebliche Konsequenzen* für das Leben.

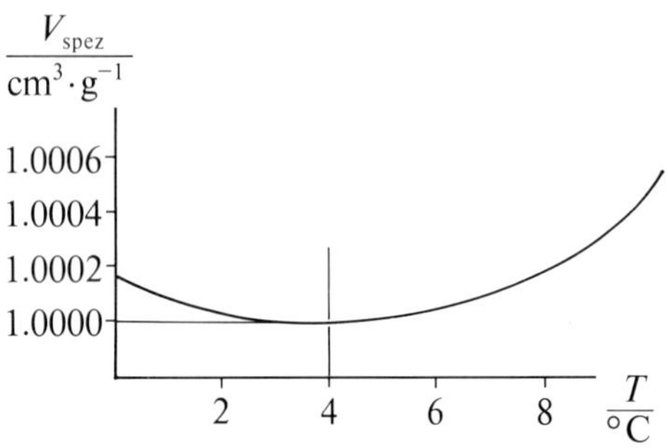

Abb. 5.10. Anomalie der Temperaturausdehnung des Wassers, dargestellt am spezifischen Volumen V_{spez}.

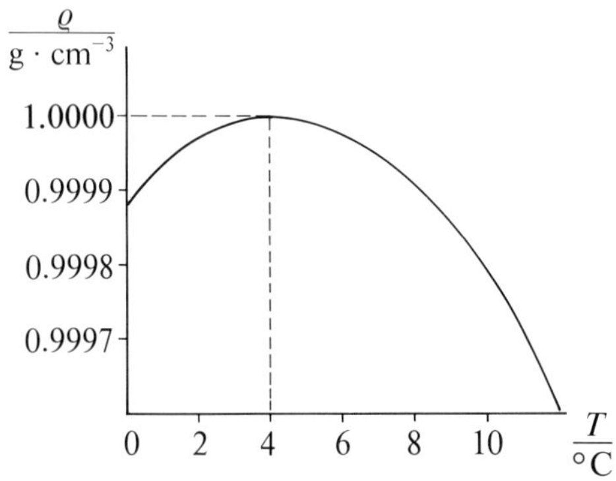

Abb. 5.11. Die Anomalie der Dichteänderung des Wassers mit der Temperatur.

So beobachtet man beim Abkühlen der Außentemperaturen im Winter ein interessantes Temperaturverhalten in einem See. Das Oberflächenwasser kühlt sich ab und sinkt nach unten. Das setzt sich fort, bis das Wasser der Oberflächenschicht unter 4 °C abgekühlt wird. Dieses Wasser besitzt eine geringere Dichte als bei 4 °C und bleibt daher in der Oberflächenschicht, bis es gefriert. Zu diesem Zeitpunkt beträgt die Temperatur des Wassers mit größter Dichte am Boden des Sees noch 4 °C. Die Eisschicht bildet sich von der Oberfläche her und isoliert das Wasser darunter. Die Lebewesen bleiben geschützt.

Beim Gefrieren zeigt sich ein weiterer drastischer Effekt. Wasser nimmt beim Übergang zu Eis ein um 9% größeres Volumen an. Im Vergleich zur anomalen Volumenausdehnung des Wassers bei der Abkühlung von 4 °C auf 0 °C beträgt diese prozentuale Volumenausdehnung bei der Eisbildung etwa das 500fache. Wasser, das vor dem Gefrieren in Hohlräume eingedrungen ist, kann dann Gestein auseinandersprengen. Man spricht von Frostsprengung und in der Folge von Erosion in der Natur.

Formelteil

Die thermische Längenausdehnung Δl

$$\Delta l = \alpha \cdot l_0 \cdot \Delta T .$$

α = thermischer Ausdehnungskoeffizient,
l_0 = ursprüngliche Länge,
ΔT = Temperaturerhöhung.

Die thermische Volumenausdehnung ΔV

$$\Delta V = \beta \cdot V_0 \cdot \Delta T .$$

β = thermischer Ausdehnungskoeffizient,
V_0 = ursprüngliches Volumen,
ΔT = Temperaturerhöhung.

Beziehung zwischen den Ausdehnungskoeffizienten (Näherung)

$$\beta = 3\alpha .$$

Zusammenhang der relativen Dichteänderung $\frac{\Delta\varrho}{\varrho}$ in Gasen mit der relativen Volumenänderung $\frac{\Delta V}{V}$.

$$\frac{\Delta\varrho}{\varrho} = -\frac{\Delta V}{V} = -\beta \cdot \Delta T ,$$

mit $\beta = 3{,}66 \cdot 10^{-3}\ \mathrm{K}^{-1}$ für alle Gase.

5.4. Ideale und reale Gase

Bei den Betrachtungen zur kinetischen Gastheorie haben wir auf der Basis von Gesetzen aus der Mechanik das *ideale Gas als einfachen Zustand der Materie* bereits kennengelernt. Dabei ergab sich als Beziehung zwischen den *Zustandsgrößen* Druck p, Volumen V des betrachteten Gases und Temperatur T die *Zustandsgleichung*

$$p \cdot V_\mathrm{M} = R \cdot T ,$$

mit der *allgemeinen Gaskonstanten* R und dem Molvolumen V_M. Mit der Avogadrozahl N_A besteht der *Zusammenhang* $R = N_\mathrm{A} \cdot k$ *zwischen der allgemeinen Gaskonstanten* R *und der Boltzmann-Konstanten* k.

Ideale Gase sind dadurch definiert, daß

1. das *Volumen der einzelnen Moleküle vernachlässigt* wird und daß
2. eine *Kraft zwischen den Molekülen* auf Distanz ebenfalls zu *vernachlässigen* ist. Nur bei einem Stoß werden Energie und Impuls untereinander oder mit der Gefäßwand ausgetauscht.

Obwohl es sich hierbei um idealisierende Annahmen handelt, so wird der ideale Gaszustand doch unter gewissen Umständen annähernd erfüllt. Wir können uns das plausibel machen. In Wirklichkeit üben die Gasmoleküle Kräfte aufeinander aus, diese Kräfte nehmen jedoch mit zunehmendem Abstand zwischen den Molekülen rasch ab (s. Abb. 4.31). Das geschieht bei zunehmender Temperatur, wenn sich ein Gas in ein zunehmendes Volumen ausdehnt und dabei die Dichte $\varrho = \frac{m}{V}$ abnimmt. Daher wird sich ein Gas bei hoher Temperatur und niedrigem Druck angenähert ideal verhalten. Edelgase, wie Helium, Neon, Argon verhalten sich bereits bei Zimmertemperatur und Atmosphärendruck wie ein ideales Gas.

Bei abnehmender Temperatur hingegen nimmt das Volumen eines Gases ab, die Kräfte zwischen den sich einander annähernden Molekülen werden spürbar, und auch das Eigenvolumen der Moleküle ist nicht mehr zu vernachlässigen. Wir sprechen vom Zustand des **realen Gases.**

5.4.1. Das Verhalten eines idealen Gases bei Zustandsänderungen

Die Beziehung zwischen den Zustandsgrößen läßt sich mit Hilfe der Stoffmenge ν, womit die Anzahl der Mole angegeben wird, verallgemeinern zu

$$p \cdot V = \nu \cdot R \cdot T. \tag{5.14}$$

Um diese Beziehung besser verstehen zu lernen und um zu sehen, *wie sich Druck, Volumen und Temperatur quantitativ zueinander verhalten,* wollen wir einen speziellen Fall betrachten. Zunächst ist aus der Zustandsgleichung ersichtlich, wie mit der Stoffmenge ν umzugehen ist. Für $\nu = 1$ Mol ist $V \cdot \mathrm{m}^3 = 1 \cdot \mathrm{mol} \cdot V_M \cdot \mathrm{m}^3 \cdot \mathrm{mol}^{-1}$, das Molvolumen. Das bedeutet, daß bei einem bestimmten Druck und bei einer bestimmten Temperatur das Volumen V eines Gases sich wie die Stoffmenge ν ändert. Bei den sog. Normalbedingungen $p = 1{,}013$ bar ($= 101\,325$ Pa $= 760$ Torr $= 1$ atm) und $T = 273{,}16$ K ($= 0\,°\mathrm{C}$) weisen alle Gase das gleiche Molvolumen $V_M = 22{,}414\ \mathrm{l} \cdot \mathrm{mol}^{-1} = 22{,}414 \cdot 10^{-3}\ \mathrm{m}^3 \cdot \mathrm{mol}^{-1}$ auf.

Für unseren speziellen Fall gehen wir von diesen Normalbedingungen aus und betrachten ein Volumen $V = 273\ \mathrm{m}^3$, das in einem Gefäß eingeschlossen sei. Wir wollen jetzt eine *Zustandsänderung* vornehmen, wobei wir den *Druck konstant* halten. Man bezeichnet das als **isobare Zustandsänderung.** Hierzu ändern wir in unserem Beispiel die Temperatur. Ausgehend von den Normalbedingungen, Abb. 5.12a, erniedrigen wir die Temperatur von 273 K (genau 273,16 K) um 1 K, wobei das Volumen des Gases auf $272\ \mathrm{m}^3$ abnimmt, Abb. 5.12b. Allgemein ändert sich das Volumen jeweils um $\frac{1}{273}$ des ursprünglichen Volumens, wenn die Temperatur sich um 1 K ändert. So würden wir bei einer Temperaturerniedrigung um 173 K auf 100 K eine Volumenreduktion um $173\ \mathrm{m}^3$ auf $100\ \mathrm{m}^3$ erhalten, Abb. 5.12c. Das können wir aus der Zustandsgleichung ablesen:

$p_a V_a = \nu R T_a$ *Normalbedingung,*

$p_a V_b = \nu R T_b$ *Temperaturerniedrigung um 1 K,* $p_a = p_b =$ konst.

Dividiert man die beiden Gleichungen Seite für Seite durcheinander, so erhält man

$$\frac{V_a}{V_b} = \frac{T_a}{T_b} \quad \text{oder} \quad V_b = V_a \cdot \frac{T_b}{T_a} = \frac{V_a}{273} \cdot T_b\,. \tag{5.15}$$

Das Volumen eines eingeschlossenen Gases ist bei konstantem Druck direkt proportional der absoluten Temperatur, gemessen in Kelvin.

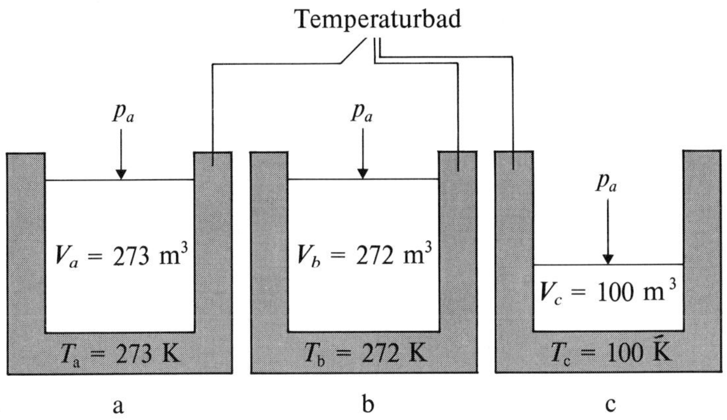

Abb. 5.12. Das Volumen eines Gases nimmt bei konstantem Druck linear mit der Temperatur ab.

Mit $T_b = T_a - 1\,\mathrm{K}$ ist $V_b = V_a(1 - \frac{1}{273})$, die Abnahme des Volumens V_a um $\frac{1}{273}$stel. Entsprechend gilt $V_c = V_a(1 - \frac{173}{273}) = V_a \cdot \frac{100}{273} = 100\,\mathrm{m}^3$ für $V_a = 273\,\mathrm{m}^3$. Bei diesem Verhalten des idealen Gases, dargestellt in Abb. 5.13, erwarten wir, daß bei konstantem Druck die prozentuale Änderung des Volumens die gleiche ist, wie die prozentuale Änderung der Temperatur und daß bei 0 K das Volumen auf null reduziert ist. Wir haben bereits früher festgestellt, daß dieser **absolute Nullpunkt** die niedrigste erreichbare Temperatur darstellt. In Wirklichkeit können wir das Gas nicht auf das Volumen null reduzieren, da es vorher flüssig wird und sich die Abweichungen vom Verhalten eines idealen Gases bemerkbar machen.

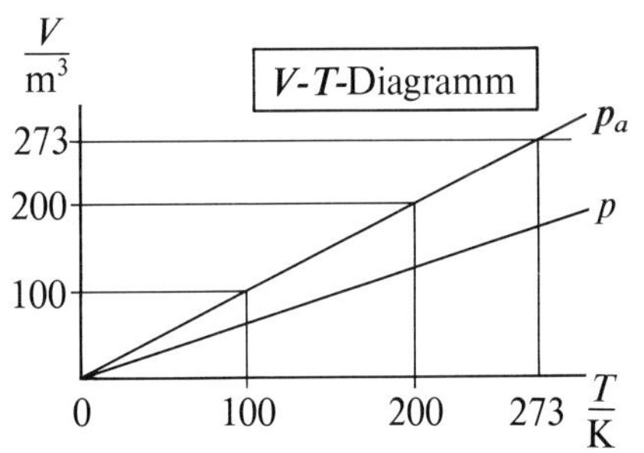

Abb. 5.13. Volumen eines Gases in Abhängigkeit von der Temperatur, dargestellt durch die Isobare p_a. Bei höherem Druck, $p > p_a$, und gleicher Stoffmenge ν beginnt der Vorgang bei einem geringeren Ausgangsvolumen und wird durch die Isobare p dargestellt.

Somit erhalten wir generell für ein *ideales Gas bei isobarer Zustandsänderung*

$$V \sim T \quad \text{oder} \quad \frac{V}{T} = \text{konst.} \tag{5.16}$$

Hierbei ist wichtig, daß die Temperatur in Kelvin gemessen wird. Der Zusammenhang von V und T ist durch eine Gerade, die Isobare, dargestellt. Dieser Sachverhalt bildet die Grundlage für das bereits behandelte *Gasthermometer.*

In Abb. 5.13 sind zwei Isobaren, für zwei verschiedene Drücke $p > p_a$, eingezeichnet. In beiden Fällen handelt es sich um die gleiche Stoffmenge.

Anstatt den Druck konstant zu halten, kann man bei einer Temperaturänderung das *Volumen konstant* halten. Man bezeichnet das als **isochore Zustandsänderung.** Da Druck und Volumen symmetrisch in der Zustandsgleichung auftreten, kann man erwarten, daß ihr Verhalten bei einer Temperaturänderung gleichartig ist. Um das Druckverhalten bei konstantem Volumen zu untersuchen, verwendet man ein geschlossenes Gefäß mit einer Einrichtung zur Druckmessung, wie in Abb. 5.14 dargestellt. Das Druckverhalten des idealen Gases einer bestimmten Stoffmenge ist in Abb. 5.15 dargestellt, wobei zwei jeweils konstante Volumina, $V_N > V_M$ gleicher Stoffmenge, dargestellt sind. Die Geraden in dieser Darstellung bezeichnet man als Isochoren. Sie führen ähnlich wie die Isobaren zum Druck null beim absoluten Nullpunkt. Bei 273 K ergibt sich für das Molvolumen V_M der Normaldruck p_a.

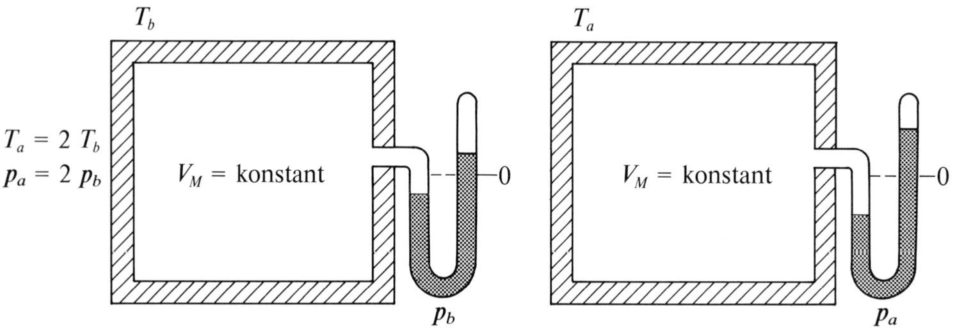

Abb. 5.14. Untersuchung des Druckverhaltens bei konstanten Volumina im Temperaturbad T_a bzw. T_b.

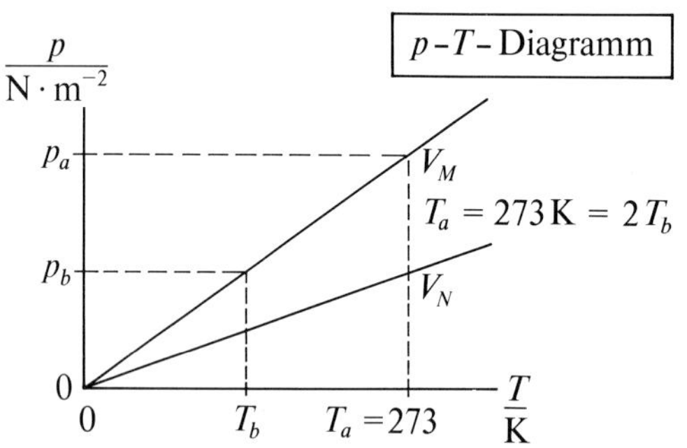

Abb. 5.15. Druck eines Gases in Abhängigkeit von der Temperatur, dargestellt durch Isochoren für zwei verschiedene Volumina, $V_N > V_M$, bei gleicher Stoffmenge ν.

Somit folgt analog zu Gl. 5.15 jetzt für die isochore *Zustandsänderung eines idealen Gases* von der Normaltemperatur T_a zu einer beliebigen Temperatur T_b

$$p_b = \frac{p_a}{273} \cdot T_b \,. \tag{5.17}$$

Der Druck eines Gases ist bei konstantem Volumen direkt proportional der absoluten Temperatur, gemessen in Kelvin.

Ähnlich wie bei der isobaren Zustandsänderung (Gl. 5.16) gilt für die isochore Zustandsänderung

$$p \sim T \quad \text{oder} \quad \frac{p}{T} = \text{konst.} \tag{5.18}$$

Es sei auch hier noch einmal darauf hingewiesen, daß die Temperatur in Kelvin zu messen ist.

Eine wichtige Bedeutung hat die **isotherme Zustandsänderung.** Hierbei bleibt die *Temperatur konstant,* Druck und Volumen einer bestimmten Gasmenge können geändert werden. Dann läßt sich die Zustandsgleichung (5.14) schreiben

$$p \cdot V = \text{konst.} \quad \text{oder} \quad V \sim \frac{1}{p}. \tag{5.19}$$

> *Das Produkt aus Druck und Volumen einer bestimmten Gasmenge ist bei konstanter Temperatur ebenfalls konstant,*
> oder
> *das Volumen einer bestimmten Gasmenge ist bei konstant gehaltener Temperatur dem Druck im Gas umgekehrt proportional.*

Reduziert man das Volumen einer bestimmten Gasmenge, so steigt der Druck, so daß ihr Produkt konstant bleibt. Läßt man umgekehrt das Volumen zunehmen, so sinkt der Druck.

Diese isotherme Zustandsänderung ist im *Druck-Volumen-Diagramm* der Abb. 5.16 dargestellt. Die Kurven bei zwei verschiedenen Temperaturen, $T_1 > T_2$, stellen Hyperbeln dar und werden als *Isothermen* bezeichnet.

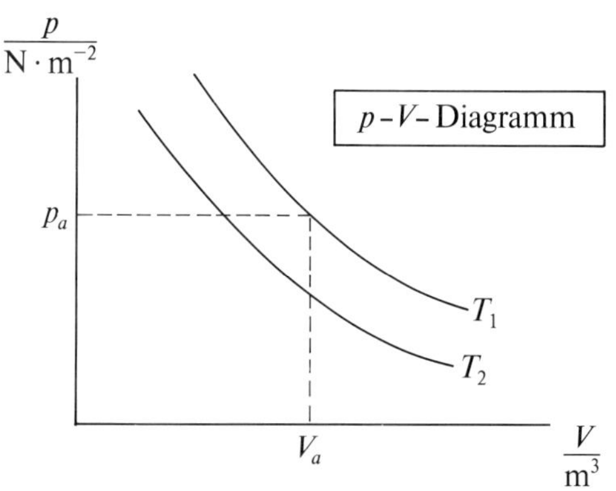

Abb. 5.16. Druck-Volumen-Diagramm bei zwei verschiedenen Temperaturen.

Wir wollen uns an dieser Stelle noch einmal vergegenwärtigen, wie ein solches Diagramm zu lesen ist. Beispielsweise stellen wir uns in Abb. 5.16 eine isotherme Zustandsänderung in einem Gas bei der Temperatur T_1 vor. Wenn wir etwa das Volumen verringern, so bewegen wir uns auf der durch T_1 gekennzeichneten Druck-Volumen-Kurve von rechts nach links und erfahren den durch diese Kurve gekennzeichneten Druckanstieg. So wird bei dem an der Abszisse ablesbaren Volumen V_a der an der Ordinate ablesbare Druck p_a erreicht.

Während wir bei den bisherigen Zustandsänderungen jeweils eine der drei Zustandsgrößen, Druck, Volumen oder Temperatur, konstant gehalten haben, können sich im allgemeinen bei einer Zustandsänderung *alle drei Zustandsgrößen zugleich ändern*. Wiederum können wir die Zustandsgleichung

$$p \cdot V = \nu \cdot R \cdot T$$

heranziehen, um quantitativen Aufschluß über die voneinander abhängigen Veränderungen der drei Zustandsgrößen zu erhalten, wenn wir eine bestimmte Stoffmenge zugrundelegen. Die Zustandsgleichung läßt sich umschreiben

$$\frac{p \cdot V}{T} = \nu \cdot R = \text{konst.} \tag{5.20}$$

Diese Gleichung stellt eine Zusammenfassung der Gl. 5.16, 5.18 und 5.19 dar. Für die isotherme Zustandsänderung ergibt sie $p \cdot V = \text{konst.}$, für die isobare Zustandsänderung führt sie zu $\frac{V}{T} = \text{konst.}$, und im Fall der isochoren Zustandsänderung leiten wir $\frac{p}{T} = \text{konst.}$ ab. Gl. 5.20 ist eine allgemeine Darstellung, die beim Übergang zwischen verschiedenen Zuständen das Verhalten der drei Zustandsgrößen darlegt. In einem Beispiel von drei verschiedenen Zuständen läßt sich schreiben

$$\frac{p_1 \cdot V_1}{T_1} = \frac{p_2 \cdot V_2}{T_2} = \frac{p_3 \cdot V_3}{T_3} . \tag{5.21}$$

Beispiel: Beim Einatmen expandieren die Lungen. Dabei sinkt der Druck in den Lungen von 760 mm Hg auf 758 mm Hg. Bei 37 °C enthalten die Lungen dann 3,5 Liter. Welches Luftvolumen von 7 °C ist erforderlich, um die Lungen zu füllen?

$$p_1 = 760 \text{ mm Hg} = 760 \cdot 133 \text{ Pa} ,$$
$$p_2 = 758 \text{ mm Hg} = 758 \cdot 133 \text{ Pa} ,$$
$$V_1 = 3{,}5 \text{ Liter} ,$$
$$T_1 = 37\,°\text{C} = 310 \text{ K} ,$$
$$T_2 = 7\,°\text{C} = 280 \text{ K} .$$

Mit Gl. 5.21

$$\frac{p_1 V_1}{T_1} = \frac{p_2 \cdot V_2}{T_2} \quad \text{folgt}$$

$$V_2 = \frac{p_1}{p_2} \cdot \frac{T_2}{T_1} \cdot V_1 = \frac{760 \cdot 133 \text{ Pa}}{758 \cdot 133 \text{ Pa}} \cdot \frac{280 \text{ K}}{310 \text{ K}} \cdot 3{,}5 \text{ l} = 3{,}17 \text{ Liter} .$$

5.4.2. Zustandsgleichung von Gasgemischen

Wir stellen uns ein Gasgemisch der Stoffmenge 1 mol vor, das n verschiedene Komponenten enthält, die in einem Volumen V bei der Temperatur T den Druck p erzeugen. Dann gilt global wie bisher für die Stoffmenge ν

$$p \cdot V = \nu \cdot R \cdot T . \tag{5.22}$$

Dabei setzt sich ν aus n verschiedenen Gassorten zusammen, so daß

$$\nu = \nu_1 + \nu_2 + \ldots + \nu_n = \sum_{i=1}^{n} \nu_i . \tag{5.23}$$

Dementsprechend setzt sich der Druck p aus den Partialdrucken p_i zusammen, so daß

$$p = p_1 + p_2 + \ldots + p_n = \sum_{i=1}^{n} p_i \,. \tag{5.24}$$

Man stellt sich hierbei vor, daß die einzelnen Gassorten i entsprechend ihrer Teilstoffmengen ν_i im Volumen V den Partialdruck p_i erzeugen. So kann man die Zustandsgleichung 5.22 mit Hilfe von Gl. 5.23 und Gl. 5.24 auch *als Zustandsgleichung eines Gasgemisches* schreiben

$$p \cdot V = \left(\sum_{i=1}^{n} p_i \right) \cdot V = \left(\sum_{i=1}^{n} \nu_i \right) \cdot R \cdot T \,.$$

In dieser Gleichung sind als einzelne Summenglieder die

$$p_i \cdot V = \nu_i \cdot R \cdot T$$

enthalten. So daß sich für den *Partialdruck p_i der Gassorte i* mit Hilfe von Gl. 5.22 auch schreiben läßt

$$p_i = \frac{\nu_i}{V} \cdot R \cdot T = \frac{\nu_i}{\nu} \cdot p \,.$$

Der Partialdruck läßt sich demnach aus der Teilstoffmenge ν_i und dem Gesamtdruck p berechnen.

Gedanklich kann man jede Gassorte auch auf ein Teilvolumen V_i im Gesamtvolumen V konzentrieren, wobei in jedem Teilvolumen der Druck p herrscht, wie in Abb. 5.17 für drei Gassorten dargestellt.

p, ν_1, V_1
p, ν_2, V_2
p, ν_3, V_3

Gesamtvolumen V
mit $V = V_1 + V_2 + V_3$
$\nu = \nu_1 + \nu_2 + \nu_3$

Abb. 5.17. Teilmengen und Teilvolumina.

In dieser Schreibweise ergibt sich

$$p \cdot \left(\sum_{i=1}^{n} V_i \right) = \left(\sum_{i=1}^{n} \nu_i \right) \cdot R \cdot T \tag{5.25}$$

mit $\quad V = \sum_{i=1}^{n} V_i \,.$

Daraus und aus Gl. 5.23 erhält man, daß Partialdrücke sich wie die Teilvolumina, auch Volumengehalte genannt, oder wie die Teilstoffmengen bzw. die entsprechenden Teilchenzahlen N_i verhalten

$$p_1 : p_2 : \ldots p_n = V_1 : V_2 : \ldots V_n = \nu_1 : \nu_2 : \ldots \nu_n = N_1 : N_2 : \ldots N_n \,.$$

Das Gasgemisch der trockenen atmosphärischen Luft setzt sich wie folgt zusammen:

$\dfrac{V_i}{V}$;

N_2 : 0,781 = 78,1%
O_2 : 0,209 = 20,9%
Ar : 0,009 = 0,9%
CO_2: 0,0003 = 0,03%.

5.4.3. Reale Gase

Die Gesetze des idealen Gases sind unter zwei Voraussetzungen zustandegekommen, so daß sie **reale Gase** nur *angenähert* beschreiben. Abweichend von der Voraussetzung, daß das Eigenvolumen der Moleküle eines Gases vernachlässigbar klein ist, wird das *Molekülvolumen spürbar*, wenn das Gasvolumen *komprimiert* wird. So verringert sich wegen der Summe der Molekülvolumina das Volumen eines realen Gases nicht auf null, wie es vom Gesetz des idealen Gases beim absoluten Temperaturnullpunkt ausgesagt wird. Es macht sich dann auch das Versagen der zweiten Voraussetzung bemerkbar. Bei Annäherung der Moleküle aneinander wird eine *anziehende Kraft spürbar* – die Wechselwirkung zwischen den Molekülen ist nicht mehr zu vernachlässigen – und führt zur *Verflüssigung des Gases*. Die Moleküle stellen komplizierte Anordnungen elektrischer Ladungen dar; das führt zu einer *elektrischen Anziehung der Moleküle untereinander*. Diese Effekte beim realen Gas werden durch die Gesetze des idealen Gases nicht wiedergegeben. Ihre Beschreibung wurde durch den holländischen Physiker JOHANNES VAN DER WAALS (1837–1923) vorgenommen. Die Kräfte zwischen den Molekülen werden **van-der-Waals-Kräfte** genannt; die Berücksichtigung dieser Kräfte und des Eigenvolumens der Moleküle führt von der Gleichung des idealen Gases zur *van-der-Waals-Gleichung für das reale Gas*

$$\left(p + \frac{a}{V^2}\right) \cdot (V - b) = \nu \cdot R \cdot T\,. \tag{5.26}$$

Der Druck p erhält den Zusatzterm $\frac{a}{V^2}$, den sog. *Binnendruck*, der aufgrund der gegenseitigen Anziehung der Moleküle zustandekommt. Der Binnendruck macht sich um so stärker bemerkbar, je kleiner das Volumen V des Gases wird, d. h. je näher die Moleküle einander kommen. Das Volumen erhält als Zusatz den Term b, der das Eigenvolumen der Moleküle berücksichtigt. Daraus wird deutlich, daß das Volumen bei $T = 0$ K nur auf $V = b$, und nicht auf null, absinken kann; dann wird $(V - b) = 0$. Dieser **Zustandsgleichung für reale Gase** ist auch anzusehen, daß bei großer Volumenausdehnung, d. h. bei hohen Temperaturen, die Zusatzterme wieder vernachlässigbar werden (a und b sind stoffspezifische Konstanten). Die Gleichung geht in die Zustandsgleichung für ideale Gase über.

Wir erhalten auf diese Weise eine sehr genaue Beschreibung eines realen Gases. Das *Zustandsdiagramm* dieser Beschreibung ist für mehrere Isothermen $T_1 > T_2 > T_3$ als Druck-Volumen-Diagramm in Abb. 5.18 wiedergegeben. Anhand der drei Isothermen ist das charakteristische Verhalten eines realen Gases zu beobachten. Führt man zunächst bei der niedrigen Temperatur T_3 eine Zustandsänderung durch, indem man, ausgehend von einem großen Volumen V, das Gas komprimiert, so ergibt sich ähnlich wie beim idealen Gas eine Druckerhöhung. Gelangt man zum Volumen V_a, so wird bei weiterer Kompression der durchgezogen gezeichnete waagerechte Kurventeil durchlaufen. Das Gas wird zunehmend verflüssigt. Es existieren in diesem Bereich Gas und Flüssigkeit nebeneinander, eine Druckerhöhung findet nicht statt. Hier macht sich die zwischenmolekulare Anziehung bemerkbar, die zur Verflüssigung führt. Der gestrichelte Teil der Kurve, der eigentlich der van-der-Waals-Gleichung (5.26) entspricht, stellt instabile Zustände der Materie dar und läßt sich nur bei Übersättigung verwirklichen. Gelangt man schließlich bei weiterer Kompression zum Volumen V_b, so ist das gesamte Gas verflüssigt. Flüssigkeiten weisen eine geringe Kompressibilität auf, der Druck steigt steil an.

Interessant ist der Verlauf der Isotherme bei der höheren Temperatur $T_2 = T_k$; T_k ist die sog. *kritische Temperatur*. Hier ist der waagerechte Teil der Kurve beim *kritischen*

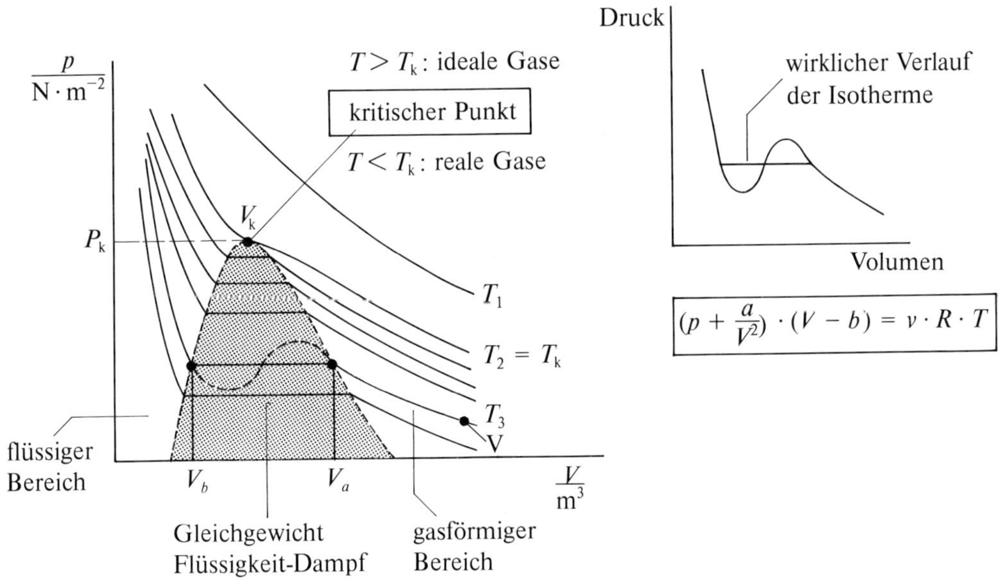

Abb. 5.18. Zustandsdiagramm des realen Gases mit dem wirklichen Verlauf der Isothermen.

Volumen V_k und dem *kritischen Druck* p_k zu einem Punkt, dem *kritischen Punkt,* entartet. Bei dieser Temperatur und bei höheren Temperaturen ist eine *Verflüssigung des Gases nicht mehr möglich.* Bei der Isotherme der höheren Temperatur T_1 wird schließlich vollends deutlich, daß sich das Gas jetzt wie ein ideales Gas verhält. Bereits früher wurde hinreichend hohe Temperatur als eine Bedingung für die Gültigkeit der Gesetze des idealen Gases genannt.

Formelteil

Allgemeine Zustandsgleichung der idealen Gase

$$p \cdot V = \nu \cdot R \cdot T\,.$$

p = Druck,
V = Volumen,
ν = Stoffmenge,
R = allgemeine Gaskonstante,
T = absolute Temperatur.

Zustandsänderungen

isobar (p = konstant)

$$V_b = V_a \cdot \frac{T_b}{T_a}\,.$$

V_a = Volumen bei der Temperatur T_a,
V_b = Volumen bei der Temperatur T_b,

somit

$$V \sim T$$

und damit

$$\frac{V}{T} = \text{konstant}\,.$$

isochor ($V = \text{konstant}$)

$$p_b = p_a \cdot \frac{T_b}{T_a}\,.$$

p_a = Druck bei der Temperatur T_a,
p_b = Druck bei der Temperatur T_b,

somit

$$p \sim T$$

und damit

$$\frac{p}{T} = \text{konstant}\,.$$

isotherm ($T = \text{konstant}$)

$$p \cdot V = \nu \cdot R \cdot T = \text{konstant}\,,$$

mit der oben angegebenen Bedeutung der einzelnen Größen, somit

$$V \sim \frac{1}{p}\,.$$

Zustandsgleichung von Gasgemischen

Für die Gesamtstoffmenge ν, zusammengesetzt aus n verschiedenen Gassorten, gilt

$$\nu = \sum_{i=1}^{n} \nu_i\,.$$

ν_i = i-te Teilstoffmenge.

Dementsprechend gilt für den Gesamtdruck p

$$p = \sum_{i=1}^{n} p_i\,.$$

p_i = i-ter Partialdruck.

Daraus ergibt sich die Zustandsgleichung

$$p \cdot V = \left(\sum_{i=1}^{n} p_i\right) \cdot V = \left(\sum_{i=1}^{n} \nu_i\right) \cdot R \cdot T\,.$$

Zustandsgleichung für reale Gase

$$\left(p + \frac{a}{V^2}\right) \cdot (V - b) = \nu \cdot R \cdot T\,.$$

$\frac{a}{V^2}$ = Binnendruck,

b = Gesamteigenvolumen der Moleküle.

5.5. Wärme als Form der Energie

Wir haben bereits in früheren Abschnitten dieses Buches bemerkt, daß das Konzept der Energie von großer Bedeutung ist und vor allem im Prinzip der Energieerhaltung seinen Niederschlag findet. Energie tritt in vielen Formen auf, und es finden Umwandlungen der verschiedenen Energieformen ineinander statt. Wir können daher auch Energie auf verschiedene Weise beschreiben.

Auch *Wärme ist eine Form der Energie.* Bei der Betrachtung der kinetischen Gastheorie haben wir erkannt, daß die mittlere kinetische Energie der Moleküle proportional zur Temperatur der Materie ist. Da wir wissen, daß es eine Beziehung zwischen Temperatur und Wärme gibt, können wir uns von dem Gedanken leiten lassen, daß auch Wärme auf der Bewegung der Atome und Moleküle beruht. Wenn sich die Moleküle langsam bewegen, sprechen wir von geringer thermischer Energie oder Wärme, wenn sie sich schnell bewegen, ist die thermische Energie hoch. *Wärme ist kinetische Energie als ungeordnete Bewegung der Atome und Moleküle.* Der Gesamtinhalt an kinetischer Energie aller in der Stoffmenge enthaltenen Moleküle oder Atome ist der thermische Energieinhalt oder Wärmeinhalt dieser Stoffmenge. Der Wärmeinhalt oder die gesamte Wärmemenge ist im Falle eines Gases

$$W_{\text{gesamt}} = N \cdot \overline{\frac{1}{2} m v^2}$$

das Produkt aus der mittleren kinetischen Energie der Moleküle oder Atome mit ihrer Gesamtzahl N. Die **molare Wärmeenergie** beträgt

$$W_{\text{M}} = N_{\text{A}} \cdot \overline{\frac{1}{2} m v^2} = \frac{W}{\nu} \quad \text{mit } \nu = \frac{N}{N_{\text{A}}}\,.$$

Die *Einheit der Wärmemenge* ist

$$[W] = 1\,\text{Joule} = 1\,\text{J}\,.$$

Eine alte Einheit: $1\,\text{cal} = 4{,}2\,\text{J}$.

Die *Einheit der molaren Wärmeenergie* ist

$$[W_{\text{M}}] = 1\,\text{J} \cdot \text{mol}^{-1}\,.$$

5.5.1. Die Wärmekapazität

Wir haben das Konzept der Wärme als Form der Energie kennengelernt und müssen jetzt *Meßverfahren für die Wärmemenge* erarbeiten, so wie es für die Temperatur getan wurde. Hierbei ergibt sich auch der *Zusammenhang zwischen Wärme und Temperatur.* Zur Definition der Wärmeeinheit wird Wasser als Basissubstanz benutzt. Wir verwenden eine einfache Beziehung und fragen nach der Wärmemenge, die erforderlich ist, um die Temperatur einer bestimmten Menge von Wasser zu ändern. Die Zufuhr einer Wärmemenge ΔQ, die erforderlich ist, um die Temperatur des Wassers zu ändern, ist der Temperaturänderung direkt proportional

$$\Delta Q \sim \Delta T\,.$$

Außerdem läßt sich feststellen, daß eine bestimmte Wärmemenge ΔQ eine große Wassermasse weniger erwärmt als eine kleine. Das führt zu $\Delta Q \sim m \cdot \Delta T$. So erhalten wir schließlich unter Hinzufügung der Proportionalitätskonstanten c

$$\Delta Q = c \cdot m \cdot \Delta T\,. \tag{5.27}$$

c ist die **spezifische Wärmekapazität.** Wir erkennen die Bedeutung dieser Konstanten, wenn wir Gl. 5.27 in der Form schreiben

$$c = \frac{\Delta Q}{m \cdot \Delta T}. \tag{5.28}$$

Die spezifische Wärmekapazität ist die auf 1 kg der Substanz bezogene Wärmemenge, die erforderlich ist, um eine Temperaturerhöhung um 1 K zu erreichen. Dementsprechend ist die *Einheit der spezifischen Wärmekapazität*

$$[c] = 1\,\mathrm{J} \cdot \mathrm{kg}^{-1} \cdot \mathrm{K}^{-1}.$$

Bezieht man die zur Temperaturerhöhung erforderliche Wärmemenge auf die Stoffmenge 1 mol, so hat man die **molare Wärmekapazität** c_M einzuführen *mit der Einheit*

$$[c_M] = 1\,\mathrm{J} \cdot \mathrm{mol}^{-1} \cdot \mathrm{K}^{-1}.$$

In Gl. 5.27 kann man das Produkt $c \cdot m$ als *Wärmekapazität C* der Gesamtmenge einer Substanz auffassen und kann dann schreiben

$$\Delta Q = C \cdot \Delta T. \tag{5.29}$$

Hier wird mit der Einheit $[C] = 1\,\mathrm{J} \cdot \mathrm{K}^{-1}$ der Begriff der Wärmekapazität besonders deutlich, wenn man sich vorstellt, daß eine Substanz eine bestimmte Wärmemenge ΔQ aufnimmt, dabei die Temperaturerhöhung ΔT erfährt, diese Wärmemenge nun gespeichert hat und bei Temperaturabsenkung wieder abgibt. Außerdem erkennt man aus Gl. 5.29 jetzt, daß mit bekannter Wärmekapazität C eines Systems über Temperaturerhöhung ΔT eine Wärmemenge ΔQ, die dem System zugeführt wird, gemessen werden kann. Eine solche Messung erfolgt in einem *Kalorimeter.*

So beträgt die spezifische Wärmekapazität des Wassers bei 15 °C

$$c(\text{Wasser}) = 4187\,\frac{\mathrm{J}}{\mathrm{kg} \cdot \mathrm{K}} = 1\,\mathrm{kcal} \cdot \mathrm{kg}^{-1} \cdot \mathrm{K}^{-1}.$$

Die Kalorie (cal), eine alte Maßeinheit der Wärmemenge, wurde so gewählt, daß die spezifische Wärmekapazität von Wasser den Zahlenwert 1 erhält, also

$$c(\text{Wasser}) = 1\,\mathrm{kcal} \cdot \mathrm{kg}^{-1} \cdot \mathrm{K}^{-1} = 1\,\mathrm{cal} \cdot \mathrm{g}^{-1} \cdot \mathrm{K}^{-1}.$$

Im SI-System wird diese Sonderstellung von Wasser aufgegeben; dafür haben dann alle Energien (mechanische Energie, elektrische Energie usw.) die gleichen Maßzahlen, also

$$1\,\mathrm{J} = 1\,\mathrm{W} \cdot \mathrm{s} = 1\,\mathrm{N} \cdot \mathrm{m} = 1\,\mathrm{kg} \cdot \mathrm{m}^2 \cdot \mathrm{s}^{-2}.$$

Beispiel: Es sind etwa 15 kcal an Wärmemenge erforderlich, um die Temperatur von 1 kg Wasser von 15 °C auf 30 °C zu erhöhen. Um 5 kg Wasser von 15 °C auf 18 °C zu erwärmen, benötigt man

$$\Delta Q = c \cdot m \cdot \Delta T = (1\,\mathrm{kcal} \cdot \mathrm{kg}^{-1} \cdot \mathrm{K}^{-1}) \cdot (5\,\mathrm{kg}) \cdot (3\,\mathrm{K}) = 15\,\mathrm{kcal},$$

also die gleiche Wärmemenge.

Um die Arbeitsweise eines **Kalorimeters** zu verstehen, muß man sich zunächst noch einmal klarmachen, daß Wärme eine Form der Energie ist, und wie diese ausgetauscht werden und nicht verlorengehen kann. Wenn zwei Körper, die verschiedene Temperaturen aufweisen, miteinander in Kontakt gebracht werden, gibt der wärmere Körper eine bestimmte Wärmemenge an den kälteren Körper ab, bis beide Körper auf gleicher Temperatur sind. Wir können eine Bilanz aufstellen, wobei wir Gl. 5.27 benutzen. Dabei sei

ΔQ	die übertragene Wärmemenge,
c_1, c_2	die spezifische Wärmekapazität von Körper 1 bzw. von Körper 2,
m_1, m_2	die Masse von Körper 1 bzw. von Körper 2,
$\Delta T_1 = T_1 - T$	die Temperaturänderung, $T_1 > T$, des zunächst wärmeren Körpers,
$\Delta T_2 = T - T_2$	die Temperaturänderung, $T_2 < T$, des zunächst kälteren Körpers.

Beide Körper haben schließlich die gleiche Temperatur T. Die Bilanz ist

$$\Delta Q = c_1 \cdot m_1 \cdot \Delta T_1 = c_2 \cdot m_2 \cdot \Delta T_2 \,, \tag{5.30}$$

die von Körper 1 abgegebene Wärmemenge ΔQ ist gleich der von Körper 2 aufgenommenen Wärmemenge.

Beispiel: Es soll die spezifische Wärmekapazität von Kupfer gemessen werden. Hierzu wird ein Kupferblock von 0,8 kg, der auf 80 °C erhitzt wurde, in 1 Liter Wasser von 20 °C getaucht. Dabei erwärmt sich das Wasser auf 24,17 °C. Bekannt sind

für Wasser $c_2 = 4{,}18 \cdot 10^3\ \mathrm{J \cdot kg^{-1} \cdot K^{-1}}$,
$T_2 = 20\,°\mathrm{C}$,
$m_2 = 1\,\mathrm{kg}$;

für Kupfer $m_1 = 0{,}8\,\mathrm{kg}$,
$T_1 = 80\,°\mathrm{C}$ und
$T_{\mathrm{misch}} = 24{,}17\,°\mathrm{C}$.

Daraus ergibt sich mit Gl. 5.30

$$c_1 = \frac{c_2 \cdot m_2 \cdot \Delta T_2}{m_1 \cdot \Delta T_1} = 0{,}39 \cdot 10^3\ \mathrm{J \cdot kg^{-1} \cdot K^{-1}}$$

die spezifische Wärmekapazität von Kupfer. Bei einer solchen Messung ist vorausgesetzt, daß ein Wärmeübergang nur zwischen den beiden Substanzen stattfindet, nicht auch noch zur Umgebung. Um das sicherzustellen, besteht das eigentliche Kalorimeter aus einem isolierenden Gefäß, indem der Wärmeaustausch zwischen den interessierenden Substanzen stattfindet. Der zusätzliche Wärmeaustausch mit dem Kalorimeter selbst muß mit Hilfe dessen bekannter Wärmekapazität C berücksichtigt werden. Es gilt dann bei obigem Beispiel:

$$\Delta Q = c_1 \cdot m_1 \cdot \Delta T_1 = (c_2 \cdot m_2 + C) \cdot \Delta T_2 \,.$$

In Tab. 5.5 ist die spezifische Wärmekapazität einiger bekannter Materialien aufgeführt. Sie ist von der Temperatur abhängig und daher in einigen Fällen für mehrere Temperaturen angegeben. Die hohe spezifische Wärmekapazität des Wassers ist für das Leben auf der Erde von großer Bedeutung. Man denke etwa an die temperaturausgleichende Wirkung der Wassermasse des Meeres.

Der menschliche Körper ist aus Wasser, Proteinen und Mineralien zusammengesetzt. Die spezifische Wärmekapazität entspricht dieser Zusammensetzung. Geht man von den wesentlichen Komponenten aus, 75% Wasser und 25% Protein, so ergibt sich als spezifische Wärmekapazität $(0{,}75 \cdot 4{,}18 + 0{,}25 \cdot 1{,}7) \cdot 10^3 = 3{,}5 \cdot 10^3\ \mathrm{J \cdot kg^{-1} \cdot K^{-1}}$. Der in der Tabelle angegebene Wert ist etwas geringer, da wir bei unserer Rechnung Fette und Minerale nicht berücksichtigt haben. Der große Wassergehalt ist auch wegen der temperaturausgleichenden Wirkung von Bedeutung. Die Wärmekapazität des menschlichen Körpers ist groß, so daß entsprechend hohe Wärmemengen für eine Temperaturänderung erforderlich sind.

Tab. 5.5. Spezifische Wärmekapazität einiger Materialien.

Substanz	°C	10^3 J·kg^{-1}·K^{-1}
Aluminium	20	0,92
Kupfer	20	0,38
Glas	0	0,49
	20	0,84
Wasser	0	4,22
	20	4,182
	40	4,179
	60	4,185
	80	4,197
Eis	−10	2,30
	−30	1,88
Stahl	20	0,46
Blei	20	0,13
Quecksilber	20	0,14
Silber	20	0,23
Ethylalkohol	20	2,5
Luft	20	0,70
Menschlicher Körper	37	~3,3
Protein	37	1,7

5.5.2. Hauptsätze der Wärmelehre

Im Rahmen der kinetischen Gastheorie haben wir bereits festgestellt, daß es Verknüpfungen zwischen Wärmelehre und Mechanik gibt. Die Wärmeenergie selbst läßt sich als kinetische Energie der Molekülbewegung deuten. Außerdem läßt sich immer wieder feststellen, daß grundsätzliche Fragestellungen auf die Erhaltung der Energie zurückzuführen sind. Ein solcher Energiesatz ließ sich bereits in der Mechanik mit den verschiedenen Formen mechanischer Energie formulieren. Wir stellten fest, daß sich die Energieformen ineinander umwandeln lassen, ohne daß von der Summe der Energie etwas verlorengeht. Das gilt ganz allgemein, und im folgenden werden die Beziehungen zwischen Wärme, mechanischer Energie und dem Energieaustausch zwischen den verschiedenen Energieformen behandelt. Wir müssen hierzu den Begriff der inneren Energie einer Substanz einführen.

Als *innere Energie* bezeichnet man die gesamte gespeicherte Energie. Außer der Wärmemenge werden hierbei auch die chemische Energie, die in den Molekülbindungen enthalten ist und die elektrische Energie berücksichtigt.

Die Gesamtheit der Phänomene, bei denen Energieaustausch durch Umwandlung von Wärme in mechanische Energie, vor allem Arbeit, und umgekehrt stattfindet, wird als **Thermodynamik** bezeichnet. Die Gesetze, die diese Prozesse beherrschen, werden als *Hauptsätze der Wärmelehre* oder auch der *Thermodynamik* bezeichnet. Die Bedeutung dieser Gesetze bezieht sich *auch auf lebende Systeme.*

Der *Energieerhaltungssatz,* der außer der mechanischen Energie auch die Wärme und die innere Energie umfaßt, wird als **1. Hauptsatz der Wärmelehre** bezeichnet. Er ist eine Ausdehnung des Satzes von der Erhaltung der mechanischen Energie und stellt einen *Spezialfall des allgemeinen Satzes von der Energieerhaltung dar.*

5.5.2.1. Volumenarbeit

Bei der Umwandlung von Wärme in mechanische Energie und umgekehrt erfolgt die *Umsetzung von ungeordneter kinetischer Energie in geordnete* in dieser oder in der entgegengesetzten Richtung. Das muß ausführlicher beschrieben werden. Hierzu soll das Verhalten eines Gases in einem Zylinder mit beweglichem Kolben betrachtet werden, wie in Abb. 5.19 dargestellt. Der Kolben habe eine Fläche A und das Gas übe vermöge der ungeordneten kinetischen Energie der Moleküle einen Druck p auf den Kolben aus. Dann beträgt die

$$\textit{Kraft auf den Kolben} = p \cdot A \ ,$$

und wenn sich der Kolben entlang der Strecke Δx nach außen bewegt, führt das Gas die Arbeit ΔW aus.

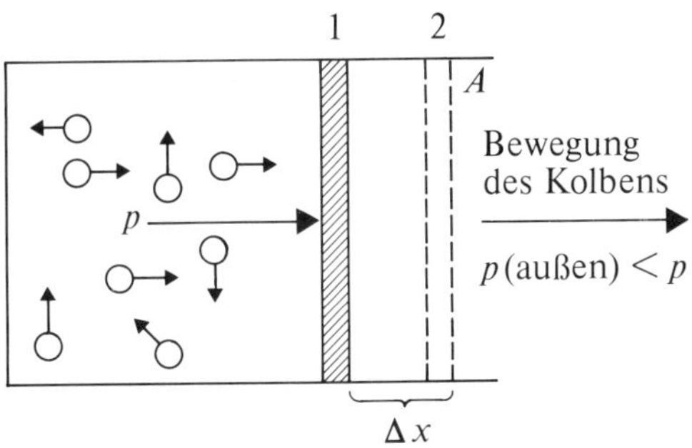

Abb. 5.19. Zur Volumenarbeit eines Gases bei der Bewegung des Kolbens aus dem Zustand 1 in den Zustand 2.

$$\Delta W = \textit{Kraft} \cdot \textit{Weg} = (p \cdot A) \cdot \Delta x = p \cdot (A \cdot \Delta x) = p \Delta V \ .$$

Das Produkt aus der Fläche mit der Verschiebung des Kolbens $A \cdot \Delta x$ ist gleich der Änderung des Kolbenvolumens ΔV. Die *durch das Gas verrichtete Arbeit* beim Ausstoßen des Kolbens entlang der kleinen Wegstrecke Δx beträgt

$$\Delta W = p \cdot \Delta V \qquad (5.31)$$

und wird als **Volumenarbeit** bezeichnet.

Es kann andererseits durch eine von außen wirkende Kraft der Kolben auch nach innen geschoben und dadurch *Arbeit am Gas* verrichtet werden. Auch dieses wird als Volumenarbeit bezeichnet.

In Abb. 5.20, dem Druck-Volumen-Diagramm aus Abb. 5.16, ist die Volumenarbeit $p_i \cdot \Delta V$ gleich der Fläche des schraffierten Bereiches unter der Kurve. Bei einer geringen Volumenänderung ΔV kann der Druck p_i konstant angenommen werden. Bei einer Volumenänderung von V_1 bis V_2 muß die Druckänderung jedoch berücksichtigt werden. Dann beträgt die Volumenarbeit $W = \sum_i p_i \Delta V$ mit veränderlichem Druck p_i und wird in Abb. 5.20 durch den Bereich unter der Kurve von V_1 bis V_2 wiedergegeben. Dieser Bereich entsteht durch Summation vieler Teilbereiche $p_i \cdot \Delta V$, mathematisch durch das Integral $W = \int_{V_1}^{V_2} p \cdot \mathrm{d}V$ beschrieben. Die Einheit der Volumenarbeit ist *Joule*, es handelt sich um eine Energie. Wenn man das Gas von V_1 nach V_2 expandiert, drückt das Gas den Kolben nach außen, das Gas verrichtet Arbeit. Nach Übereinkunft wird das als positive Arbeit bezeichnet. Im umgekehrten Fall, wenn durch eine von außen auf den Kolben wirkende Kraft das Gas von V_2 nach V_1 komprimiert wird, wird die Arbeit als negativ gekennzeichnet. In diesem Fall wird Arbeit am Gas verrichtet. Jetzt findet die in Abb. 5.21 dargestellte Bewegung des Kolbens in umgekehrter Richtung statt. Die Moleküle, die auf den Kolben aufprallen, bekommen einen Kraftstoß in Bewegungsrichtung des Kolbens; der Kolben wird mit der Kraft $\vec{F}_K$ nach innen geschoben. Dadurch erhöht sich die kinetische Energie dieser Moleküle bezüglich der Komponente in der gleichen Richtung. *Diese geordnete kinetische Energie der Moleküle wird durch Stöße mit den übrigen Molekülen in ungeordnete kinetische Energie umgewandelt.* Insgesamt erhöht sich dadurch die mittlere kinetische Energie der Gasmoleküle und damit die Temperatur des Gases. Man denke beispielsweise an die Fahrradpumpe.

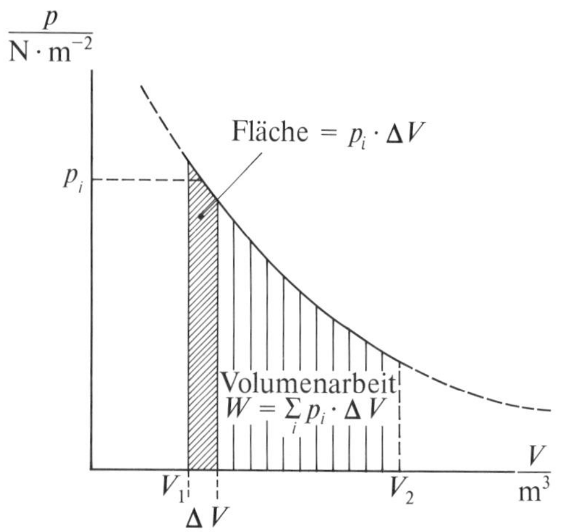

Abb. 5.20. Darstellung der Volumenarbeit.

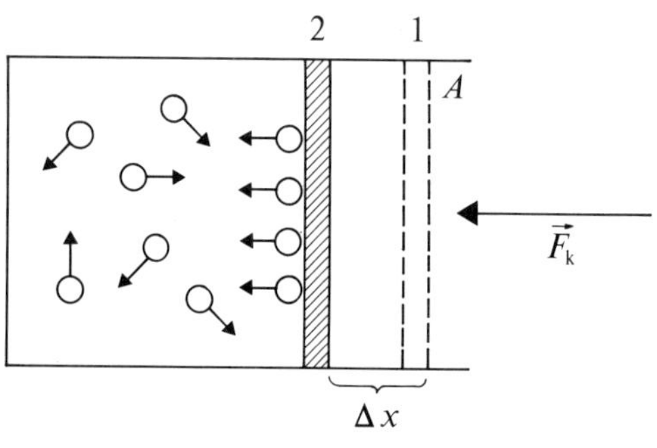

Abb. 5.21. Am Gas verrichtete Volumenarbeit bei der Bewegung des Kolbens aus dem Zustand 1 in den Zustand 2.

Jetzt beträgt die am Gas verrichtete Volumenarbeit

$$\Delta W = F \cdot \Delta x = p \cdot A \cdot \Delta x = p \cdot \Delta V\,.$$

Durch die Kraft F wird die Volumenarbeit $p \cdot \Delta V$ übertragen.

Die Volumenarbeit hat Auswirkung auf die *spezifische Wärmekapazität von Gasen.* Wir haben bisher angenommen, daß die einer Substanz zugeführte Wärmemenge ΔQ ausschließlich zu einer Temperaturerhöhung führt. Das trifft für Festkörper und Flüssigkeiten zu. Auch für Gase ist diese Vorstellung zutreffend, solang das Volumen des Gases konstant gehalten wird. Hält man jedoch den Druck konstant, isobare Zustandsänderung, so wird nach Gl. 5.16 des idealen Gases das Volumen $V \sim T$ zunehmen. Es wird zusätzlich zur Temperaturerhöhung Volumenarbeit verrichtet, die durch die zugeführte Wärmemenge aufgebracht werden muß. Die für eine bestimmte Temperaturerhöhung erforderliche Wärmemenge ist bei isobarer Zustandsänderung größer als bei einer isochoren. *Für die spezifische Wärmekapazität bei konstantem Druck c_p bzw. bei konstantem Volumen c_v* gilt $c_p > c_v$.

Es gilt für die molare Wärmekapazität eines idealen Gases, s. Gl. 5.29

$$(\Delta Q)_p - (\Delta Q)_v = C_{M,p}\,\Delta T - C_{M,v}\,\Delta T = p \cdot \Delta V_M\,. \tag{5.32}$$

Aus der Gleichung $p \cdot V_M = R \cdot T$ erhält man für $p = \text{konst.}$

$$p \cdot \Delta V_M = R \cdot \Delta T \tag{5.33}$$

durch Vergleich mit Gl. 5.32

$$C_{M,p} - C_{M,v} = R\,. \tag{5.34}$$

5.5.2.2. Der 1. Hauptsatz der Wärmelehre

Wenn ein System die Wärmemenge ΔQ aufnimmt, so erhöht sich die innere Energie U des Systems um diesen Betrag: $\Delta U = \Delta Q$. Wird jedoch durch das System während der Wärmeaufnahme eine Volumenarbeit $p \cdot \Delta V$ verrichtet, so verringert sich die Zunahme der inneren Energie um diesen Betrag

$$\Delta U = \Delta Q - p \cdot \Delta V\,. \tag{5.35}$$

Das ist der **1. Hauptsatz der Wärmelehre** als spezielle Form des Satzes von der Energieerhaltung. In Worten:

> *Die Änderung der inneren Energie eines Systems ist gleich der zugeführten Wärme, vermindert um die durch das System verrichtete Volumenarbeit.*

Gl. 5.35 läßt sich in anderer Form schreiben

$$\Delta Q = \Delta U + p \cdot \Delta V\,, \tag{5.36}$$

die einem System zugeführte Wärme dient zur Erhöhung der inneren Energie und zum Aufbringen von äußerer Arbeit (Volumenarbeit). Eine weitere Form von Gl. 5.35 ist

$$p \cdot \Delta V = \Delta Q - \Delta U\,, \tag{5.37}$$

die von einem System verrichtete Arbeit ist gleich der zugeführten Wärme vermindert um die Erhöhung der inneren Energie.

Die Bedeutung des 1. Hauptsatzes liegt in den vielfältigen Aussagen, die je nach Fragestellung aus der Energieerhaltung gefolgert werden können.

5.5.2.3. Zustandsänderungen

Wenn keine chemischen und elektrischen Prozesse ablaufen, enthält die innere Energie U nur die Wärmeenergie; sie ist somit nur von der Temperatur abhängig. Wir können dann in übersichtlicher Weise mit Hilfe des 1. Hauptsatzes die möglichen Zustandsänderungen eines Systems mit einem idealen Gas als Grundsubstanz zusammenstellen.

5.5.2.3.1. Isotherme Zustandsänderung

Es gilt die Gleichung $p \cdot V = \text{konst}$. Da sich die Temperatur nicht ändert, gilt außerdem $\Delta U = 0$. Aus dem 1. Hauptsatz entnehmen wir dann nach Gl. 5.36

$$\Delta Q = p \cdot \Delta V .$$

Die dem System zugeführte Wärme wird nur in Volumenarbeit, d.h. in nach außen abgegebene Arbeit umgewandelt.

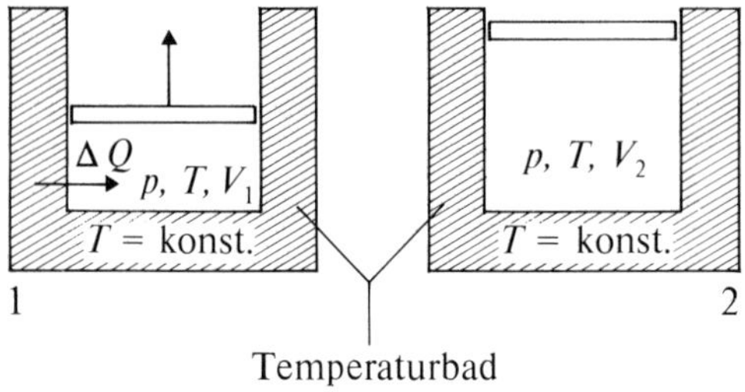

Abb. 5.22. Die isotherme Expansion mit $\Delta U = 0$, ausgehend vom Zustand 1 mit den Zustandsgrößen p, T und V_1 zum Zustand 2 mit p, T und V_2.

In Abb. 5.22 ist als Beispiel eine isotherme Expansion in einem Gasraum dargestellt. Die Wärmemenge ΔQ wird aus dem Wärmebad mit $T = \text{konst.}$ zugeführt.

5.5.2.3.2. Adiabatische Zustandsänderung

Schnell ablaufende Prozesse laufen *adiabatisch* ab. Das bedeutet, daß im Vergleich die Wärmeabgabe oder Wärmeaufnahme langsam verläuft, so daß sie während des Prozesses vernachlässigt werden kann. Es gilt $\Delta Q = 0$. Wir können uns jetzt vorstellen, daß im Vergleich zu Abb. 5.22 dem Gasraum kein Wärmebad zur Verfügung steht, aus dem ein ΔQ entnommen werden kann. Aus dem 1. Hauptsatz folgt in der Form von Gl. 5.35

$$\Delta U = -p \cdot \Delta V .$$

Die innere Energie erhöht sich, wenn an dem System Volumenarbeit verrichtet wird. Denken wir wieder an das Beispiel der Luftpumpe; das Gasvolumen in der Pumpe erwärmt sich, wenn es mit dem Kolben rasch (adiabatisch) komprimiert wird.

Schreiben wir Gl. 5.35 in der Form

$$-\Delta U = p \cdot \Delta V ,$$

so bedeutet das, daß ein System Volumenarbeit nach außen abgibt, verbunden mit einer Abnahme der inneren Energie; die Temperatur des Gases nimmt ab. Ungeordnete kinetische Energie der Moleküle wird in geordnete Bewegungsenergie des Kolbens, in verrichtete Arbeit umgesetzt. Im $p \cdot V$-Diagramm der Abb. 5.23 sind im Vergleich eine isotherme und eine adiabatische Volumenausdehnung dargestellt. Während die isotherme Zustandsänderung bei der Temperatur T erfolgt, ist die adiabatische Zustandsänderung von $\Delta T = T - T'$ begleitet. Die Isothermen von T und T' sind gestrichelt gekennzeichnet.

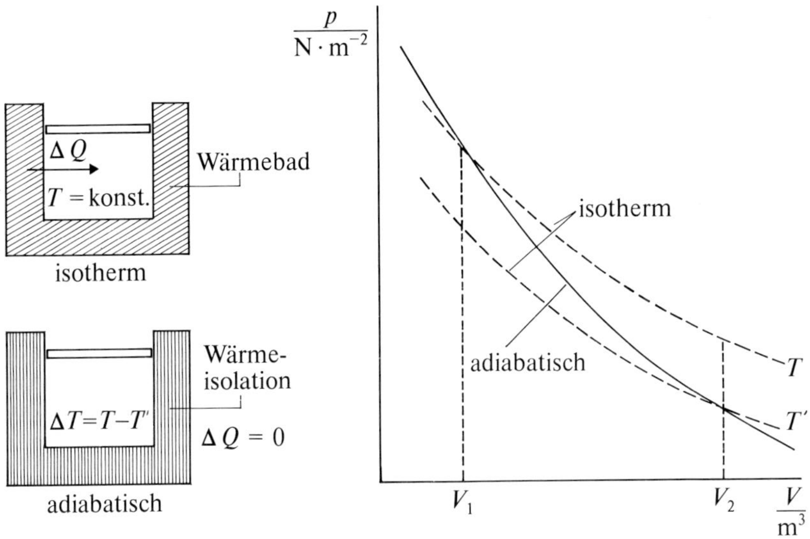

Abb. 5.23. Die isotherme und adiabatische Expansion im $p \cdot V$-Diagramm. Dargestellt sind zwei Isothermen mit den Temperaturen T und T', die Anfangs- bzw. Endvolumina V_1 und V_2 und eine Adiabate.

5.5.2.3.3. Isochore Zustandsänderung

Es gilt $\Delta V = 0$, keine Volumenarbeit wird verrichtet ($p \cdot \Delta V = 0$). Dem 1. Hauptsatz entnehmen wir

$$\Delta U = \Delta Q\,.$$

Einem System zugeführte Wärme erhöht die innere Energie und damit die Temperatur. Nehmen wir als Beispiel 1 Mol eines Gases, so erhalten wir mit der molaren Wärmekapazität bei konstantem Volumen $C_{M,v}$ mit Gl. 5.29

$$\Delta U_M = \Delta Q_M = C_{M,v} \cdot \Delta T$$

die Temperaturerhöhung ΔT. Die Änderung der inneren Energie eines Systems ist durch isochore Prozesse eindeutig definiert.

5.5.2.3.4. Isobare Zustandsänderung

Es gilt $p =$ konst. und nach Gl. 5.16 ist $V \sim T$, wenn wir wieder ein ideales Gas benutzen. Das Volumen ändert sich proportional zur Temperatur, und mit der Temperatur ändert sich die innere Energie. Wenn dem System Wärme zugeführt wird, so erhalten wir nach dem 1. Hauptsatz und in der Form von Gl. 5.36

$$\Delta Q = \Delta U + p \cdot \Delta V\,. \tag{5.38}$$

Gehen wir wieder von 1 Mol eines Gases aus, so ergibt sich mit der molaren Wärmekapazität bei konstantem Druck $C_{M,p}$ mit Gl. 5.29

$$\Delta Q_M = C_{M,p} \cdot \Delta T\,.$$

Für die Änderung der inneren Energie, die nur von der Änderung der Temperatur abhängt, besteht die Gleichung $\Delta U_M = C_{M,v} \cdot \Delta T$, wie bei einem isochoren Prozeß, so daß wir aus Gl. 5.38 schließlich erhalten

$$C_{M,p} \cdot \Delta T = C_{M,v} \cdot \Delta T + p \cdot \Delta V_M$$

oder wegen Gl. 5.33

$$(C_{M,p} - C_{M,v}) \cdot \Delta T = R \cdot \Delta T$$

und

$$C_{M,p} - C_{M,v} = R = \text{konst.},$$

wie sich früher bereits für die molaren Wärmekapazitäten bei konstantem Druck und konstantem Volumen ergab.

5.5.2.4. Der 2. Hauptsatz der Wärmelehre

Der 1. Hauptsatz der Wärmelehre ist notwendig, aber nicht ausreichend, um die Vielfalt der beobachteten thermodynamischen Prozesse zu erklären. Es gibt viele nach dem 1. Hauptsatz zulässige Prozesse, d.h. solche, die den Satz der Energieerhaltung erfüllen und dennoch nicht vorkommen. So geht Wärme stets vom heißen zum kalten Gegenstand über. Der umgekehrte Vorgang findet nicht statt, obwohl er nach dem 1. Hauptsatz zugelassen ist. Das ist eine neue physikalische Vorstellung, die mit Hilfe des 1. Hauptsatzes nicht erklärt werden kann. Das Prinzip, das diese Richtung des Wärmeflusses bestimmt, ist Inhalt des 2. Hauptsatzes der Wärmelehre.

Es gibt mehrere äquivalente Möglichkeiten, den 2. Hauptsatz zu formulieren. Wir werden zwei davon darstellen und im Vergleich die Bedeutung des 2. Hauptsatzes erläutern.

1. *Wärme fließt niemals spontan vom kälteren zum wärmeren Gegenstand.*

oder

2. *Die Richtung einer spontanen Zustandsänderung in einem System verläuft stets in Richtung zunehmender Unordnung.*

Ein Maß für die Unordnung in einem System ist die **Entropie,** eine weitere Zustandsgröße. Jeder Zustand eines Systems hat einen bestimmten Wert der Entropie. Bei spontanen Zustandsänderungen nimmt nach dem 2. Hauptsatz die Entropie stets zu.

Wir werden die Äquivalenz von Satz 1 und 2 zu verstehen suchen. So stellt die Anordnung von zwei Gegenständen mit verschiedener Temperatur einen höheren Ordnungszustand dar. Einige Moleküle haben höhere kinetische Energie als andere. Die Moleküle lassen sich nach der Menge an kinetischer Energie ordnen. Dieser Ordnungszustand wird nach Wärmeübergang zerstört, es findet eine Gleichverteilung an kinetischer Energie statt.

Eine wichtige Folgerung aus dem 2. Hauptsatz ist, *eine Einschränkung der Möglichkeit, Wärme und innere Energie in äußere Arbeit, etwa Volumenarbeit, zu verwandeln,* obwohl es nach dem 1. Hauptsatz, siehe etwa Gl. 5.36, ohne Einschränkung möglich wäre.

Um diese Einschränkung zu verstehen, müssen wir den Unterschied zwischen Wärme und anderen Formen der Energie untersuchen. Eine wesentliche Eigenschaft der Wärme wurde bereits behandelt. Sie ist ungeordnete kinetische Energie der Moleküle. Dazu sind andere Formen der Energie vergleichsweise von größerer Ordnung. *Chemische Energie* etwa kommt zustande durch systematische Anordnung von Atomen in Molekülen. *Potentielle Energie* wird durch die wohldefinierte gegenseitige Lage von Gegenständen bestimmt.

Nach dem 1. Hauptsatz kann jede Form der Energie in eine andere umgewandelt werden. Die Erfahrung zeigt jedoch, daß Wärme wegen ihrer ungeordneten Struktur nicht vollständig in eine andere Energieform überführt werden kann. Wenn wir erneut das Beispiel mit dem Kolben, Abb. 5.19, betrachten, so läßt sich plausibel machen, warum aus Wärme, einer ungeordneten Form der Energie, nur zu einem Teil die in eine Richtung geordnete Volumenarbeit zu gewinnen ist. Nur die Moleküle, die sich auf den Kolben zubewegen, können eine Kraft auf ihn ausüben. Das bedeutet, daß nur ein Teil der kinetischen Energie der Moleküle in Arbeit umzuwandeln ist. Der 2. Hauptsatz stellt fest, daß es unmöglich ist, Wärme vollständig in Arbeit umzuwandeln. Durch eine detailliertere Betrachtung ließe sich zeigen, daß Wärme nur dann in Arbeit umgewandelt werden kann, wenn gleichzeitig ein Teil dieser Wärme wieder freigesetzt wird, wie in Abb. 5.24 dargestellt. Daraus ergibt sich ein *Wirkungsgrad*

$$\eta = \frac{\text{gewonnene Arbeit}}{\text{entnommene Wärme}} < 1 ,$$

der 2. Hauptsatz läßt $\eta = 1$ nicht zu.

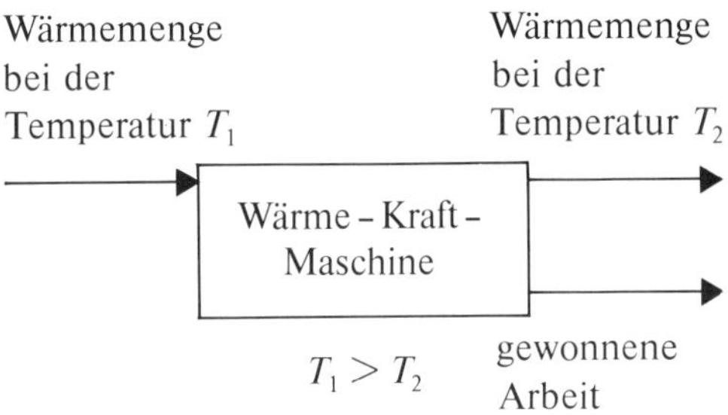

Abb. 5.24. Umwandlung von Wärme in Arbeit unter der Bedingung des 2. Hauptsatzes. Schematische Darstellung.

5.5.2.5. Der 2. Hauptsatz und lebende Systeme

Lebende Systeme stellen scheinbar eine Störung der Folgerungen aus dem 2. Hauptsatz dar. Sie nehmen Energie auf und erzeugen geordnete Strukturen. Es findet dabei eine Umwandlung zwischen verschiedenen Energieformen statt. Ein biologisches System stellt einen hohen Ordnungsgrad dar. Proteinmoleküle und Zellen sind hochgeordnete Strukturen. Die Konzentration von Mineralien in der Zelle unterscheidet sich von der in der Umgebung, was ebenfalls einer Ordnung entspricht. Der 2. Hauptsatz sagt aus, daß ein solches System, das sich selbst überlassen bliebe, in Richtung abnehmender Ordnung liefe. Ausgleich mit der Umgebung fände statt, die Entropie nähme zu. Der lebende Organismus müßte aufhören zu funktionieren, weil die geordneten Strukturen abgebaut werden.

Der Lebensprozeß hingegen besteht im Aufbau geordneter Strukturen, Erneuerung von Gewebe, Aufrechterhalten von Konzentrationsunterschieden im Organismus, in der Abnahme der Entropie. Dafür ist Arbeit erforderlich. Die hierfür benötigte Energie stammt aus der chemischen Energie der Nahrung; sie wird in komplizierten Umsetzungsprozessen aus der **Reaktionswärme** der Nahrungsmittelmoleküle gewonnen.

Wir erkennen jedoch, daß der Aufbau geordneter Strukturen nicht im Widerspruch zum 2. Hauptsatz steht; dieser verlangt zwar insgesamt wachsende Entropie und damit zunehmende Unordnung, und lebende Systeme stellen dabei nur eine lokale Störung in diesem generellen Ablauf zu wachsender Unordnung dar. Sie können nicht losgelöst von ihrer Umwelt existieren. Wenn die chemische Energie der Nahrungsmittelmoleküle genutzt wird, werden geordnete Molekülstrukturen aufgebrochen. Die Abfallprodukte weisen einen höheren Grad von Unordnung auf. Es erweist sich, daß die für den Lebensprozeß erforderliche Energie in der Umwelt insgesamt zu einer größeren Unordnung führt als an Ordnung im lebenden Organismus erreicht wird. Insgesamt nimmt daher die Entropie immer zu.

5.5.3. Reaktionswärmen

Der 1. Hauptsatz der Wärmelehre macht eine Aussage über die Energieerhaltung und liegt auch im Fall von lebenden Systemen allen Überlegungen über die Energiebilanz zugrunde. Der Organismus eines Menschen oder eines Tieres enthält einen Energieinhalt an thermischer Energie und an chemischer Energie; letztere ist in der Molekülstruktur des Gewebes gespeichert. Aufgrund verschiedener Aktivitäten wie Nahrungsaufnahme und Arbeit erfährt der Organismus Zufuhr und Abgabe von Energie, wobei auch die Wärmeabgabe zu berücksichtigen ist. Hierbei erlaubt uns der 1. Hauptsatz detaillierte Schlüsse; wir wollen uns hier nur einen generellen Überblick verschaffen, wie er in Abb. 5.25 für den Energieumsatz des menschlichen Körpers dargestellt ist. Temperatur und Gewicht des Körpers sollen konstant gehalten werden; dazu muß die Energieaufnahme die Summe aus der vom Organismus verrichteten Arbeit und der Wärmeabgabe decken. Als Energiequelle nutzt der Körper von Mensch und Tier die chemische Bindungsenergie der Nahrungsmittelmoleküle. Der Organismus ist nicht in der Lage, Arbeit aus von außen aufgenommener Wärme umzuwandeln. Demgegenüber sind beispielsweise Pflanzen fähig, den für den Aufbau geordneter Strukturen erforderlichen Energiebedarf aus der Sonnenstrahlung zu decken. Das organische Material, das im Lebensprozeß der Pflanze erzeugt wird, dient dann als Energiespender für pflanzenfressende Lebewesen. Diese wiederum dienen den Fleischfressern einschließlich des Menschen als Energiequelle. Die fundamentale Energiequelle für das Leben auf der Erde stellt somit die Sonne dar.

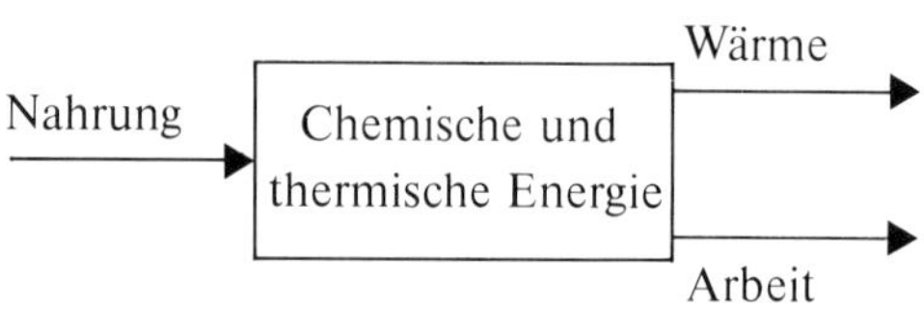

Abb. 5.25. Der menschliche Körper, sein Energieinhalt und Energieumsatz; schematische Darstellung.

Im folgenden wird der für die Aufrechterhaltung erforderliche *Energieumsatz* behandelt. Die notwendige chemische Energie erhält der Körper aus der Oxidation der Nahrungsmittelmoleküle. Bei vollständiger Oxidation definiert man die dabei freiwerdende **Verbrennungswärme** einer Substanz als die Energiemenge, die pro Masseneinheit abgegeben wird. Die *Einheit der Verbrennungswärme* ist

$$1\,\text{Joule} = 1\,\text{J}\,.$$

Die früher benutzte und auch heute in Tabellen noch anzutreffende Einheit ist 1 kcal = 4186 J. Es sei darauf hinzuweisen, daß der in diesem Zusammenhang auftretende Ausdruck „Kalorie“ eigentlich die Kilokalorie bedeutet.

Der Begriff der Verbrennungswärme bezieht sich selbstverständlich nicht nur auf Nahrungsmittel, sondern auch auf andere „Brennstoffe“.

Ein *Beispiel* für einen im Körper ablaufenden Oxidationsprozeß ist die Verbrennung von Glucose

$$C_6H_{12}O_6 + 6\,O_2 \rightarrow 6\,CO_2 + 6\,H_2O + \text{Energie}\,.$$

Für 1 kg Glucose, im Körper verbrannt, stehen etwa $16 \cdot 10^6$ J zur Verfügung.

Aus der Gleichung für die Verbrennung erkennt man überdies qualitativ, daß höhergeordnete Strukturen, kompliziertere Moleküle, zu einfacheren abgebaut werden. Es sei hierbei an die nach dem 2. Hauptsatz der Wärmelehre erfolgende Zunahme der Entropie erinnert. Die Oxidation der Nahrungsmittelmoleküle geschieht bei Körpertemperatur nicht spontan, sondern unter katalytischer Wirkung von Enzymen. Dabei geht im allgemeinen keine vollständige Oxidation vonstatten, so daß als verwertbare Energie nicht die physikalische Verbrennungswärme, sondern, davon abweichend, nur der *physiologische Brennwert* zur Verfügung steht. Man kann sich einige *charakteristische Brennwerte* merken:

Kohlehydrate	$17 \cdot 10^6\ \mathrm{J \cdot kg^{-1}}$
Fette	$38 \cdot 10^6\ \mathrm{J \cdot kg^{-1}}$
Alkohol	$30 \cdot 10^6\ \mathrm{J \cdot kg^{-1}}$.

In Tab. 5.6 sind die Brennwerte einiger bekannter Lebensmittel aufgeführt.

Tab. 5.6. Brennwerte einiger Lebensmittel.

Lebensmittel	Brennwert $10^6\ \mathrm{J \cdot kg^{-1}}$
Butter	34
Kuhmilch	30
Schinken	20
Reis	16
Brot	13
Kalbfleisch	8
Fisch (mager)	4
Apfelsine	2
Tomate	1

Wir erkennen aus diesen Betrachtungen, daß es einen *Wärmeumsatz bei Mensch und Tier* gibt. Der Körper verbraucht keine Energie, er wandelt nur Energieformen um. Chemische Energie der Nahrungsmittelmoleküle wird aufgenommen, Wärme und mechanische Arbeit werden abgegeben. Wenn Gewicht und Temperatur des Körpers konstant bleiben und wenn keine mechanische Arbeit verrichtet wird, so wird die Energieaufnahme nur durch Wärmeabgabe ausgeglichen. Dieser Energieumsatz wird als **Grundumsatz** bezeichnet. Er beträgt etwa 6 bis $8 \cdot 10^6$ J pro Tag, das sind 60 bis 80 Watt. Bei einer Aktivität wird zusätzlich zur Wärmeabgabe Arbeit verrichtet. Hierbei muß berücksichtigt werden, daß die Energieumwandlung in Arbeit gemäß dem 2. Hauptsatz nur mit einem bestimmten Wirkungsgrad erfolgt. Beim Menschen beträgt der Wirkungsgrad

$$\eta = \frac{\text{abgegebene mechanische Energie}}{\text{aufgenommene chemische Energie}} \simeq 20\,\% .$$

Mindestens 80% des über dem Grundumsatz erfolgenden Energieeinsatzes werden demnach ebenfalls als Wärme abgegeben. Bei großer Anstrengung kann ein Mensch kurzzeitig eine mechanische Leistung von etwa 100 Watt abgeben.

Im allgemeinen wird beim Menschen die Energieabgabe durch Nahrungsmittelaufnahme aufgewogen. Einen Überschuß kann der Körper nicht wieder abstoßen, er produziert zusätzlich Gewebe. Der Überschuß führt im allgemeinen zur Erzeugung von

Fettgewebe, bei starker körperlicher Aktivität auch von *Muskelgewebe.* Bei Nahrungsdefizit wird der Energiebedarf aus eigenem Gewebe gedeckt. Das geschieht zunächst auf Kosten von Fettgewebe, schließlich werden die eigenen Proteine abgebaut. Letzteres führt schließlich zur Störung von Körperfunktionen. Bei schnellen Abmagerungskuren ohne Proteinzufuhr durch die Nahrung werden körpereigene Proteine schneller abgebaut als das Fettdepot. Ein aktuelles Beispiel der Anwendung beider Hauptsätze der Wärmelehre stellt die Art der Nahrungsversorgung in den hochentwickelten Ländern dar, die in hohem Maße auf Fleischkonsum beruht. Das geschieht auf Kosten der Entwicklungsländer. Pflanzen und Tiere stellen das organische Material für die Ernährung des Menschen zur Verfügung. Die Agrarproduktion der Entwicklungsländer steht als Export vor allem der Ernährung von Tieren zur Fleischproduktion zur Verfügung. Ohne die Energieumsetzung im Tier mit einem Wirkungsgrad wesentlich kleiner als eins, könnte in den Ursprungsländern durch die Agrarprodukte eine bedeutend größere Zahl von Menschen als bei uns durch Fleisch ernährt werden. Der Hunger in der Welt wird nur zum Teil durch die Überbevölkerung verursacht.

5.5.4. Änderung der Aggregatzustände

Im Rahmen der Struktur der Materie haben wir *das atomare Bild der Aggregatzustände* bereits beschrieben. Wir wissen, daß es drei dieser Zustände gibt, den des festen, des flüssigen und des gasförmigen Körpers.

Wir haben gesehen, daß bei einem **Gas** die Moleküle in ständiger und schneller Bewegung sind; ihr mittlerer Abstand ist so groß, daß die zwischenmolekularen Kräfte gering sind und beim idealen Gas sogar vernachlässigt werden können. Daher nimmt ein Gas jedes ihm zur Verfügung stehende Volumen ein. Die Beziehungen der Zustandsgrößen zueinander werden durch die Gasgesetze beschrieben.

Auch bei einer **Flüssigkeit** befinden sich die Moleküle in ständiger, ungeordneter Bewegung. Die zwischenmolekularen Abstände sind jedoch geringer als im Gas, so daß die Van-der-Waals-Kräfte einen stärkeren Einfluß haben. Eine Flüssigkeit nimmt daher wegen der anziehenden zwischenmolekularen Kräfte *ein bestimmtes, nur wenig temperaturabhängiges Volumen* ein. Die Flüssigkeit hat *keine Formbeständigkeit,* sie paßt sich der Form des Gefäßes an und bildet dabei *eine Oberfläche* als Trennfläche zur gasförmigen Umgebung aus.

Bei den **festen Körpern** schließlich ist die Bewegung von Atomen oder Molekülen stark eingeschränkt. Sie existieren in einer **Kristallstruktur;** ein Kristallgitter ist ausgebildet und die zwischenmolekularen Abstände haben für jeden Kristalltyp einen bestimmten mittleren Wert. Die Bewegung der Moleküle und Atome besteht in Schwingungen um diesen mittleren Abstand und wird bei kleinen Auslenkungen, also bei nicht zu hohen Temperaturen, durch das Hookesche Gesetz beschrieben. Daher weisen feste Körper neben einem bestimmten Volumen auch eine *feste Form* auf. Außer in kristalliner Struktur können *feste Körper auch in amorpher Konfiguration* auftreten. Glas und Plastikmaterialien sind Beispiele hierfür. In diesen Materialien haben die Moleküle keine reguläre Struktur, obwohl auch hier die Abstände ähnlich wie in kristallinen Strukturen sind.

Übergänge zwischen den Aggregatzuständen sind möglich. *Bei den Umwandlungen wird Energie umgesetzt,* die man als *Umwandlungswärme* bezeichnet und die für die Änderung der inneren Struktur erforderlich ist. Diese energetischen Vorgänge bei einer Änderung des Aggregatzustandes sollen im folgenden behandelt werden.

Wir führen nun ein einfaches Experiment aus, bei dem die Änderung der Aggregatzustände und die Umsetzung von Energie beobachtet werden kann. Die Meßergebnisse für Wasser sind in Abb. 5.26 aufgetragen.

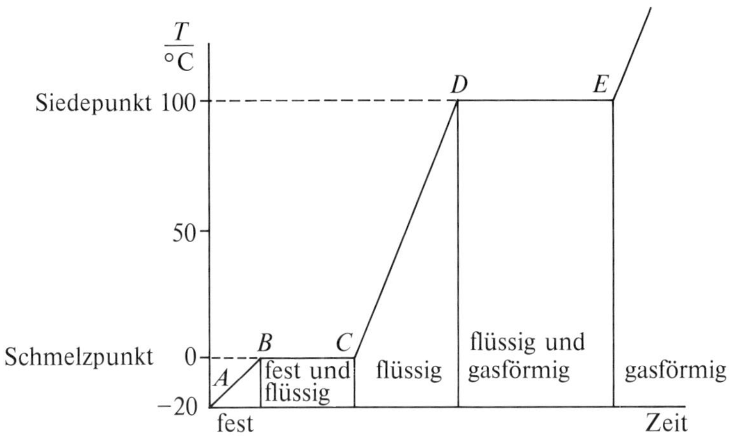

Abb. 5.26. Temperatur-Zeit-Diagramm der Änderung der Aggregatzustände bei konstantem Wärmestrom (Wasser).

Wir benutzen hierfür einige Eisstücke der Temperatur $-20\,°C$ und eine Wärmequelle, mit der wir einem Gefäß mit den Eisstücken pro Zeiteinheit Δt eine konstante Wärmemenge ΔQ, einen Wärmestrom $\frac{\Delta Q}{\Delta t}$, zuführen. Mit einem Thermometer messen wir die Temperatur in bestimmten Zeitabständen.

Die Temperatur des Eises steigt entsprechend der Wärmekapazität linear bis auf $0\,°C$ an. Das ist Teil AB der Kurve in Abb. 5.26. In Punkt B beginnt das Eis zu schmelzen. Jetzt ändert sich trotz weiterer Wärmezufuhr die Temperatur nicht bis Punkt C, wo das gesamte Eis geschmolzen ist. Die zwischen B und C zugeführte Wärmemenge wird nur zur Änderung des festen in den flüssigen Aggregatzustand verwandt. Wir sprechen von der *Schmelzwärme*. Sie dient in unserem Experiment der Umwandlung von Eis bei $0\,°C$ - Auflösung der Kristallstruktur des Eises - in Wasser bei $0\,°C$. Die Schmelzwärme beträgt für Eis $3{,}35 \cdot 10^5\ \mathrm{J \cdot kg^{-1}}$.

Bei weiterem gleichem Wärmestrom steigt die Temperatur des Wassers, Kurventeil CD, nun wieder an, entsprechend der Zunahme an innerer Energie. Allerdings ist die Steigung jetzt eine andere, da die spezifische Wärmekapazität des Wassers eine andere ist als die des Eises. Bei $100\,°C$, Punkt D der Kurve, siedet das Wasser; die Temperatur weist erneut einen Fixpunkt auf, bis, bei Punkt E der Kurve, das gesamte Wasser in Dampf umgewandelt ist. Wenn wir ein geschlossenes Gefäß haben, ergibt sich bei weiter zugeführter Wärme erneut ein Anstieg der Temperatur, jetzt entsprechend der Wärmekapazität des Dampfes. Die zwischen D und E zugeführte Wärme wird nur zur Umwandlung des flüssigen in den gasförmigen Aggregatzustand verwandt. Sie wird als *Siedewärme* bezeichnet und beträgt $2{,}26 \cdot 10^6\ \mathrm{J \cdot kg^{-1}}$. Man beachte, daß die Siedewärme des Wassers wesentlich größer ist als die Schmelzwärme.

Wenn wir den Dampf abkühlen, durchlaufen wir den eben durchgeführten Prozeß in *umgekehrter Richtung*. Nach Erreichen von Punkt E kondensiert der Dampf zu Wasser.

Die Temperatur bleibt konstant bei 100 °C bis zum Punkt *D*, die Siedewärme wird jetzt freigesetzt. Nachdem bei weiterer Abkühlung die Kurve rückwärts bis *C* durchlaufen ist, bleibt die Temperatur des Wassers bei 0 °C wiederum konstant bis zum Punkt *B*, bis das Wasser vollständig zu Eis erstarrt ist. Dabei wird die Schmelzwärme frei. Schmelz- und Siedewärme werden als *latente Wärme* bezeichnet, da sie beim Schmelzen bzw. beim Sieden vom Wasser oder Dampf aufgenommen und gespeichert und beim umgekehrten Vorgang wieder abgegeben werden. Wasser und Dampf dienen als Energiespeicher und zusammen mit Erstarren und Kondensieren als Energiequellen. Die hohe Siedewärme spielt beim Verbrühen mit Dampf physiologisch eine gefährliche Rolle, da beim Kondensieren des Dampfes diese große Wärmemenge auf der Haut freigesetzt wird.

Obwohl in unserem Beispiel Wasser als Experimentiersubstanz benutzt wurde, so ergeben sich doch ähnliche Kurven wie die in Abb. 5.26 dargestellte für alle kristallinen Substanzen. Es treten definierte Schmelz- und Siedepunkte als Haltepunkte für die Temperatur auf, die, wie im Fall des Wassers, als leicht realisierbare Fixpunkte der Temperaturskala genutzt werden können. Amorphe Substanzen, in denen die Moleküle zwar ebenso dicht wie in kristallinen Festkörpern gepackt sind, aber keine regelmäßige Struktur aufweisen, erweichen allmählich bei Wärmezufuhr und zeigen keinen Schmelzpunkt bei konstanter Temperatur.

Als **Sublimation** bezeichnet man den *direkten Übergang aus dem festen in den gasförmigen Aggregatzustand.* Der Vorgang geschieht an der Oberfläche des Festkörpers. Einige Beispiele hierfür sind Jodkristalle, Naphtalin (Mottenkugeln) und festes Kohlendioxid (Trockeneis), die bereits bei Zimmertemperatur vom festen in den gasförmigen Aggregatzustand übergehen. Auch Eis kann sublimieren. Das wird bei der *Gefriertrocknung* ausgenutzt und im folgenden besprochen.

Der fundamentale Vorgang bei jeder Änderung der Aggregatzustände besteht darin, daß Moleküle der Substanz aufgrund ihrer kinetischen Energie den Festkörper oder die Flüssigkeit verlassen und in den Gasraum übertreten. Aufgrund dessen können Festkörper sublimieren und auch Flüssigkeiten können bereits bei Temperaturen unter dem Siedepunkt verdunsten. Wir wissen, daß die Moleküle einer Substanz eine Geschwindigkeitsverteilung haben, wobei die mittlere kinetische Energie nur von der Temperatur abhängt. Das Charakteristische einer Flüssigkeit besteht überdies darin, daß die zwischenmolekularen Kräfte dafür sorgen, daß ein bestimmtes Volumen mit einer Oberfläche existiert. Die in der Oberfläche befindlichen Moleküle werden durch ihre Partner im Inneren der Flüssigkeit im allgemeinen am Austreten aus der Oberfläche gehindert. Nur die wenigen Moleküle mit außergewöhnlich hoher kinetischer Energie können die anziehenden Kräfte überwinden und die Flüssigkeit verlassen. Dadurch nimmt die mittlere kinetische Energie der Moleküle in einer Flüssigkeit ab; **Verdunstung** kühlt eine Flüssigkeit ab. Das ist von Bedeutung für die Regelung der Körpertemperatur. In heißer Umgebung oder bei schwerer körperlicher Tätigkeit schwitzen wir. Hierbei kann die Schweißproduktion 1 l/h, in kurzen Zeitabschnitten bis zu 4 l/h betragen. Der verdunstende Schweiß dient der Kühlung der Haut und führt wegen der hohen Verdampfungswärme (Siedewärme) zu einer erheblichen Wärmeabfuhr. Es muß andererseits darauf geachtet werden, daß der Körper dabei nicht zu stark entwässert wird. Ein Wasserverlust von 10% des Körpergewichts führt zu Schädigungen. Ein Kamel kann 30% des Körpergewichts an Wasser verlieren und sich daher in die Sonne legen.

In verschiedenen Flüssigkeiten sind bei gleicher Temperatur die Geschwindigkeitsverteilungen der Moleküle verschieden, außerdem unterscheiden sich die zwischenmolekularen Kräfte, so daß die Verdunstung – unterhalb des Siedepunktes spricht man statt von Verdampfen auch von Verdunsten – verschieden schnell geschehen kann. Alkohol verdampft schneller als Wasser.

Diese Erkenntnis führt zum Begriff des **Dampfdruckes** einer Flüssigkeit, der am Beispiel eines Experimentes, Abb. 5.27, erläutert werden soll. In abgedeckten Bechern mit Alkohol bzw. Wasser findet ebenfalls Verdampfung statt, wobei der Alkohol schneller als das Wasser verdampft. Die Moleküle können nun nicht mehr in den offenen Gasraum entweichen, treffen auf den Deckel und gelangen in die Flüssigkeit zurück. Es entsteht eine Situation, bei der die Anzahl der Moleküle, die die Flüssigkeit verlassen, gerade der Anzahl gleicht, die zurückkehren. Der Zustand wird als *dynamisches Gleichgewicht* bezeichnet. Die beiden Aggregatzustände, die beiden Phasen, Flüssigkeit und Gas stehen im Gleichgewicht; **Verdampfung** und **Kondensation** halten sich gerade die Waage. Da Geschwindigkeitsverteilung und mittlere kinetische Energie der Moleküle nur von der Temperatur abhängen, hängt im dynamischen Gleichgewicht auch die Konzentration des Dampfes im Gasraum über der Flüssigkeit und damit der Partialdruck des Dampfes, der Dampfdruck, von der Temperatur ab. Die Wechselwirkung zwischen den Molekülen im Gas kann vernachlässigt werden, daher ist der Dampfdruck einer Flüssigkeit unabhängig von der Anwesenheit anderer Gase. Der Dampfdruck wird im SI in der Einheit 1 Pascal = 1 Pa angegeben. Wasser hat bei 20 °C einen Dampfdruck von 2330 Pa. *Der Zusammenhang zwischen Dampfdruck und Temperatur* im dynamischen Gleichgewicht wird als *Dampfdruckkurve* bezeichnet. Sie ist für Wasser in Abb. 5.28 als Kurve dargestellt. Bei 100 °C beträgt der Dampfdruck des Wassers $1{,}013 \cdot 10^5$ Pa; er ist gleich dem Atmosphärendruck unter Normalbedingungen. Unter diesen Bedingungen ist das Verdampfen nicht mehr ein Vorgang an der Flüssigkeitsoberfläche allein, sondern findet im *gesamten* Flüssigkeitsvolumen statt. Der Dampfdruck des Wassers gleicht dem äußeren Druck und vermag Dampfblasen im Inneren der Flüssigkeit zu bilden. Das Wasser siedet. Auf einem Berg ist der atmosphärische Druck geringer, der dementsprechende Dampfdruck ist bereits bei einer niedrigeren Temperatur erreicht; die Siedetemperatur ist erniedrigt. Umgekehrt siedet das Wasser bei einem erhöhten Druck bei entsprechend höherer Temperatur.

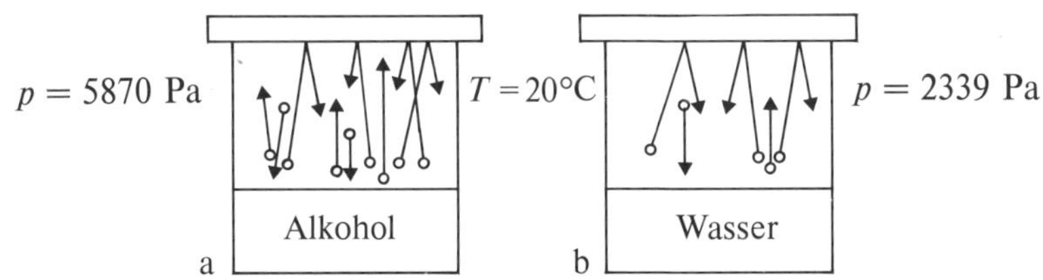

Abb. 5.27. Bei $T = 20\,°C$ ist der Dampfdruck von Alkohol (a) größer als der von Wasser (b); dynamisches Gleichgewicht.

In Abb. 5.28 sind noch zwei weitere Kurven dargestellt. Kurve *b* ist die *Schmelzkurve*. Während auf der Dampfdruckkurve die flüssige und gasförmige Phase im Gleichgewicht sind, gilt auf Kurve *b* das Gleichgewicht für die feste und flüssige Phase. Die Kurve *b* ist im Fall des Wassers ein wenig nach links geneigt und spiegelt die Anomalie des Wassers wider. Denn befindet man sich auf Kurve *b* oder gerade links davon, so kann man durch Druckerhöhung – im *p*-*T*-Diagramm der Abb. 5.28 bewegt man sich dann senkrecht nach oben – aus dem festen in den flüssigen Bereich gelangen. Wir erinnern uns dabei, daß Wasser seine größte Dichte bei +4 °C hat, außerdem eine wesentlich größere Dichte als Eis hat. Bei Druckanwendung wird die Dichte vergrößert, das

Eis weicht demzufolge in den flüssigen Bereich aus. Kurve c stellt die Gleichgewichtskurve zwischen fester und gasförmiger Phase dar und heißt *Sublimationskurve*.

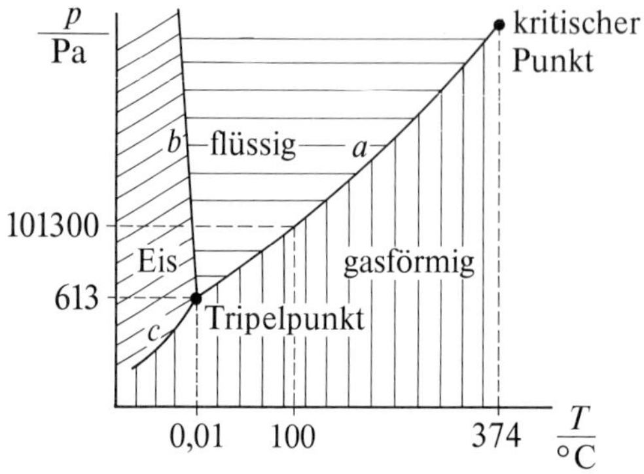

Abb. 5.28. Das Druck-Temperatur-(p-T-)Zustandsdiagramm des Wassers. Flüssiger und gasförmiger Zustand sind nicht überall getrennt; oberhalb des kritischen Punktes gehen beide Zustände ineinander über.

Die drei Kurven definieren daher mit den entsprechenden Werten für die Zustandsgrößen Druck und Temperatur, Zustände, in denen die **Koexistenz von zwei Phasen** im Gleichgewicht möglich ist. In den Bereichen zwischen den Kurven liegt jeweils nur eine Phase vor. Im *Tripelpunkt* sind alle drei Phasen miteinander im Gleichgewicht. In Abb. 5.28 ist überdies als Endpunkt der Dampfdruckkurve der *kritische Punkt* dargestellt, der bereits seit der Behandlung der realen Gase bekannt ist. Am kritischen Punkt haben Flüssigkeit und Gas die gleiche Dichte, sie sind nicht mehr unterscheidbar. Bei der Diskussion der van-der-Waals-Gleichung anhand Abb. 5.18 war dadurch die Isotherme definiert, oberhalb der keine Verflüssigung des Gases mehr möglich ist.

Im allgemeinen hat man es mit den bisher behandelten stabilen Gleichgewichtssituationen zu tun. Unter gewissen Umständen kann man jedoch auch Zustände außerhalb des Gleichgewichtes erzeugen, die instabil sind und zu überraschenden Effekten führen. So geschieht beispielsweise die beginnende Kondensation am besten an Partikeln, sog. Keimen, da für die Tröpfchenbildung bei der Kondensation Oberflächen erzeugt werden müssen, die Energie erfordern; vorhandene **Keime** ermöglichen die Kondensation bei geringerem Energieaufwand. Fehlen solche Keime, so kann bei einer Abkühlung des Gases aus dem *Koexistenzbereich der Dampfdruckkurve* eine Kondensation zunächst unterbleiben und eine *Übersättigung des Gases* erreicht werden; der gasförmige Zustand bleibt zunächst noch erhalten, bis ein auftretender Keim die Kondensation auslöst. Man spricht von Übersättigung des Gases, da bei dieser *Unterkühlung* ein Dampfdruck existiert, der oberhalb dem durch die Dampfdruckkurve bestimmten Gleichgewichtsdampfdruck liegt. Eine solche Übersättigung kann bei fehlenden Keimen auch erreicht werden, wenn man auf der van-der-Waals-Isotherme (Abb. 5.18) das Volumen verringert und den von dieser Gleichung beschriebenen instabilen Ast betritt. Einen ähnlichen, als *Siedeverzug* bezeichneten Effekt erzielt man bei einer sehr reinen Flüssigkeit, die weit über den Siedepunkt erhitzt werden kann. Auch in diesem Fall ist zur Blasenbildung eine Oberfläche erforderlich, die mit geringem Energieaufwand an Keimen gebildet werden kann. Kleinste Keime wie Staub oder gelöste Gasreste können dann schließlich bei Temperaturen über dem Siedepunkt das Sieden schlagartig auslösen. Durch kleine feste Körper, sog. Siedesteine, kann das vermieden werden.

Es soll zum Schluß dieses Kapitels über die Aggregatzustände und speziell über deren Koexistenz auf die **Luftfeuchtigkeit** eingegangen werden. Aufgrund der großen an der Erdoberfläche vorhandenen Wasserflächen verdunstet Wasser und gelangt in Form von Wasserdampf in die Atmosphäre. Der Partialdruck des Wasserdampfes in der Atmosphäre stellt eine relativ kleine und variable Größe dar. Dennoch spielt dieser Wasserdampf eine wichtige Rolle. Er ist bestimmend bei der Temperaturverteilung an der Erdoberfläche und ist die Quelle des Frischwassers. Diese Bedeutung basiert auf der großen latenten Wärmemenge, die der Wasserdampf in Luftmassen von wärmeren in kältere Regionen transportieren kann.

Der Gehalt an atmosphärischem Wasserdampf kann als *absolute oder relative Luftfeuchte* angegeben werden. *Die relative Luftfeuchte* ist das in Prozenten angegebene Verhältnis des tatsächlich in der Luft vorhandenen Wasserdampfes, etwa angegeben als Partialdruck, zu der Menge, die von der Luft im gesättigten Zustand aufgenommen werden kann. Der gesättigte Zustand, 100% Luftfeuchte, wird in Abhängigkeit von der Temperatur durch die Dampfdruckkurve bestimmt.

Das menschliche Wohlbefinden hängt an warmen Tagen von der relativen Luftfeuchte ab. Der Grund liegt darin, daß der Schweiß der menschlichen Haut bei niedriger relativer Luftfeuchte verdampfen kann und der Körper dabei gekühlt wird. Bei 100% Luftfeuchte ist die Luft an Wasserdampf gesättigt und kann nicht mehr absorbieren. Wir empfinden nicht die Wärme sondern die Luftfeuchte als unangenehm.

Der Wasserdampfdruck steigt mit der Temperatur, angegeben durch die Dampfdruckkurve. Die Aufnahmefähigkeit der Luft hinsichtlich Wasserdampf steigt daher ebenfalls mit der Temperatur. So entspricht eine relative Luftfeuchte von 100% bei 20 °C nur noch einer ebensolchen von etwa 33% bei 40 °C. Der Wasserdampfdruck bei 20 °C beträgt 2330 Pa, bei 40 °C hingegen 7300 Pa, so daß bei dieser Temperatur mit der gleichen Wasserdampfmenge nur noch ein Drittel der Sättigung erreicht wird.

Die Wasserdampfmenge wird als *absolute Luftfeuchte* bestimmt. Sie ist das Gewicht an Wasserdampf im Einheitsvolumen Luft, angegeben in der Einheit $1\ \mathrm{g \cdot m^{-3}}$. Wenn also

f_{rel} = relative Luftfeuchte,
f = absolute Luftfeuchte,
$f_{\mathrm{sät}}$ = Sättigungsmenge, so gilt

$$f_{\mathrm{rel}} = \frac{f}{f_{\mathrm{sät}}} \cdot 100\,\% \,. \tag{5.39}$$

Nicht nur hohe Luftfeuchtigkeit, auch niedrige Werte führen zu unangenehmen Erscheinungen. Niedrige relative Luftfeuchte ist im Winter in Innenräumen üblich und verursacht das Austrocknen von Haut und Kehle und Störungen im Atmungstrakt. Durch Luftbefeuchtung sollte eine relative Luftfeuchte oberhalb von 50% aufrechterhalten werden.

Formelteil

Die **spezifische Wärmekapazität** *ist die auf 1 kg der Substanz bezogene Wärmemenge, die erforderlich ist, um eine Temperaturerhöhung um 1 K zu erreichen.*

$$c = \frac{\Delta Q}{m \cdot \Delta T} \,.$$

c = spezifische Wärmekapazität,
ΔQ = Wärmemenge,
m = Masse,
ΔT = Temperaturerhöhung.

Volumenarbeit

$$\Delta W = p \cdot \Delta V .$$

p = Druck,
ΔV = Volumenänderung.

1. Hauptsatz der Wärmelehre:

Die Änderung der inneren Energie eines Systems ist gleich der zugeführten Wärme, vermindert um die durch das System verrichtete Volumenarbeit.

$$\Delta U = \Delta Q - p \cdot \Delta V .$$

ΔU = innere Energie,
ΔQ = zugeführte Wärme,
$p \cdot \Delta V$ = Volumenarbeit.

2. Hauptsatz der Wärmelehre:

Wärme fließt niemals spontan vom kälteren zum wärmeren Gegenstand.
(eine von mehreren möglichen Darstellungsformen)

Wirkungsgrad der Wärmekraftmaschine

$$\eta = \frac{\text{gewonnene Arbeit}}{\text{entnommene Wärme}} < 1 .$$

5.6. Stoffgemische

Im vorhergegangenen Kapitel haben wir die Aggregatzustände und ihre Übergänge ineinander behandelt. Biologische Systeme sind gerade auch dadurch gekennzeichnet, daß Mischungen verschiedener Stoffe existieren, bei denen auch die Aggregatzustände unterschiedlich sein können. Dabei treten Stoffkonzentrationen auf, die häufig in engen Grenzen gehalten werden. Transportvorgänge werden ermöglicht, die durch charakteristische Konzentrationsunterschiede angetrieben werden. Wir kennen Gasgemische, wie das der Luft, die in die Lungen aufgenommen werden, ein anderes, das ausgeatmet wird. Das Blut enthält beigemischt vor allem den Sauerstoff als gasförmige Substanz, daneben feste Substanzen, die gelöst enthalten sind. Zu einer genaueren Betrachtung benötigen wir in solchen Fällen Angaben über die Zusammensetzung.

Wenn man aus zwei chemisch einheitlichen Substanzen ein Gemisch herstellt, und dafür sorgt, daß der eine der beiden Anteile (1) erheblich kleiner als der andere (2) ist, so spricht man von einer **Lösung** der einen Komponente (1) in der anderen Komponente. Ist der Anteil (1) erheblich kleiner, so spricht man von einer verdünnten Lösung. Löst man feste Stoffe in Flüssigkeiten, so stellt man häufig fest, daß die Lösungsmöglichkeit begrenzt ist. Bei einer bestimmten Menge der zu lösenden Substanz stellt sich Sättigung ein, der Überschuß der festen Substanz bleibt ungelöst am Boden des Lösungsgefäßes.

5.6.1. Gehalt und Konzentration von Stoffgemischen

Die Angabe über die *Zusammensetzung von Stoffgemischen* kann auf verschiedene Weise geschehen.

5.6.1.1. Gehalt eines Gemisches

$$\gamma = \frac{\text{Teilmenge}}{\text{Gesamtmenge}} .$$

Diese Größe ist eine reine Zahl und kann mit Massen, Volumina oder Stoffmengen angegeben werden.

Massengehalt $\gamma_m = \dfrac{\text{Teilmasse}}{\text{Gesamtmasse}}$.

Bei der Mischung von zwei Komponenten ist der Massengehalt von (1) $\gamma_m(1) = \dfrac{m_1}{m_1+m_2}$ mit der Masse m_1 von Komponente (1) und der Masse m_2 von Komponente (2), $\gamma_m(2) = \dfrac{m_2}{m_1+m_2}$; $\gamma_m(1)+\gamma_m(2)=1$.

Der alte Begriff ist Gew.%.

Volumengehalt $\gamma_V = \dfrac{\text{Teilvolumen}}{\text{Gesamtvolumen}}$.

Bei der Mischung von zwei Komponenten ist der Volumengehalt von (1) $\gamma_V(1) = \dfrac{V_1}{V_1+V_2}$ mit den Volumenbezeichnungen beider Komponenten, $\gamma_V(2) = \dfrac{V_2}{V_1+V_2}$; $\gamma_V(1)+\gamma_V(2)=1$.

Der alte Begriff ist Vol.%.

Stoffmengengehalt $\gamma_\nu = \dfrac{\text{Teilstoffmenge}}{\text{Gesamtstoffmenge}}$

jeweils mit der Anzahl der Mole ν.

Bei der Mischung von zwei Komponenten ist der Stoffmengengehalt von (1) $\gamma_\nu(1) = \dfrac{\nu_1}{\nu_1+\nu_2}$, $\gamma_\nu(2) = \dfrac{\nu_2}{\nu_1+\nu_2}$; $\gamma_\nu(1)+\gamma_\nu(2)=1$.

Man spricht auch von *molarem Gehalt,* der alte Begriff ist Molenbruch.

5.6.1.2. Konzentration eines Gemisches

$$c = \frac{\text{Teilmenge}}{\text{Gesamtvolumen}} .$$

Massenkonzentration $c_m = \dfrac{\text{Teilmasse}}{\text{Gesamtvolumen}}$

mit der Einheit $[c_m] = 1\,\text{kg} \cdot \text{m}^{-3}$.

Die Massenkonzentration einer Komponente (1) ist $c_m(1) = \dfrac{m_1}{V}$.

Stoffmengenkonzentration $c_v = \frac{\text{Teilstoffmenge}}{\text{Gesamtvolumen}}$

mit der Einheit $[c_v] = 1\,\text{kmol} \cdot \text{m}^{-3} = 1\,\text{mol} \cdot \text{l}^{-1}$.

Die Stoffmengenkonzentration einer Komponente (1) ist $c_v(1) = \frac{v_1}{V}$.

Bei der Herstellung einer 0,1 molaren Lösung beispielsweise, werden 0,1 mol des zu lösenden Stoffes mit dem Lösungsmittel auf 1 Liter aufgefüllt, $c_v = 0{,}1\,\text{mol} \cdot \text{l}^{-1}$.

Molalität $c_M = \frac{\text{Teilstoffmenge}}{\text{Masse des Lösungsmittels}}$,

mit der Einheit $[c_M] = 1\,\text{mol} \cdot \text{kg}^{-1}$.

5.6.2. Echte Lösungen, kolloidale Lösungen

Unter einer **echten Lösung** verstehen wir eine homogene Mischung von mindestens zwei Stoffen, von denen jeweils ein Stoff den Hauptanteil bildet und als Lösungsmittel bezeichnet wird. Die Aufteilung der einzelnen Stoffe geht bis zu den Molekülen, Atomen oder Ionen. Auf diese Weise findet eine vollständige gegenseitige Durchdringung der gemischten Stoffe statt. Im engeren Sinn ist eine Lösung flüssig und entsteht durch Auflösung fester Stoffe in einem flüssigen Lösungsmittel. Im allgemeinen kann eine Lösung gasförmig, flüssig oder fest sein und aus Bestandteilen in den drei Aggregatzuständen zusammengesetzt sein.

Das für den menschlichen und tierischen Organismus wichtigste Lösungsmittel ist Wasser. Die Räume, in denen es im Organismus verteilt ist, sind durch semipermeable Membranen voneinander getrennt. Solche Räume sind die Zellen, Zwischengewebe und die mit Blutflüssigkeit angefüllten Bereiche. Als Lösungsmittel bildet Wasser eine Voraussetzung für die in der Zelle ablaufenden Reaktionen.

Abweichend von den echten Lösungen müssen die **kolloiden Lösungen** betrachtet werden. Hier handelt es sich nicht mehr um homogene Verteilungen sondern um Lösungen, bei denen die gelöste Substanz in Partikelstruktur vorliegt oder aus Makromolekülen mit hohem Molekulargewicht besteht. Die Größe dieser Gebilde liegt unterhalb 10^{-7} m. Man spricht auch von *dispersen Gebilden in einem Dispersionsmittel.* Man unterscheidet die kolloiden Lösungen je nach dem Aggregatzustand von Lösungsmittel und kolloider Substanz. Einige Beispiele sind in Tab. 5.7 aufgeführt.

Tab. 5.7. Beispiele für kolloidale Lösungen.

Kolloid	Substanz	Lösungsmittel
Aerosol, Nebel	flüssig	gasförmig
Aerosol, Rauch	fest	gasförmig
Emulsion, Milch	flüssig	flüssig
Suspension, kolloidales Silber	fest	flüssig
Schaum, Eischnee	gasförmig	flüssig

Im Organismus spielt das Eiweiß im Zusammenhang mit kolloidalen Lösungen eine bedeutende Rolle. Eiweißmangel führt zu Wasseransammlungen im Gewebe, weil der Bluteiweißspiegel sinkt und damit die wasserbindende Kraft der Serumeiweiße (Globuline). Die Lösung des Eiweißes wird verändert, damit ändert sich der osmotische Druck in den Kapillaren und dadurch die Gewebeentwässerung.

5.6.3. Lösungswärme

Wenn eine feste Substanz in Lösung gebracht wird, so wird Wärme verbraucht, die als *Lösungswärme* bezeichnet wird. Man kann sich den Vorgang ähnlich wie beim Übergang vom festen in den flüssigen Aggregatzustand vorstellen, wobei die Bindungen der Kristallstruktur aufgebrochen werden müssen, wofür Energie benötigt wird. Die Temperatur der Lösung sinkt beim Lösungsvorgang ab.

5.6.4. Die Dampfdruckkurve einer Lösung

In einer Lösung ist der Dampfdruck gegenüber dem reinen Lösungsmittel um Δp verringert, so wie in den Abb. 5.29 dargestellt. Das ist darauf zurückzuführen, daß die in das Lösungsmittel eingebrachten Bestandteile zusätzlich van-der-Waals-Kräfte auf die Lösungsmittelmoleküle ausüben, so daß mehr Energie für ihre Verdunstung erforderlich ist. Aus einer wässrigen Lösung verdunstet nur das Wasser (Trinkwasserbereitung aus Meerwasser). Diese *Dampfdruckerniedrigung* Δp führt zu einer *Siedepunktserhöhung* ΔT_s, wie aus Abb. 5.29 a zu ersehen ist. Aufgrund der Dampfdruckerniedrigung erreicht der Dampfdruck des Lösungsmittels aus der Lösung den Außendruck erst bei einer um ΔT_s über dem normalen Siedepunkt liegenden Temperatur.

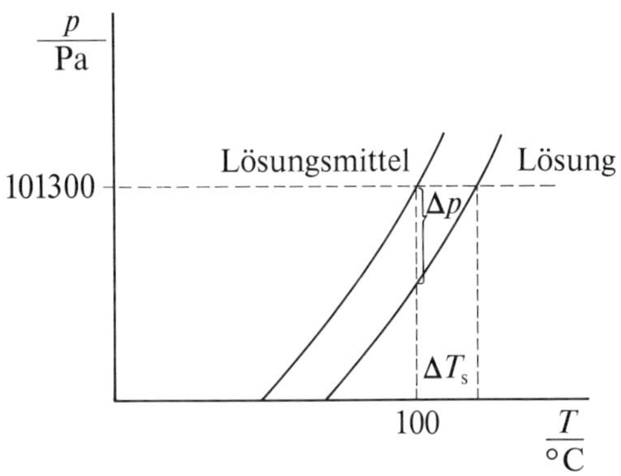

Abb. 5.29 a) Dampfdruckkurve einer Lösung (Lösungsmittel und aufgelöster fester Stoff) und des reinen Lösungsmittels.

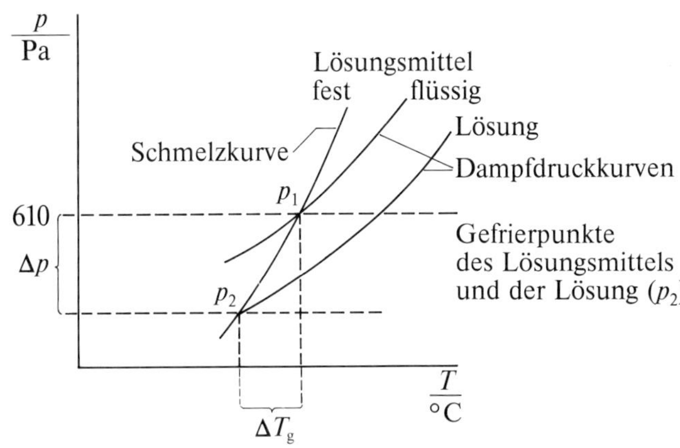

Abb. 5.29 b) Zustandekommen der Gefrierpunktserniedrigung.

Aus dem gleichen Grund ergibt sich eine *Gefrierpunktserniedrigung* ΔT_g, die in Abb. 5.29b dargestellt ist. Aus der Figur ist ersichtlich, daß das Dampfdruckgleichgewicht zwischen Lösung und fester Phase des Lösungsmittels wegen der Dampfdruckerniedrigung Δp (Treffpunkte p_1 und p_2 von Dampfdruckkurven und Schmelzkurve) bei einer tieferen Temperatur liegt. Damit liegt auch der Gefrierpunkt niedriger. Gefrierpunktserniedrigung und Siedepunktserhöhung sind der Stoffmengenkonzentration der gelösten Substanz proportional. Die Gefrierpunktserniedrigung kann man zur Herstellung von *Kältemaschinen* ausnutzen. Wenn man gleiche Teile von fein zerkleinertem Eis und Kochsalz mischt, sinkt die Temperatur auf −20 °C, da beim Lösungsvorgang im Salzwasser Lösungswärme verbraucht wird.

5.6.5. Das Henry-Daltonsche Gesetz

Das *Henrysche Gesetz* sagt aus, daß bei einer Lösung von Gas in einer Flüssigkeit – man spricht in diesem Fall auch von Absorption – die Stoffmengenkonzentration c_v eines in der Flüssigkeit gelösten Gases dem Druck des Gases in der Gasphase oberhalb der Flüssigkeit proportional ist. Es gilt also

$$c_v = K \cdot p_{\text{gas}}\,, \qquad (5.40)$$

wobei K eine Konstante darstellt, welche von der Art des Gases, der Flüssigkeit und der Temperatur abhängt.

DALTON erweiterte dieses Gesetz, indem er zeigte, daß es auch bei gleichzeitiger Anwesenheit verschiedener Gase gilt, wenn man anstelle des Druckes die Partialdrücke der einzelnen Gase setzt. Am einfachen Beispiel läßt sich die Wirksamkeit des Gesetzes zeigen. Öffnet man eine Sprudelflasche, so beginnt sie – vor allem bei voller Flasche – heftig zu „sprudeln"; das im Wasser absorbierte Kohlendioxid hat bei geschlossener Flasche im Gasraum über der Flüssigkeit einen Druck erzeugt, der nach Gl. 5.40 einer höheren Stoffmengenkonzentration im Wasser entsprach als sie bei Atmosphärendruck zu erreichen ist. Man stellt auch fest, daß eine dem Kühlschrank entnommene Flasche beim Öffnen weniger Kohlendioxid abgibt. Die Konstante K in Gl. 5.40 ist temperaturabhängig. Umgekehrt lassen sich gelöste Gase bei Temperaturerhöhung austreiben.

Der gleiche Effekt kann Tauchern gefährlich werden. Das Blut nimmt aus der Lunge Sauerstoff auf; für den Transport wird der Sauerstoff im Hämoglobinmolekül gebunden. Ein geringer Teil des Sauerstoffs wird entsprechend dem in der Lunge angebotenen Partialdruck im Blut gelöst. Steigt ein Taucher in die Tiefe, dann muß entsprechend dem zunehmenden Schweredruck des Wassers der aus der Sauerstoffflasche angebotene Sauerstoffpartialdruck gesteigert werden. Damit steigt die Stoffmengenkonzentration des im Blut gelösten Sauerstoffs. Gefahr droht beim Auftauchen. Wenn dieser Prozeß zu schnell geschieht, scheidet das übersättigte Blut Luftbläschen aus, die zu Embolie führen können.

5.6.6. Hydratation

Eine spezielle Form der Lösung ergibt sich, wenn die im Wasser gelösten Moleküle sich in Ionen, elektrisch geladene Bruchstücke der Moleküle, aufspalten. Dann werden erhebliche elektrische Kräfte wirksam, die dazu führen, daß sich Wassermoleküle an die Ionen anlagern; es bilden sich *Hydratkomplexe*. Bei anderen Lösungsmitteln, wie Alkohol, spricht man von *Solvatation* und *Solvatkomplexen*.

5.6.7. Der osmotische Druck

Die Wechselwirkung zwischen gelösten Molekülen und den Molekülen des Lösungsmittels führt zu einer Reihe von Phänomenen, von denen einige bereits behandelt wurden. Einer der für den Organismus wichtigsten Vorgänge dieser Art ist die **Osmose.** Es handelt sich hierbei um einen Vorgang, der durch die Lösung von Makromolekülen ausgelöst wird. Wir gehen zunächst von der Erfahrung aus, daß der Dampfdruck einer Lösung geringer ist, als der des reinen Lösungsmittels. Wir machen nach Abb. 5.30 das folgende Experiment. In einem geschlossenen Gefäß befinden sich zwei Röhren, von denen die eine mit einer Lösung, die andere mit dem Lösungsmittel bis zur Höhe 0 gefüllt ist. Aufgrund des Dampfdruckunterschiedes verdampft mehr Lösungsmittel aus dem reinen Zustand als aus der Lösung und schlägt sich nach Entfernen der Trennwand in der Röhre mit der Lösung nieder, bis zu einem Gleichgewicht in beiden Röhren, bei einer Höhendifferenz h zwischen den Flüssigkeitsoberflächen. Die Lösung wird auf diese Weise verdünnt. Der entstehende hydrostatische Druck $h \cdot \varrho \cdot g$ wird **osmotischer Druck** genannt. Dabei ist ϱ die Dichte der Lösung im Gleichgewichtszustand. Das ist die physikalische Erklärung für die Osmose, die im Experiment der Abb. 5.31 näher erläutert wird.

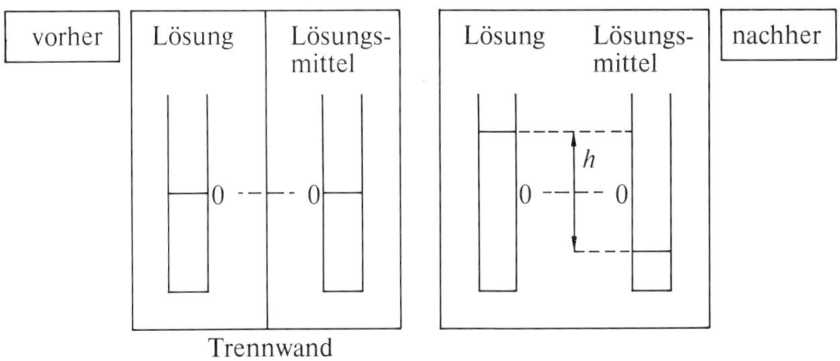

Abb. 5.30. Zum Zustandekommen des osmotischen Druckes; vor und nach dem Entfernen einer Trennwand.

In einem Gefäß seien eine wässrige Zuckerlösung und Wasser durch eine halbdurchlässige *(semipermeable)* Wand getrennt. Die Halbdurchlässigkeit beruht darauf, daß die Komponente mit den kleinen Molekülen – im Fall der Abb. 5.31 Wasser – leicht durch die Wand diffundieren kann, während die Makromoleküle des Zuckers die Wand nicht passieren können. Wegen der Dampfdruckdifferenz dringen Lösungsmittelmoleküle bevorzugt in die Lösung und verdünnen sie. Die entstehende Niveaudifferenz entspricht dem osmotischen Druck.

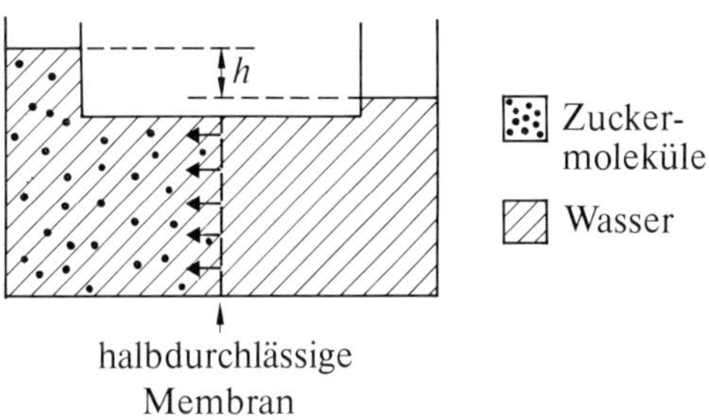

Abb. 5.31. Die Osmose.

Bereits 1880 führte W. PFEFFER einige Experimente durch, um die den osmotischen Druck bestimmenden Einflußgrößen zu ermitteln. Er begann mit einigen Experimenten bei konstanter Temperatur und variierte die Stoffmengenkonzentration c_v der gelösten Substanz. In der nächsten Serie von Experimenten wurde die Temperatur T variiert und die Stoffmengenkonzentration konstant gehalten. Bei den Experimenten wurde der osmotische Druck in Abhängigkeit von der variierten Größe gemessen. Die Experimente ergaben, daß der osmotische Druck p_{os} sowohl der Stoffmengenkonzentration als auch der absoluten Temperatur proportional ist. Der holländische Chemiker VAN'T HOFF faßte diese Ergebnisse in der nach ihm benannten Gleichung zusammen

$$p_{os} = c_v \cdot R \cdot T, \tag{5.41}$$

wobei R die allgemeine Gaskonstante ist. Erinnern wir uns daran, daß $c_v = \frac{\nu}{V}$ ist, Anzahl der Mole pro Volumen, so ergibt sich

$$p_{os} \cdot V = \nu \cdot R \cdot T \tag{5.42}$$

Dabei ist ν die Anzahl der gelösten Mole im Volumen $V([\nu] = \mathrm{mol}^{-1})$. Wir haben damit einen *Zusammenhang des osmotischen Druckes mit der Zustandsgleichung idealer Gase* gefunden; die beiden Gl. 5.14 und 5.42 sind identisch.

Das ist ein überraschendes Ergebnis. Der osmotische Druck ist gleich dem Gasdruck, der sich ergäbe, wenn die gelösten Moleküle gasförmig im Volumen V vorlägen.

Man kann sich jedoch überzeugen, daß dies ebenso aus der Anwendung der mechanischen Gesetze folgt, wie im Rahmen der kinetischen Gastheorie, wo es zum Gesetz des idealen Gases führte. Alle beim Gas gemachten Voraussetzungen: Anwendbarkeit der mechanischen Gesetze, freie Beweglichkeit, das bedeutet Vernachlässigung gegenseitiger Kräfte und geringe Ausdehnung der Moleküle sind auf die gelösten Teilchen anwendbar, führen zum osmotischen Druck in Lösungen und zur Gültigkeit des Gasgesetzes.

In lebenden Systemen gibt es viele *Beispiele,* wo die Osmose durch biologische Membranen eine wichtige Rolle spielt. So stellt das kapillare Austauschgefäß im Blutkreislauf eine Membran dar, die für alle Komponenten im Blut außer für die Proteine durchlässig ist. Die Verhältnisse in diesem Bereich sind in Abb. 5.32 dargestellt. Der osmotische Druck, der durch die Proteine in der Kapillare erzeugt wird, beträgt etwa 35 mbar. Der hydrostatische Druck des Blutes andererseits beträgt am Eingang der Kapillare etwa 4700 Pa und fällt nach dem Hagen-Poiseuilleschen Gesetz, Gl. 4.17, linear entlang der Kapillare bis zum Eingang in die Venole auf 2300 Pa ab.

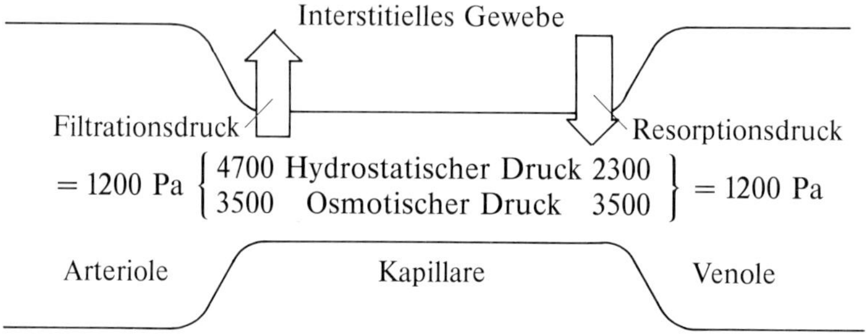

Abb. 5.32. Die Funktion des osmotischen Druckes im Bereich der Kapillare; alle Druckangaben in Pa.

Im Ergebnis überwiegt am Eingang der Kapillare der hydrostatische Druck um etwa 1200 Pa, dem Filtrationsdruck, so daß Wasser und lebenswichtige Substanzen wie Glucose, Sauerstoff und Salze die Kapillare in Richtung Gewebe verlassen. Am Ende der Kapillare überwiegt der osmotische Druck; Wasser und metabolische Produkte treten aufgrund der jetzt umgekehrten Druckdifferenz von etwa 1200 Pa, dem Resorptionsdruck, vom Gewebe in die Kapillare über und werden abtransportiert.

Wenn der Blutdruck anomal ansteigt und sich innerhalb der Kapillare oberhalb vom osmotischen Druck hält, oder wenn die Proteinkonzentration im Blut und damit der osmotische Druck abnimmt (Serumeiweißwerte unter einem Massengehalt von $0{,}05 = 5$ g%), so tritt nur Flüssigkeit aus der Kapillare aus. Es kommt zu einer Ansammlung von Flüssigkeit im Gewebe, zu *hypoproteinämischen Ödemen*.

Formelteil

Gehalt eines Gemisches

$$\gamma = \frac{\text{Teilmenge}}{\text{Gesamtmenge}}.$$

Massengehalt

$$\gamma_m = \frac{\text{Teilmasse}}{\text{Gesamtmasse}}.$$

Volumengehalt

$$\gamma_V = \frac{\text{Teilvolumen}}{\text{Gesamtvolumen}}.$$

Stoffmengengehalt

$$\gamma_\nu = \frac{\text{Teilstoffmenge}}{\text{Gesamtstoffmenge}}.$$

Konzentration eines Gemisches

$$c = \frac{\text{Teilmenge}}{\text{Gesamtvolumen}}.$$

Massenkonzentration

$$c_m = \frac{\text{Teilmasse}}{\text{Gesamtvolumen}}.$$

Stoffmengenkonzentration

$$c_\nu = \frac{\text{Teilstoffmenge}}{\text{Gesamtvolumen}}.$$

Molalität

$$c_\text{M} = \frac{\text{Teilstoffmenge}}{\text{Masse des Lösungsmittels}}.$$

Henrysches Gesetz

$$c_\nu = K \cdot p_\text{gas}.$$

Osmotischer Druck

$$p_\text{os} \cdot V = \nu \cdot R \cdot T.$$

5.7. Transportphänomene der Wärmelehre

Unsere Umwelt verändert sich ständig. Das wohl fälschlich dem HERAKLIT (um 500 v. Chr.) zugeschriebene „panta rhei“ „Alles fließt“, sagt uns, daß bereits die alten Philosophen ein Gefühl dafür hatten. Unaufhörlich bewegt sich etwas von einem Teil des Universums zu einem anderen.

Transportprozesse gehören zu den wichtigsten Vorgängen in der Natur, und wir versuchen, sie makroskopisch und mikroskopisch zu verstehen und zu beschreiben. Wir wollen zunächst einige generelle Betrachtungen voranstellen, um sie später auf Prozesse im Bereich der Wärmelehre anwenden zu können, auf den **Wärmeübergang,** einen

Transport von Energie, und auf die **Diffusion,** einen Stoffmengentransport. Zur quantitativen Beschreibung der Bewegung von Energie und Stoffmengen erinnern wir uns an Analogien aus dem täglichen Leben, etwa an die Beschreibung einer Wasserströmung; wir benötigen die Begriffe **Stromstärke** und **Stromdichte.** Wir messen damit die Menge dessen, was in einer bestimmten Zeit Δt durch einen Querschnitt A strömt. Den von einer Strömung erfüllten Raum bezeichnet man als **Strömungsfeld.**

Die **Stromstärke** I ist definiert mit

$$I = \frac{\text{Menge}}{\text{Zeit}}\,. \tag{5.43}$$

Dafür gibt es verschiedene Einheiten. Die *Massenstromstärke* $I = \frac{\Delta m}{\Delta t}$ mit der Einheit $[I] = 1\,\text{kg}\cdot\text{s}^{-1}$.

Die *Stoffmengenstromstärke* $I = \frac{\Delta \nu}{\Delta t}$ mit der Einheit $[I] = 1\,\text{mol}\cdot\text{s}^{-1}$.

Die *Energiestromstärke* $I = \frac{\Delta Q}{\Delta t}$ mit der Einheit $[I] = 1\,\text{J}\cdot\text{s}^{-1} = 1\,\text{Watt} = 1\,\text{W}$.

Die *Stromstärke ist ein Skalar.* Im Rahmen der Elektrizitätslehre werden wir noch die *elektrische Stromstärke* I als Elektrizitätsmenge (elektrische Ladung) pro Zeit mit der Einheit $[I] = 1$ Ampere $= 1$ A kennenlcrnen.

Die **Stromdichte** $\vec{j}$ ist definiert mit

$$\vec{j} = \frac{I}{A} = \frac{\text{Stromstärke}}{\text{Fläche}} = \frac{\text{Menge}}{\text{Fläche}\cdot\text{Zeit}}\,, \tag{5.44}$$

mit der Einheit der *Stoffmengenstromdichte*

$[\vec{j}] = 1\,\text{mol}\cdot\text{s}^{-1}\cdot\text{m}^{-2}$

und der Einheit der *Energiestromdichte*

$[\vec{j}] = 1\,\text{W}\cdot\text{m}^{-2}\,.$

$\vec{j}$ ist ein Vektor, da die Stromdichte von der Lage der Querschnittsfläche abhängen kann, durch die der Strom betrachtet wird. Das ist in Abb. 5.33 dargestellt. Dort hat die Stromdichte nur eine Komponente in x-Richtung. Die Stromdichte in den beiden übrigen Richtungen ist null. Mit dem Skalar der Stromstärke ist nach Gl. 5.43 nur die in der Zeiteinheit strömende Menge, nicht die Richtung angebbar.

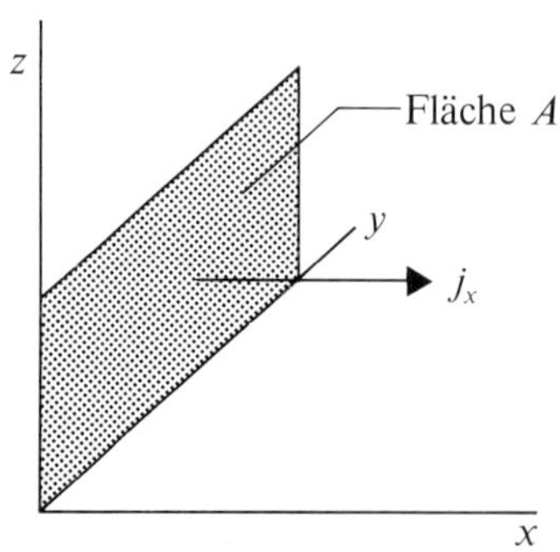

Abb. 5.33. Zur Definition der Stromdichte $\vec{j}$.

Was ist die Ursache für eine Strömung? Wie kommen verschiedene Stromstärken zustande? Zur Behandlung dieser Fragen gehen wir auf spezielle Transportvorgänge ein.

5.7.1. Der Wärmeübergang

Wärmetransport kann auf drei verschiedene Arten geschehen: durch *Wärmeleitung, Konvektion und Strahlung.*

5.7.1.1. Wärmeleitung

Wir machen die Erfahrung, daß das kalte Ende eines Metallstabes schneller heiß wird, wenn wir das andere Ende in eine Flamme halten als wenn wir es in warmes Wasser halten. Es gibt offenbar einen Zusammenhang zwischen dem Wärmestrom $I=\frac{\Delta Q}{\Delta t}$ bzw. der Wärmestromdichte $\vec{j}=\frac{1}{A}\cdot\frac{\Delta Q}{\Delta t}$ und der Temperaturdifferenz $\Delta T=T_1-T_2$ zwischen den beiden Endes des Metallstabes. Auch können wir feststellen, daß dieser Wärmetransport um so mehr Zeit in Anspruch nimmt, je größer die Länge l des Stabes ist. Den Vorgang der Wärmeleitung kann man sich ähnlich wie den Energieübertrag in der kinetischen Gastheorie vorstellen. Am heißen Ende des Stabes haben die Atome eine höhere kinetische Energie. Zwar sind sie im Festkörper an einen Platz gebunden, können aber ihre kinetische Energie in Form von Schwingungsenergie an ihre nächsten Nachbarn weitergeben. Das können wir mit Hilfe von Abb. 5.34 darstellen. Die Wärmestromdichte $j_x=\frac{1}{A}\cdot\frac{\Delta Q}{\Delta t}$ ist direkt proportional dem Temperaturgradienten $\frac{\Delta T}{\Delta x}=\frac{T_1-T_2}{l}$. Wir erhalten

$$j_x=\frac{1}{A}\cdot\frac{\Delta Q}{\Delta t}\sim\frac{T_1-T_2}{l}\quad \text{mit } T_1>T_2\,.$$

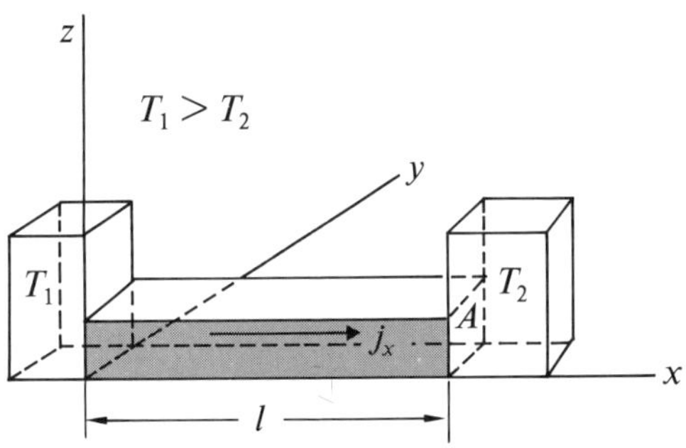

Abb. 5.34. Darstellung der Wärmeleitung eines Stabes der Länge l und des Querschnittes A zwischen zwei Temperaturbädern T_1 und T_2; j_x ist die Wärmestromdichte in x-Richtung.

Wir können diese Gleichung vervollständigen, indem wir eine Proportionalitätskonstante definieren, so daß wir für die Wärmestromdichte erhalten

$$j_x=\frac{1}{A}\cdot\frac{\Delta Q}{\Delta t}=\lambda\cdot\frac{T_1-T_2}{l}\,. \tag{5.45}$$

λ ist die **Wärmeleitfähigkeit.** Wir können diese Gleichung auch für den Wärmestrom schreiben

$$\frac{\Delta Q}{\Delta t}=\frac{\lambda\cdot A\cdot(T_1-T_2)}{l}\,. \tag{5.46}$$

Daraus ist zu ersehen, daß die Größe des Wärmestromes vom zur Verfügung stehenden Querschnitt abhängt.

Die *Einheit der Wärmeleitfähigkeit* ist

$$[\lambda] = 1\,\mathrm{J}\cdot\mathrm{m}^{-1}\cdot\mathrm{s}^{-1}\cdot\mathrm{K}^{-1}\,.$$

Die Wärmeleitfähigkeit, auch als Wärmeleitvermögen bekannt, ist charakteristisch für jedes Material und in geringem Umfang von der Temperatur abhängig. Einige Wärmeleitfähigkeiten sind in Tab. 5.8 angegeben. Man erkennt aus der Tabelle, daß Metalle gute Wärmeleiter sind und daß es andererseits Isolationsstoffe gibt, deren Wärmeleitfähigkeit um einige Zehnerpotenzen geringer ist. Vor allem Luft ist ein guter Isolator. Daher trägt man im Winter gern Wollsachen; die durch das Stricken erzeugte Wollschicht ermöglicht ein isolierendes Luftpolster. Auf gleiche Weise wirkt die Doppelverglasung eines Fensters. Eine gute Doppelverglasung reduziert den Wärmeverlust durch das Glas um einen Faktor 50. Wichtig für die Wärmeisolierung durch Luft ist, daß man die Konvektion der Luft unterbindet.

Tab. 5.8. Wärmeleitfähigkeit einiger Stoffe bei 300 K.

Material	λ in $\mathrm{J}\cdot\mathrm{m}^{-1}\cdot\mathrm{s}^{-1}\cdot\mathrm{K}^{-1}$
Silber	429
Kupfer	401
Gold	318
Aluminium	237
Edelstahl	30
Ziegelstein	0,3–0,6
Wasser	0,61
Kork	0,05
Luft	0,0260

5.7.1.2. Konvektion

In Flüssigkeiten und Gasen kann ein Wärmetransport auch stattfinden, indem warme und damit energiereiche Stoffmengen bewegt werden. Da die Wärmeleitung in Flüssigkeiten und Gasen gering ist, geschieht der Wärmetransport in diesen Stoffen vor allem durch *Konvektion*. Der Prozeß der Konvektion kommt auf folgende Weise zustande: Flüssigkeiten und Gase, die erhitzt werden, erfahren eine Volumenausdehnung, wodurch ihre Dichte abnimmt; das Material mit geringerer Dichte steigt wegen des Auftriebs nach oben, während kälteres Material mit höherer Dichte nachströmt. Auf diese Weise findet ein *Wärmetransport gekoppelt an einen Materialtransport* statt. Die Berechnung der Konvektion ist im allgemeinen schwierig. Man kann aber doch eine Abschätzung vornehmen. Wir können beispielsweise für den Wärmeübergang durch Konvektion von der menschlichen Haut zur Umgebungsluft wie bei der Wärmeleitung annehmen, daß der Wärmestrom proportional zur Temperaturdifferenz zwischen Haut und Luft ist. Dann kann man für den Wärmestrom schreiben

$$I = \alpha \cdot A \cdot (T_{\mathrm{Haut}} - T_{\mathrm{Luft}})\,, \tag{5.47}$$

mit der *Wärmeübergangszahl* α. Man beachte den Unterschied zwischen α und λ, die verschiedene Einheiten haben.

Die Wärmeübergangszahl hängt von der Art der Oberfläche A und den Charakteristika der Luftströmung ab. Sie wird für gewöhnlich experimentell bestimmt. In Innenräumen beträgt der Wärmeverlust des menschlichen Körpers durch Konvektion etwa

30% des gesamten Wärmeverlustes. Die Berücksichtigung der Konvektion ist für die Beurteilung isolierender Systeme von Bedeutung. Um die Konvektion und den damit verbundenen Energieverlust zu verringern, müssen mögliche Konvektionswege unterbrochen werden. Daher sind Isolationsmaterialien porös. Nicht nur die Wärmeleitung ist gering, auch die Konvektion ist unterbunden. Auch die isolierenden Lufträume in wollener Kleidung erlauben keine durchgehenden Konvektionswege.

5.7.1.3. Wärmestrahlung

Die Sonne ist für uns die wichtigste Energiequelle. Der Energietransport geschieht durch Strahlung. Weder durch Wärmeleitung noch durch Konvektion kann Wärme von der Sonne zu uns übertragen werden. Bei der von der Sonne abgegebenen Strahlung handelt es sich um *elektromagnetische Wellen*. Genaueres zu diesem Thema werden wir im Kapitel über Schwingungen und Wellen (s. S. 263) abhandeln.

Hier soll nur soviel gesagt werden, daß diese Strahlung für ihren Transport keinerlei materielles Medium benötigt. Nicht nur die Sonne, sondern jeder Gegenstand emittiert Energie in Form dieser Strahlung. Die Fortpflanzung dieser Strahlungsenergie findet mit Lichtgeschwindigkeit statt. Jeder Gegenstand kann diese Strahlung auch absorbieren. Die absorbierte Strahlung wird in Wärme umgewandelt. Auf diese Weise kann Wärmeenergie eines Körpers als elektromagnetische Strahlung abgegeben werden – der Körper wird dabei kälter –, die dann von einem anderen Körper absorbiert wird, der sie wieder in Wärme umwandelt. Der absorbierende Körper wird dadurch wärmer. Je wärmer aber ein Körper ist, umso mehr Wärmestrahlung kann er selbst wieder abgeben. Es stellt sich schließlich ein Gleichgewicht zwischen der von einem Körper aus der Umgebung absorbierten und in die Umgebung emittierten Strahlung ein. Die Strahlungsleistung P, die von einem Körper abgegeben wird ist

$$P = \sigma \cdot A \cdot T^4 \,. \qquad (5.48)$$

Das ist das **Stefan-Boltzmannsche Gesetz.** Dabei ist P in Watt angegeben und $\sigma = 5{,}67 \cdot 10^{-8}\,\mathrm{W \cdot m^{-2} \cdot K^{-4}}$ ist die Strahlungskonstante, A die emittierende Fläche. Dieses Gesetz gilt nur für den *idealen Schwarzen Körper,* das bedeutet für einen Körper, der die gesamte auf ihn treffende Strahlung absorbiert und im Gleichgewicht auch wieder emittiert. Jeder andere Körper emittiert eine geringere Strahlungsleistung und absorbiert auch nicht die gesamte auftreffende Strahlung.

Der menschliche Körper befindet sich auf einer Temperatur T_1, die Umgebung auf einer Temperatur T_2. Der Körper wird eine Strahlungsleistung $P_a = \varepsilon \cdot \sigma \cdot T_2^4$ absorbieren und eine Strahlungsleistung $P_e = \varepsilon \cdot \sigma \cdot T_1^4$ emittieren. Der Faktor $\varepsilon < 1$ drückt aus, daß der Körper kein Schwarzer Körper ist und nur einen Teil der Strahlungsleistung absorbieren und emittieren kann. Wenn die Umgebungstemperatur $T_2 < T_1$ ist, erleidet der Körper einen Verlust an Strahlungsleistung von

$$P = P_e - P_a = \varepsilon \cdot \sigma (T_1^4 - T_2^4)\,,$$ bezogen auf die Flächeneinheit.

5.7.2. Diffusion

Zur Aufrechterhaltung der Lebensprozesse ist eine Reihe von Substanzen wie Sauerstoff und verschiedene Salze erforderlich, die zu dem Ort transportiert werden müssen, wo sie benötigt werden. Wie kommt dieser Stoffmengentransport im Organismus zustande? Wie gelangt beispielsweise der Sauerstoff in die einzelne Zelle des menschlichen Körpers?

In der Einleitung zu diesem Abschnitt über Transportphänomene in der Wärmelehre haben wir bereits in voller Allgemeinheit gelernt, wie Strömungen von Energie oder

Stoffen zu beschreiben sind. Dort wurden Stromstärke und Stromdichte definiert; hier benötigen wir jetzt die Stoffmengenstromstärke und die Stoffmengenstromdichte jeweils für den Stoff, dessen Transport wir untersuchen wollen. Wie kommt eine Stoffmengenstromdichte zuwege? Auch diese Frage können wir bereits beantworten. *Eine Stromdichte ist stets zurückzuführen auf einen zugehörigen Gradienten,* dem sie proportional ist. Beim Wärmetransport war der Gradient das Temperaturgefälle. Für den Stoffmengentransport ist ein Konzentrationsgefälle des Stoffes erforderlich, der transportiert werden soll. Dieser Stoffmengentransport wird als **Diffusion** bezeichnet. Warum wird die Diffusion überhaupt im Rahmen der Wärmelehre behandelt? Diffusion ist die direkte Folge der thermischen Bewegung von Molekülen. Betrachten wir ein Molekül in einer Flüssigkeit oder in einem Gas, das sich von einem Ausgangspunkt fortbewegt (Abb. 5.35). (Auch im Festkörper gibt es Diffusion, sie geht nur sehr viel langsamer vor sich.)

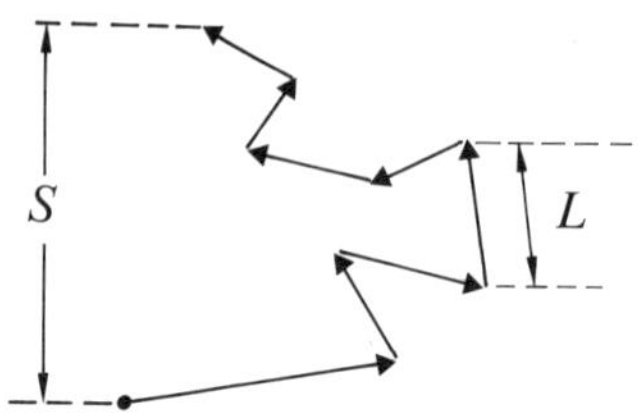

Abb. 5.35. Die thermische Eigenbewegung eines Teilchens. Die ungeordnete Bewegung kommt durch Stöße mit anderen Teilchen zustande. Die freie Weglänge L ist der durch das Teilchen zwischen zwei Stößen zurückgelegte Weg, S ist die nach einer Anzahl von Stößen zurückgelegte Entfernung vom Ausgangspunkt.

Entsprechend der Geschwindigkeitsverteilung bei einer bestimmten Temperatur, hat das Teilchen eine mittlere Geschwindigkeit und bewegt sich die freie Weglänge L, bevor es mit einem anderen Molekül zusammenstößt. Als Folge des Zusammenstoßes wird der Geschwindigkeitsvektor zufallsbedingt geändert. Im Mittel befindet sich das Teilchen nach einer Anzahl von Stößen in einer Entfernung S vom Ausgangspunkt.

Auf diese Weise kann das Molekül aus einem Bereich A in einen Bereich Z gelangen, Abb. 5.36, beispielsweise aus dem Außenbereich in eine Zelle. Gleichzeitig diffundieren Moleküle aus dem Bereich Z zurück in den Bereich A. Wenn im Bereich der Zelle Z die Stoffmengenkonzentration der betrachteten Moleküle geringer ist als im Außenbereich A, so wird aufgrund dieses Konzentrationsgefälles Δc_v eine Nettostromdichte von außen nach innen zustandekommen. Die Stoffmengenstromdichte j_x ergibt sich proportional zum Konzentrationsgefälle $\frac{\Delta c_v}{\Delta x} = \frac{c_v(A) - c_v(Z)}{\Delta x}$,

$$j_x = -D \frac{\Delta c_v}{\Delta x} \text{ (Stromdichte in Richtung } \textit{abnehmender} \text{ Konzentration),} \qquad (5.49)$$

mit $c_v(A) > c_v(Z)$.

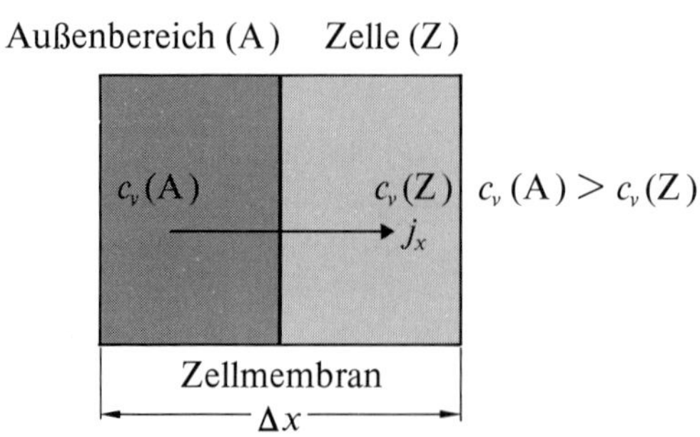

Abb. 5.36. Stofftransport mit der Stoffmengenstromdichte j_x aus einem Bereich mit der Stoffmengenkonzentration $c_v(A)$ in einen mit der Stoffmengenkonzentration $c_v(Z)$.

Als Proportionalitätskonstante ist D der **Diffusionskoeffizient** mit der Einheit $[D] = m^2 \cdot s^{-1}$. Die Einheit der Stoffmengenstromdichte $[\vec{j}] = mol \cdot m^{-2} \cdot s^{-1}$, die Einheit der Konzentration ist $[c_v] = mol \cdot m^{-3}$, die Einheit der Entfernung ist $[x] = m$. Gl. 5.49 ist als **1. Ficksches Gesetz** bekannt. Man kann ihr auch entnehmen, daß bei *konstantem Konzentrationsgradienten* $\frac{\Delta c_v}{\Delta x}$ *die Stoffmengenstromdichte und damit auch die Teilchenstromdichte proportional zum Diffusionskoeffizienten* ist. Der Diffusionskoeffizient ist ein Maß für die Geschwindigkeit der Wanderung bestimmter Moleküle. Er hängt von der Größe der diffundierenden Moleküle und der Viskosität des Mediums ab. D liegt für biologisch wichtige Moleküle im Bereich $10^{-11} - 10^{-9}\ m^2 \cdot s^{-1}$.

Gl. 5.49 ist eine spezielle Form der allgemeinen Beziehung zwischen einer Stromdichte und einem Gradienten. Daher ließ sich die Diffusionsgleichung in völliger Analogie zur Wärmeleitungsgleichung entwickeln. Diffusion ist der wesentliche Transportprozeß für Sauerstoff und Nahrungsstoffe in die Zelle und für die Abfallprodukte aus der Zelle.

Obwohl Diffusionsprozesse relativ langsam ablaufen, muß man bei den Vorgängen im Bereich der Zelle berücksichtigen, daß die zurückzulegenden Strecken gering sind. Die typische Größe einer Gewebezelle beträgt 10^{-5} m. Zur Diffusion über diese Strecke benötigt ein Sauerstoffmolekül etwa 10^{-2} s.

Formelteil

Stromstärke

$$I = \frac{\text{Menge}}{\text{Zeit}}.$$

Stoffmengenstromstärke

$$I = \frac{\Delta \nu}{\Delta t},$$

Energiestromstärke

$$I = \frac{\Delta Q}{\Delta t}.$$

Stromdichte

$$\vec{j} = \frac{I}{A} = \frac{\text{Menge}}{\text{Fläche} \cdot \text{Zeit}}.$$

Wärmestromdichte (Komponente in x-Richtung)

$$j_x = \lambda \cdot \frac{T_1 - T_2}{l}.$$

Wärmestrom

$$\frac{\Delta Q}{\Delta t} = \lambda \cdot \frac{A(T_1 - T_2)}{l}.$$

Strahlungsleistung

$$P = \sigma \cdot A \cdot T^4$$

1. Ficksches Gesetz

Stoffmengenstromdichte (in x-Richtung)

$$j_x = -D \frac{\Delta c_v}{\Delta x}.$$

6. Elektrizitätslehre

„Auf das menschliche Leben angewendet, haben diese Lehrsätze eine ausgedehntere und universellere Bedeutung als in der Beschränkung auf den technischen Anwendungsbereich."

Bereits im Einleitungskapitel haben wir erfahren, daß Kräfte nicht nur bei direktem Kontakt wirken können, sondern auch über eine Entfernung. Als wichtiges Beispiel entdeckte NEWTON das allgemeine Gravitationsgesetz, das wir in einem früheren Kapitel behandelt haben (Gl. 3.34). Die Gravitationskraft, die mit diesem Gesetz beschrieben wird, ist eine der vier fundamentalen Kräfte.

Durch die Beobachtung in der Natur erkennen wir auch die **elektrische Kraft** als fundamental. Auch sie wirkt über die Entfernung und ist in vielen Bereichen der Physik von Bedeutung, wie wir in allen folgenden Kapiteln des Buches erkennen werden. Materielle Körper bestehen aus Atomen. Von den Kräften, die den Zusammenhalt zwischen den Atomen und im Atom selbst bewirken, ist die elektrische Kraft die wichtigste. Das Gesetz der elektrischen Kraft wurde von CHARLES AUGUSTIN DE COULOMB (1736–1806), einem französischen Physiker, entdeckt.

Die Erscheinungen, die wir in diesem Kapitel behandeln werden, beruhen darauf, daß die Materie geladene Teilchen enthält. Zum Verständnis der hier behandelten Vorstellungen können wir vorwegnehmen, daß es **positive und negative elektrische Ladungen** gibt und daß ein Atom aus dem positiven Kern und den negativen Elektronen der Atomhülle aufgebaut ist. Im Grundzustand sind Atome elektrisch neutral. Ein Atom ist dann elektrisch positiv geladen, wenn ihm eines oder mehrere der Elektronen fehlen; es wird negativ, wenn es einen Elektronenüberschuß hat. Dementsprechend kann ein materieller Körper positiv oder negativ elektrisch geladen sein, je nachdem ob er aus Atomen besteht, die überwiegend positiv oder negativ geladen sind.

6.1. Die elektrische Ladung

Das kleinste Atom, das Wasserstoffatom, ist ebenfalls elektrisch neutral. Es besteht aus dem *positiv geladenen Proton*, dem Kern des Wasserstoffatoms, und *einem negativ geladenen Elektron* in der Atomhülle. Die elektrische Ladung der beiden Teilchen ist exakt entgegengesetzt gleich. Wir können schon hier zwei wichtige Eigenschaften der elektrischen Ladung anmerken:

1. elektrische Ladung ist stets an Masse gebunden; im Beispiel des Wasserstoffatoms war es die Masse des Protons und die Masse des Elektrons.
2. die elektrische Ladung kommt nur in „Stücken" vor und nicht in beliebig kleiner Menge. Proton und Elektron tragen die kleinste Menge elektrischer Ladung, die **Elementarladung.**

Die Elementarladung beträgt

$$e = \pm 1{,}60 \cdot 10^{-19}\ \text{Coulomb}\,.$$

Daraus ersieht man auch die

Einheit der elektrischen Ladung

$[e] = 1\,\text{Coulomb} = 1\,\text{C} = 1\,\text{As} = 1\,\text{Amperesekunde}\,.$

Eine weitere wichtige Feststellung ist:

> *Ladungen üben aufeinander Kräfte aus.*
>
> *Zwei entgegengesetzt geladene Körper ziehen sich an. Zwei Körper mit gleichartigen Ladungen stoßen sich ab.*

Die Größe der Kraft F_e zwischen zwei Ladungen Q_1 und Q_2 – wobei wir der Einfachheit halber annehmen, daß die Ladungen mit zwei punktförmigen Körpern verbunden sind – wird durch das **Coulomb-Gesetz** beschrieben

$$F_e = \frac{1}{4\pi\varepsilon_0} \cdot \frac{Q_1 \cdot Q_2}{r^2}\,. \tag{6.1}$$

Dabei ist r der Abstand zwischen den beiden Ladungen und die Konstante

$$\frac{1}{4\pi\varepsilon_0} = 8{,}98 \cdot 10^9\,\frac{\text{N} \cdot \text{m}^2}{\text{C}^2}\,,$$

wobei ε_0 als elektrische Feldkonstante bezeichnet wird.

Wir brauchen uns hier nur als wichtiges Gesetz zu merken:

> *Die Coulomb-Kraft ist die elektrische Kraft zwischen zwei Ladungen, die dem Produkt der beiden Ladungen direkt proportional und dem Quadrat des Abstandes zwischen beiden Ladungen umgekehrt proportional ist.*

$$F_e \sim \frac{Q_1 \cdot Q_2}{r^2}\,. \tag{6.2}$$

Erinnern wir uns daran, daß diese Kraft anziehend ist, wenn die Ladungen ungleiches Vorzeichen haben, und daß sie abstoßend ist wenn die Ladungen das gleiche Vorzeichen haben, Abb. 6.1.

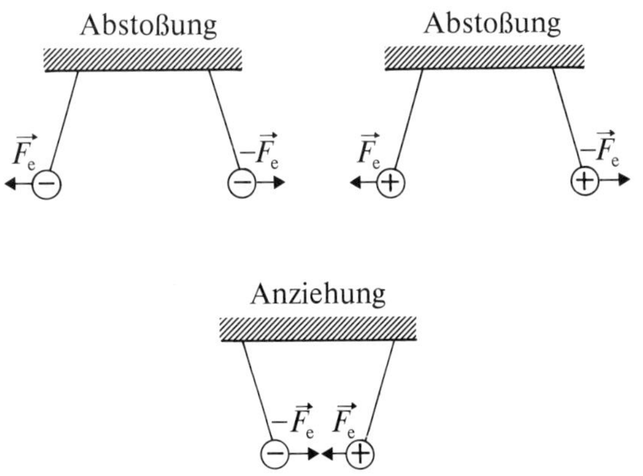

Abb. 6.1. Abstoßende und anziehende Kraft zwischen zwei Ladungen.

Das bedeutet, daß die elektrische Kraft wie jede Kraft ein Vektor ist. Daher schreiben wir Gl. 6.1 auch als Vektorgleichung

$$\vec{F}_\mathrm{e} = \frac{1}{4\pi\varepsilon_0} \cdot \frac{Q_1 \cdot Q_2}{r^2} \cdot \vec{e}_r \tag{6.3}$$

mit dem Vektor $\vec{e}_r$ der Länge 1 und in Richtung der Verbindungslinie zwischen den beiden Ladungen. In Abb. 6.1 sehen wir auch, daß auf die eine Ladung die Kraft $-\vec{F}_\mathrm{e}$ wirkt, wenn die andere Ladung die Kraft $\vec{F}_\mathrm{e}$ erfährt und umgekehrt. Die Kräfte, die beide Ladungen wegen der Existenz der jeweils anderen spüren sind entgegengesetzt gleich. Wir erkennen daran erneut die Gültigkeit des 3. Newtonschen Gesetzes.

Um die Kraftwirkung der beiden Ladungen aufeinander besser zu verstehen, schreiben wir Gl. 6.3 ein wenig um und gelangen zum Begriff der **elektrischen Feldstärke.** Das bedeutet, wir können die Coulomb-Kraft auch schreiben

$$\vec{F}_\mathrm{e} = \underbrace{Q_1}_{\text{Probeladung}} \quad \cdot \quad \underbrace{\frac{1}{4\pi\varepsilon_0} \cdot \frac{Q_2}{r^2} \cdot \vec{e}_r}_{\text{elektrische Feldstärke } \vec{E}} = Q_1 \cdot \vec{E}\,. \tag{6.4}$$

Probeladung mal elektrische Feldstärke $\vec{E}$

und verstehen darunter, daß eine Probeladung Q_1, die wir in die Nähe einer Ladung Q_2 bringen, eine Kraft $\vec{F}_\mathrm{e}$ erfährt, wenn der Abstand der beiden Ladungen r ist. Die Ladung Q_2 erzeugt im Raum einen Zustand, den wir als **elektrisches Feld** bezeichnen. In jedem Punkt des Raumes entsteht durch die Ladung Q_2 die **elektrische Feldstärke**

$$\vec{E} = \frac{1}{4\pi\varepsilon_0} \cdot \frac{Q_2}{r^2} \cdot \vec{e}_r\,, \tag{6.5}$$

die auf eine beliebige Ladung Q_1 im Abstand r eine Kraft nach Gl. 6.4 ausübt. Wir nennen Q_1 eine Probeladung, weil wir mit ihr das *Kraftfeld* an jedem Punkt im Raum erproben können, das durch eine Ladung Q_2 erzeugt wird. Bei bekannter Ladung Q_1 messen wir damit *das elektrische Feld als Raumzustand.* Die elektrische Feldstärke ist ein Vektor, der bei negativer Ladung Q_2 auf diese hinweist, Abb. 6.2a, bei positiver Ladung von ihr weg weist, Abb. 6.2b. Auf diese Weise können wir die Kraft darstellen, die auf eine Ladung im Feld einer anderen wirkt. In Abb. 6.2 sind die Vektoren der elektrischen Feldstärke dargestellt; die Länge der Vektoren nimmt mit zunehmender Entfernung ab, denn die Feldstärke nimmt mit $\frac{1}{r^2}$ ab

$$\vec{E} \sim \frac{1}{r^2} \cdot \vec{e}_r\,.$$

Über Abb. 6.2 hinausgehend wird die Darstellung des elektrischen Feldes verallgemeinert, indem die Vektoren des elektrischen Feldes zu *Feldlinien* verbunden werden, wie in Abb. 6.3 abgebildet.

Die Konvention über die *Richtung der Kraftlinien* wird bestimmt durch die Kraft auf eine positive Probeladung, somit anziehend im Fall der negativen Ladung (a) und abstoßend im Fall der positiven Ladung (b).

Im Sinn des 3. Newtonschen Gesetzes ist es selbstverständlich gleichgültig, welche von zwei Ladungen wir als Probeladung im Feld der jeweils anderen Ladung betrachten.

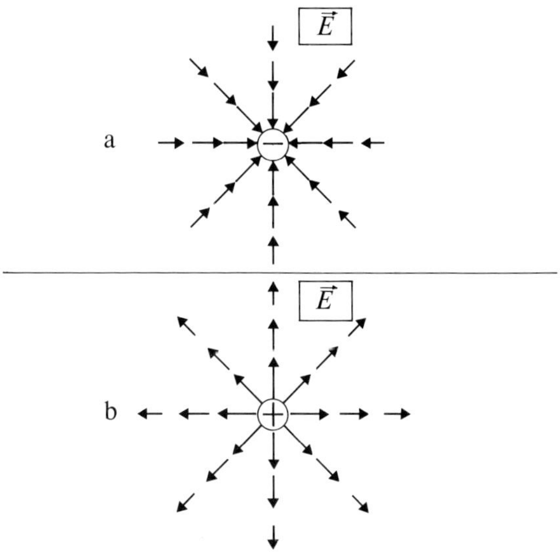

Abb. 6.2. Darstellung des elektrischen Feldes in der Nähe einer negativen (a) und einer positiven (b) Ladung. Die Länge der Vektoren gibt die Abnahme des elektrischen Feldes mit der Entfernung wieder.

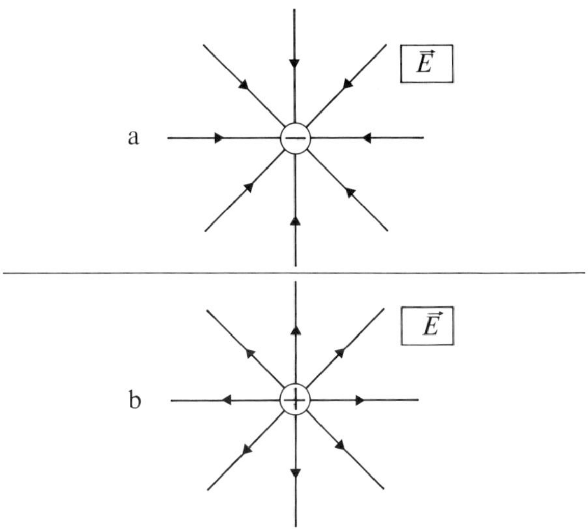

Abb. 6.3. Die elektrischen Feldlinien in der Umgebung einer negativen (a) und einer positiven (b) elektrischen Ladung. Die Richtung der Feldlinien weist stets in die Richtung der Kraftwirkung, die eine positive Probeladung erfährt; das ist auf die negative Ladung zu und damit anziehend (a) und von der postiven Ladung weg und damit abstoßend (b).

Formelteil

Die elektrische Elementarladung

$e = \pm 1{,}60 \cdot 10^{-19}$ Coulomb .

Die Einheit der elektrischen Ladung

$[e] = 1\,\text{Coulomb} = 1\,\text{C} = 1\,\text{Amperesekunde} = 1\,\text{As}$.

Das Coulomb-Gesetz

$$\vec{F}_e = \frac{1}{4\pi\varepsilon_0} \cdot \frac{Q_1 \cdot Q_2}{r^2} \cdot \vec{e}_r \,.$$

$\vec{F}_e$ = Coulombkraft zwischen den Ladungen Q_1 und Q_2,
r = Abstand zwischen den Ladungen,
$\vec{e}_r$ = Einheitsvektor in Richtung der Verbindungslinie zwischen den beiden Ladungen,
ε_0 = elektrische Feldkonstante.

Die elektrische Feldstärke in der Nähe der Ladung Q

$$\vec{E} = \frac{1}{4\pi\varepsilon_0} \cdot \frac{Q}{r^2} \cdot \vec{e}_r$$

mit der gleichen Bedeutung der einzelnen Größen wie oben.

6.2. Elektrische Kraft und Gravitationskraft. Die beiden Fundamentalkräfte im Vergleich

Zum Vergleich der beiden Kräfte ziehen wir Gl. 3.34

$$F_G = G\,\frac{m_1 \cdot m_2}{r^2} \quad \text{(als Betragsgleichung)}$$

für die Gravitations-*Kraft* und Gl. 6.1

$$F_e = \frac{1}{4\pi\varepsilon_0}\,\frac{Q_1 \cdot Q_2}{r^2} \quad \text{(als Betragsgleichung)}$$

für die elektrische *Kraft*, die Coulomb-*Kraft*, heran.

Eine deutliche Analogie wird zwischen beiden Gesetzen klar. In beiden Fällen ist die *Kraft*

$$F \sim \frac{1}{r^2}, \tag{6.6}$$

außerdem ist die Gravitationskraft proportional dem Produkt der beiden Massen, die elektrische Kraft ist proportional dem Produkt der beiden Ladungen.

Demgegenüber müssen zwei wesentliche *Unterschiede zwischen den beiden Kräften* herausgestellt werden.

1. Die beiden Massen ziehen sich aufgrund des Gravitationsgesetzes immer an, während die Kraft bei zwei elektrischen Ladungen gleichen Vorzeichens abstoßend, bei Ladungen entgegengesetzten Vorzeichens anziehend ist.
2. Die elektrische Kraft ist sehr viel stärker als die Gravitationskraft. Hierzu sei das Wasserstoffatom als Beispiel gegeben. Proton und Elektron ziehen sich sowohl vermöge der Gravitationskraft als auch mit der elektrischen Kraft an. Die elektrische Kraft ist dabei um den Faktor 10^{39} stärker als die Gravitationskraft.

6.3. Das elektrische Potential und die Spannung

Wir haben bereits gelernt, daß eine elektrische Ladung im elektrischen Feld die Wirkung einer Kraft erfährt. Bewegen wir die Ladung, so werden wir unter dem Einfluß der Kraft nach Gl. 3.38,

$$W = \vec{F} \cdot \vec{s}$$

eine Arbeit W entlang des Weges leisten müssen oder gewinnen, je nachdem, ob wir gegen eine abstoßende Kraft fortschreiten oder die Ladung in Richtung der Anziehung bewegen. In Abb. 6.4 präzisieren wir diese Betrachtung.

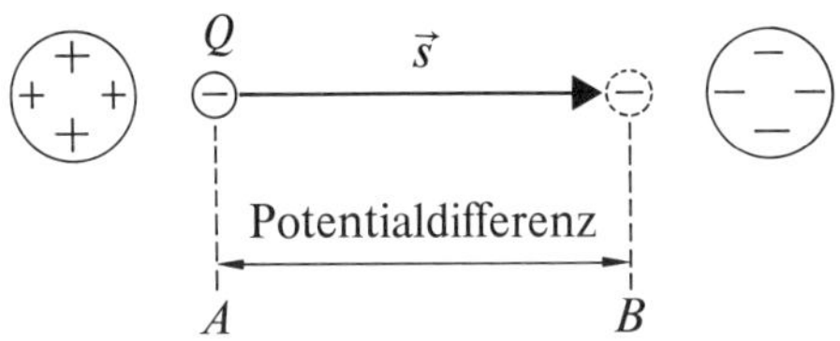

Abb. 6.4. Die negative Ladung Q wird von A nach B geführt; dabei muß gegen die Abstoßung durch die negativ geladene Kugel Arbeit verrichtet werden.

Wenn die negative Ladung von A nach B geführt wird, muß Arbeit gegen die abstoßende Kraft entlang des Weges $\vec{s}$ aufgebracht werden.

Nehmen wir eine Ladung

$$Q = 1 \text{ Coulomb} = 1 \text{ C}$$

und stellen wir uns vor, daß die Arbeit

$$W_{AB} = 1 \text{ Joule} = 1 \text{ J}$$

erforderlich ist, so sagen wir, daß zwischen den beiden Punkten A und B die

Potentialdifferenz 1 Volt = 1 V

herrscht.

Wir definieren damit die Potentialdifferenz zwischen zwei Punkten im elektrischen Feld mit der zu verrichtenden Arbeit, um eine Ladung von einem Punkt zum anderen zu bewegen. Die Potentialdifferenz bezeichnet man auch als **Spannung,** so daß wir erhalten

$$\text{Spannung } U_{AB} = \frac{\text{Arbeit } W_{AB}}{\text{Ladung } Q}. \tag{6.7}$$

Die *Einheit der Spannung* ist

$$[U] = 1 \text{ Volt} = 1 \text{ V} = \frac{1 \text{ J}}{1 \text{ C}}.$$

Mit $W = \vec{F} \cdot \vec{s} = W_{AB}$

und

Gl. 6.4 $\vec{F} = Q_1 \cdot \vec{E} = Q \cdot \vec{E}$

erhalten wir

$$W_{AB} = Q \cdot \vec{E} \cdot \vec{s}$$

und

$$\frac{W_{Ab}}{Q} = \vec{E} \cdot \vec{s} = U_{AB} = U_B - U_A \,. \tag{6.8}$$

Während wir für die Arbeit und für die Energie 1 Joule = 1 J benutzt haben, gibt es in der Atom- und Kernphysik hierfür eine weitere Einheit, die sich aus den Betrachtungen dieses Abschnittes leicht ableiten läßt. Bei der Verschiebung einer Elementarladung $1\,e$ gegen die Potentialdifferenz 1 Volt = 1 V ist die Arbeit

$$W = 1\,e \cdot 1\,\mathrm{V} = 1{,}60 \cdot 10^{-19}\,\mathrm{C} \cdot 1\,\mathrm{V} = 1{,}60 \cdot 10^{-19}\,\mathrm{J}$$

erforderlich. Diese Einheit bezeichnet man als

1 Elektronenvolt = 1 eV

$$1{,}60 \cdot 10^{-19}\,\mathrm{J} = 1\,\mathrm{eV} \,.$$

Die Spannung U_{AB}, die zwischen zwei Punkten A und B herrscht, entspricht der Arbeit W_{AB}, die zu verrichten ist, um die Ladung Q von A nach B zu bewegen. Dabei verstehen wir die Spannung oder Potentialdifferenz $U_{AB} = U_B - U_A$ als die Differenz der beiden Potentiale U_B und U_A an den Punkten B und A. Wir können auch sagen, daß wir die Arbeit W_{AB} in die

potentielle Energie $(U_B - U_A) \cdot Q$

umgewandelt haben, die nun im elektrischen Feld enthalten ist. Das Potential U_B ist höher als das Potential U_A, und zwar aufgrund Gl. 6.8. Das Potential U_B stellt das Vermögen dar, Arbeit zu leisten. Dieses Vermögen ist im elektrischen Feld enthalten. Das können wir experimentell beobachten, indem wir die Ladung Q in B loslassen. Aufgrund der Anziehung wird sie sich wieder nach A bewegen und dabei kinetische Energie gewinnen, die der Potentialdifferenz $U_B - U_A = U_{AB}$ entspricht.

Einen Zusammenhang zwischen elektrischem Feld und Potentialdifferenz haben wir auch hergeleitet. Es ist das Skalarprodukt (Gl. 6.8)

$$\vec{E} \cdot \vec{s} = U_{AB} \,.$$

Daraus ist zu ersehen, daß das *Potential und die Potentialdifferenz Skalare* sind. Wenn der zurückgelegte Weg entlang der Feldlinien verläuft, läßt sich auch ohne Vektorpfeile schreiben

$$E \cdot s = U_{AB}$$

oder

$$E = \frac{U_{AB}}{s} \,. \tag{6.9}$$

Aus der Einheit für die elektrische Spannung können wir daher auch die *Einheit der elektrischen Feldstärke ableiten.*

$$[E] = 1\,\mathrm{V} \cdot 1\,\mathrm{m}^{-1} \,.$$

Wie entsteht eine elektrische Spannung?

Der italienische Physiker Alessandro Volta (1745–1827), nach dem die Einheit der Spannung benannt worden ist, entdeckte, daß eine Spannung zwischen einer Kupferplatte und einer Zinkplatte entsteht, wenn man beide Platten in Schwefelsäure taucht.

Dieses Volta-Element war die erste nutzbare Spannungsquelle. Bei der Berührung von Metall und Schwefelsäure spielen sich physikalische und chemische Vorgänge in der Grenzfläche ab, die zur Entstehung einer Spannung zwischen Metall und Schwefelsäure, auch als *Elektrolyt* bezeichnet, führen. Im Rahmen der *elektrolytischen Leitung* werden wir darauf zurückkommen (s. S. 225).

Die Entstehung von elektrischen Spannungen ist keineswegs auf den technischen Bereich beschränkt. In vielen biologischen Prozessen laufen elektrische Vorgänge ab, die auf die Erzeugung von elektrischen Spannungen zurückzuführen sind. Wir denken dabei an das Nervensystem, die Muskelbewegung und vor allem auch an das Herz, das ebenfalls eine elektrische Einrichtung ist.

Im Elcktrokardiogramm **(Herz-EKG)** wird die elektrische Aktivität des Herzens gemessen. Das Herz erzeugt ein elektrisches Feld, das periodisch variiert, so daß periodische Spannungsschwankungen im Herzrhythmus entstehen.

Im Elektroenzephalogramm **(EEG)** werden die elektrischen Potentiale an der Oberfläche des Kopfes gemessen. Diese Potentiale stehen mit der Aktivität des Gehirns im Zusammenhang.

Eine Übersicht über einige einfache Spannungsquellen ist in Tab. 6.1 gegeben.

Tab. 6.1. Einige einfache Spannungsquellen.

Spannungsquelle	Plus-Pol	Elektrolyt	Minus-Pol	$\frac{\text{Spannung}}{\text{V}}$
Volta-Element	Kupfer	Verdünnte Schwefelsäure	Zink	1,0
Trockenzelle	Kohle mit Braunstein	Salmiaklösung	Zink	1,5
Akku-Zelle	Bleidioxid	Verdünnte Schwefelsäure	Blei	2,0

Formelteil

Die elektrische Spannung

$$U_{AB} = \frac{\text{Arbeit } W_{AB}}{\text{Ladung } Q}.$$

U_{AB} = Potentialdifferenz zwischen den beiden Raumpunkten A und B.
W_{AB} = Arbeit, die zu verrichten ist, um die Ladung Q über die Potentialdifferenz U_{AB} zu bewegen.

Die Einheit der elektrischen Spannung

$$[U] = 1\,\text{Volt} = 1\,\text{V} = \frac{1\,\text{J}}{1\,\text{C}}.$$

Die elektrische Feldstärke

$$E = \frac{U_{AB}}{s}.$$

s = Abstand zwischen den Raumpunkten A und B, zwischen denen die Potentialdifferenz U_{AB} besteht.

Die Einheit der elektrischen Feldstärke

$[E] = 1\,\mathrm{V} \cdot 1\,\mathrm{m}^{-1} = 1\,\mathrm{V} \cdot \mathrm{m}^{-1}$.

6.4. Der elektrische Strom und seine Wirkung

6.4.1. Bewegung von Ladungsträgern

Eine gerichtete Bewegung von Ladungsträgern bezeichnen wir als elektrischen Strom. Die Entstehung dieses Stromes läßt sich *in einem einfachen atomaren Modell* verstehen.

Im vorhergehenden Abschnitt haben wir gerade die freie Bewegung einer Ladung im elektrischen Feld betrachtet. Das stellt bereits einen elektrischen Strom dar, und wir können an diesem einfachen Fall schon die zwei Voraussetzungen für einen elektrischen Strom erkennen. Es müssen

1. Ladungen,
2. ein elektrisches Feld

vorhanden sein.

Das elektrische Feld E oder, nach $E = \frac{U}{s}$, *die elektrische Spannung U sind bei Vorhandensein von Ladungen die Ursache des elektrischen Stromes I.*

Die Ursache für einen Wasserstrom ist die Höhendifferenz. Potentielle Energie wird in Bewegungsenergie umgewandelt. Ganz analog ist die Ursache für einen elektrischen Strom die Potentialdifferenz. Auch hier wird potentielle Energie in Bewegung umgewandelt, in die Bewegung der Ladungsträger.

Die elektrische *Stromrichtung* ist nach Vereinbarung *in Richtung der elektrischen Feldstärke,* also *in Bewegungsrichtung der positiven Ladungsträger* im elektrischen Feld. In einem elektrischen Stromkreis, der im einfachsten Fall aus einer Stromquelle und einem Draht besteht, der die beiden Pole der Stromquelle verbindet, ist die *Stromrichtung vom Plus-Pol zum Minus-Pol.* In einem Metall stellen die negativ geladenen Elektronen die freien Ladungsträger dar. Sie bewegen sich entgegengesetzt zur vereinbarten Stromrichtung.

Es soll nun die Bewegung der Elektronen in einem Metalldraht beschrieben werden. Die Elektronen bewegen sich im Metall als freie Teilchen wie Atome in einem Gas. Man spricht daher auch vom „Elektronengas“. Ohne den Einfluß eines elektrischen Feldes bewegen sich die Elektronen im Metalldraht wie die Atome in einem Gas in beliebiger Richtung, dargestellt in Abb. 6.5.

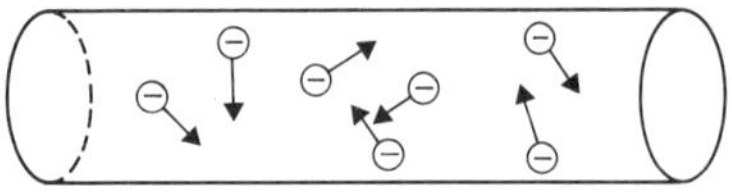

Abb. 6.5. Frei bewegliche Elektronen in einem Stück Metalldraht.

Es gibt keinen elektrischen Nettostrom, das bedeutet keine bevorzugte Bewegungsrichtung der Elektronen. Das ändert sich wenn wir ein elektrisches Feld anlegen, wie es in Abb. 6.6 dargestellt ist.

Mit Hilfe einer Spannungsquelle, die wir mit den Enden des Metalldrahtes verbinden, erzeugen wir im Metalldraht ein elektrisches Feld $\vec{E}$ mit der elektrischen Feldstärke $E = \frac{U}{s}$, wobei U die Quellenspannung und s die Länge des Drahtstückes ist.

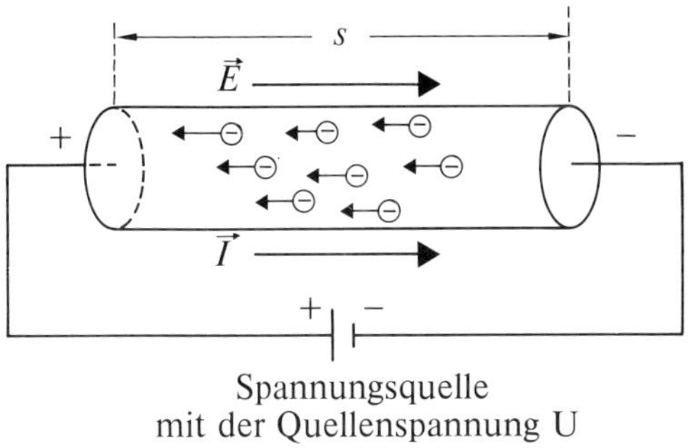

Abb. 6.6. Die Enden des Metalldrahtes von Abb. 6.5 wurden mit den beiden Polen einer Spannungsquelle verbunden; es fließt ein Strom.

Die Elektronen strömen in Richtung auf das positive Ende, das elektrische Feld zeigt vom positiven nach dem negativen Ende; verabredungsgemäß ist das auch die Richtung des Stromes I. Aufgrund des angelegten elektrischen Feldes strömen die Elektronen in unserem einfachen Stromkreis in eine bevorzugte Richtung, wir haben einen Strom.

Wir definieren die

$$\textbf{Stromstärke}\ I = \frac{\text{Ladung}}{\text{Zeit}} = \frac{\Delta Q}{\Delta t} \tag{6.10}$$

als die Ladungsmenge ΔQ, die in der Zeitspanne Δt durch den Querschnitt des Drahtes fließt. Im Grenzfall können wir schreiben

$$I = \frac{\mathrm{d}Q}{\mathrm{d}t} = \dot{Q}\,, \tag{6.11}$$

der Strom ist der Differentialquotient der Ladungsmenge nach der Zeit.

Im SI ist die *Stromstärke eine Basisgröße mit der Einheit*

$$[I] = \frac{1\,\text{Coulomb}}{1\,\text{Sekunde}} = \frac{1\,\text{C}}{1\,\text{s}} = 1\,\text{Ampere} = 1\,\text{A}\,.$$

Dementsprechend kann man die Ladung als abgeleitete Größe definieren

Ladung ΔQ = *Strom* I *mal Zeitspanne* Δt ,

entsprechend einer Ladungsmenge ΔQ, die in der Zeitspanne Δt fließt und den Strom I darstellt.

Die *SI-Einheit der Ladung* ist

$$[Q] = 1\,\text{A} \cdot 1\,\text{s} = 1\,\text{Amperesekunde} = 1\,\text{As} = 1\,\text{C}\,.$$

Aufgrund der differentiellen Darstellung des Stromes (Gl. 6.11) kann man umgekehrt die Ladung als Integral darstellen

$$Q = \int_{t_1}^{t_2} I \cdot \mathrm{d}t\,, \qquad (6.12)$$

als die Ladung, die der Strom I im Zeitabschnitt von t_1 bis t_2 transportiert.

6.4.2. Der elektrische Widerstand

Man kann sich die Frage stellen, wie groß die elektrische Stromstärke I ist, wenn man eine Spannung U an ein Metalldrahtstück legt. Zum besseren Verständnis dieser Frage erinnern wir uns auch hier an eine strömende Flüssigkeit. Dort hatten wir bei der Behandlung des Hagen-Poiseuilleschen Gesetzes (Gl. 4.17) gesehen, daß zur Aufrechterhaltung einer Volumenstromstärke I einer strömenden Flüssigkeit in einem Rohr eine Druckdifferenz p zwischen den Rohrenden erforderlich ist. Dann ergibt sich Gl. 4.15

$$I = \frac{\Delta p}{R}\,,$$

wobei R der Strömungswiderstand aufgrund der inneren Reibung ist. Der Druckdifferenz Δp entspricht in der Elektrizitätslehre die Potentialdifferenz U als Ursache für den Strom, und der Gl. 4.15 entspricht

$$I = \frac{U}{R}\,, \qquad (6.13)$$

wobei R **der elektrische Widerstand** des Metalldrahtstückes ist. Auch der elektrische Widerstand kommt durch eine „innere Reibung" zustande, durch die Wechselwirkung der Elektronen mit den Metallatomen.

Wir kommen auf diese Weise zur *Definitionsgleichung des elektrischen Widerstandes*

$$R = \frac{U}{I}\,, \qquad (6.14)$$

mit der *Einheit*

$$[R] = \frac{1\,\mathrm{V}}{1\,\mathrm{A}} = 1\,\mathrm{Ohm} = 1\,\Omega\,,$$

benannt nach dem Physiker GEORG SIMON OHM (1787–1854). Er entdeckte auch das nach ihm benannte grundlegende Gesetz der Stromleitung für konstanten elektrischen Widerstand

$$R = \frac{U}{I} = \text{konstant}\,, \qquad (6.15)$$

so daß man das **Ohmsche Gesetz** auch schreiben kann

$$I \sim U\,; \qquad (6.16)$$

bei konstantem Widerstand ist die elektrische Stromstärke I der elektrischen Spannung U proportional.

*Man definiert außerdem den **Leitwert** als Kehrwert des Widerstandes R*

$$L = \frac{1}{R},$$

mit der Einheit

$$[L] = 1\,\Omega^{-1} = 1\,\text{Siemens} = 1\,\text{S}.$$

Wir können statt mit Gl. 6.15 das Ohmsche Gesetz auch formulieren

$$L = \frac{I}{U} = \text{konstant}.$$

Die Analogie zur strömenden Flüssigkeit können wir weitergehend benutzen. Dort haben wir gefunden (Gl. 4.16), daß der Strömungswiderstand mit der Länge des Rohrstükkes zunimmt. Für den elektrischen Widerstand R eines Metalldrahtstückes erhalten wir in Abhängigkeit von den geometrischen Dimensionen

$$R = \varrho \cdot \frac{l}{A}; \tag{6.17}$$

der Widerstand R ist proportional zur Länge l des Drahtstückes und umgekehrt proportional zur Querschnittsfläche A. Die Proportionalitätskonstante heißt **Resistivität** (früher: *spezifischer Widerstand*). Die Resistivität ist eine Materialkonstante mit der *Einheit*

$$[\varrho] = 1\,\Omega \cdot \frac{1\,\text{m}^2}{1\,\text{m}} = 1\,\Omega \cdot 1\,\text{m} = 1\,\Omega \cdot \text{m}.$$

Der Kehrwert der Resistivität ist die **Leitfähigkeit** $\sigma = \frac{1}{\varrho}$ mit der *Einheit*

$$[\sigma] = 1\,\Omega^{-1} \cdot \text{m}^{-1} = 1\,\text{S} \cdot \text{m}^{-1}.$$

In Tab. 6.2 sind die Resistivitäten einiger Materialien aufgeführt. Außerdem ist der Temperaturkoeffizient α mit der Einheit $[\alpha] = 1\,°\text{C}^{-1}$ angegeben. Die *Resistivität ist temperaturabhängig,* das bedeutet, daß die Resistivität der meisten Materialien in Tab. 6.2 mit anwachsender Temperatur zunimmt. Das geschieht nach der Formel

$$\varrho(T_c) = \varrho_{20}[1 + \alpha(T_c - 20\,°\text{C})], \tag{6.18}$$

wobei die Resistivität bei der Temperatur T_c zur Resistivität ϱ_{20} bei 20 °C in Beziehung gesetzt ist. Einige Materialien weisen, wie Kohle, einen negativen Temperaturkoeffizienten auf. Die Resistivität nimmt in diesem Fall mit zunehmender Temperatur ab.

Die Temperaturabhängigkeit der Resistivität oder - wie man auch sagen kann - der Leitfähigkeit ist sehr genau bekannt; *die Temperaturabhängigkeit der Leitfähigkeit kann daher zur Temperaturmessung verwendet werden.* Darauf ist in der Wärmelehre bereits eingegangen worden.

Unter Berücksichtigung von Gl. 6.17 läßt sich das Ohmsche Gesetz auch wie folgt ausdrücken

$$I = \frac{U}{R} = \frac{A}{\varrho} \cdot \frac{U}{l}$$

oder

$$\frac{I}{A} = \frac{1}{\varrho} \cdot \frac{U}{l} \quad \text{oder mit } \sigma = \frac{1}{\varrho}$$

$$j = \sigma \cdot E\,. \tag{6.19}$$

Wir haben damit einen *Zusammenhang zwischen der*

Stromdichte $j = \dfrac{\text{elektrischer Strom } I}{\text{durchströmte Fläche } A}$

und der elektrischen Feldstärke $E = \dfrac{U}{l}$

(s. Gl. 6.9, in der s durch l ersetzt wurde, und Abb. 6.6). Damit haben wir in Gl. 6.19 eine *andere Formulierung des Ohmschen Gesetzes* gefunden.

Tab. 6.2. Elektrische Resistivität (bei 20 °C) und Temperaturkoeffizient einiger Materialien. Resistivitäten biologischer Gewebe sind in Tab. 7.4 aufgeführt (s. S. 270).

Material		$\frac{\varrho}{\Omega \cdot m}$	$\frac{\alpha}{°C^{-1}}$
Silber		$1{,}6 \cdot 10^{-8}$	+0,004
Kupfer		$1{,}7 \cdot 10^{-8}$	+0,004
Aluminium		$2{,}9 \cdot 10^{-8}$	+0,004
Eisen		$10 \ldots 15 \cdot 10^{-8}$	+0,0045
Kohle		$40 \ldots 75 \cdot 10^{-8}$	−0,0008
Konstantan		$50 \cdot 10^{-8}$	−0,00005
H_2O (destilliert)	(20 °C)	$2 \cdot 10^{5}$	—
	(50 °C)	$0{,}5 \cdot 10^{5}$	—
Glas		10^{13}	—
Kunststoffe		$> 10^{13}$	—

An den Werten in Tab. 6.2 läßt sich erkennen, daß die Resistivität und damit das Leitvermögen über viele Zehnerpotenzen variieren kann. Bei den Metallen ist die Resistivität sehr gering, das bedeutet, die Leitfähigkeit ist groß. Metalle sind *gute Leiter.* Für diese Tatsache sind die frei beweglichen Elektronen verantwortlich. In *Nichtleitern* oder Isolatoren, wie Glas oder Kunststoff, ist das Leitvermögen sehr gering; es gibt in diesen Materialien keine frei beweglichen Elektronen.

Das Leitfähigkeitsverhalten von Leitern wird in den *Strom-Spannungs-Kennlinien* dargestellt. Wir tragen hierzu, wie in Abb. 6.7 dargestellt, den bei einer bestimmten Spannung U gemessenen elektrischen Strom I auf, der durch einen elektrischen Widerstand fließt. Hierzu ist in Abb. 6.8 die elektrische Schaltung dargestellt, mit der wir eine solche **Kennlinie** aufnehmen können.

Die Spannungsquelle U versorgt einen geschlossenen Stromkreis, in den ein Widerstand R und ein Meßgerät A für den elektrischen Strom I geschaltet sind. Durch Verändern der Spannung U und Ablesen des Stromes I am Meßgerät A läßt sich die Kennlinie aufnehmen.

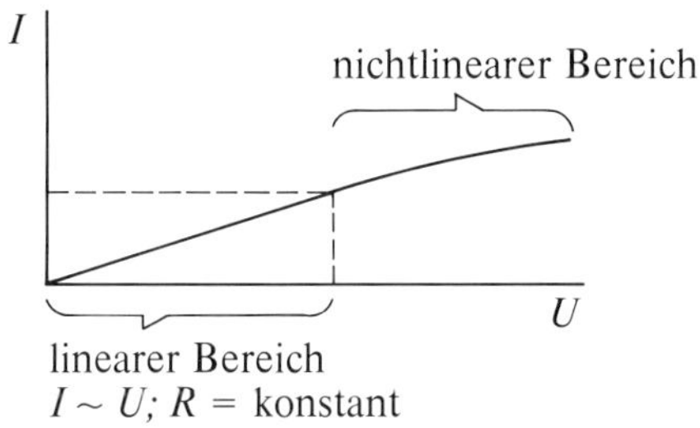

Abb. 6.7. Strom-Spannungs-Kennlinie eines Leiters mit dem Widerstand R. Im linearen Bereich ist R = konstant, im nichtlinearen Bereich ist der Widerstand nicht konstant, er wird als differentiell bezeichnet.

Der Kennlinie in Abb. 6.7 entnimmt man, daß im linearen Bereich der Widerstand R = konstant ist. Für eine bestimmte Zunahme ΔU der Spannung ergibt sich in diesem Bereich stets die gleiche Zunahme ΔI des Stromes;

$$\frac{\Delta U}{\Delta I} = R = \text{konstant}\,.$$

Der Widerstand ist statisch.

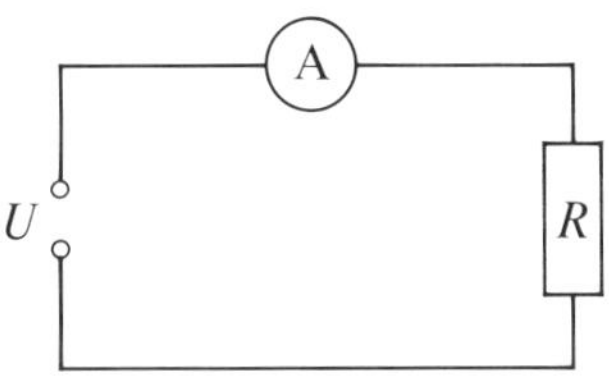

Abb. 6.8. Schaltkreis zur Aufnahme der Strom-Spannungs-Kennlinie. Die einzelnen Schaltelemente sind die Spannungsquelle U, der Widerstand R und das Strommeßgerät A.

Im nichtlinearen Bereich dagegen liegt eine Abweichung vom statischen Verhalten vor. Für eine bestimmte Spannungszunahme kann die Stromzunahme verschieden stark ausfallen; die Steigung der Kennlinie variiert in diesem Bereich. Der Widerstand R ist nicht mehr konstant und wird durch den Differentialquotienten

$$R = \frac{\mathrm{d}U}{\mathrm{d}I}$$

ausgedrückt. Wir bezeichnen ihn daher jetzt als *differentiellen Widerstand.*

Es handelt sich in Abb. 6.7 um einen metallischen Leiter, der sich bei Stromdurchgang erwärmt, so daß aufgrund des positiven Temperaturkoeffizienten der Widerstand R zunimmt und der elektrische Strom trotz steigender Spannung immer langsamer ansteigt.

6.4.3. Die Wirkungen des elektrischen Stromes

Wir haben bereits gelernt, daß im elektrischen Feld Arbeit verrichtet wird, wenn eine Ladung bewegt wird. Das wurde zur Definition der Potentialdifferenz benutzt, Gl. 6.7. Auf diese Weise wird im elektrischen Feld ein Zustand hervorgerufen, in dem die Ladungsträger, zum Beispiel die Elektronen, Arbeit verrichten können. Die vorher von außen aufgewendete Arbeit steht jetzt als **elektrische Energie** zur Verfügung. Das können wir an den Wirkungen des elektrischen Stromes beobachten. Beim Stromfluß wird elektrische Energie in andere Energieformen umgewandelt. Dabei treten vor allem vier Energieformen auf:

1. Magnetische Energie,
2. Wärmeenergie,
3. Chemische Energie und
4. Lichtenergie.

6.4.3.1. Die magnetische Wirkung des elektrischen Stromes

Jeder elektrische Strom ist von einem Magnetfeld umgeben. Das läßt sich auf verschiedene Weise zeigen. Bringt man eine Magnetnadel in die Nähe eines stromführenden Leiters, so wirkt ein Drehmoment auf die Magnetnadel, so daß sie abgelenkt wird, Abb. 6.9 a.

Die Magnetnadel zeigt mit ihrem Nordpol in Richtung der Magnetlinien. Mit Hilfe der Rechte-Hand-Regel, Abb. 6.9 b, läßt sich die Richtung der magnetischen Feldlinien aus der Stromrichtung auch ohne Kompaß bestimmen. Die Wirkung des elektrischen Stromes auf eine Magnetnadel hatte bereits HANS CHRISTIAN OERSTED (1777–1851), Physiker, entdeckt.

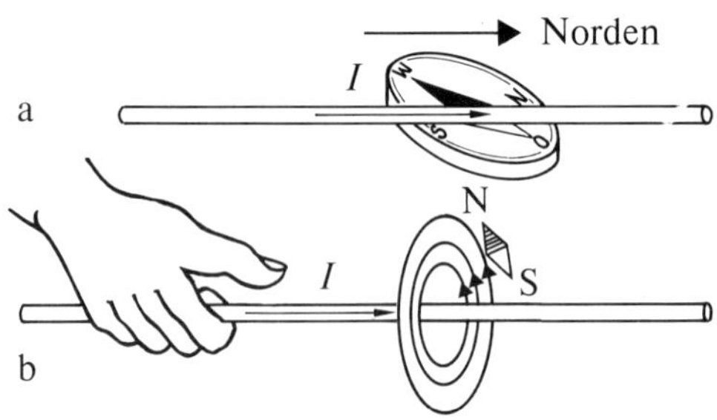

Abb. 6.9. Zur magnetischen Wirkung eines elektrischen Stromes. Eine Magnetnadel wird nach Westen abgelenkt, wenn die Stromrichtung nach Norden weist (a). Kreisförmige Magnetlinien umgeben den stromführenden Leiter (b), wobei die Finger der rechten Hand in Richtung der Magnetlinien zeigen, wenn der Daumen in Stromrichtung zeigt (Rechte-Hand-Regel).

Unter Ausnutzung der magnetischen Wirkung des elektrischen Stromes kann man Stromstärkemessungen vornehmen. Die durch die magnetische Wirkung auftretenden Kräfte benutzt man bei der Umwandlung von elektrischer in mechanische Energie im Elektromotor. Die magnetische Wirkung macht sich auch bemerkbar, indem zwischen stromführenden Leitern eine Kraft wirkt, Abb. 6.10.

Diese Kraft wird durch die Magnetfelder um beide stromführende Leiter bewirkt. Die Kraftwirkung wird zur *Definition der elektrischen Stromstärke* herangezogen. Zur Darstellung dieser Definition erweitern wir Abb. 6.10 und erhalten Abb. 6.11.

Die Stromstärke 1 Ampere (1 A) ist die Stärke eines unveränderlichen elektrischen Stromes durch zwei geradlinige, parallele, unendlich lang gedachte dünne Leiter, die einen Abstand von 1 m haben und zwischen denen im leeren Raum je 1 m Doppelleitung eine Kraft von $2 \cdot 10^{-7}$ N wirkt.

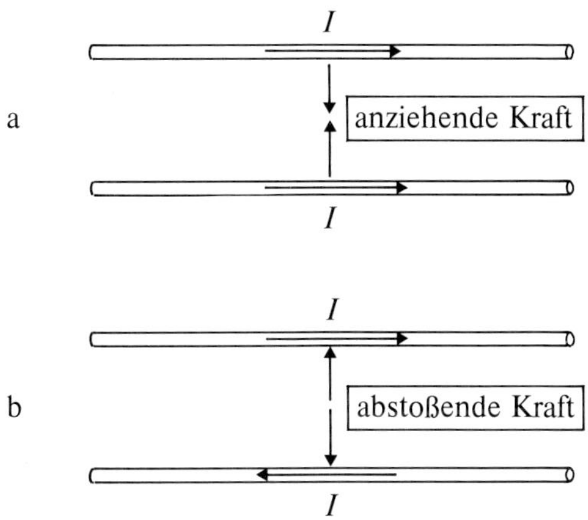

Abb. 6.10. Zwischen stromführenden Leitern wirkt eine anziehende Kraft, wenn die Stromrichtungen gleichsinnig sind (a); die Kraft ist abstoßend, wenn die Stromrichtungen entgegengesetzt sind (b).

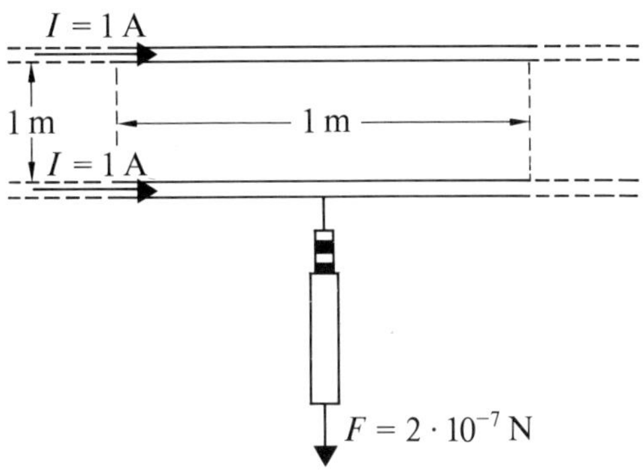

Abb. 6.11. Die Kraft zwischen zwei stromdurchflossenen Leitern definiert die Stromstärke.

6.4.3.2. Die Wärmewirkung des elektrischen Stromes

Beim Stromdurchgang findet eine Wechselwirkung der Elektronen mit den Atomen des leitenden Materials statt, die man als „Reibung" ansehen kann. Dabei entsteht Wärme, die man als **Joulesche Wärme** bezeichnet; elektrische Energie ist in Wärmeenergie umgewandelt worden. Beispiele für Energiewandler in diesem Zusammenhang sind die Kochplatte, der Tauchsieder, die Glühlampe und die Schmelzsicherung. Der Drahtwendel aus Wolfram in einer Glühlampe wird bei Stromdurchgang auf mehr als 2000 K erhitzt, so daß er hell glüht. Bei der Schmelzsicherung wird mit Absicht ein dünner Draht als Schwachstelle in einen Stromkreis eingebaut, so daß bei Überhitzung, also bei einem zu hohen Stromdurchfluß der Draht schmilzt, so daß die übrigen Bestandteile des Stromkreises geschützt werden.

Die Längenausdehnung von Drähten aufgrund der Jouleschen Wärme bei Stromdurchgang wird in den sogenannten Hitzdrahtinstrumenten zur Strommessung ausgenutzt.

6.4.3.3. Die chemische Wirkung des elektrischen Stromes

Aus Tab. 6.2 konnten wir entnehmen, daß Wasser ein schlechter elektrischer Leiter ist. Löst man jedoch Salze oder Säuren in Wasser auf, so ergibt sich eine gute Leitfähigkeit. Leitend wird nicht das Wasser, sondern die hinzugefügten Moleküle bewirken die elektrische Leitung. Sie *dissoziieren in positiv und negativ geladene Ionen,* die beim Anlegen einer Spannung an den negativen beziehungsweise an den positiven Pol wandern. Es fließt ein Strom, das bedeutet in diesem Fall, *es findet ein Ladungstransport statt, der mit einem Materialtransport verbunden ist.* Die chemischen Bestandteile werden zerlegt und die Endprodukte an den beiden Polen abgeschieden. Lösungen, die den elektrischen Strom leiten nennt man **Elektrolyte.**

Eine bedeutende Eigenschaft von *Proteinen* beruht darauf, daß sie geladen sein können. Befinden sich solche Proteine in einem flüssigen Medium, so spricht man ebenfalls von Elektrolyten. Viele Körperflüssigkeiten sind derartige Elektrolyte. Bringt man einen solchen Elektrolyten in ein elektrisches Feld, so setzen sich die Makromoleküle entsprechend ihrer Ladung und Größe in Bewegung. Die Abhängigkeit von der Größe kommt aufgrund des Stokesschen Gesetzes zustande (Gl. 4.20). Eine der wichtigsten Konsequenzen aus dieser Bewegung der Makromoleküle im elektrischen Feld ist die Anwendung in der **Elektrophorese.** Da die Proteinmoleküle verschiedene Größe und verschiedene elektrische Ladungen aufweisen, können sie bei diesem Prozeß getrennt werden. Im Fall von Blut, beispielsweise, können Serumalbumin und drei verschiedene Serumglobuline voneinander getrennt werden. Zu den Globulinen gehören die Antikörper. Die Globuline werden nach ihrer elektrophoretischen Wanderungsgeschwindigkeit auch *Gammaglobuline* genannt. Sie bewegen sich im elektrischen Feld am langsamsten. Mit Hilfe der Elektrophorese hat man eine diagnostische Methode zur Untersuchung der vielfältigen Störungen im Aufbau der Gewebe- und Bluteiweiße zur Verfügung.

6.4.3.4. Die Lichtwirkung des elektrischen Stromes

Bei der Behandlung der Wärmewirkung wurde bereits auf die Glühlampe hingewiesen. Die Lichtwirkung tritt dabei als Sekundärwirkung auf. Wir sprechen von Temperaturstrahlern. Es gibt daneben auch die „kalten Lichtquellen", wie die Glimmlampe und die Leuchtstoffröhre. Hierbei ist die Lichtwirkung auf die elektrische Leitung in einer Gasfüllung unter vermindertem Druck zurückzuführen. Darauf kommen wir in einem anderen Abschnitt noch einmal zurück (s. S. 217).

6.4.3.5. Die Gefahren des elektrischen Stromes

Die wesentlichen Bestandteile der Zellen, Gewebe und Körperflüssigkeiten sind Wasser und darin gelöste organische und anorganische Substanzen, also Elektrolyte. Physiologische Effekte durch elektrischen Strom sind daher zu erwarten. Der Strom regt Nerven und Muskeln an, was bei höheren Stromstärken zu Schmerz, Muskelkrampf und schließlich zum Tod führen kann.

Der durch den Körper führende Strom ist durch das Ohmsche Gesetz bestimmt. Je kleiner der Widerstand ist, um so größer ist die Stromstärke und damit die Gefährdung. Das Körpergewebe ist ein relativ guter elektrischer Leiter. Die Haut stellt dabei den größten elektrischen Widerstand dar. Durch Nässe wird der Widerstand stark herabgesetzt, so daß bei Berührung spannungsführender Teile die Gefahr besonders groß ist. Nach der Stärke des Stromes läßt sich eine gewisse Einteilung der schädigenden Wirkungen vornehmen.

Die Wirkung hängt ab:

1. Von der Art des Stromes, Gleichstrom oder Wechselstrom,
2. von der Spannung,
3. vom elektrischen Widerstand der verschiedenen Körperpartien.

Hinsichtlich der Art des Stromes kann man sich merken, daß im Vergleich zum Gleichstrom die verschiedenen Wirkungen bei Einwirkung von Wechselstrom (50 Hz) bereits bei einem Drittel der Stromstärke einsetzen.

In Abhängigkeit von der Spannung treten die folgenden **Wirkungen** ein:

120–500 V

Beginn der Empfindung, Kribbeln	0,5 mA
Schmerz	5 mA
Tetanische Kontraktion einiger Muskeln; gefährliche Situation, da unter diesen Umständen die Hand nicht mehr vom spannungsführenden Teil gelöst werden kann	> 10 mA
Lähmung des Atemzentrums mit Todesfolge, mögliche Wiederbelebung. Desynchronisation der Herzfunktion, das sogenannte Herzflimmern	bis 4 A
Herzstillstand	> 4 A

1000 V

Lokale Verbrennungen und Verkohlungen; tetanische Muskelkontraktion; bei Stromdurchfluß entstehen Verkochungen; Tod durch Herzstillstand.

Große Ströme von etwa 10 A sind im allgemeinen weniger gefährlich als Ströme von etwa 1 A. Das bei den niedrigeren Strömen erzeugte Herzflimmern verursacht eine fehlerhafte Herzfunktion und unvollständigen Bluttransport. Das Herzflimmern verschwindet im allgemeinen nicht, wenn die Spannungsquelle entfernt wird.

Formelteil

Der elektrische Strom

Stromstärke $I = \frac{\text{Ladung}}{\text{Zeit}} = \frac{\Delta Q}{\Delta t}$

oder in differentieller Form

$$I = \frac{dQ}{dt} = \dot{Q}\,.$$

Die Stromstärke ist eine Basisgröße.
Die Ladung ist eine abgeleitete Größe.

Ladung ΔQ = Strom I mal Zeitspanne Δt.

Die Einheit der Stromstärke ist

$$[I] = 1\ \text{Ampere} = 1\ \text{A} = \frac{1\ \text{Coulomb}}{1\ \text{Sekunde}} = \frac{1\ \text{C}}{1\ \text{s}}\,.$$

Die Einheit der Ladung ist

$[Q] = 1\,\mathrm{A} \cdot 1\,\mathrm{s} = 1$ Amperesekunde $= 1\,\mathrm{As} = 1\,\mathrm{C}$.

Die Ladung als Integral des Stromes

$$Q = \int_{t_1}^{t_2} I \cdot \mathrm{d}t\,,$$

die der Strom I im Zeitabschnitt von t_1 bis t_2 transportiert.

Der elektrische Widerstand

Widerstand $R = \dfrac{\text{Potentialdifferenz } U}{\text{Strom } I}$

also $R = \dfrac{U}{I}$.

Die Einheit des elektrischen Widerstandes ist

$$[R] = \frac{1\,\mathrm{V}}{1\,\mathrm{A}} = 1\,\mathrm{Ohm} = 1\,\Omega\,.$$

Leitwert $L = \dfrac{1}{R}$.

Die Einheit des Leitwertes ist

$[L] = 1\,\Omega^{-1} = 1$ Siemens $= 1\,\mathrm{S}$.

Die **Resistivität** ϱ ist eine Materialkonstante und ist definiert durch:

$$R = \varrho \cdot \frac{l}{A}\,.$$

l = Länge des elektrischen Leiters,
A = Querschnitt des elektrischen Leiters.

Die Einheit der Resistivität ist

$[\varrho] = 1\,\Omega \cdot \mathrm{m}$.

Die **Leitfähigkeit** σ ist der Kehrwert der Resistivität.

$$\sigma = \frac{1}{\varrho}\,.$$

Die Einheit der Leitfähigkeit ist

$[\sigma] = 1\,\Omega^{-1} \cdot 1\,\mathrm{m}^{-1} = 1\,\mathrm{S} \cdot \mathrm{m}^{-1}$.

Die **Temperaturabhängigkeit der Resistivität**

$$\varrho(T_c) = \varrho_{20}[1 + \alpha(T_c - 20\,°\mathrm{C})]\,.$$

$\varrho(T_c)$ = Resistivität bei der Temperatur T_c,
ϱ_{20} = Resistivität bei 20 °C,
α = Temperaturkoeffizient.

Das **Ohmsche Gesetz** lautet

$$R = \frac{U}{I} = \text{konstant}$$

oder in der Form

$$I \sim U;$$

ebenfalls in der Form

$$L = \frac{I}{U}.$$

R = konstanter Widerstand,
U = Spannungsabfall entlang des Leiters,
I = elektrischer Strom,
L = Leitwert.

6.5. Elektrische Netzwerke und grundlegende elektrische Messungen

In diesem Abschnitt werden grundlegende elektrische Messungen in elektrischen Leitern, die mit einer elektrischen Spannungsquelle zusammengeschaltet sind, behandelt. Eine solche Schaltung bezeichnet man als *Netzwerk, Schaltkreis* oder *Stromkreis.* Die Kenntnis von Messungen in elektrischen Netzwerken und solcher Netzwerke selbst ermöglicht ein besseres Verständnis der elektrischen Charakteristika des menschlichen Organismus und stellt die Basis dar für zahlreiche diagnostische und therapeutische Methoden.

Wir haben bereits gelernt, daß in einem Leiter ein elektrischer Strom fließt, wenn wir an die beiden Enden des Leiters eine Spannung anlegen. Das geschieht, indem wir die Enden des elektrischen Leiters an die beiden Pole einer Spannungsquelle legen.

Bevor wir mit dem Aufbau eines Schaltkreises beginnen, wollen wir noch die Eigenschaften einer Spannungsquelle, beispielsweise einer Batterie, besprechen.

6.5.1. Die Spannungsquelle

An den Polen einer Spannungsquelle liegt eine bestimmte Spannung U_Q bevor wir die Spannungsquelle in einen Stromkreis eingeschaltet haben, das heißt, bevor ein Strom fließt. Diese Spannung wird als *Leerlaufspannung* bezeichnet. Schaltet man jetzt die Spannungsquelle in einen Stromkreis, beispielsweise nach Abb. 6.12, so fließt ein Strom I. Außerdem können wir feststellen, daß an den Polen der Spannungsquelle nicht mehr die Leerlaufspannung U_Q herrscht, sondern eine niedrigere *Klemmenspannung* U_K

$$U_K = U_Q - I \cdot R_i\,. \tag{6.20}$$

Die Verminderung der Quellenspannung

$$U_Q - U_K = I \cdot R_i = \Delta U$$

können wir als *Spannungsabfall* $I \cdot R_i$ innerhalb der Spannungsquelle deuten, der aufgrund des *Innenwiderstandes* R_i der Spannungsquelle zustandekommt. Der Strom I durch den Stromkreis muß auch durch die Spannungsquelle fließen.

Wir erkennen in Abb. 6.12, daß der Stromkreis geschlossen ist, das bedeutet, daß das Material, durch das der Strom I fließt, wie die Spannungsquelle, die Widerstände und die Verbindungsleiter einen geschlossenen Kreis bilden. Nur so kann ein Strom aufrechterhalten werden. Die gleiche Anzahl von Ladungen, die aus der Spannungsquelle in der Einheit der Zeit fließen, muß in allen Bestandteilen des Stromkreises auftreten. Ladungen können also nicht erzeugt werden, und sie können nicht verschwinden. Dieses Prinzip der *Ladungserhaltung* wird uns im folgenden noch häufig begegnen.

Für den Stromkreis in Abb. 6.12 bedeutet dies, daß an jedem Widerstand ein *Spannungsabfall*

$$\Delta U = I \cdot R$$

herrscht. Das gilt für den Innenwiderstand R_i sowie für die beiden Widerstände R_1 und R_2. Durch jeden Bestandteil des Stromkreises fließt der gleiche Strom I, so daß wir auch schreiben können

$$U_Q = \underbrace{I \cdot R_i} + \underbrace{I \cdot R_1} + \underbrace{I \cdot R_2} \,. \tag{6.21}$$

Spannungsabfall an R_i
Spannungsabfall an R_1
Spannungsabfall an R_2

In Worten:

> *In einem geschlossenen Stromkreis (Masche) ist die Quellenspannung einer Spannungsquelle gleich der Summe der Spannungsabfälle an den einzelnen Elementen des Stromkreises.*

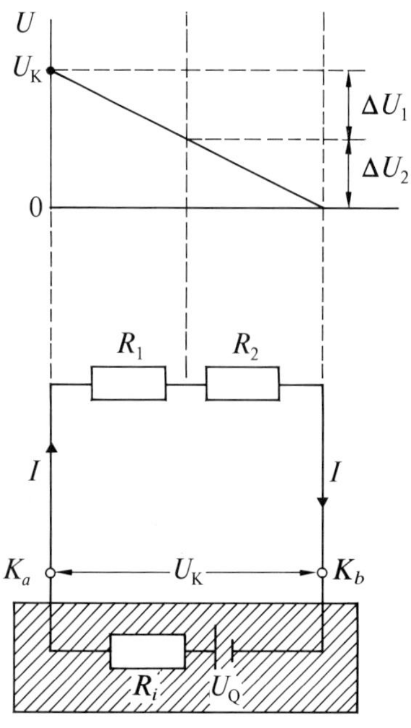

Abb. 6.12. Ein Stromkreis enthält die Spannungsquelle, schraffiert angedeutet, mit dem Innenwiderstand R_i, der Quellenspannung U_Q und der Klemmenspannung U_K zwischen den Anschlußklemmen K_a und K_b, an die Widerstände R_1 und R_2 angeschlossen sind. In der graphischen Darstellung darüber ist der Spannungsabfall an den einzelnen Widerständen dargestellt. Die Analogie zur strömenden Flüssigkeit (Abb. 4.21 b) ist offensichtlich. Dem Spannungsabfall am elektrischen Widerstand entspricht dort die Abnahme des statischen Druckes in einem Rohrstück mit strömender Flüssigkeit.

Man bezeichnet diesen Satz als die **Kirchhoffsche Maschenregel** (G. R. KIRCHHOFF, 1824–1887). Gl. 6.21 können wir auch schreiben

$$U_Q = I \cdot R_i + I(R_1 + R_2) = I \cdot R_i + I \cdot R$$

mit

$$R = R_1 + R_2 \,.$$

Wir ersehen daraus:
Zwei in einem Stromkreis **hintereinandergeschaltete Widerstände** *summieren* sich zu einem Gesamtwiderstand.

Gehen wir zu Abb. 6.12 zurück und berechnen ein Beispiel:

$$U_Q = 18\ \text{V}\,,$$
$$R_i = 0{,}1\ \Omega\,,$$
$$R_1 = 4{,}9\ \Omega\,,$$
$$R_2 = 4\ \Omega\,.$$

Aus Gl. 6.21 erhalten wir auch

$$U_Q = I(R_i + R_1 + R_2) = I \cdot R\,,$$

wobei R der Gesamtwiderstand der in Serie geschalteten Widerstände ist.

Daraus können wir den Strom I im Stromkreis berechnen

$$I = \frac{U_Q}{(R_i + R_1 + R_2)} = \frac{18\ \text{V}}{(0{,}1 + 4{,}9 + 4)\ \Omega} = \frac{18\ \text{V}}{9\ \Omega} = 2\ \text{A}\,.$$

Mit Hilfe von Gl. 6.20 können wir auch die Klemmenspannung U_K in diesem Beispiel berechnen

$$U_K = U_Q - I \cdot R_i = 18\ \text{V} - (2\ \text{A} \cdot 0{,}1\ \Omega) = 18\ \text{V} - 0{,}2\ \text{V} = 17{,}8\ \text{V}\,.$$

Bevor wir zu weiteren Schaltkreisen kommen, wollen wir zunächst die wichtigsten Symbole darstellen, die in Schaltkreisen, wir sprechen auch von Netzwerken, die einzelnen Schaltelemente repräsentieren.

6.5.2. Schaltzeichen

Die Bestandteile eines elektrischen Netzwerkes werden symbolisch durch Schaltzeichen dargestellt. Die Darstellung der Hauptbestandteile ist in Tab. 6.3 wiedergegeben.

6.5.3. Parallelschaltung von Widerständen

In Abb. 6.12 waren die Widerstände hintereinander oder in Serie geschaltet. In Netzwerken können Widerstände auch parallel geschaltet werden, wie es in Abb. 6.13 dargestellt ist. An jedem der beiden Widerstände liegt die gleiche Klemmenspannung U_K. Außerdem muß sich der Gesamtstrom I – wieder in völliger Analogie zur Flüssigkeitsströmung (Abb. 4.24) – auf die beiden Zweige aufteilen.

Es muß daher gelten

$$I = I_1 + I_2 \,. \tag{6.22}$$

Tab. 6.3. Schaltzeichen.

Symbol	Bedeutung
—	Verbindungsleiter ohne Widerstand
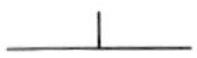	Verzweigung
	Schalter
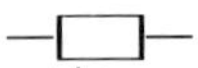	Elektrischer Widerstand
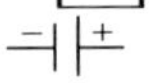	Galvanisches Element, Batterie
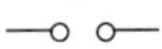	Pole einer Spannungsquelle
U_{-} (DC)	Gleichspannung (direct current, im Angelsächsischen)
$U_{\sim}$ (AC)	Wechselspannung (alternating current, im Angelsächsischen)
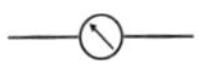	Strom- oder Spannungsmeßgerät
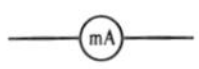	Strommeßgerät mit der Kennzeichnung des Meßbereiches
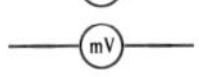	Spannungsmeßgerät mit der Kennzeichnung des Meßbereiches

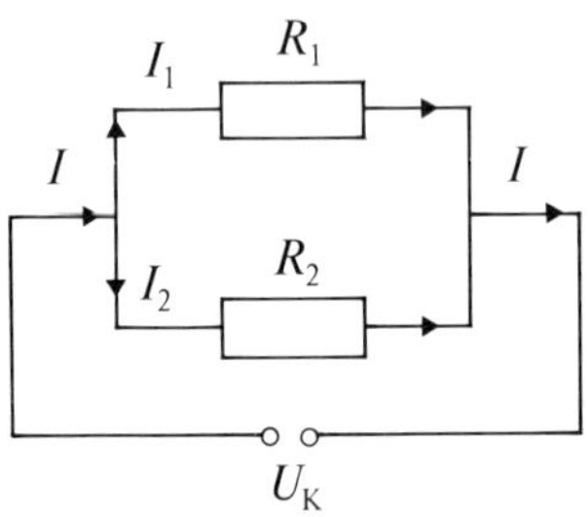

Abb. 6.13. Ein Stromkreis mit Widerständen in Parallelschaltung.

Nach dem Ohmschen Gesetz muß in den Teilzweigen gelten

$$I_1 = \frac{U_K}{R_1} \quad \text{und}$$

$$I_2 = \frac{U_K}{R_2}.$$

Nach Gl. 6.22 erhalten wir

$$I = \frac{U_K}{R_1} + \frac{U_K}{R_2} = U_K\left(\frac{1}{R_1} + \frac{1}{R_2}\right) = \frac{U_K}{R}.$$

Wir erhalten bei der Parallelschaltung von Widerständen einen Gesamtwiderstand R.

$$\text{Es gilt } \frac{1}{R} = \frac{1}{R_1} + \frac{1}{R_2}. \tag{6.23}$$

Die Kehrwerte der Einzelwiderstände addieren sich zum Kehrwert des Gesamtwiderstandes.

Die Verallgemeinerung von Gl. 6.22 wird als **Kirchhoffsche Knotenregel** bezeichnet:

> *An einem Verzweigungspunkt (Knoten) mehrerer Leitungen ist die Summe der hineinfließenden Ströme gleich der Summe der abfließenden Ströme.*

6.5.4. Strom- und Spannungsmessung

Mit den grundlegenden Betrachtungen zur Funktionsweise von Netzwerken kann man einfache Messungen in Schaltkreisen durchführen. In diesem Abschnitt soll der *Einsatz von Strom- und Spannungsmessern* in Schaltungen erläutert werden.

6.5.4.1. Strommessung

Ein Strommeßgerät wird nach Abb. 6.14 in Serie mit den Elementen eines unverzweigten Stromkreises geschaltet.

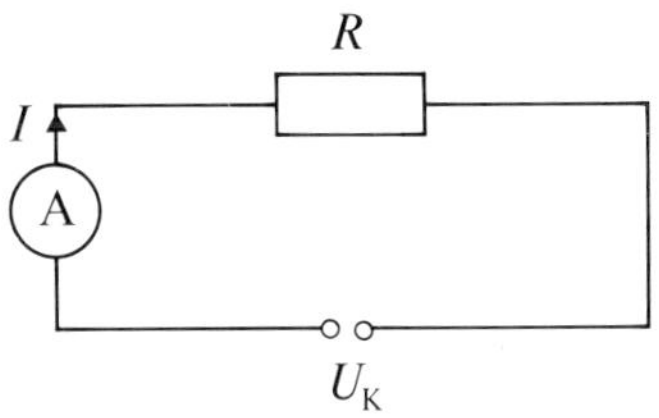

Abb. 6.14. Strommessung in einem unverzweigten Schaltkreis.

Dabei achtet man darauf, daß der Innenwiderstand des Strommessers möglichst klein ist. Nach Gl. 6.21 beeinflußt der Innenwiderstand des Meßgerätes die Strommessung. Bei präzisen Messungen muß mit Kenntnis des Innenwiderstandes nach Gl. 6.21 korrigiert werden.

In Abb. 6.15 ist dargestellt, wie die Strommessung in einem verzweigten Stromkreis zu erfolgen hat. Es ist zu unterscheiden, ob der Gesamtstrom I aus der Spannungsquelle oder der Strom I_1 in einem der Zweige zu messen ist. Beide Möglichkeiten sind in Abb. 6.15 dargestellt.

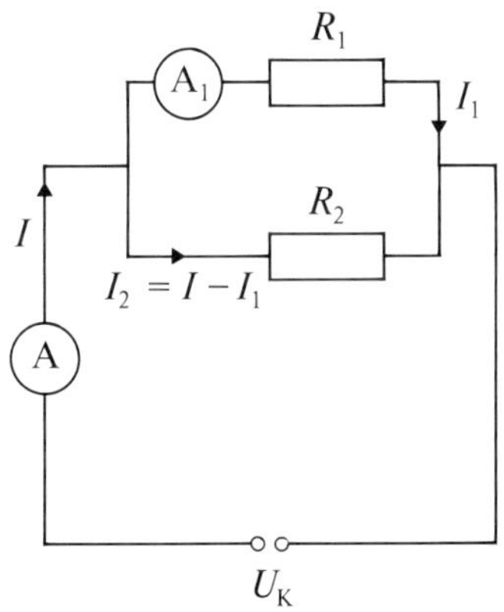

Abb. 6.15. Strommessung in einem verzweigten Schaltkreis. Mit demStrommesser —(A)— wird der Gesamtstrom I, mit dem Strommesser —(A1)— der Strom I_1 in einem der beiden Zweige gemessen.

Nimmt man beide Messungen vor, so ist nach Gl. 6.22 bei zwei Zweigen auch der Strom im anderen Zweig bekannt.

6.5.4.2. Spannungsmessung

Für das Verständnis beim *Einsatz von Spannungsmessern* muß man sich klarmachen, daß Messung einer Spannung immer die Messung eines Spannungsabfalles bedeutet. Ein Spannungsmeßgerät wird daher nach Abb. 6.16 stets parallel zu dem Stück des Netzwerkes geschaltet, an dem der Spannungsabfall zu bestimmen ist. In Abb. 6.16 wird mit dem Spannungsmesser —(V)— die Klemmenspannung U_K und mit dem Spannungsmesser —(V1)— der Spannungsabfall $\Delta U_1 = I \cdot R_1$ am Widerstand R_1 gemessen.

Aus der Kirchhoffschen Maschenregel ist in diesem Fall zweier in Serie geschalteter Widerstände auch der Spannungsabfall $\Delta U_2 = U_K - \Delta U_1$ bekannt. Aus Gl. 6.23 wird auch klar, daß der Innenwiderstand des Meßgerätes als parallel geschalteter Widerstand möglichst groß sein muß, damit der Gesamtwiderstand der Parallelschaltung und damit der Spannungsabfall zwischen den gewählten Meßpunkten so wenig wie möglich gestört wird. Elektronische Meßgeräte haben einen sehr hohen Innenwiderstand, so daß Korrekturen entfallen können.

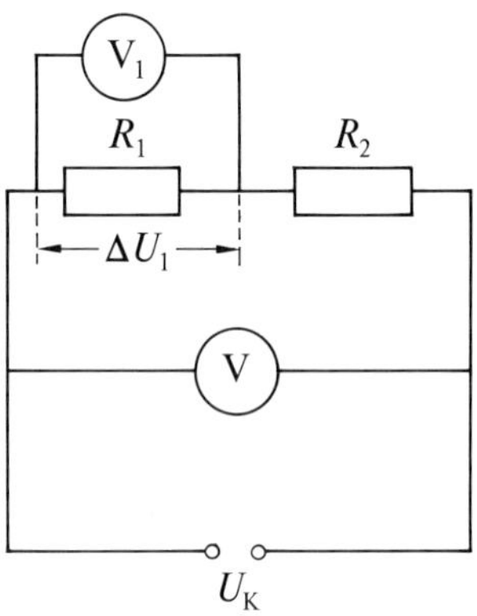

Abb. 6.16. Spannungsmessung in einem verzweigten Schaltkreis.

Auch die Spannungsmessung ist über den Innenwiderstand R_i eine Strommessung. Es wird der Strom

$$I_{\text{meß}} = \frac{\Delta U}{R_i}.$$

gemessen. Da der Innenwiderstand sehr groß ist, müssen sehr empfindliche Meßgeräte verwendet werden.

6.5.5. Spannungsteilerschaltungen und Messung elektrischer Widerstände

Die in einem Netzwerk auftretenden Spannungsabfälle können auch dazu benutzt werden, um einen gewünschten Spannungsabfall und damit eine erforderliche Spannung zur Verfügung zu stellen. Außerdem kann in Spannungsteilerschaltungen die Messung von Widerständen vorgenommen werden.

6.5.5.1. Die Potentiometerschaltung

Im allgemeinen stehen als Spannungsquellen nur solche mit fester Spannung zur Verfügung. Zur Erzeugung einer kontinuierlich variablen Spannung bis maximal zur Klemmenspannung benutzt man die Spannungsteiler- oder Potentiometerschaltung. Sie ist in Abb. 6.17 dargestellt. Im einfachsten Fall wird ein Widerstandsdraht an eine Spannungsquelle angeschlossen.

An diesem Draht fällt die gesamte Spannung U_K ab. Am Gleitkontakt kann eine variable Teilspannung U_T abgegriffen werden. Die Teilspannung U_T verhält sich zur Gesamtspannung U_K wie der Teilwiderstand R_T zum Gesamtwiderstand R

$$\frac{U_T}{U_K} = \frac{R_T}{R}.$$

Somit erhält man für die abgegriffene Teilspannung

$$U_T = \frac{R_T}{R} \cdot U_K \,. \tag{6.24}$$

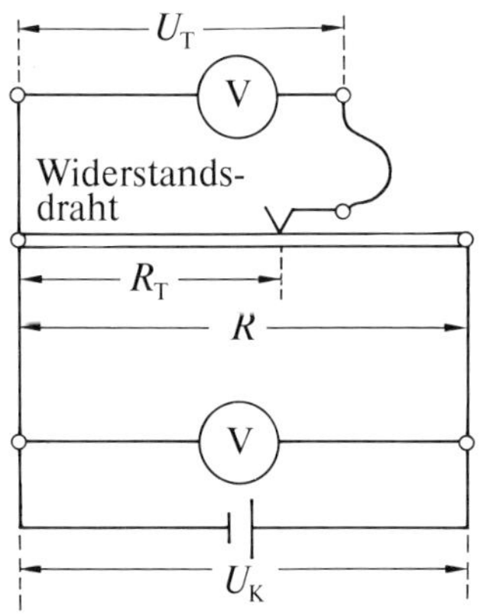

Abb. 6.17. Potentiometerschaltung mit Hilfe eines Widerstandsdrahtes mit dem Gesamtwiderstand R. Über einen Gleitkontakt kann der Spannungsabfall an R_T als Teilspannung abgegriffen werden.

Das gilt allerdings nur für einen *unbelasteten Spannungsteiler,* das bedeutet, wenn im abgegriffenen Zweig ein möglichst geringer Strom fließt. Das ist in Abb. 6.17 der Fall, da in diesen Zweig ein Spannungsmesser mit typischerweise hohem Innenwiderstand geschaltet ist. Wird stattdessen ein Verbraucher mit einem geringeren Widerstand eingeschaltet, so verringert sich nach Gl. 6.23 durch diesen parallel geschalteten Widerstand der Gesamtwiderstand aus Teilwiderstand und Verbraucherwiderstand. Es fließt ein höherer Strom, *der Spannungsteiler ist belastet,* und nach Gl. 6.24 nimmt die abgegriffene Teilspannung ab.

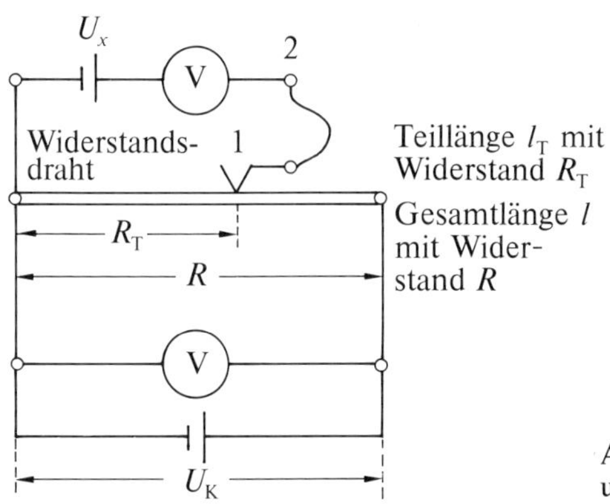

Abb. 6.18. Kompensatorische Messung der unbekannten Spannung U_x einer Spannungsquelle.

Wir können eine solche Potentiometerschaltung auch zur *Spannungsmessung durch Kompensation* einsetzen. Das können wir aus Abb. 6.18 ersehen. Wir können dazu von Abb. 6.17 ausgehen und schalten zusätzlich in den abgegriffenen Zweig die Spannungsquelle mit der unbekannten Spannung U_x. Verschiebt man den Gleitkontakt bis zu einem Punkt, bei dem das Instrument Null anzeigt, dann gilt

$$U_x = \frac{R_T}{R} \cdot U_K = \frac{l_T}{l} \cdot U_K \,.$$

Die unbekannte Spannung ist jetzt gleich der abgegriffenen Teilspannung, wir haben sie experimentell bestimmt. Dabei wurde die Teilspannung gegen die unbekannte Spannung kompensiert. Zwischen den beiden Punkten 1 und 2 in Abb. 6.18 herrscht kein Spannungsunterschied, es fließt daher auch kein Strom. Wir haben den unbelasteten Fall vorliegen und können einen Längenmaßstab anlegen, da

$$\frac{R_T}{R} = \frac{l_T}{l}$$

gilt. Die Messung der unbekannten Spannung ist auf die Längenmessung zurückgeführt.

Auf eine ähnliche Weise lassen sich elektrische Widerstände mit Hilfe der Wheatstone-Brücke messen (Sir CHARLES WHEATSTONE, 1802–1875). Das ist in Abb. 6.19 dargestellt. Auch hier wird mit Spannungsteilung und Spannungsabfall auf dem Wege der kompensatorischen Spannungsmessung der gewünschte Zweck erreicht.

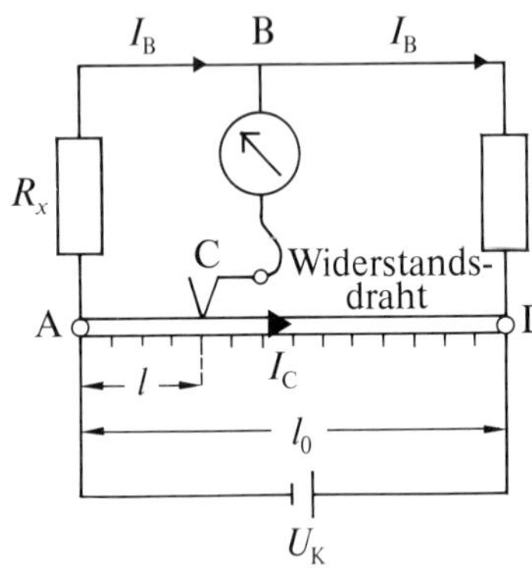

Abb. 6.19. Wheatstone-Brücke zur Messung von Widerständen. R_x = unbekannter Widerstand, R = bekannter Widerstand.

Sowohl am Teil ABD als auch am Teil ACD des Netzwerkes liegt die Spannung U_K. Verschiebt man den Schleifkontakt C so lang bis das Meßgerät Null anzeigt, so hat man erreicht, daß der Spannungsabfall an AB, wo der unbekannte Widerstand R_x liegt, gleich dem Spannungsabfall an AC ist. Es gilt also

$\Delta U_{AB} = \Delta U_{AC}$ und ebenso

$\Delta U_{BD} = \Delta U_{CD}$.

Mit Hilfe der Widerstände R_x und R_l, dem Widerstand der Länge l des Widerstandsdrahtes, können wir dann schreiben

$I_B \cdot R_x = I_C \cdot R_l$ und ebenso

$I_B \cdot R = I_C \cdot R_{l_0 - l}$.

Daraus ergibt sich

$$R_x = \frac{R_l}{R_{l_0 - l}} \cdot R \, .$$

Der unbekannte Widerstand R_x läßt sich bei Nullanzeige, das heißt, wenn die Brücke stromlos ist, aus bekannten Widerständen bestimmen. Da die Widerstandsstücke auf dem Widerstandsdraht den entsprechenden Längen proportional sind, läßt sich bei bekanntem Widerstand R die Messung des Widerstandes R_x nach Nullabstimmung auf eine Längenmessung zurückführen. Es gilt

$$R_x = \frac{l}{l_0 - l} \cdot R$$

Sowohl die Spannungsmessung durch Kompensation als auch die Messung an der Wheatstone-Brücke lassen sich auch bei Wechselspannung einsetzen.

Formelteil

Die Kirchhoffschen Regeln

1. Die Maschenregel
In einem geschlossenen Stromkreis (Masche) ist die Quellenspannung einer Spannungsquelle (oder die Summe der Quellenspannungen mehrerer Spannungsquellen) gleich der Summe der Spannungsabfälle an den einzelnen Elementen des Stromkreises.

2. Die Knotenregel
An einem Verzweigungspunkt (Knoten) mehrerer Leitungen ist die Summe der hineinfließenden Ströme gleich der Summe der abfließenden Ströme.

Serien- und Parallelschaltung von Widerständen

Werden in einem Stromkreis mehrere Widerstände in Serie (hintereinander, in Reihe) geschaltet, so summieren sie sich zu einem Gesamtwiderstand

$$R = R_1 + R_2 + \ldots + R_n = \sum_{i=1}^{n} R_i \,.$$

Werden in einem Stromkreis mehrere Widerstände parallel geschaltet, so summieren sich die Kehrwerte der Einzelwiderstände (die einzelnen Leitwerte) zum Kehrwert des Gesamtwiderstandes (zum Gesamtleitwert)

$$\frac{1}{R} = \frac{1}{R_1} + \frac{1}{R_2} + \ldots + \frac{1}{R_n} = \sum_{i=1}^{n} \frac{1}{R_i} \quad \text{oder}$$

$$L = L_1 + L_2 + \ldots + L_n = \sum_{i=1}^{n} L_i \,.$$

6.6. Elektrische Felder und ihre Wirkung auf Materie

Wir haben zu Beginn dieses Kapitels *das elektrische Feld als Raumzustand* bereits kennengelernt. Dabei konnten wir feststellen, daß dieser Zustand durch elektrische Ladungen erzeugt wird. Wenn es gelingt, negative und positive Ladungen, die im zunächst neutralen Atom in Form von Elektronen und Ionen vereinigt sind, zu trennen, das heißt Elektronen aus einem Atom zu lösen, so hat man auch bereits für die *Erzeugung eines elektrischen Feldes* gesorgt. Das elektrische Feld wird mit Hilfe elektrischer Feldlinien dargestellt, die einen Richtungssinn haben und von der positiven zur negativen Ladung weisen. Man kann auch sagen, daß elektrische Feldlinien von positiven Ladungen ausgehen und auf negativen Ladungen enden. Auf einfache Weise kann man sich das elektrische Feld in einem Kondensator veranschaulichen.

6.6.1. Der Kondensator und die Kapazität

Als Beispiel eines Kondensators wollen wir den **Plattenkondensator** behandeln. Dieser einfache Typ eines Kondensators ist in Abb. 6.20 dargestellt. Er besteht aus zwei parallelen leitfähigen Platten der Fläche A, die im Abstand d gehalten sind. Wenn wir die beiden Platten mit den Klemmen einer Batterie verbinden, so fließt ein Strom von Elektronen vom negativen Pol der Batterie zu der mit diesem Pol verbundenen Platte. Es sammelt sich auf dieser Platte die Ladung $-Q$ an. Diese Elektronen werden der anderen Platte entnommen. Es entsteht dort die Ladung $+Q$. Wir haben Ladungen getrennt und es ist ein elektrisches Feld im Plattenkondensator entstanden. In Abb. 6.20 sind die entsprechenden Feldlinien dargestellt. Sie verlaufen zwischen den positiven und negativen Ladungen und stehen daher senkrecht auf den Platten.

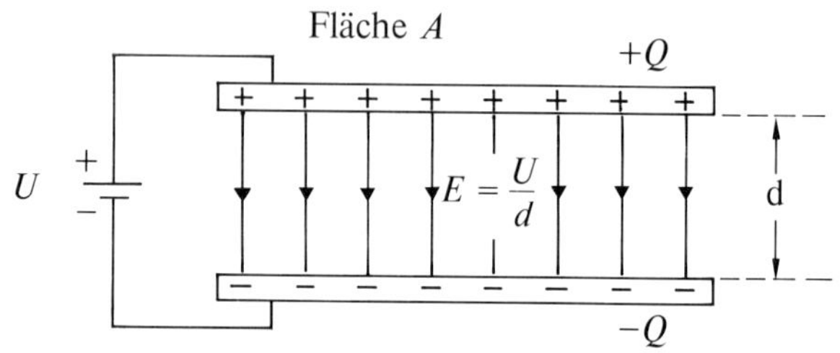

Abb. 6.20. Der Plattenkondensator.

In Abschnitt 6.3 haben wir auch bereits hergeleitet (Gl. 6.9), daß die elektrische Feldstärke des Feldes mit der Spannung verknüpft ist, so daß wir schreiben können

$$E = \frac{U}{d},$$

wobei wir den Abstand s aus Gl. 6.9 mit dem Plattenabstand d in Abb. 6.20 identifiziert haben. Die das elektrische Feld erzeugenden Ladungen sind somit auch für die Spannung U im Plattenkondensator verantwortlich. Die Spannung U ist der Ladung Q, die wir mit Hilfe der Batterie durch Ladungstrennung aufgebaut haben, proportional,

$$Q \sim U.$$

Wir können mit der Proportionalitätskonstanten C schreiben

$$Q = C \cdot U \tag{6.25}$$

und nennen die Konstante C die Kapazität des Kondensators.
Die Einheit der Kapazität im SI ist

$$[C] = 1\,\text{Coulomb} \cdot 1\,\text{Volt}^{-1} = 1\,\text{Farad} = 1\,\text{F}.$$

(Michael Faraday, 1791–1867).

Die Kapazität ist eine charakteristische Größe des Kondensators. Sie gibt an, welche Ladungsmenge ein Kondensator speichern kann und hängt von seinen geometrischen

Bestimmungsgrößen ab. *Die Bestimmungsgrößen eines Plattenkondensators* sind seine Fläche A und der Plattenabstand d. Es gilt

$$C = \varepsilon_0 \cdot \frac{A}{d} \tag{6.26}$$

mit der Feldkonstanten

$$\varepsilon_0 = 8{,}855 \cdot 10^{-12}\,\mathrm{C \cdot V^{-1} \cdot m^{-1}}\,.$$

Aus Gl. 6.25 kann man als Kapazität eines Kondensators – noch genauer als schon erwähnt – erkennen, daß es diejenige Ladungsmenge in Coulomb ist, die pro 1 Volt angelegter Batteriespannung in einem Kondensator gespeichert werden kann.

Die Einheit 1 F ist eine so große Einheit, daß die kleineren Einheiten 1 µF, 1 nF und 1 pF häufiger benutzt werden.

6.6.1.1. Serien- und Parallelschaltung von Kondensatoren

Ebenso wie Widerstände können auch Kondensatoren in Netzwerken zusammengeschaltet werden. Im einfachsten Fall zweier Kondensatoren ergeben sich hierbei die folgenden Beziehungen:

Serienschaltung

$$\frac{1}{C} = \frac{1}{C_1} + \frac{1}{C_2}\,. \tag{6.27}$$

Der Kehrwert der Gesamtkapazität ergibt sich aus der Summe der Kehrwerte der Einzelkapazitäten.

Parallelschaltung

$$C = C_1 + C_2\,. \tag{6.28}$$

Die Gesamtkapazität ergibt sich aus der Summe der Einzelkapazitäten. In Abb. 6.21 sind die beiden Formen der Schaltung von Kondensatoren dargestellt. Aus der Parallelschaltung ergibt sich deutlich wie man sich die Summenregeln leicht merken kann. Geht man von gleichen Kondensatoren aus, so haben zwei Kondensatoren einfach die Gesamtfläche eines Kondensators mit doppelt so großer Fläche.

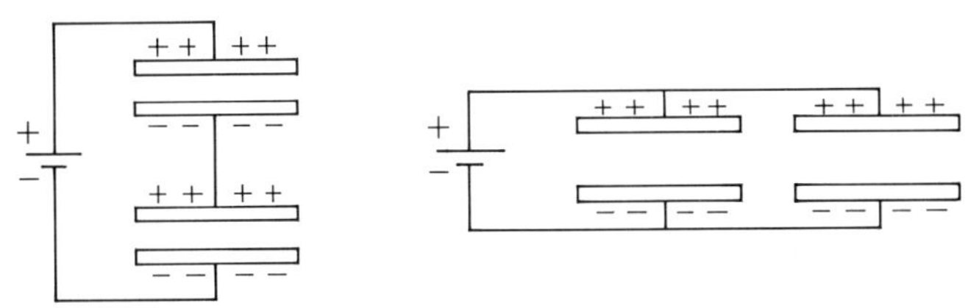

a. b.

Abb. 6.21. Serien- (a) und Parallelschaltung (b) von zwei Plattenkondensatoren.

6.6.2. Materie in elektrischen Feldern

6.6.2.1. Elektrische Leiter im Feld

Wir wissen bereits, daß sich Elektronen in einem metallischen Leiter als freie Teilchen bewegen. Insgesamt betrachtet ist ein elektrischer Leiter im allgemeinen trotzdem neutral, weil es zu den negativ geladenen Elektronen eine gleich große Anzahl positiver Ladungen gibt, eben Metallatome, deren äußere Elektronen frei herumwandern können. Die Metallatome sind hingegen fest an ihren Plätzen im Kristallgitter. In Abb. 6.5 haben wir gesehen, wie sich ohne Einfluß eines elektrischen Feldes die Elektronen in einem Metall in beliebiger Richtung bewegen.

Diese Bewegungsart ändert sich drastisch, wenn wir das Metall in ein elektrisches Feld bringen. Es entsteht ein Strom von Elektronen in Richtung des elektrischen Feldes; wir konnten das in Abb. 6.6 betrachten. Wir sprechen vom elektrischen Strom.

Eine ähnlich geartete Erscheinung, die ebenfalls eine unmittelbare Folge der Beweglichkeit der Elektronen in einem Leiter ist, stellt die **Influenz** dar. Um dieses zu untersuchen, bringen wir eine Metallplatte in das elektrische Feld eines Kondensators, jedoch so, daß die Metallplatte die Kondensatorplatten nicht berühren kann. Was geschieht? Die Situation ist in Abb. 6.22 dargestellt.

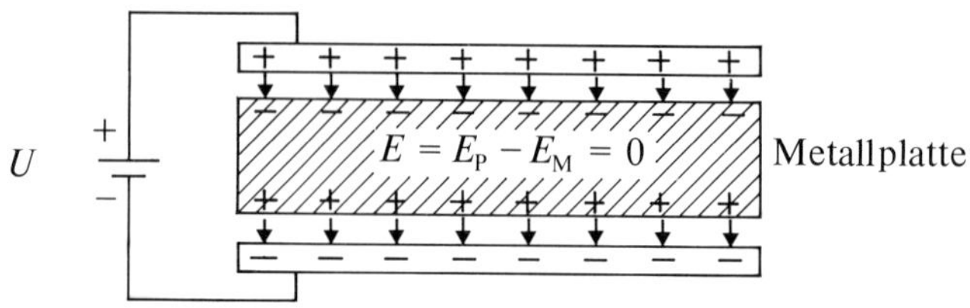

Abb. 6.22. Metallplatte als elektrischer Leiter im elektrischen Feld.

Auch im Inneren des metallischen Leiters tritt zunächst das elektrische Feld des Plattenkondensators auf. Dadurch werden Ladungen getrennt. Influenz bedeutet Ladungstrennung. Die frei beweglichen Elektronen werden in Richtung auf die positiv geladene Kondensatorplatte hingezogen. In Abb. 6.22 wird die Oberseite der Metallplatte negativ aufgeladen, die Unterseite bleibt positiv zurück. Das geht so lange weiter, bis das nun entstehende elektrische Feld zwischen den Ladungen im Inneren des metallischen Leiters das äußere elektrische Feld gerade kompensiert. Im Inneren der Metallplatte gilt jetzt

$$E = E_p - E_M = 0\,, \tag{6.29}$$

mit E_p = elektrisches Feld des Plattenkondensators

und E_M = das E_p entgegengerichtete Feld der im Inneren des metallischen Leiters influenzierten elektrischen Ladungen.

Das ist eine wichtige Konsequenz. *In einem äußeren Feld stellt sich im Inneren eines metallischen Leiters eine solche Ladungsverteilung ein, daß das Innere gerade feldfrei wird.* Wie in Abb. 6.22 dargestellt ist, enden die im Plattenkondensator verlaufenden Feldlinien an den auf der Oberfläche des metallischen Leiters influenzierten Ladungen.

Der gleiche Effekt wird erreicht, wenn die Metallplatte innen hohl ist, das bedeutet, wenn sich eine käfigartige Einrichtung in einem elektrischen Feld befindet. Das Innere bleibt auch in diesem Fall feldfrei, es bleibt vom äußeren Feld abgeschirmt. Man bezeichnet eine solche Einrichtung als **Faraday-Käfig.** So bleiben die Insassen eines Autos beim Blitzschlag durch das elektrische Feld des Blitzes ungefährdet.

6.6.2.2. Nichtleiter in elektrischen Feldern

Im Nichtleiter sind die Elektronen nicht frei beweglich. Es können aber innerhalb der einzelnen Moleküle die Ladungen verschoben werden. Die Moleküle erhalten dann wegen der Ladungstrennung einen negativen und einen positiven Pol, es entstehen „*Dipole*", die Moleküle werden polarisiert. Man bezeichnet diesen Vorgang als **Polarisation eines Dielektrikums.** Ein Nichtleiter im elektrischen Feld wird Dielektrikum genannt. Der Vorgang der Polarisation ist in Abb. 6.23 dargestellt.

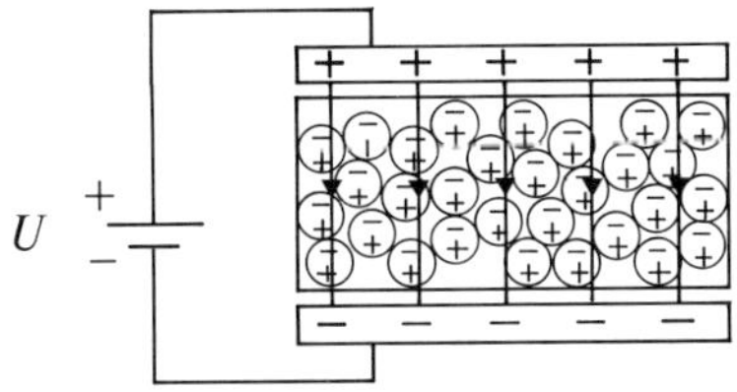

Abb. 6.23. Polarisation eines Dielektrikums infolge der in den Molekülen durch ein äußeres Feld induzierten Dipole.

Welche weiteren Folgen hat diese Polarisation?

Die Polarisation geschieht bei allen Molekülen im Dielektrikum. Dadurch heben sich die Wirkungen der elektrischen Ladungen im Inneren des Dielektrikums auf. Nur an der Oberfläche entstehen eine negative beziehungsweise eine positive Überschußladung. Das äußere Feld wird im Gegensatz zum metallischen Leiter im Inneren des Dielektrikums nicht vermindert.

Es werden aber durch die Oberflächenladung des Dielektrikums in den Kondensatorplatten zusätzliche Ladungen influenziert. Diese Ladungen liefert die Batterie, genauer ausgedrückt, die Batterie sorgt für die zusätzliche Ladungstrennung. Die Ladung im Kondensator nimmt auf diese Weise zu;

$$Q = Q_0 + \Delta Q ,$$

dabei ist Q die Ladung auf dem Kondensator nach Einschieben des Dielektrikums und Q_0 die Ladung des Kondensators ohne Dielektrikum. ΔQ ist die zusätzlich aufgeflossene Ladung. Wir gehen jetzt auf Gl. 6.25 zurück und behalten dabei im Auge, daß die Spannung U am Kondensator durch die Batterie stets vorgegeben ist. Wenn wir Gl. 6.25 für einen Kondensator ohne und mit Dielektrikum aufschreiben, so erhalten wir

$Q_0 = C_0 \cdot U$ *ohne* Dielektrikum und

$Q = C \cdot U$ *mit* Dielektrikum .

Da stets $Q > Q_0$ ist, so gilt auch

$$C > C_0 ,$$

und wir definieren die **Dielektrizitätskonstante (DK)**

$$\varepsilon = \frac{C}{C_0} = \frac{\text{Kapazität mit Dielektrikum}}{\text{Kapazität ohne Dielektrikum}} > 1 . \tag{6.30}$$

Da die DK eine relative Größe ist, wird sie genauer als *relative Dielektrizitätskonstante* bezeichnet. Ziehen wir Gl. 6.26 für die Kapazität eines Plattenkondensators hinzu, so ergibt sich

$$C = \varepsilon \cdot \varepsilon_0 \cdot \frac{A}{d} \tag{6.31}$$

für die Kapazität eines Plattenkondensators mit Dielektrikum. Die Größe $\varepsilon \cdot \varepsilon_0$ wird als *absolute DK* bezeichnet. In Tab. 6.4 sind die DK einiger Stoffe aufgeführt. Die DK wurden mit Gleichspannung gemessen.

Für *diagnostische und therapeutische Zwecke* ist die DK von biologischem Gewebe bei hohen Frequenzen von Interesse. In Abb. 6.24 sind Beispiele für Muskelgewebe und Fettgewebe angegeben. Dabei werden drastische Unterschiede zwischen den DK von Geweben mit hohem Wassergehalt (Muskel) und niedrigem Wassergehalt (Fett) deutlich, die durch die hohe DK des Wassers verursacht werden.

Tab. 6.4. Dielektrizitätskonstante einiger Stoffe bei Gleichspannung.

Dielektrikum	DK
Vakuum	1,000000
Luft	1,00059
Eis	3,2
Wasser	81
Glas	5–7
Glimmer	6–8
Benzol	2,3
Nitrobenzol	36,5
Ethanol	25
Glycerin	41

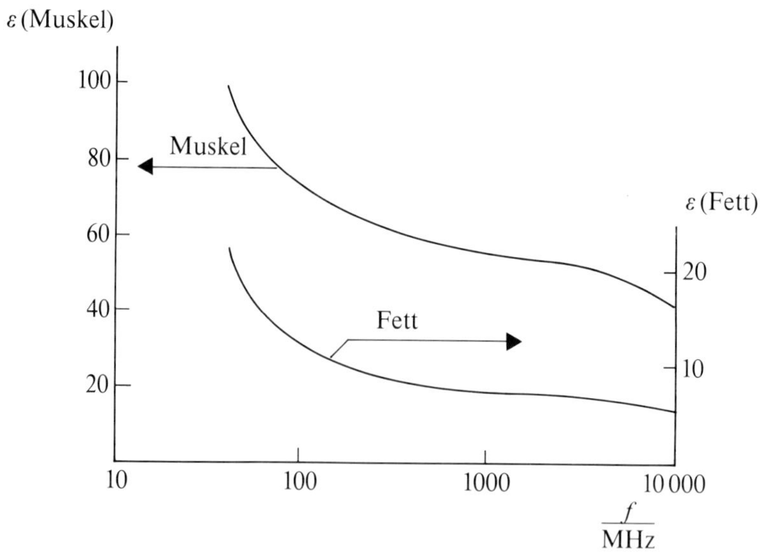

Abb. 6.24. Dielektrizitätskonstante ε für Muskelgewebe (hoher Wassergehalt) und Fettgewebe (niedriger Wassergehalt) in Abhängigkeit von der Frequenz der Wechselspannung.

Die hohe DK des Wassers spielt für das biologische Leben eine große Rolle. Sie ist dafür verantwortlich, daß Wasser ein gutes Lösungsmittel ist. Das gilt in verringerter Form auch für Alkohol.

Bei der Durchsicht der DK fällt auf, daß es solche gibt, die nahe bei 1 liegen, Luft diene als Beispiel mit den Gasen Sauerstoff und Stickstoff. Für diese Gase ist die Ladungsverteilung ohne elektrisches Feld symmetrisch zum Zentrum des Moleküls. Andere Materialien weisen bereits ohne elektrisches Feld Moleküle als elektrische Dipole auf. Die Ladungsverteilung ist charakterisiert durch eine Trennung der negativen und positiven Ladungszentren. Solche Stoffe nennt man *polare Materialien.* Im elektrischen Feld richten sich die polaren Moleküle, die permanenten Dipole, in Richtung des Feldes aus. Polare Materialien weisen DK viel größer als 1 auf.

Formelteil

Zusammenhang von Ladung und Spannung am Kondensator

$$Q = C \cdot U\,.$$

Q = Ladung,
C = Kapazität,
U = Spannung.

Die Einheit der Kapazität

$$[C] = 1\,\text{Coulomb} \cdot 1\,\text{Volt}^{-1} = 1\,\text{Farad} = 1\,\text{F}\,.$$

Die Kapazität eines Plattenkondensators

$$C = \varepsilon_0 \cdot \frac{A}{d} \quad \text{ohne Dielektrikum,}$$

$$C = \varepsilon \cdot \varepsilon_0 \cdot \frac{A}{d} \quad \text{mit Dielektrikum.}$$

$$\varepsilon_0 = 8{,}855 \cdot 10^{-12}\,\text{C} \cdot \text{V}^{-1} \cdot \text{m}^{-1}$$

(hier bedeutet „C“ die Ladungseinheit Coulomb),
ε = relative Dielektrizitätskonstante (DK),
A = Fläche des Plattenkondensators,
d = Plattenabstand im Kondensator.

Serienschaltung zweier Kondensatoren

$$\frac{1}{C} = \frac{1}{C_1} + \frac{1}{C_2}\,.$$

Der Kehrwert der Gesamtkapazität ergibt sich als Summe der Kehrwerte der Einzelkapazitäten.

Parallelschaltung zweier Kondensatoren

$$C = C_1 + C_2\,.$$

Die Gesamtkapazität ergibt sich als Summe der Einzelkapazitäten.

6.7. Zeitlich veränderliche Spannungen und Ströme

Bisher haben wir in Netzwerken nur elektrische Widerstände und separat davon Kondensatoren und ihre Eigenschaften betrachtet. Das Zusammenwirken von Widerstand (R) und Kapazität (C) in einem Netzwerk führt uns auf zeitlich veränderliche Spannungen und Ströme. In Abb. 6.25 sehen wir ein solches Netzwerk; die Kombination von Widerstand und Kondensator wird als *R-C-Glied* bezeichnet. Welche Ströme und Spannungen ergeben sich im Schaltkreis?

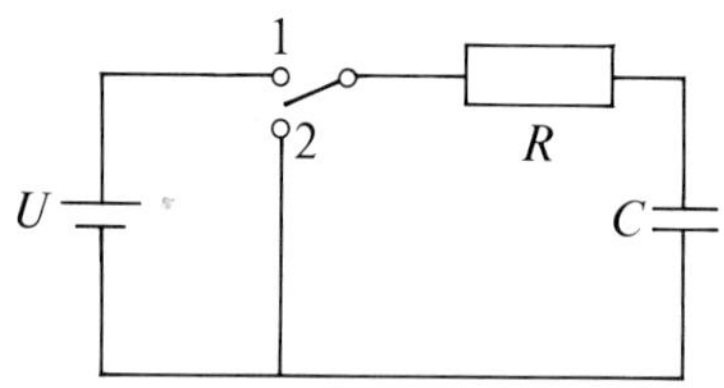

Abb. 6.25. Ein R-C-Schaltkreis.

Wenn wir den Schalter in Position 1 legen, geben wir die Spannung U an das R-C-Glied. Es fließt ein Strom I, der für den Ladungstransport in den Kondensator C sorgt. Es baut sich eine Spannung am Kondensator auf; das wird eine gewisse Zeit dauern. Stets muß dabei die Kirchhoffsche Maschenregel, jetzt auch hinsichtlich des Spannungsabfalls am Kondensator, beachtet werden. Wir können schreiben

$$U = I \cdot R + \frac{Q}{C}\,. \tag{6.32}$$

Batteriespannung (U)
Spannungsabfall an R ($I \cdot R$)
Spannungsabfall an C ($\frac{Q}{C}$)

Dabei haben wir Gl. 6.25 für den Spannungsabfall am Kondensator benutzt. Der Strom I durch den Kreis und die Ladung Q im Kondensator sind nicht konstant. Zunächst ist ja $Q=0$ und erst nach Umlegen des Schalters beginnt die Ladung Q am Kondensator anzuwachsen. Es fließt ein Strom I, der schließlich Null wird, wenn der Kondensator die Batteriespannung U und damit seine volle Ladung Q erhalten hat. Wie sieht der zeitliche Verlauf im einzelnen aus?

Wir wollen die zeitliche Veränderung erkennen und differenzieren daher Gl. 6.32 nach der Zeit, das bedeutet, jedes einzelne Glied wird nach der Zeit differenziert;

$$\frac{\mathrm{d}U}{\mathrm{d}t} = \frac{\mathrm{d}I}{\mathrm{d}t} \cdot R + \frac{\mathrm{d}Q}{\mathrm{d}t} \cdot \frac{1}{C}\,. \tag{6.33}$$

Es gilt $\frac{\mathrm{d}U}{\mathrm{d}t} = 0$, da U, die Klemmenspannung der Batterie, konstant ist. Außerdem ist $\frac{\mathrm{d}Q}{\mathrm{d}t} = I$ (Gl. 6.11), so daß wir die *Differentialgleichung* 6.33 auch schreiben können

$$0 = \frac{\mathrm{d}I}{\mathrm{d}t} \cdot R + I \cdot \frac{1}{C} \quad \text{oder}$$

$$\frac{\mathrm{d}I}{I} = -\frac{1}{RC} \cdot \mathrm{d}t\,. \tag{6.34}$$

Wir wollen den Strom I in seiner zeitlichen Veränderung kennenlernen, das bedeutet, wir fragen nach $I(t)$, nach dem Strom I als Funktion der Zeit t. Hierzu integrieren wir Gl. 6.34

$$\int \frac{\mathrm{d}I}{I} = \ln I = -\frac{1}{RC} \cdot t + k \,. \tag{6.35}$$

Die Integrationskonstante k ergibt sich, wenn wir den Nullpunkt unserer Zeitmessung festlegen. Für unseren Fall setzen wir $t=0$, wenn wir den Schalter nach Position 1 legen, wobei der Anfangsstrom I_0 den Kondensator zu laden beginnt. Für $t=0$ ergibt sich aus Gl. 6.35

$$\ln I_0 = k \,.$$

Setzen wir dieses in die allgemeine Gl. 6.35 ein, so erhalten wir

$$\ln I = -\frac{1}{RC} \cdot t + \ln I_0 \quad \text{oder}$$

$$\ln I - \ln I_0 = -\frac{1}{RC} \cdot t \quad \text{und schließlich}$$

$$\ln \frac{I}{I_0} = -\frac{1}{RC} \cdot t \,.$$

Dafür können wir auch schreiben

$$\frac{I}{I_0} = \mathrm{e}^{-\frac{1}{RC} \cdot t} \,,$$

was man durch erneutes Bilden des Logarithmus überprüfen kann, also

$$\ln \left(\mathrm{e}^{-\frac{1}{RC} \cdot t} \right) = -\frac{1}{RC} \cdot t \,,$$

eine wichtige Eigenschaft der **Exponentialfunktion (e-Funktion),** die wir noch häufiger benutzen werden. Die e-Funktion haben wir bereits zu Beginn des Buches, Abschnitt 2.5.2, eingeführt (s. S. 21).

Für die *Zeitfunktion des Stromes* erhalten wir damit

$$I(t) = I_0 \cdot \mathrm{e}^{-\frac{1}{RC} \cdot t} \,. \tag{6.36}$$

Es ist wichtig, sich diesen Verlauf des Stromes beim Aufladen eines Kondensators klar zu machen. Das ist in Abb. 6.26 dargestellt. Zur Zeit $t=0$ gilt $\mathrm{e}^0 = 1$, also $I = I_0$. Im Beispiel der Abb. 6.26 wurden folgende Annahmen gemacht:

$U = 10\ \mathrm{V}$ Klemmenspannung,
$R = 2\ \mathrm{k\Omega}$,
$C = 1\ \mathrm{\mu F}$.

Daraus ergibt sich $I_0 = 5\ \mathrm{mA}$ nach Gl. 6.32, da für $t=0$ auch $Q=0$ ist. Der Strom I nimmt mit der Zeit t ab, da der Kondensator zunehmend aufgeladen wird. Bestimmend für den zeitlichen Verlauf ist die Konstante $\frac{1}{RC}$ in der e-Funktion. Je größer die Kapazität C ist, um so länger dauert die Aufladung des Kondensators. Auch dauert die Auf-

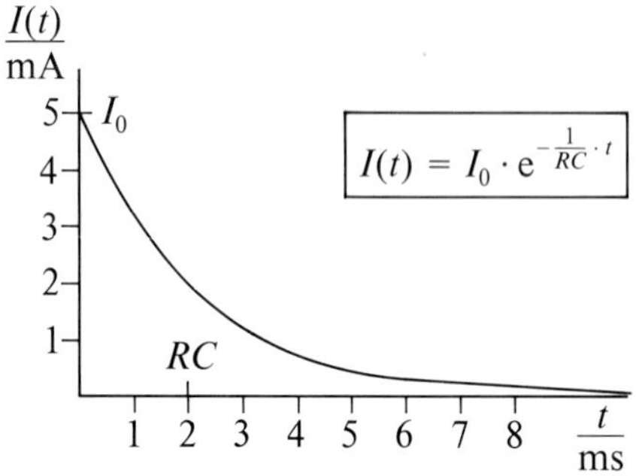

Abb. 6.26. Zeitlicher Verlauf des Stromes $I(t)$ beim Aufladen eines Kondensators mit $C = 1\,\mu F$ über einen Widerstand $R = 2\,k\Omega$ an der Klemmenspannung $U = 10\,V$.

ladung um so länger, je größer R ist, da der Ladestrom I dann geringer ist. Das Produkt $R \cdot C$ wird als *Zeitkonstante* τ des R-C-Gliedes bezeichnet

$$\tau = R \cdot C,$$

mit der *Einheit im SI*

$$[\tau] = 1\,s.$$

Der Exponent einer e-Funktion muß stets dimensionslos sein; auch daran erkennt man die Dimension der Zeitkonstanten.

Wir können auch den *zeitlichen Verlauf der Spannung am Kondensator beim* **Aufladen** *beschreiben*. In Gl. 6.32 sahen wir bereits: der Summand $\frac{Q}{C}$ ist der Spannungsabfall am Kondensator.

Wir bezeichnen ihn im folgenden mit U_C.

$$U_C = \frac{Q}{C}$$

Wie die Ladung, so beginnt auch die Spannung am Kondensator nach dem Einschalten in Fig. 6.25 von Null anzusteigen. In Gl. 6.32 können wir auch schreiben

$$U - IR = U_C, \tag{6.37}$$

dabei ist U wie vorher die feste Klemmenspannung und der Strom I durch Gl. 6.36 gegeben, also

$$U - I_0 \cdot R \cdot e^{-\frac{1}{RC} \cdot t} = U_C. \tag{6.38}$$

Für $t = 0$ gilt

$$U - I_0 \cdot R = 0,$$

die Kondensatorspannung $U_C = 0$ beim Einschalten. Damit kann man Gl. 6.38 auch schreiben

$$U_C = U - U \cdot e^{-\frac{1}{RC} \cdot t} = U\left(1 - e^{-\frac{1}{RC} \cdot t}\right). \tag{6.39}$$

Man mache sich das zeitliche Verhalten von U_C am Verlauf der e-Funktion klar. Für $t = 0$ gilt

$$e^0 = 1 \quad \text{also}$$
$$U_C = U(1 - 1) = 0,$$

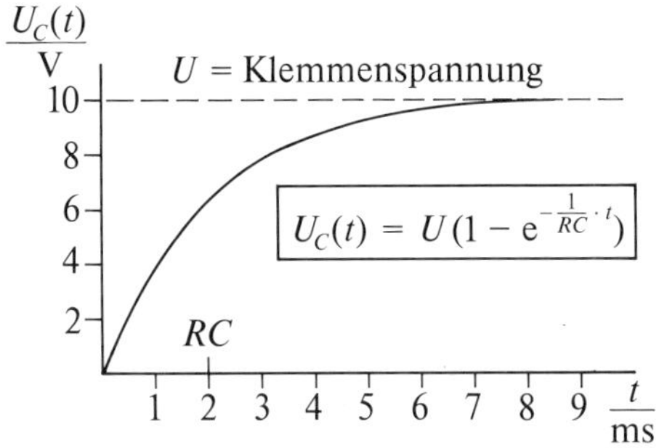

Abb. 6.27. Zeitlicher Verlauf der Spannung $U_C(t)$ am Kondensator beim Aufladen. Die Schaltelemente haben die gleiche Größe wie in Abb. 6.26.

wie wir bereits oben gesehen haben. Mit zunehmender Zeit t wird der negative Exponent immer größer. Es gilt

$$e^{-\frac{1}{RC} \cdot t} = \frac{1}{e^{\frac{1}{RC} \cdot t}} \to 0 ,$$

die e-Funktion strebt gegen Null. Es wird aus Gl. 6.39

$$U_C = U(1-0) = U ,$$

die Spannung am Kondensator strebt gegen die Klemmenspannung der Batterie. Das ist in Abb. 6.27 dargestellt.

In Abb. 6.27 wie auch schon in Abb. 6.26 haben wir den Wert der Zeitkonstanten $\tau = RC = 2$ ms dargestellt. Man erhält den Zahlenwert der Zeitkonstanten eines R-C-Gliedes in der Einheit Sekunde, indem man den Zahlenwert des Widerstandes in der Einheit Ohm mit dem Zahlenwert der Kapazität in der Einheit Farad multipliziert. In unserem Beispiel der Abb. 6.26 und der Abb. 6.27 ergibt sich somit

$$\tau = R \cdot C = 2 \cdot 10^3 \text{ Ohm} \cdot 1 \cdot 10^{-6} \text{ F} = 2 \cdot 10^{-3} \text{ s} = 2 \text{ ms} .$$

Den **Entladevorgang** *eines Kondensators* kann man auf ähnliche Weise wie die Aufladung verfolgen. In Abb. 6.25 legen wir hierzu den Schalter aus Position 1 in Position 2. Wir trennen hierdurch die Batterie ab und der Kondensator kann sich über den Widerstand entladen, das bedeutet, die Elektronen fließen von der negativen Seite des Kondensators über den Widerstand zur positiven Seite. Die beim Laden erfolgte Ladungstrennung wird wieder rückgängig gemacht. Dabei erfolgt das Abklingen der Spannung am Kondensator wieder nach dem Verlauf der e-Funktion

$$U_C = U \cdot e^{-\frac{1}{RC} \cdot t} . \tag{6.40}$$

Der Zeitpunkt $t=0$ ist jetzt der Zeitpunkt des Umschaltens von Position 1 nach Position 2. Zur Zeit $t=0$ ist $U_C = U$ gleich der Klemmenspannung. Mit zunehmender Zeit geht die e-Funktion in Gl. 6.40 gegen Null, damit wird auch $U_C = 0$. Der Verlauf von $U_C(t)$ beim Entladen ist in Abb. 6.28 dargestellt, wieder mit den gleichen Schaltelementen der Abb. 6.26.

Wiederholte periodische Auf- und Entladevorgänge können mit Hilfe eines **Elektronenstrahloszillographen** untersucht werden. Wir erweitern hierzu Abb. 6.25 und erhalten die Darstellung in Abb. 6.29. Die Erweiterung bezieht sich auf Klemmen, die ein Abgreifen und Untersuchen der Spannungen $U_C = \frac{Q}{C}$ und $U_R = I \cdot R$ und damit ein Beobachten des Auf- und Entladevorganges ermöglichen.

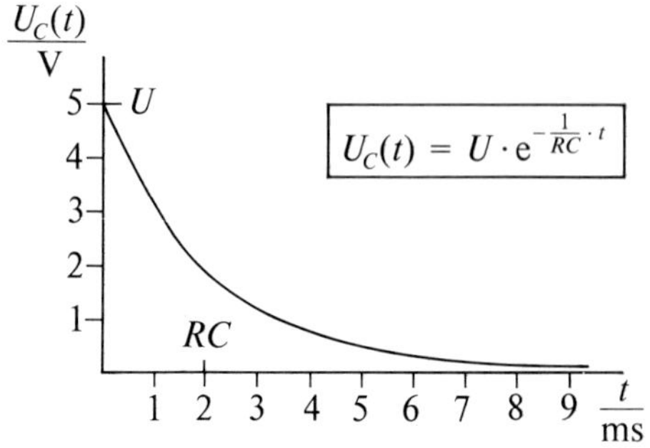

Abb. 6.28. Zeitlicher Verlauf der Spannung $U_C(t)$ am Kondensator beim Entladen. Die Schaltelemente haben die gleiche Größe wie in Abb. 6.26.

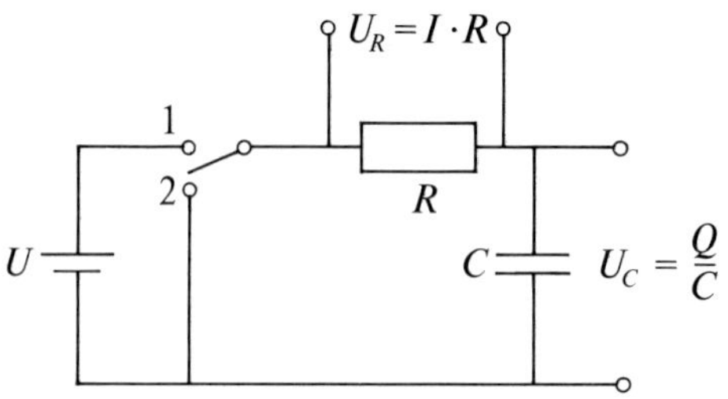

Abb. 6.29. Der Schaltkreis mit R-C-Glied aus Abb. 6.25 erweitert mit Anschlüssen für die Untersuchung der zeitabhängigen Spannungen U_C und U_R.

In Abb. 6.30 sind diese periodischen Prozesse dargestellt, so wie sie in einem Elektronenstrahloszillographen beobachtet werden können.

In Abb. 6.30a ist der Verlauf der Spannung am Kondensator $U_C(t)$ wiedergegeben. Wir erkennen das wiederholte Abwechseln von Aufladung und Entladung, so wie es für einen einmaligen Vorgang in Abb. 6.27 (Aufladen) und in Abb. 6.28 (Entladen) dargestellt ist.

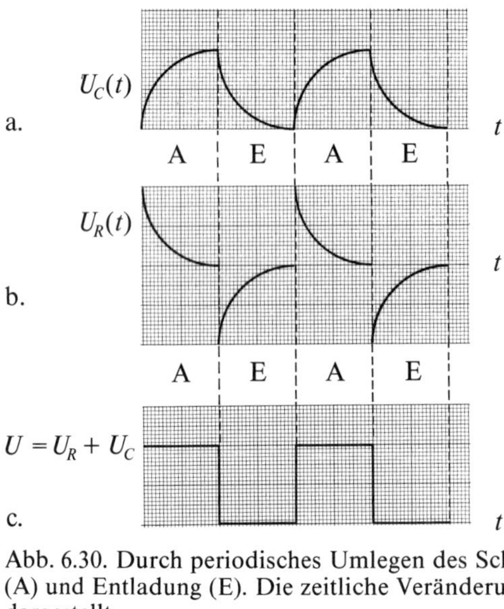

Abb. 6.30. Durch periodisches Umlegen des Schalters in Abb. 6.29 erfolgen periodisch Aufladung (A) und Entladung (E). Die zeitliche Veränderung von $U_C(t)$ (a), $U_R(t)$ (b) und $U = U_R + U_C$ (c) ist dargestellt.

In Abb. 6.30b ist die Spannung am Widerstand $U_R(t) = I \cdot R$ wiedergegeben. Wir erkennen das Aufladen von Abb. 6.26 wieder, dort dargestellt am Strom $I(t)$. Den Entladestrom hatten wir bisher nicht separat dargestellt. Wir verstehen aber, daß der Strom jetzt in entgegengesetzter Richtung fließen muß, da die Elektronen, die beim Aufladen zur Kondensatorplatte strömten, jetzt ablaufen. In Abb. 6.30c schließlich ist entsprechend Gl. 6.32 die Summe beider Spannungen gezeigt, die der ein- und ausgeschalteten Klemmenspannung gleicht. Sie wird in Form sogenannter Rechteckimpulse geschaltet. Wir erkennen damit in Abb. 6.30 gleichzeitig, wie *ein Rechteckimpuls durch R-C-Glieder übertragen wird.*

Formelteil

Differentialgleichung eines Schaltkreises mit R-C-Glied

$$\frac{dU}{dt} = \frac{dI}{dt} \cdot R + \frac{dQ}{dt} \cdot \frac{1}{C}.$$

U = Generatorspannung, Batteriespannung,
I = Strom im Kreis,
R = Widerstand,
Q = Ladung des Kondensators,
C = Kapazität,
t = Zeit.

Zeitfunktion des Stromes im R-C-Glied beim Aufladen

$$I(t) = I_0 \cdot e^{-\frac{1}{RC} \cdot t}.$$

I_0 = Strom zur Zeit $t = 0$.

Zeitfunktion der Spannung am Kondensator beim Aufladen

$$U_C = U\left(1 - e^{-\frac{1}{RC} \cdot t}\right).$$

Einzelgrößen siehe oben.

Zeitfunktion der Spannung am Kondensator beim Entladen

$$U_C = U \cdot e^{-\frac{1}{RC} \cdot t}.$$

Einzelgrößen siehe oben.

6.8. Sinusförmige Wechselströme und Wechselspannungen

Die meisten unserer Erfahrungen mit elektrischen Erscheinungen beruhen auf Wechselstrom und Wechselspannung. Wir werden hier nicht im einzelnen auf die Erzeugung von Wechselstrom und Wechselspannung eingehen, sondern beschränken uns auf den Hinweis, daß in einem bewegten Leiter durch ein magnetisches Feld eine Spannung induziert wird; bei einem geschlossenen Stromkreis fließt ein induzierter Strom. Führt man die Bewegung des Leiters periodisch aus, das heißt, dreht man beispielsweise eine Leiterschleife im Magnetfeld, so induziert man eine harmonische Wechselspannung. Dem entspricht an einem Ohmschen Widerstand R ein harmonischer Wechselstrom.

6.8.1. Eigenschaften von Wechselströmen und Wechselspannungen

Eine sinusförmige Wechselspannung ändert mit fester Frequenz ihre Polarität zwischen einem positiven und negativen Maximalwert U_0. Sie ist in Abb. 6.31 dargestellt. Die sinusförmige Wechselspannung erzeugt an einem Ohmschen Widerstand R einen sinusförmigen Wechselstrom. Mathematisch werden Wechselspannung und Wechselstrom folgendermaßen dargestellt:

$$U(t) = U_0 \cdot \sin(\omega \cdot t) = U_0 \cdot \sin\left(2\pi \frac{t}{T}\right), \tag{6.41}$$

$$I(t) = \frac{U_0}{R} \cdot \sin(\omega \cdot t) = I_0 \cdot \sin(\omega \cdot t) = I_0 \cdot \sin\left(2\pi \frac{t}{T}\right). \tag{6.42}$$

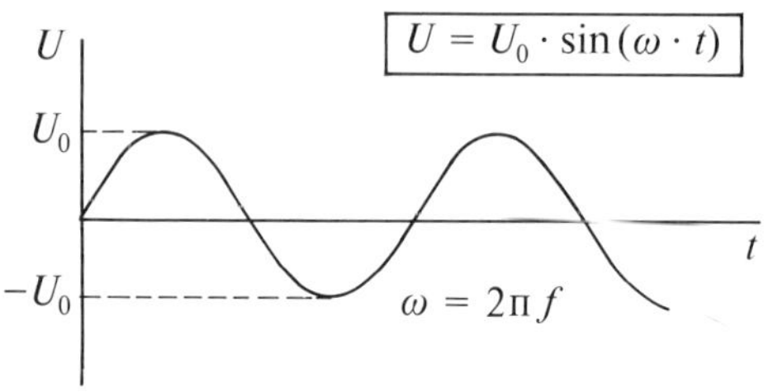

Abb. 6.31. Eine sinusförmige Wechselspannung mit der Kreisfrequenz $\omega = 2\pi f$.

Den Maximalwert U_0 bezeichnet man als *Amplitude der Wechselspannung*. Ebenso spricht man von der *Amplitude des Wechselstromes*. Den Zusammenhang zwischen harmonischer Bewegung und Kreisbewegung haben wir bereits im Kapitel „Mechanik" kennengelernt und werden ausführlich noch einmal im Kapitel „Schwingungen und Wellen" darauf eingehen (s. S. 243 f.). Wir kennen bereits den Begriff der *Kreisfrequenz* ω, der in der mathematischen Darstellung 6.41 und 6.42 auftritt. Es gilt

$$\omega = 2\pi \cdot f = 2\pi \cdot \frac{1}{T}, \tag{6.43}$$

mit der *Frequenz* f und der *Schwingungsdauer* T.

Die Frequenz ist definiert als
Anzahl von Schwingungen pro Sekunde.

Die Einheit der Frequenz ist

$[f] = 1\,\text{Sekunde}^{-1} = 1\,\text{s}^{-1}$.

Die Einheit der Schwingungsdauer ist

$[T] = 1\,\text{Sekunde} = 1\,\text{s}$.

Die Frequenz f der Wechselspannung beträgt in der Bundesrepublik und in den meisten europäischen Staaten $f = 50$ Hz. In den USA beträgt die Frequenz $f = 60$ Hz. Dabei liegt ein Pol der Wechselspannung auf Erdpotential, während der andere Pol sinusförmig nach Abb. 6.31 zwischen $+U_0$ und $-U_0$ wechselt. Für die Angabe der Höhe der Wechselspannung benutzt man nicht den Maximalwert sondern den sogenannten **Effektivwert** $U_{\text{eff}} = \frac{U_0}{\sqrt{2}} = 220$ Volt.

In einem durch Wechselspannung betriebenen *Schaltkreis, der nur Ohmsche Widerstände enthält,* sind die momentane Spannung und der momentane Strom stets *in Phase*. An Ohmschen Widerständen *tritt keine Phasendifferenz zwischen Strom und Spannung auf.* Das bedeutet, beide sind zur gleichen Zeit Null und erreichen ihre Maximalwerte zur gleichen Zeit. Das ist in Abb. 6.32 dargestellt.

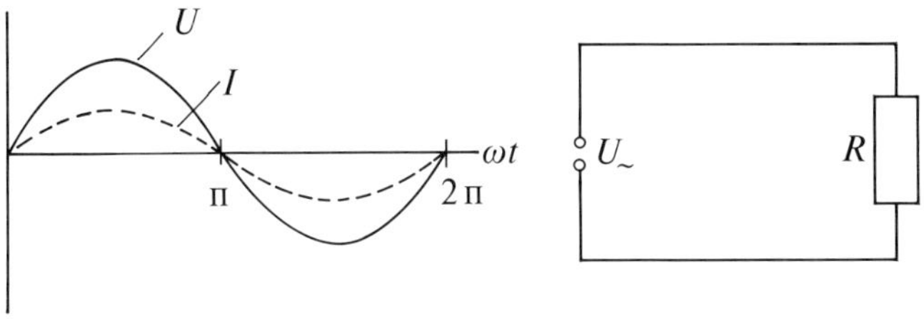

Abb. 6.32. Spannung und Strom sind in einem Kreis mit Ohmschem Widerstand in Phase.

In einem *Schaltkreis, der nur einen Kondensator enthält,* liegen die Verhältnisse anders. Dort eilt der Momentanwert des Stroms dem Momentanwert der Spannung um eine Viertel-Schwingung voraus. Wir sagen auch, daß die Phase φ der Spannung am Kondensator hinter dem Strom um 90° $\left(\frac{\pi}{2}\right)$ zurückbleibt. Die Phasendifferenz beträgt 90°. Aus der Besprechung des Kondensators – betrachten wir noch einmal die Abb. 6.25, 6.26 und 6.27 – wissen wir auch, daß beim Einschalten der Batteriespannung zunächst der Ladestrom mit maximaler Intensität einsetzte und zu diesem Zeitpunkt die Spannung am Kondensator noch Null war, durch den Ladestrom anstieg, während dieser mit der Zeit abnahm. Im Wechselstrom- und Wechselspannungsbild ist das in Abb. 6.33 dargestellt.

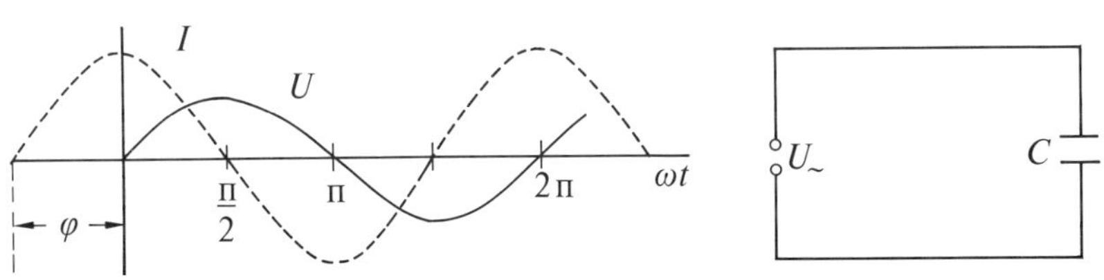

Abb. 6.33. In einem Wechselstromkreis, der nur einen Kondensator enthält, bleibt die Spannung am Kondensator hinter dem Strom um 90° zurück, $\varphi = -\frac{\pi}{2}$.

Spannung und Strom werden in diesem Fall mathematisch folgendermaßen dargestellt

$$U = U_0 \cdot \sin(\omega \cdot t)\,, \tag{6.44}$$
$$I = I_0 \cdot \sin(\omega \cdot t + \varphi)\,.$$

Ohne auf die Ableitung einzugehen, kann man sich das anschaulich und am Verhalten der sin-Funktion klarmachen. Betrachten wir hierzu nochmals Abb. 6.33, und zwar bei $\omega t = \frac{\pi}{2}$. Dort gilt

$$U = U_0 \cdot \sin \frac{\pi}{2} = U_0 \cdot 1 = U_0 \,,$$

die Spannung hat ihren Maximalwert.

Für den Strom hingegen gilt $\left(\text{mit } \varphi = -\frac{\pi}{2}\right)$

$$I = I_0 \cdot \sin\left(\frac{\pi}{2} - \frac{\pi}{2}\right) = I_0 \cdot \sin(0) = I_0 \cdot 0 = 0 \,,$$

der Strom hat einen Nulldurchgang. Auf diese Weise kann man sich die *Phasenbeziehung zwischen Strom und Spannung* allgemein deutlich machen.

Auch wenn statt eines Kondensators eine *Spule im Schaltkreis* enthalten ist, sind Strom und Spannung gerade um 90° gegeneinander phasenverschoben, nur bleibt in diesem Fall der Strom hinter der Spannung zurück. Das Charakteristikum einer Spule ist ihre Induktivität L, entsprechend der Kapazität C eines Kondensators.

Betrachten wir abschließend noch den Fall, bei dem in einem Schaltkreis ein Widerstand R, ein Kondensator mit der Kapazität C und eine Spule mit der Induktivität L in Serie geschaltet sind. Dieses ist in Abb. 6.34 dargestellt.

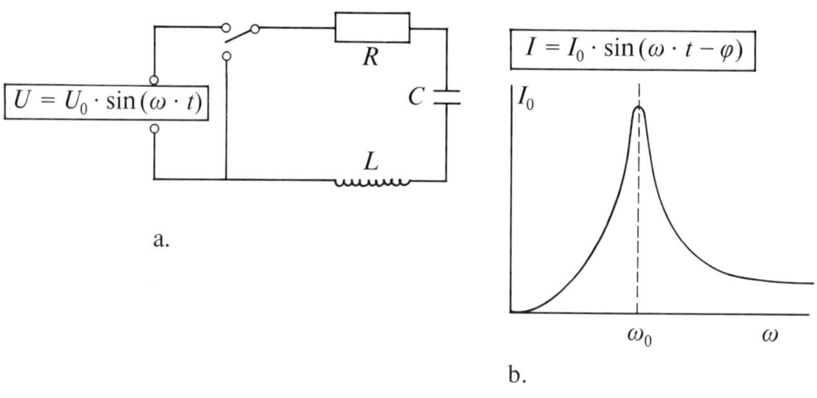

Abb. 6.34. Serienschaltkreis von Widerstand R, Spule mit der Induktivität L und Kondensator mit der Kapazität C (a). Bei der Resonanzfrequenz $\omega_0 = \frac{1}{\sqrt{L \cdot C}}$ kann dieser Schwingkreis zu starken Schwingungen angefacht werden, was an der hohen Wechselstromamplitude I_0 deutlich wird (b).

Unter der Bedingung einer anregenden Wechselspannung kann dieser Kreis mit größerer oder geringerer Wechselstromamplitude zum Schwingen angeregt werden, Abb. 6.34a. Ein solches Netzwerk ist damit ein schwingungsfähiges System. Die Eigenschaften schwingungsfähiger Systeme werden ausführlich im Kapitel „Schwingungen und Wellen" behandelt. Die elektrischen Schwingungen im Schwingkreis der Abb. 6.34 verlaufen in Analogie zu mechanischen Schwingungen. Die Spule wirkt mit der Induktivität L als „träge Masse", während die Ladungssammlung der Elektronen im Kondensator der Kapazität C als rücktreibende Kraft wirkt. Der Kondensator tendiert zum Entladen und treibt einen dem Ladestrom entgegengesetzten Entladestrom an. Der Widerstand R im Schaltkreis erzeugt Ohmsche Wärme, verbraucht dadurch Schwingungsenergie und entspricht der Reibung im mechanischen Schwingungssystem. Die Schwingungsfrequenz ω hängt von den Werten L und C, von Induktivität und Kapazität ab. Bei der Resonanzfrequenz

$$\omega_0 = \frac{1}{\sqrt{L \cdot C}} \tag{6.45}$$

wird der Schwingkreis zu starken Schwingungen angefacht, so daß die Wechselstromamplitude I_0 besonders hohe Werte erreicht, Abb. 6.34b.

6.8.2. Leistung elektrischer Ströme

In Gl. 6.7 haben wir bereits gelernt, daß beim Verschieben einer Ladung Q in einer Potentialdifferenz oder in einem Spannungsabfall U_{AB} zwischen zwei Punkten A und B die Arbeit

$$W_{AB} = U_{AB} \cdot Q \tag{6.46}$$

verrichtet wird. Die *Einheit der Arbeit* ist

$$[W] = 1\,\text{Joule} = 1\,\text{J}\,,$$

wobei wir in Verallgemeinerung die Beschränkung auf zwei herausgegriffene Punkte fallengelassen haben. Wenn man einen solchen Spannungsabfall längs eines metallischen Leiters, beispielsweise eines Drahtes, legt, so fließt in der Zeit t die Ladung $Q = I \cdot t$ durch den Draht, und wir können Gl. 6.46 verallgemeinert auch schreiben

$$W = U \cdot I \cdot t\,. \tag{6.47}$$

Wir erhalten auf diese Weise einen Ausdruck für die Arbeit des elektrischen Stromes:

Die elektrische Arbeit ist gleich dem Produkt aus der Spannung U, der Stromstärke I und der Zeit t während der ein Strom fließt.

Die Einheit der elektrischen Arbeit, 1 J, wird verrichtet, wenn während der Zeit 1 s bei einer Spannung von 1 V ein Strom von 1 A fließt.

Nach Gl. 3.42 ist die

$$\text{Leistung} = \frac{\text{verrichtete Arbeit}}{\text{benötigte Zeit}}\,,$$

$$P = \frac{W}{t}\,. \tag{6.48}$$

Mit Gl. 6.47 erhalten wir daraus

$$P = U \cdot I\,. \tag{6.49}$$

Die *Einheit der elektrischen Leistung* ist ebenso wie die Einheit der mechanischen Leistung

$$[P] = 1\,\text{Watt} = 1\,\text{W}$$

Nach Gl. 6.47 kann man daher für die Einheit der elektrischen Arbeit oder der elektrischen Energie auch angeben

$$[W] = 1\,\text{Watt} \cdot 1\,\text{Sekunde} = 1\,\text{Wattsekunde} = 1\,\text{Ws}\,.$$

Für die vom Elektrizitätswerk abgerechnete Energieeinheit gilt

$1\,\mathrm{kWh} = 3{,}6 \cdot 10^6\ \mathrm{Ws}\,.$

Wenn es sich bei der Betrachtung von Leistung und Energie um Wechselspannung, beziehungsweise um Wechselstrom handelt, sind die momentanen Werte einzusetzen. Für die Leistung erhalten wir daher allgemein nach Gl. 6.44

$$P = U \cdot I = U_0 \cdot \sin(\omega \cdot t) \cdot I_0 \cdot \sin(\omega \cdot t + \varphi)\,. \qquad (6.50)$$

Die Leistung ist damit wie Spannung und Strom eine Funktion der Zeit. Für die praktische Anwendung ist das unbrauchbar, so daß man einen Mittelwert benutzt. Durch einen mathematischen Mittelungsprozeß erhält man aus Gl. 6.50

$$P\,(\text{gemittelt}) = \langle P \rangle = \frac{1}{2}\, U_0 \cdot I_0 \cdot \cos\varphi\,. \qquad (6.51)$$

Wenn man schließlich noch berücksichtigt, daß $U_{\mathrm{eff}} = \frac{U_0}{\sqrt{2}}$ und $I_{\mathrm{eff}} = \frac{I_0}{\sqrt{2}}$ gesetzt werden kann, so läßt sich der Zusammenhang zwischen Leistung, Strom und Spannung so formulieren

$$\langle P \rangle = U_{\mathrm{eff}} \cdot I_{\mathrm{eff}} \cdot \cos\varphi\,. \qquad (6.52)$$

Man nennt diese Leistung auch die **effektive Leistung.**

6.8.3. Der Elektronenstrahloszillograph

Der Elektronenstrahloszillograph dient der Aufzeichnung von Spannungen als Funktion der Zeit. Es handelt sich also um ein elektrisches Meßgerät; im Gerät findet die **Elektronenstrahlröhre** oder **Braunsche Röhre** Anwendung.

6.8.3.1. Das Prinzip der Elektronenstrahlröhre

Diese Röhre, die auch *Kathodenstrahlröhre* genannt wird, ist das zentrale Element des Oszillographen. Die Wellenform einer zeitlich veränderlichen Spannung wird von einem Elektronenstrahl auf dem phosphoreszierenden Belag auf der Bildfläche der Röhre aufgezeichnet. Zum Zeichnen der Wellenform muß der Elektronenstrahl wie ein Schreiber über den Bildschirm geführt werden.

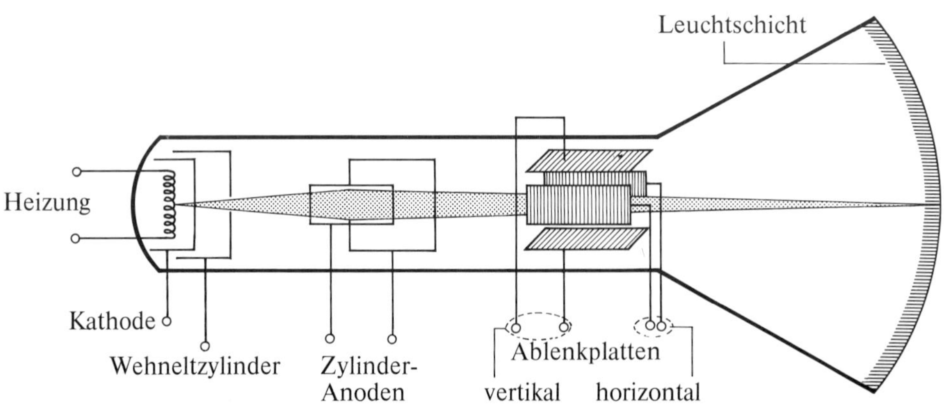

Abb. 6.35. Aufbau einer Kathodenstrahlröhre.

Den Vorgang versteht man, wenn man sich Aufbau und Wirkungsweise der Kathodenstrahlröhre klarmacht. Der Aufbau ist in Abb. 6.35 dargestellt. Die von der Kathode emittierten Elektronen werden in einem elektrischen Feld beschleunigt und zu einem dünnen Strahl fokussiert. Das Rohr ist evakuiert, so daß sich der Elektronenstrahl geradlinig ausbreiten kann. Gekreuzte elektrische Felder zwischen zwei Paaren von senkrecht zueinander stehenden Ablenkplatten sorgen für die Ablenkung des Elektronenstrahls, so daß jeder Punkt des Bildschirmes erreicht werden kann.

Die Elektronen rufen auf dem Leuchtschirm eine Leuchtwirkung hervor. Die Helligkeit des über den Bildschirm wandernden Lichtpunktes kann geregelt werden.

6.8.3.2. Die Funktionsweise des Oszillographen und die Triggerung

Der Elektronenstrahloszillograph enthält eine Zeitablenkung derart, daß eine sägezahnförmig ansteigende Spannung $U_x(t)$ an die Horizontalablenkplatten gelegt wird, Abb. 6.36a. Dadurch erfährt der Elektronenstrahl eine Ablenkung in horizontaler Richtung, die mit konstanter Geschwindigkeit erfolgt, beispielsweise $\frac{1\,\text{cm}}{10\,\text{ms}}$. Das bedeutet, daß der auf mittlerer Höhe auf dem Bildschirm liegende Lichtpunkt sich in 10 ms jeweils 1 cm in horizontaler Richtung bewegt, Abb. 6.36b. Damit erhält man eine geeichte Zeitachse; im vorliegenden Fall beträgt die Zeit $t = 10$ ms, wenn sich der Elektronenstrahl um 1 cm nach rechts bewegt hat. Ein Kontrollschalter ermöglicht die Wahl einer geeigneten Ablenkgeschwindigkeit. Hat $U_x(t)$ die Spitze des Sägezahns erreicht, so springt die Spannung auf Null zurück, der Ablenkvorgang beginnt erneut.

Die Spannung $U(t)$, deren Zeitabhängigkeit untersucht werden soll, wird an die Vertikalablenkung gelegt. Auch hier erlaubt ein Kontrollschalter die Wahl der geeigneten Spannungsempfindlichkeit, beispielsweise $\frac{1\,\text{V}}{1\,\text{cm}}$ in Abb. 6.36b. Legt man eine Wechselspannung an das vertikale Plattenpaar, so wird der Bildpunkt nicht nur in waagerechter sondern gleichzeitig auch in senkrechter Richtung abgelenkt. Auf dem Bildschirm ergibt sich die charakteristische Spannungskurve, etwa wie in Abb. 6.31. Im Beispiel von Abb. 6.36b ist eine Wechselspannung mit $U_0 = 1$ V und mit der Periode $T = 20$ ms, das bedeutet eine Frequenz $f = 50$ Hz, also übliche Netzfrequenz, dargestellt.

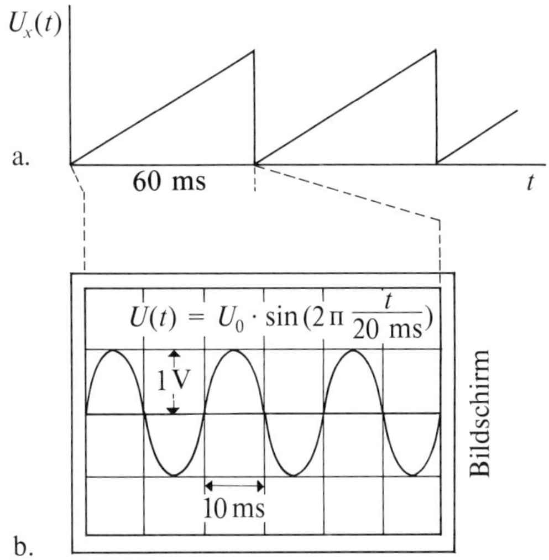

Abb. 6.36. Sägezahnspannung $U_x(t)$ (a), die zur Aufzeichnung eines kontinuierlichen Spannungsverlaufes $U(t)$ auf einem Bildschirm dient (b); $U_0 = 1$ V, $T = 20$ ms.

Die übliche Betriebsweise ist die der **Triggerung.** Dazu wird nicht, wie in Abb. 6.36 dargestellt, eine lückenlose Folge von Sägezahnimpulsen auf die Horizontalablenkung gegeben, sondern ein eintreffendes Meßsignal setzt den Sägezahnimpuls in Gang, triggert ihn. Nach Durchlaufen eines Sägezahnes und Rückkehr in die Nullage der Horizontalablenkung wartet das Gerät so lang, bis es erneut durch einen eintreffenden Meßimpuls getriggert wird (to trigger = auslösen). Mit Hilfe der Skala, Abb. 6.36b, mit der jeder Bildschirm ausgestattet ist, können Wechselspannungskurven beliebiger Gestalt sichtbar gemacht, ausgemessen und gedeutet werden.

Formelteil

Mathematische Darstellung von Wechselspannung und Wechselstrom

$$U(t) = U_0 \cdot \sin(\omega \cdot t) = U_0 \cdot \sin\left(2\pi \frac{t}{T}\right).$$

$$I(t) = \frac{U_0}{R} \cdot \sin(\omega \cdot t) = I_0 \cdot \sin(\omega \cdot t) = I_0 \cdot \sin\left(2\pi \frac{t}{T}\right).$$

U_0, I_0 = Maximalwerte von Spannung und Strom,

$\omega = 2\pi f = 2\pi \cdot \frac{1}{T}$ = Kreisfrequenz,

T = Periode,

t = Zeit.

Resonanzfrequenz des elektrischen Schwingkreises

$$\omega_0 = \frac{1}{\sqrt{L \cdot C}}.$$

L = Induktivität,

C = Kapazität.

Arbeit des elektrischen Stromes

$$W = U \cdot I \cdot t.$$

Effektive Leistung des elektrischen Wechselstromes

$$\langle P \rangle = U_{\text{eff}} \cdot I_{\text{eff}} \cdot \cos\varphi.$$

$$U_{\text{eff}} = \frac{U_0}{\sqrt{2}}; \quad I_{\text{eff}} = \frac{I_0}{\sqrt{2}}.$$

φ = Phasenwinkel,

alle übrigen Größen wie oben.

6.9. Weitere Mechanismen der Elektrizitätsleitung

Elektrische Leitungsvorgänge finden in festen, flüssigen und gasförmigen Stoffen sowie im Vakuum statt. Wir haben in unseren bisherigen Betrachtungen den elektrischen Strom als gerichtete Bewegung von Ladungsträgern und als Ladungsträger vor allem

Elektronen kennengelernt. Mit diesem allgemeinen Modell der gerichteten Bewegung von frei beweglichen Ladungsträgern in einem elektrischen Feld lassen sich auch die übrigen Mechanismen der Elektrizitätsleitung beschreiben.

6.9.1. Elektrizitätsleitung im Vakuum

Ein Gerät, das auf dieser Art der Elektrizitätsleitung beruht, haben wir bereits im Elektronenstrahloszillographen kennengelernt. Der Elektronenstrahl stellt als gerichtete Bewegung von Elektronen einen elektrischen Strom im Vakuum dar. Dieser Leitungsvorgang ist nur möglich, wenn in das Vakuum Elektronen gebracht und in einem elektrischen Feld beschleunigt werden. Die Art der Elektronenerzeugung beruht vor allem auf zwei Vorgängen:

1. *Glühemission*
2. *Photoemission,* auch als *lichtelektrischer Effekt* bezeichnet.

6.9.1.1. Die Glühemission

Durch Erwärmen eines metallischen Körpers oder eines Metalloxides erhalten die freien Elektronen eine so hohe kinetische Energie, daß sie aus der Oberfläche des Körpers austreten. *Je höher die Temperatur, um so mehr Elektronen treten aus.* Um ein Elektron aus der Metalloberfläche herauszulösen, ist eine gewisse Mindestenergie erforderlich, die sogenannte „Austrittsarbeit", eigentlich Austrittsenergie. Der Überschuß an kinetischer Energie der Elektronen im Metall über die Austrittsarbeit verbleibt den ausgetretenen Elektronen als kinetische Energie im Vakuum. Auf diese Weise funktioniert die Glühkathode von **Kathodenröhre, Röntgenröhre** und **Vakuumdiode.** Die *Austrittsarbeit ist materialabhängig* und liegt für Metalle bei einigen Elektronenvolt.

6.9.1.2. Die kinetische Energie der Elektronen und Ionen

Die Einheit Elektronenvolt ist eine Energieeinheit. Diese Einheit wird vor allem in der Atom- und Kernphysik benutzt. Es gilt

$$1\ \text{Elektronenvolt} = 1\,\text{eV} = 1{,}6 \cdot 10^{-19}\,\text{J}\,. \tag{6.53}$$

Diese Energieeinheit ist dadurch entstanden, daß man die *kinetische Energie der Elektronen* an dem Spannungsabfall messen kann, den sie in einem elektrischen Feld durchlaufen. Ein Elektron wird in einem Spannungsabfall im Vakuum, also beispielsweise zwischen einer Glühkathode und einer dazu positiven Elektrode, die man als *Anode* bezeichnet, beschleunigt. Beträgt die Spannung zwischen Kathode und Anode gerade 1 Volt, so erhält das Elektron auf dem Wege von der Kathode zur Anode gerade die kinetische Energie

$$1\ \text{Elektronenvolt} = 1\,\text{eV}\,.$$

Beträgt die Spannung 300 Volt, so ist die erreichte kinetische Energie 300 eV. *Die maximale kinetische Energie der Elektronen beim Auftreffen auf die Anode hängt daher von der Anodenspannung ab.* Der größte Teil dieser kinetischen Energie wird beim Auftreffen in Wärme umgewandelt und führt zur *Erwärmung der Anode.*

Die Elektronen tragen eine negative Elementarladung. Demgegenüber tragen Ionen eine positive Ladung. Diese positive Ladung kann das Mehrfache einer Elementarladung betragen, wenn mehr als nur ein Elektron aus dem neutralen Atom abgetrennt worden ist. Auch Ionen können im elektrischen Feld beschleunigt werden, und zwar entgegengesetzt zur Beschleunigung von Elektronen. Dabei erhalten Ionen im Vakuum eine kinetische Energie, die ebenfalls in Elektronenvolt gemessen wird. Angenommen, ein Ion trüge eine zweifach positive Ladung, so erhält es in einem Spannungsabfall von 300 Volt die Energie 2·300 Elektronenvolt=600 eV.

6.9.1.3. Die Röntgenröhre

Es handelt sich bei diesem Gerät um eine Kathodenstrahlröhre, bei der die Kathode zumeist hohlspiegelartig ausgebildet ist, so daß die emittierten Elektronen in einem Brennfleck auf die Anode treffen, wie in Abb. 6.37 dargestellt ist. Hier ist nur eine der vielen technischen Ausführungsformen wiedergegeben. Die Anodenspannung der Röntgenröhre kann zwischen 10 kV und 400 kV liegen. Das Anodenmaterial besteht aus Kupfer oder Wolfram. Bei einer derart hohen Anodenspannung ist die durch die auftreffenden Elektronen abgegebene Energie so hoch, daß gekühlt werden muß.

Die Anwendung der Röntgenröhre beruht darauf, daß beim Abbremsen der Elektronen infolge der Geschwindigkeitsänderung ein elektromagnetisches Feld entsteht, das sich als elektromagnetische Welle ausbreitet. Diese Strahlung wird daher auch Bremsstrahlung und nach ihrem Entdecker Röntgenstrahlung genannt (WILHELM CONRAD RÖNTGEN, 1845–1923). Die Wellenlänge der Röntgenstrahlung liegt je nach Anodenspannung im Bereich von $\lambda = 10^{-8}$ m bis $\lambda = 10^{-12}$ m. Eigenschaften und Anwendung der Röntgenstrahlung werden ausführlich im Kapitel „Strahlung“ behandelt (s. S. 342ff.).

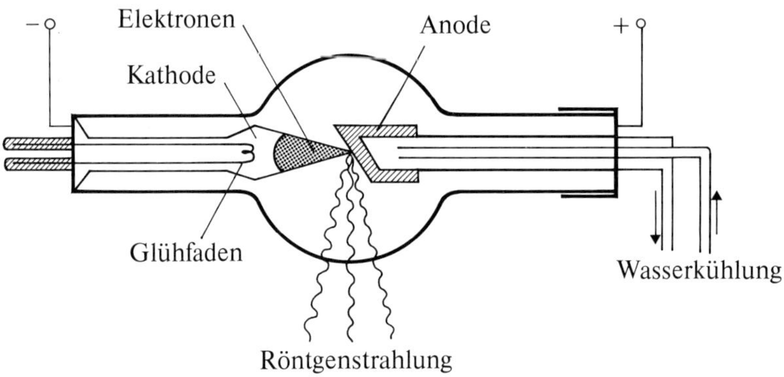

Abb. 6.37. Technische Ausführung einer Röntgenröhre (schematisch).

6.9.1.4. Die Vakuumdiode

Diese Elektro*n*enröhre ist eine Zweielektro*d*enröhre; in einem evakuierten Glaskolben befinden sich als Elektroden eine Kathode und eine Anode. Wie in den oben besprochenen Fällen der Elektrizitätsleitung im Vakuum, werden auch hier Elektronen durch Glühemission aus der Kathode in das Vakuum emittiert. Aufbau und *Funktion der Vakuumdiode* sind aus Abb. 6.38 zu ersehen. Verbindet man die Anode (Abb. 6.38a) mit dem positiven Pol und die geheizte Kathode mit dem negativen Pol einer Spannungsquelle, so werden die von der Kathode emittierten Elektronen zur Anode gezogen. Es fließt ein Strom, der mit einem Meßgerät nachweisbar ist. Ein Stromfluß ist nur bei diesem Polanschluß möglich; die Diode ist in Durchlaßrichtung geschaltet. Bei umgekehrter Polung kann kein Strom fließen; man spricht von Sperrichtung. Die Eigenschaft der Diode ist aus ihrer Kennlinie, Abb. 6.38b, zu ersehen. Der Anodenstrom I_A ist eine Funktion der Anodenspannung U_A, $I_A = f(U_A)$, er wächst mit ansteigender Anodenspannung (Raumladungsgebiet) bis im Sättigungsbereich ein maximaler Wert erreicht wird.

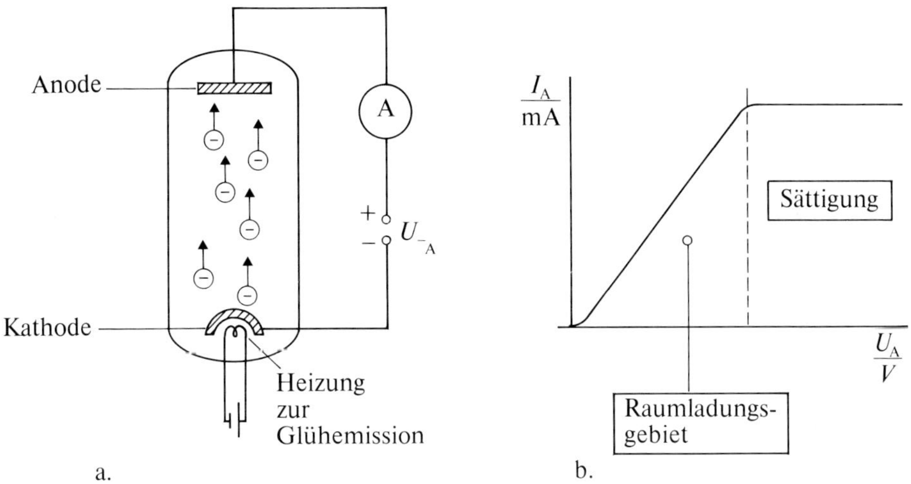

Abb. 6.38. Aufbau und Funktionsweise der Vakuumdiode (a) und ihre Strom-Spannungskennlinie (b).

Die Sättigung kommt zustande, weil ab einer bestimmten Spannung alle von der Kathode emittierten Elektronen die Anode erreichen, was im Raumladungsbereich nicht der Fall ist.

Die Vakuumdiode kann als *Gleichrichter* eingesetzt werden. Wird als Anodenspannung eine Wechselspannung benutzt, so wird nur im positiven Teil der Spannung ein Strom fließen, während der negativen Halbwelle bleibt die Diode gesperrt.

6.9.1.5. Die Photoemission

Nicht nur durch Erwärmung wie bei der Glühemission, auch durch Belichtung erhalten die Elektronen in einem Material eine so hohe kinetische Energie, daß sie aus der Oberfläche des Materials austreten können. Dieses wird als *Photoemission oder lichtelektrischer Effekt* bezeichnet. Auch hier kommt es zu einer Elektrizitätsleitung wenn ein elektrisches Feld angelegt wird. Es fließt ein Photostrom.

Diese Bezeichnung ist historisch zu verstehen und darf nicht zu Verwechslungen Anlaß geben. Der *Photostrom* ist kein Strom von Photonen, sondern ein durch Photonen (Lichtquanten) ausgelöster Elektronenstrom. Meint man in anderem Zusammenhang einen Strom von Photonen, so spricht man vom Photo*nen*strom.

Auch bei der Photoemission ist die schon erwähnte *Austrittsarbeit* als Mindestenergie von Bedeutung. *Die Energie eines Lichtquants kann zur Überwindung der Austrittsarbeit verwendet werden,* wenn die Photonen diese Mindestenergie aufweisen. Eine Überschußenergie kommt der kinetischen Energie der Elektronen zugute. Auf weitere Einzelheiten wird im Kapitel „Strahlung“ eingegangen.

6.9.2. Elektrizitätsleitung in Gasen

Die Zusammensetzung der Materie aus Atomen und Molekülen haben wir bereits behandelt. Diese Bestandteile sind im Grundzustand neutral. Für eine Elektrizitätsleitung jeglicher Art benötigen wir jedoch neben einem elektrischen Feld auch noch frei bewegliche Ladungsträger. Bisher haben wir die Elektronen als solche Ladungsträger kennengelernt. Ladungen können jedoch niemals erzeugt, sondern nur durch Ladungstrennung gewonnen werden. Ladungstrennung bedeutet stets **Ionisation.** Durch Energiezufuhr können Elektronen aus ihrer Bindung im Atom gelöst werden; die Atome werden ionisiert. Wir werden darauf im Kapitel „Strahlung“ bei der Behandlung der Atomstruktur noch ausführlich zurückkommen.

Hier genügt es festzuhalten, daß Elektronen durch Aufbringen der Bindungsenergie aus dem Atom entfernt werden können. Endprodukte sind die Elektronen und einfach oder mehrfach positiv geladene Ionen. Auch im Festkörper ist das nicht anders. Allerdings stehen bei der Elektrizitätsleitung im Metall nur die Elektronen als frei bewegliche Ladungsträger zur Verfügung. Die Ionen bleiben in der Kristallstruktur gebunden. Beim Leitungsprozeß in Gasen ist das anders.

Hier sind nach der Ionisation sowohl die Elektronen als auch die Ionen frei beweglich. Beide tragen zum Strom im elektrischen Feld bei. Dabei bewegen sich selbstverständlich die positiv geladenen Ionen im Feld in entgegengesetzter Richtung wie die negativ geladenen Elektronen. Es können allerdings auch negativ geladene Ionen auftreten. Das geschieht dann, wenn sich ein Elektron an ein neutrales Atom anlagert.

Die für die Ionisation erforderliche Energiezufuhr kann aus verschiedenen Quellen stammen, beispielsweise aus Erwärmung *(Glühemission)*, Lichtstrahlung *(Photoemission)*, Röntgenstrahlung und radioaktiver Strahlung. Die Ionisation durch Röntgenstrahlung und durch radioaktive Strahlung spielt beim Nachweis dieser Strahlung und bei den Fragen der Schädigung biologischen Gewebes eine entscheidende Rolle. Wir werden darauf zurückkommen (s. S. 388 ff.).

Hat in einem Gas bei niedrigem Druck Ionisation stattgefunden, so können die entstandenen Ladungsträger ihrerseits in einem elektrischen Feld so stark beschleunigt werden, daß sie genügend Energie gewinnen, um bei einem Stoß mit weiteren neutralen Gasteilchen diese zu ionisieren. Man spricht von **Stoßionisation.** Der niedrige Druck ist erforderlich, damit die Elektronen oder Ionen bis zum nächsten Stoß eine hinreichend große Weglänge und damit einen ausreichend großen Spannungsabfall durchlaufen, um die für die Ionisation erforderliche kinetische Energie zu erwerben (siehe Abschnitt 6.9.1.2). Nehmen wir als Beispiel eine erforderliche Ionisationsenergie von 10 eV, so muß ein Elektron einen Spannungsabfall von 10 V durchlaufen, um diese Mindestenergie zu erreichen. Bei einem Druck von 0,1 Pa beträgt die freie Weglänge in Luft etwa 6 cm. Das bedeutet, daß in einer Vakuumdiode von etwa 30 cm Länge Stoßionisation bei diesem geringen Druck erzeugt werden kann, wenn die Spannung zwischen Kathode und Anode mindestens 50 V beträgt. Da die bei jeder Stoßionisation neu erzeugten Elektronen nach Durchlaufen des erforderlichen Spannungsabfalls selbst wieder ionisieren können, kommt es zur *Ausbildung von Elektronenlawinen.* Die praktische Anwendung von Ionisation und Stoßionisation findet bei Strahlungsdetektoren wie dem Proportionalzähler oder dem Geiger-Müller-Zählrohr statt. Diese werden im Abschnitt über Strahlungsdetektoren behandelt (s. S. 352 ff.).

6.9.3. Halbleiter

Wir kommen an dieser Stelle auf die Elektrizitätsleitung in Festkörpern zurück. Dazu haben wir bereits gelernt, daß gute elektrische Leitfähigkeit, beispielsweise in Metallen, auf freie Elektronen zurückzuführen ist, die sich im Kristallgitter bewegen können. Es sei nochmals darauf hingewiesen, daß der Körper, also etwa ein Stück Metalldraht, ungeladen ist; einige der Elektronen der neutralen Atome können sich jedoch von ihrem Platz fortbewegen – sie sind nur sehr schwach gebunden, und die Bindung kann durch thermische Bewegung überwunden werden –, so daß elektrische Leitfähigkeit zustande kommt. **Isolatoren** sind solche Stoffe, in denen die Elektronen hingegen stark an ihre Atome gebunden sind, so daß keine Elektrizitätsleitung möglich ist. Interessante Phänome liegen bei den sogenannten Halbleitern vor. **Halbleiter** sind solche Stoffe, deren elektrische Leitfähigkeit unter Normalbedingungen zwischen der der Metalle und der der Isolatoren liegt. Die Resistivität ist größer als die der Metalle und kleiner als die der Isolatoren. Aus Tab. 6.2 in Abschnitt 6.4.2 können wir entnehmen, daß die Resistivität für Kupfer $\varrho = 1{,}7 \cdot 10^{-8}\ \Omega \cdot \mathrm{m}$, die Resistivität für Glas, einem Isolator, $\varrho = 10^{13}\ \Omega \cdot \mathrm{m}$ beträgt. Ein typisches Halbleitermaterial ist Germanium. Dessen Resistivität beträgt $\varrho = 0{,}5\ \Omega \cdot \mathrm{m}$. Weitere Halbleitermaterialien sind Silizium, einige Schwermetalloxide und andere chemische Verbindungen wie Indium-Antimonid, Gallium-Arsenid und Kupferoxydul.

Bei niedrigen Temperaturen, in der Nähe des absoluten Nullpunktes, verhalten sich reine Halbleitersubstanzen wie Isolatoren. Die Elektronen sind an die im Kristallgitter angeordneten Atome gebunden. Durch Erwärmung können Elektronen herausgelöst werden und lassen ihren Platz, ein „Loch", im Atom frei zurück. Wir sprechen von *thermischer Trägererzeugung*. Das ist in Abb. 6.39 dargestellt. Der freie Platz im Atom, das Loch, wirkt wie eine positive Ladung, da an dieser Stelle eine negative Ladung, das Elektron, fehlt. Es handelt sich wieder um Ladungstrennung, da ein positives Ion entstanden ist. Von den Elektronen wissen wir, daß sie auf diese Weise zu freien Ladungsträgern geworden sind. Auch das Loch kann als frei beweglicher Ladungsträger verstanden werden.

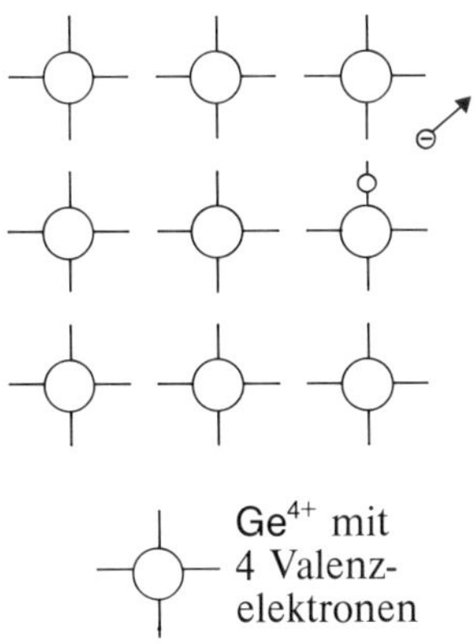

Abb. 6.39. Aufbau eines Germanium-Halbleiterkristalls bei Zimmertemperatur. Durch die thermische Trägererzeugung entsteht Elektronen (n)- und Löcher (p)-Leitung.

Betrachten wir hierzu nochmals Abb. 6.39. Die Kreise stellen Germanium-Ionen dar. Diese sind vierfach positiv geladen, wenn man die vier Valenzelektronen berücksichtigt. In einem Fall ist ein Elektron durch thermische Bewegung abgetrennt worden, so daß ein Loch, auch Fehlstelle oder Defektelektron genannt, zurückbleibt. Dieses Loch kann durch ein Elektron aus dem naheliegenden Atom aufgefüllt werden und wandert daher zum Nebenatom. Dieser Prozeß kann sich fortsetzen, so daß einer Löcher-Leitung oder *p-Leitung* („p" für „positiv") zustandekommt. Sowohl der Ladungstransport der negativen freien Elektronen (n-Leitung) als auch die p-Leitung, die einem Sprung gebundener Elektronen in ein nahegelegenes Loch entspricht, tragen zum Mechanismus der Elektrizitätsleitung im Halbleiter bei. Diese Form der Leitung bezeichnet man als *Eigenleitung* des Germaniums.

Fügt man zum Germanium gezielt ein fünfwertiges Element, wie Arsen hinzu, so können zusätzliche (Dotierung), frei bewegliche Ladungsträger erzeugt werden. Man spricht von *Störstellenleitung*. Das ist in Abb. 6.40 dargestellt. Arsen besitzt fünf Valenzelektronen, wird in den Germaniumkristall eingebaut und stellt vier Valenzelektronen für die Bindung zur Verfügung. Das restliche fünfte Valenzelektron ist sehr schwach gebunden, so daß es als freies Elektron anzusehen ist.

Die Anzahl dieser freien Leitungselektronen ist daher etwa ebenso groß wie die Anzahl der Arsenatome und viel größer als die Anzahl der vom Germanium stammenden Leitungselektronen. Ein solcher Halbleiter heißt *n-Leiter*.

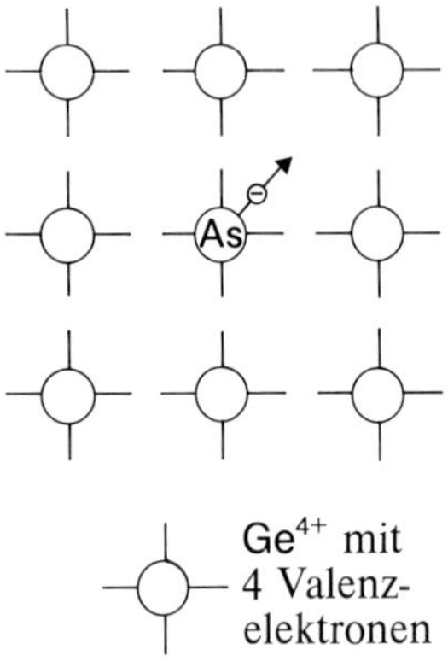

Abb. 6.40. Dotierung eines Germaniumkristalls mit fünfwertigem Arsen. Es entsteht ein n-Leiter.

Germanium kann auch mit einem dreiwertigen Element, zum Beispiel mit Indium, dotiert werden. Das Indium wird ein Elektron von einem Nachbaratom einfangen, um die im Germaniumkristall üblichen vier Bindungen eingehen zu können. Auf diese Weise erzeugt fast jedes Indiumatom ein Loch; es entsteht ein p-Leiter.

6.9.3.1. Die Halbleiterdiode

Auf dem Mechanismus der Elektrizitätsleitung in Halbleitern beruht die *Funktion der Halbleiterbauelemente.* Die Halbleiterdiode besteht aus einer p-leitenden und einer n-leitenden Schicht, Abb. 6.41 a. In Abb. 6.41 b ist die Schaltung der Halbleiterdiode in

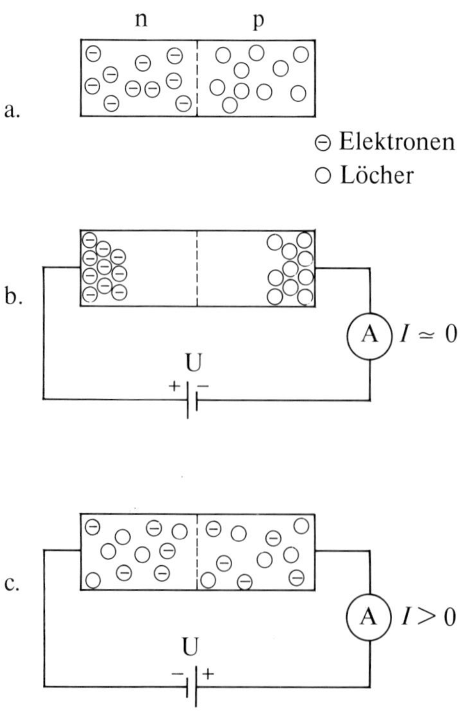

Abb. 6.41. Funktionsweise einer Halbleiterdiode. Aufbau der Diode (a), Schaltung in Sperrichtung (b), Schaltung in Durchlaßrichtung (c).

Sperrichtung dargestellt. Durch die Polung der angelegten Gleichspannungsquelle werden sowohl die Elektronen als auch die Löcher von der Grenzfläche zwischen n-leitendem und p-leitendem Material abgesaugt. Die Grenzschicht verarmt an Ladungsträgern, der Strom ist gesperrt. Im umgekehrten Fall (Abb. 6.41 c) werden die Ladungsträger in den jeweils gegenüberliegenden Bereich hineingezogen. Überall sind Ladungsträger vorhanden, es findet Elektrizitätsleitung statt. Die Diode ist in Durchlaßrichtung geschaltet. Es ist ersichtlich, Abb. 6.42 zeigt die zugehörige Kennlinie, daß die *Halbleiterdiode ebenso wie die Vakuumdiode als Gleichrichter verwendet* werden kann.

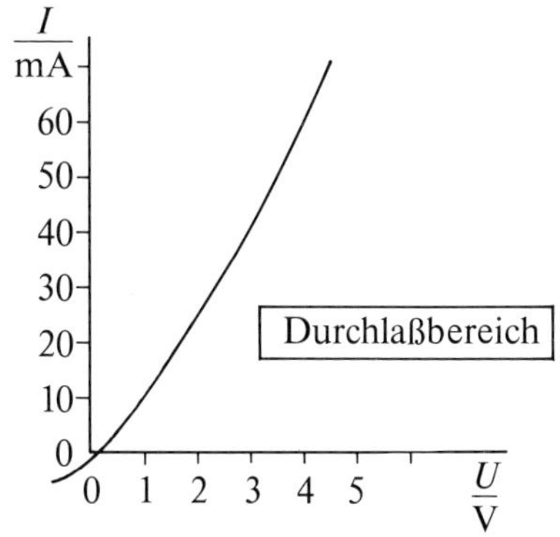

Abb. 6.42. Kennlinie einer Halbleiterdiode.

6.9.3.2. Der Transistor

Auch dieses Bauelement beruht auf der Störstellenleitung in einem Halbleiter. Die Funktionsweise eines Transistors kann man sich am besten ausgehend von der Halbleiterdiode klarmachen. In Abb. 6.43 a ist zusätzlich zu einer Diode ein p-Halbleiter an der linken Seite angebracht. Diese Kombination bezeichnet man als p-n-p-Transistor.

An dem Diodenteil ist die Spannung in Sperrichtung geschaltet. Hingegen ist der linke p-Halbleiter mit dem n-Leiter in Durchlaßrichtung geschaltet. Daher fließt ein starker Löcherstrom in das n-Gebiet; das p-Gebiet emittiert diese Löcher und wird da-

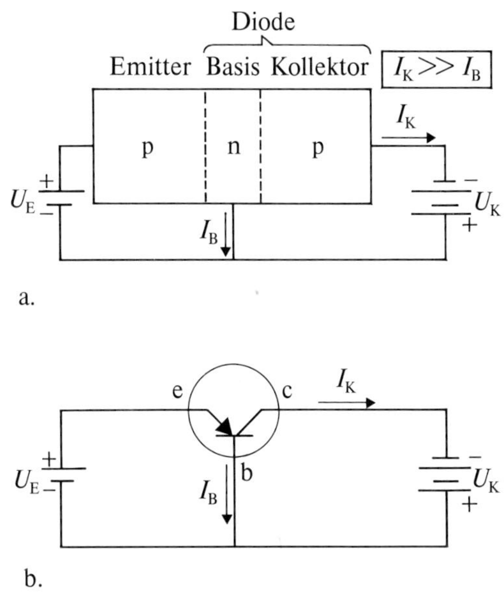

Abb. 6.43. p-n-p-Transistor mit angelegten Spannungen (a). Die gleiche Schaltung mit der Darstellung des Symbols für einen Transistor (b).

her **Emitter** genannt. Wie in Abb. 6.43 a angedeutet, wird die n-Schicht – auch als **Basis** bezeichnet – so dünn ausgebildet, daß die Löcher vom Emitter leicht bis in die rechts liegende p-Schicht diffundieren können. Sie werden überdies durch den negativen Pol der Spannungsquelle U_K abgesaugt; daher wird diese p-Schicht auch **Kollektor** genannt. Der Löcherstrom kann vom Emitter auch über die Basis an den Minuspol der Spannungsquelle U_E abfließen. An den Kollektor wird jedoch eine stärker negative Spannung als an die Basis gelegt. Das führt dazu, daß nur etwa 1% des Stromes an der Basis abfließen, 99% am Kollektor. Das Verhältnis dieser Ströme bezeichnet man als

$$\text{Stromverstärkung} = \frac{I_K}{I_B}\,.$$

Bringt man in Abb. 6.43 a statt eines p-Halbleiters an der linken Seite einen n-Halbleiter an der rechten Seite an, so erhält man einen n-p-n-Transistor mit vergleichbarem Verhalten; beide nennt man auch bipolare Transistoren. Als unipolarer Transistor wird der anders geartete *F*eld*e*ffekt*t*ransistor (FET) bezeichnet, da er im wesentlichen aus einem Kanal besteht, der je nach externer Steuerspannung mehr oder weniger leitend ist. Der FET wird fast leistungslos gesteuert, ähnlich wie die Elektronenröhre. Der bekannteste Typ ist der MOS-FET (Metal-Oxid-Semiconductor-FET).

Formelteil

Die Einheit Elektronenvolt ist eine Energieeinheit.

$$1\ \text{Elektronenvolt} = 1\,\text{eV} = 1{,}6\cdot 10^{-19}\,\text{J}\,.$$

Diese Einheit entspricht der kinetischen Energie, die ein Teilchen, das eine Elementarladung trägt, in einem Spannungsabfall von 1 Volt durch die Beschleunigung in diesem Spannungsgefälle im Vakuum erhält. Damit gilt

$$1\ \text{Elektronenvolt} = 1\,\text{e}\cdot 1\,\text{V} = 1\,\text{eV}\,.$$

Ein Teilchen, das mehrere Elementarladungen trägt, erhält dementsprechend eine größere kinetische Energie.

Beispiel: Ein Ion das dreifach positiv geladen ist, durchläuft einen Spannungsabfall von 100 Volt. Das Ion hat danach die kinetische Energie

$$3\,\text{e}\cdot 100\,\text{V} = 300\,\text{eV}\,.$$

Diese Energieeinheit findet allgemeine Anwendung in der Atom- und in der Kernphysik.

6.10. Elektrische Erscheinungen an Grenzflächen

Wir haben wiederholt interessante Phänomene kennengelernt. So hat uns in der Wärmelehre die Grenzfläche zwischen zwei Phasen beschäftigt. Die Grenzflächenspannung spielte dabei eine wichtige Rolle. In der Elektrizitätslehre haben wir gerade Leitungsmechanismen auf Grenzflächenerscheinungen in Halbleitermaterialien zurückgeführt. Früher bereits haben wir die Entstehung von elektrischen Thermospannungen in der Grenzfläche zweier Metalle behandelt und ihre Anwendung auf die Temperaturmessung betrachtet. Im folgenden soll – aufbauend auf der Kenntnis der Osmose – *das Auftreten elektrischer Membranspannungen* beschrieben werden.

6.10.1. Membranspannungen und die Nernstsche Gleichung

Im Abschnitt 5.6.7 haben wir den osmotischen Druck beschrieben und dabei auch die *Funktionsweise einer semipermeablen, einer halbdurchlässigen, Membran* behandelt. Dabei stellte sich heraus, daß das Charakteristische einer solchen Membran darin besteht, für eine Komponente mit kleinen Molekülen durchlässig, für eine andere mit großen Molekülen hingegen undurchlässig zu sein. Verschieden große Molekülsorten können getrennt werden; als Folge baut sich der *osmotische Druck* auf.

Der Grund, warum wir uns hier noch einmal ausführlich mit dem Problem der Membran befassen, ist darin zu sehen, daß Membranstrukturen auf jeder Ebene der Zellaktivität im biologischen Organismus eine wichtige Rolle spielen. Das *Membranproblem ist daher eines der zentralen Probleme der Biophysik*.

Eines der interessantesten Probleme und eine grundsätzliche Eigenschaft der Zellmembran ist der elektrische Spannungsabfall, der an der Membran existiert. Wie kommt diese Membranspannung zustande? Die mit Mikroelektroden an lebenden Zellen gemessenen Spannungen liegen von 50...150 mV. Bei den jetzigen Betrachtungen kommt es darauf an, daß nicht die Trennung von neutralen Molekülen, sondern diejenige von Ionen die entscheidende Rolle spielt.

Wir betrachten im folgenden zwei Lösungen von Kaliumchlorid verschiedener Anzahldichten, die durch eine Membran getrennt sind, Abb. 6.44. Die Membran sei halbdurchlässig, das bedeutet im vorliegenden Fall nicht, daß sie wie bei der Osmose nach Größe trennt, sondern daß sie nur die K^+-Ionen und nicht die Cl^--Ionen durchläßt. *Die Membran ist ionensensitiv.* Die Mechanismen, die bei der Zellmembran dazu führen, sind weitgehend unbekannt. In unserem Beispiel der Abb. 6.44 findet wegen $n_1 > n_2$ daher bevorzugt ein K^+-Transport nach rechts statt. Durch Diffusion ergibt sich eine Tendenz zum Konzentrationsausgleich. Jedoch wirkt sich sofort die Coulombkraft der nach rechts übergetretenen K^+-Ionen auf die links zurückgebliebenen Cl^--Ionen aus. Es bildet sich an der Membran eine elektrische Doppelschicht nach Art eines Kondensators aus, der ein dynamisches Gleichgewicht von K^+-Strömen in beiden Richtungen an der Grenzschicht stabilisiert, Abb. 6.44b. Es entsteht ein Spannungsabfall an der Membran, der als **Membranspannung** bezeichnet wird. Die Membranspannung ist eine durch die

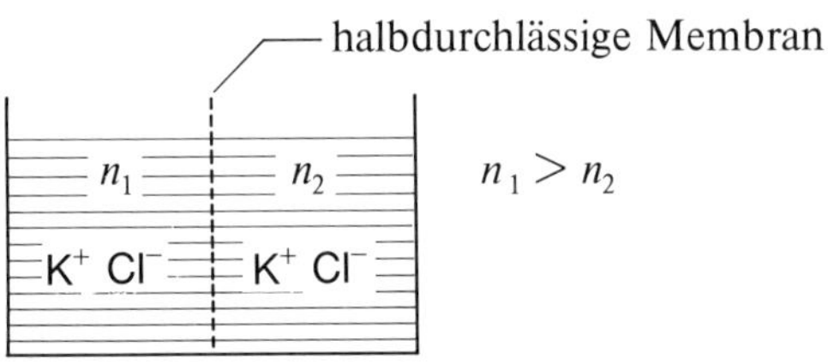

a.

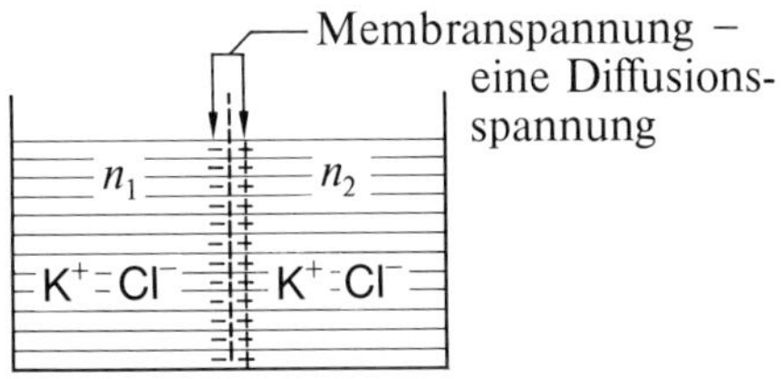

b.

Abb. 6.44. Zur Entstehung der Diffusionsspannung. Zu Beginn des Experimentes (a) und kurze Zeit danach (b).

Eigenschaften der Membran veränderte **Diffusionsspannung,** die in Elektrolyten an Grenzbereichen unterschiedlicher Ionenkonzentration aufgrund verschiedener Wanderungsgeschwindigkeiten auch ohne Membran auftritt. Im vorliegenden Zusammenhang interessiert uns vornehmlich die Membranspannung.

Der behandelte Vorgang ist typisch für die Situation in der lebenden Zelle. Im Inneren der Zelle ist die Anzahldichte der K^+-Ionen größer als extrazellulär. Die Membran ist im Ruhezustand für K^+-Ionen durchlässig. Die Differenz der Potentiale zu beiden Seiten der Membran, die Membranspannung U_M, wird durch die **Nernstsche Gleichung** gegeben

$$U_1 - U_2 = U_M = \pm \frac{1}{z} \cdot \frac{kT}{e} \cdot \ln \frac{n_1}{n_2} = \pm \frac{2{,}3}{z} \cdot \frac{kT}{e} \cdot \log \frac{n_1}{n_2}, \tag{6.54}$$

wobei der Faktor 2,3 auf die Umrechnung natürlicher in dekadische Logarithmen zurückzuführen ist. Die weiteren Größen bedeuten

z = Wertigkeit des betrachteten Ions ($z=1$ für K^+),
k = $1{,}38 \cdot 10^{-23}\,J \cdot K^{-1}$, die Boltzmann-Konstante,
T = die absolute Temperatur,
e = $1{,}602 \cdot 10^{-19}$ C, die Elementarladung,
n_1, n_2 = Anzahldichten beiderseits der Membran,
U_1, U_2 = Potential beiderseits der Membran.

Man erkennt an Gl. 6.54 und in Abb. 6.44b, daß U_M negativ ist, wenn die Membran für positive Ionen durchlässig ist. Mit den angegebenen Werten und mit einer Temperatur $T = 310$ K *im menschlichen Körper* ergibt Gl. 6.54

$$U_M = \pm 61{,}4\,\text{mV} \cdot \log \frac{n_1}{n_2}. \tag{6.55}$$

In Tab. 6.5 sind die Anzahldichten der Ionen angegeben, die in der intrazellulären und extrazellulären Flüssigkeit des menschlichen Organismus von Bedeutung sind.

Tab. 6.5. Intrazelluläre und extrazelluläre Konzentration der Ionen von Bedeutung im menschlichen Organismus.

Ion	$\frac{n_1}{m^{-3}}$ (intrazellulär)	$\frac{n_2}{m^{-3}}$ (extrazellulär)
K^+	$0{,}846 \cdot 10^{26}$	$0{,}03 \cdot 10^{26}$
Na^+	$0{,}06 \cdot 10^{26}$	$0{,}852 \cdot 10^{26}$
Cl^-	$0{,}024 \cdot 10^{26}$	$0{,}618 \cdot 10^{26}$

Im Zustand der Ruhe ist die Zellmembran vorwiegend für K^+-Ionen durchlässig. Dann ergibt die Nernstsche Gleichung in der Form von Gl. 6.55

$$U_M(K^+) = -61{,}4\,\text{mV} \cdot \log \frac{0{,}846}{0{,}03} = -61{,}4 \cdot 1{,}45\,\text{mV} = -89\,\text{mV}.$$

Das Potential ist negativ im Inneren der Zelle. Im Fall eines Nervenreizes ändert sich die Membranpermeabilität und wird während einer Zeit von etwa 0,2 ms für Na^+-Ionen 100mal so durchlässig wie für K^+-Ionen. Für diesen Zeitraum erhält man aus der Nernstschen Gleichung in der Form von Gl. 6.55 und mit Werten aus Tab. 6.5

$$U_M(Na^+) = +61{,}4\,\mathrm{mV}\cdot\log\frac{0{,}852}{0{,}06} = +61{,}4\cdot 1{,}15\,\mathrm{mV} = +71\,\mathrm{mV}\,.$$

Das Potential ist jetzt während kurzer Zeit positiv im Inneren der Zelle. Die Umkehr des Vorzeichens kommt zustande weil die Na^+-Konzentration extrazellulär größer als in der Zelle ist. In Abb. 6.45 ist der Potentialverlauf während des Nervenreizes dargestellt. Er wird als **Aktionspotential** bezeichnet.

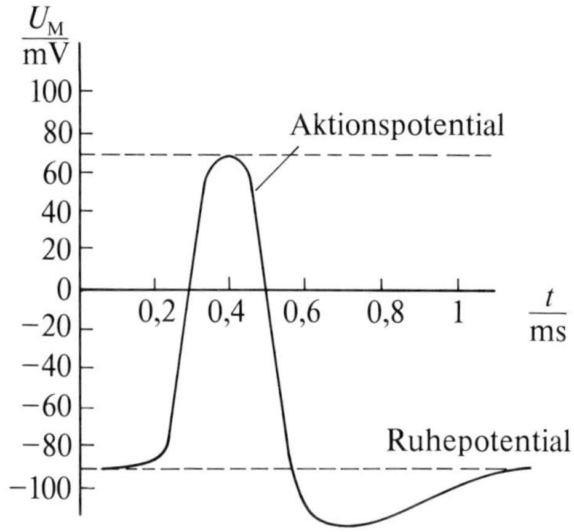

Abb. 6.45. Das Aktionspotential.

Dieser von der Membranpermeabilität abhängige Ionentransport wird als **passiver Transport** bezeichnet. Er folgt dem Konzentrationsgefälle. Dem entgegen wirkt der **aktive Transport** oder die sogenannte **Na-K-Pumpe,** die das Konzentrationsgefälle aufrechterhält. Hierfür ist Energie erforderlich, die aus der Hydrolyse des Adenosintriphosphat (ATP) entnommen wird. Auf diesen weitgehend auch noch unaufgeklärten Prozeß kann hier nicht eingegangen werden.

6.10.2. Dissoziation und pH-Wert

Für die Erscheinungen in der Zellflüssigkeit und generell für wäßrige Lösungen ist die Aufspaltung gelöster Stoffe, beispielsweise von NaCl in die Ionen Na^+ und Cl^- von Bedeutung. Diese Aufspaltung nennt man Dissoziation. Bei vollständiger Dissoziation spricht man von *starken Elektrolyten;* ist die Dissoziation unvollständig, so handelt es sich um *schwache Elektrolyte.* Für die Aufspaltung ist Energie erforderlich, die der thermischen Bewegung entnommen werden kann. Daher ist die Dissoziation *temperaturabhängig.* Geringfügig dissoziiert auch Wasser nach der Gleichung

$$H_2O \rightleftharpoons H^+ + OH^-$$

Man definiert den Dissoziationsgrad für einwertige Ionen

$$\alpha = \frac{c^+}{c_0} = \frac{c^-}{c_0}, \tag{6.56}$$

wobei c_0 = die Stoffmengenkonzentration der gelösten Moleküle,
c^+ = die Stoffmengenkonzentration der positiven Ionen,
c^- = die Stoffmengenkonzentration der negativen Ionen

ist.

Der Dissoziationsgrad von Wasser ist sehr klein. Die Stoffmengenkonzentration beträgt für beide Ionenarten in *reinem Wasser*

$c^+ = c^- = 10^{-7}\,\mathrm{mol \cdot l^{-1}}$.

In der Praxis wird der Gehalt einer Lösung an H^+- oder OH^--Ionen nicht durch die Stoffmengenkonzentration, sondern durch den Logarithmus der jeweiligen H^+-Stoffmengenkonzentration mit positivem Vorzeichen angegeben. *Das ist der* **pH-Wert.**

So ist

$$\mathrm{pH}\,(H_2O) = -\log\left(\frac{c^+}{\mathrm{mol \cdot l^{-1}}}\right) = -\log(10^{-7}) = +7\,.$$

Der pH-Wert kann intrazellulär und extrazellulär sehr unterschiedliche Werte annehmen, etwa zwischen pH = 3 und pH = 10; das bedeutet eine 10millionenfache Änderung. Auch unter solchen Bedingungen kann die Stoffmengenkonzentration konstant gehalten werden. Das System des aktiven Transportes muß daher über Kontrollmechanismen verfügen, die es gestatten, die relativen Konzentrationen der einzelnen Ionensorten zu erfassen, um die erforderlichen Pumpgeschwindigkeiten entsprechend einzustellen.

Formelteil

Die Nernstsche Gleichung

$$U_1 - U_2 = \frac{1}{z} \cdot \frac{kT}{e} \cdot \ln\frac{n_1}{n_2} = \frac{2{,}3}{z} \cdot \frac{kT}{e} \cdot \log\frac{n_1}{n_2}\,.$$

U_1, U_2 = elektrische Potentiale an der Stelle der Ionenkonzentration n_1, n_2,
z = Wertigkeit des betrachteten Ions,
k = Boltzmann-Konstante = $1{,}38 \cdot 10^{-23}\,\mathrm{J \cdot K^{-1}}$,
T = absolute Temperatur,
e = Elementarladung = $1{,}602 \cdot 10^{-19}\,\mathrm{C}$.

Der Dissoziationsgrad (einwertige Ionen)

$$\alpha = \frac{c^+}{c_0} = \frac{c^-}{c_0}\,.$$

c_0 = Stoffmengenkonzentration der gelösten Moleküle,
c^+ = Stoffmengenkonzentration der positiven Ionen,
c^- = Stoffmengenkonzentration der negativen Ionen.

6.11. Das Magnetfeld

In Abschnitt 6.4.3.1 haben wir bereits die magnetische Wirkung des elektrischen Stromes behandelt. Wir haben das *Magnetfeld von stromdurchflossenen Leitern* betrachtet. An der Ablenkung einer Magnetnadel im Magnetfeld des elektrischen Stromes haben wir dort auch schon die *Kraftwirkung auf einen magnetischen Dipol* kennengelernt. Immer wieder können wir dabei die Feststellung machen, daß elektrische und magnetische Felder eng miteinander verknüpft sind. Bevor wir im nächsten Kapitel über „Schwingungen und Wellen" ausführlich auf diese Verknüpfung im elektromagnetischen Feld eingehen, sollen in diesem Abschnitt noch einige Charakteristika des Magnetfeldes behandelt werden.

Wir erkennen das Magnetfeld als Zustand des Raumes an der Kraftwirkung auf Probekörper aus Eisen, auf magnetische Dipole, Dauermagnete oder auf stromdurchflossene Leiter.

6.11.1. Die magnetische Feldstärke

Das magnetische Feld läßt sich durch Feldlinien, das sind gedachte Linien, darstellen, die für jeden Punkt des Feldes die Richtung der Kraft auf einen kleinen Probekörper, beispielsweise eine Magnetnadel, angeben. Während elektrische Feldlinien stets zwischen entgegengesetzten elektrischen Ladungen verlaufen, sind magnetische Feldlinien in sich geschlossen. Wir kennen keine magnetischen Ladungen.

In Ergänzung zum gestreckten stromdurchflossenen Leiter wollen wir noch das Magnetfeld einer stromdurchflossenen Spule in Abb. 6.46 darstellen.

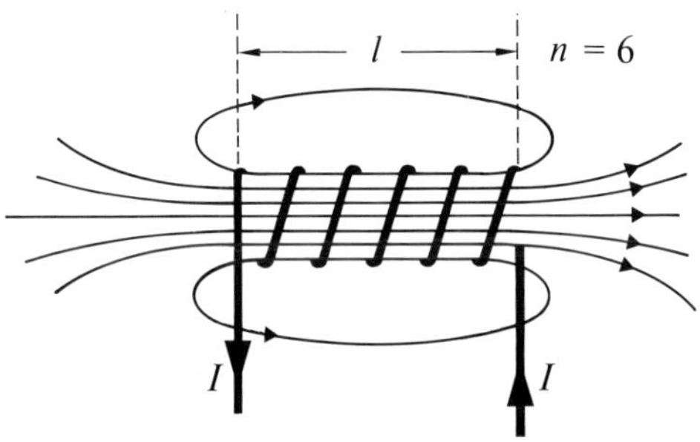

Abb. 6.46. Magnetfeld einer stromdurchflossenen Spule der Länge l, mit einer Windungszahl $n=6$ und mit dem Strom I.

Im Inneren der Spule ist das Magnetfeld homogen, die Feldlinien laufen parallel. Wenn wir innerhalb der Spule die Kraftwirkung und damit die **magnetische Feldstärke** messen, so zeigt sich, daß die Stärke des Magnetfeldes

direkt proportional ist
der Stromstärke I,
der Windungszahl n der Spule

und

umgekehrt proportional
der Spulenlänge l.

Es ergibt sich daher für die magnetische Feldstärke H im Inneren einer stromdurchflossenen Spule

$$H = \frac{n}{l} \cdot I . \qquad (6.57)$$

Die Einheit der magnetischen Feldstärke ist

$[H] = 1\ \text{Ampere} \cdot 1\ \text{Meter}^{-1} = 1\ \text{A} \cdot \text{m}^{-1}$

mit den Einheiten „Ampere“ für den Strom I und „Meter“ für die Länge l im SI.

Wie wird die magnetische Feldstärke gemessen?

Die elektrische Feldstärke konnten wir mit der Kraftwirkung auf eine elektrische Ladung bestimmen. Magnetische Ladungen gibt es nicht, so bestimmen wir die *Kraftwirkung auf einen magnetischen Dipol.* Ebenso wie ein elektrischer Dipol im elektrischen Feld erfährt ein magnetischer Dipol im magnetischen Feld ein Drehmoment. Ein magnetisches Moment $\vec{p}_\mathrm{M}$ erfährt im Magnetfeld $\vec{H}$ das Drehmoment

$$M = p_\mathrm{M} \cdot H \cdot \sin\alpha\,, \tag{6.58}$$

wobei wir die Darstellung in Abb. 6.47 zu Hilfe nehmen. Es handelt sich um das Vektorprodukt

$$\vec{M} = \vec{p}_\mathrm{M} \times \vec{H}\,, \qquad \text{(Gl. 3.23)}$$

so daß das Drehmoment $\vec{M}$ senkrecht auf dem Dipolmoment $\vec{p}_\mathrm{M}$ und dem Magnetfeld $\vec{H}$ steht. In Gl. 6.58 haben wir die Beträge (Gl. 3.22) eingesetzt. Wenn wir ein bekanntes magnetisches Moment benutzen, beispielsweise dasjenige, das wir im bekannten Feld einer Spule nach Gl. 6.57 geeicht haben, so können wir durch Messen des Drehmomentes unbekannte *magnetische Feldstärken messen.*

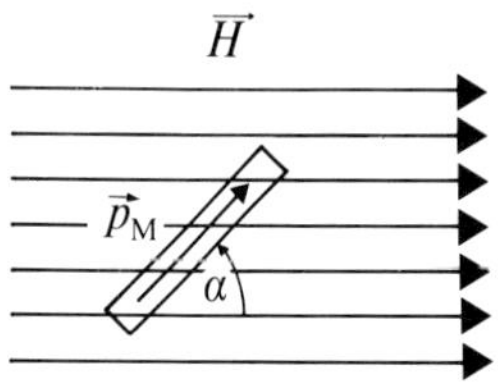

Abb. 6.47. Magnetischer Dipol $\vec{p}_\mathrm{M}$ im Magnetfeld $\vec{H}$.

6.11.2. Die magnetische Flußdichte

Es gibt im magnetischen Feld auch Kraftwirkungen auf elektrische Ladungen. Das haben wir bereits erfahren, als wir aufgrund der Kraftwirkung des magnetischen Feldes eines stromdurchflossenen Leiters auf einen zweiten stromdurchflossenen Leiter zur Definition der elektrischen Stromstärke gelangten. Diese Kraft wird jedoch nur auf bewegte Ladungen ausgeübt. Ruhende Ladungen erfahren keinerlei Kraft im Magnetfeld.

Eine Ladung Q, die sich mit der Geschwindigkeit $\vec{v}$ durch ein Magnetfeld bewegt, erfährt eine Kraft, die proportional zur Ladung, zur Geschwindigkeit und zum Magnetfeld ist. Diese Kraft steht jedoch senkrecht auf dem Vektor der Geschwindigkeit $\vec{v}$ und dem Vektor des Magnetfeldes $\vec{H}$. Das ist in Abb. 6.48 dargestellt. Zur Vermittlung einer räumlichen Vorstellung ist in der Abbildung eine perspektivische Darstellung gewählt worden. In Abb. 6.48a soll gezeigt werden, daß eine Ladung Q, die sich senkrecht zu den Feldlinien bewegt, eine Kraft senkrecht zur Bewegungsrichtung und zu den Feldlinien erfährt, was in Abb. 6.48b noch einmal gesondert dargestellt ist. Es handelt sich um die **Lorentzkraft** (HENDRIK ANTOON LORENTZ, 1853–1929); es ist dieselbe Kraft, die zwischen stromdurchflossenen Leitern wirkt. In Abb. 6.48 führt sie die Ladung Q im Magnetfeld auf einer Bahn, die senkrecht zu den Feldlinien nach oben auslenkt. Die Beobachtung dieser magnetischen Kraft bringt uns erneut das Vektorprodukt in Erinnerung, und wir können für die Lorentzkraft schreiben

$$\vec{F} = Q \cdot \mu_0 \cdot (\vec{v} \times \vec{H})\,. \tag{6.59}$$

Wenn wir Gl. 6.59 als Betragsgleichung darstellen, erhalten wir

$$F = Q \cdot v \cdot \mu_0 \cdot H \cdot \sin\alpha \quad (\alpha = \text{Winkel zwischen } \vec{v} \text{ und } \vec{H}) \tag{6.60}$$

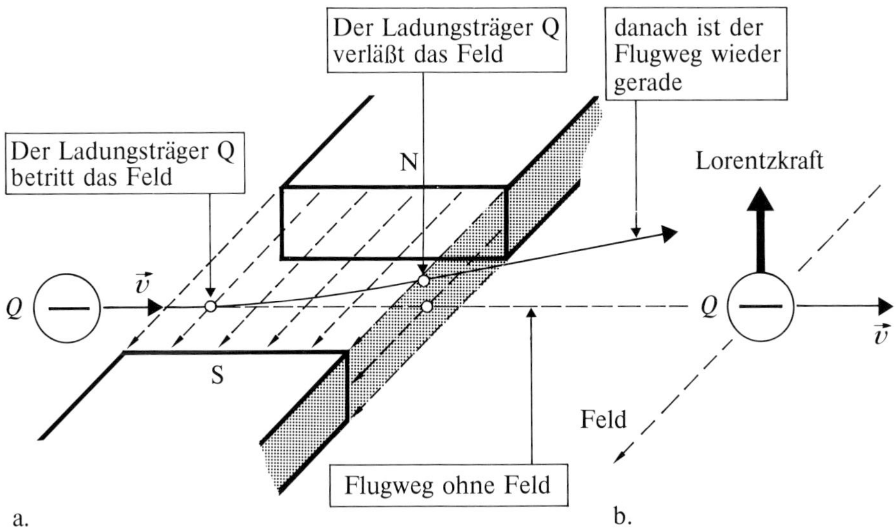

Abb. 6.48. Elektrischer Ladungsträger Q mit der Geschwindigkeit $\vec{v}$ im magnetischen Feld $\vec{H}$ (a); die Lorentzkraft (b) steht senkrecht auf $\vec{v}$ und $\vec{H}$. Man beachte für die Richtung der Lorentzkraft in diesem Fall: Q = – e.

oder

$$F = Q \cdot v \cdot \mu_0 \cdot H \quad \text{für } \alpha = 90^\circ ,$$

das heißt, wenn $\vec{v}$ und $\vec{H}$ wie in Abb. 6.48 senkrecht aufeinander stehen. Die Größe der gemessenen Kraft F macht es erforderlich, daß in Gl. 6.60 nicht der Betrag H sondern die Größe

$$B = \mu_0 \cdot H \tag{6.61}$$

eingesetzt wird. Die Größe B nennt man die **magnetische Kraftflußdichte oder Induktion.** Sie ist durch Gl. 6.61 definiert. Die Konstante μ_0 heißt *Induktionskonstante oder magnetische Feldkonstante*. Ihr Wert folgt aus der Definition der Stromstärkeeinheit, die wir in Abschnitt 6.4.3.1 behandelt haben. Sie basiert auf der Wirkung der Lorentzkraft und wird daher hier noch einmal angeführt.

Die Stromstärke 1 Ampere (1 A) ist die Stärke eines zeitlich konstanten Stromes durch zwei geradlinige, parallele, unendlich lang gedachte dünne Leiter, die einen Abstand von 1 m haben und zwischen denen im leeren Raum je Doppelleitung von 1 m Länge eine Kraft (Lorentzkraft) von $2 \cdot 10^{-7}$ N wirkt.

Mathematisch ausgedrückt gilt also für diese Kraft pro Längeneinheit

$$\frac{F}{l} = \frac{\mu_0}{2\pi} \cdot \frac{I_1 \cdot I_2}{a} , \tag{6.62}$$

wobei im SI eingesetzt werden müssen

$I_1 = I_2 = 1\,\text{A}$ für die Ströme in den beiden Leitern

und

$a = 1\,\text{m}$ für den Abstand der beiden Leiter.

Nach der obigen Definition der Stromstärkeeinheit ist

$$\frac{F}{l} = 2 \cdot 10^{-7}\ \mathrm{N \cdot m^{-1}}, \tag{6.63}$$

wobei die Länge l natürlich ebenfalls in der Einheit 1 m gegeben ist. Aufgrund der gewählten SI-Einheiten benötigen wir die Proportionalitätskonstante $\frac{\mu_0}{2\pi}$. Daraus folgt mit Gl. 6.62 und mit Gl. 6.63

$$\mu_0 = 2\pi \cdot \frac{F}{l} \cdot \frac{a}{I_1 \cdot I_2} = 2\pi \cdot 2 \cdot 10^{-7}\ \mathrm{N \cdot m^{-1}} \cdot \frac{1\,\mathrm{m}}{1\,\mathrm{A} \cdot 1\,\mathrm{A}},$$

somit

$$\mu_0 = 4\pi \cdot 10^{-7}\ \mathrm{N \cdot A^{-2}} = 1{,}257 \cdot 10^{-6}\ \frac{\mathrm{V \cdot s}}{\mathrm{A \cdot m}}. \tag{6.64}$$

Wir wollen hier noch kurz die verwirrende Umsetzung der Einheiten vom ersten zum zweiten Teil von Gl. 6.64 erläutern. Dazu müssen wir zeigen, daß

$$1\,\mathrm{N \cdot A^{-2}} = 1\,\mathrm{V \cdot s \cdot A^{-1} \cdot m^{-1}}$$

ist. Wir wollen das schrittweise tun. Es gilt

$$\begin{aligned} \dim(\text{Kraft}) &= \dim\left(\frac{\text{Kraft} \cdot \text{Weg}}{\text{Weg}}\right) \\ &= \dim\left(\frac{\text{Arbeit}}{\text{Weg}}\right) \end{aligned}$$

somit

$$1\,\mathrm{N \cdot A^{-2}} = 1\,\mathrm{J \cdot m^{-1} \cdot A^{-2}} \tag{6.65}$$

Wir haben auch gelernt, daß die im elektrischen Feld verrichtete Arbeit dargestellt werden kann als eine im Spannungsabfall bewegte Ladung. Also gilt auch

$$\dim(\text{Arbeit}) = \dim(\text{Spannung} \cdot \text{Ladung}).$$

Statt Gl. 6.65 läßt sich somit schreiben

$$1\,\mathrm{N \cdot A^{-2}} = 1\,\mathrm{J \cdot m^{-1} \cdot A^{-2}} = 1\,\mathrm{V \cdot Q \cdot m^{-1} \cdot A^{-2}} \tag{6.66}$$

Außerdem gilt

$$\dim(\text{Ladung}) = \dim(\text{Strom} \cdot \text{Zeit})$$

und wir erhalten statt Gl. 6.66

$$1\,\mathrm{N \cdot A^{-2}} = 1\,\mathrm{V \cdot Q \cdot m^{-1} \cdot A^{-2}} = 1\,\mathrm{V \cdot A \cdot s \cdot m^{-1} \cdot A^{-2}} = 1\,\frac{\mathrm{V \cdot s}}{\mathrm{A \cdot m}}.$$

Damit gilt die Übereinstimmung der Einheiten in Gl. 6.64. Man betrachte diesen Exkurs als eine kleine Übung im Umgang mit Dimensionen und Einheiten. Man kann das Einführen der magnetischen Kraftflußdichte in Gl. 6.61 als eine Verallgemeinerung der magnetischen Feldstärke hinsichtlich der Wirkung auf *Materie im Feld* ansehen. Im Raum, der mit Materie erfüllt ist, gilt statt Gl. 6.61

$$B = \mu \cdot \mu_0 \cdot H \tag{6.67}$$

mit der Permeabilität μ, die im Magnetfeld eine ähnliche Funktion erfüllt wie die relative Dielektrizitätskonstante ε (Gl. 6.30).

Wenn wir einen größeren homogenen Bereich in einem magnetischen Feld betrachten, können wir für eine Fläche A von der magnetischen Kraftflußdichte B auch zum **magnetischen Fluß** ϕ übergehen

$$\phi = B \cdot A \,. \tag{6.68}$$

Die *Einheit der magnetischen Kraftflußdichte* ist

$$[B] = 1\,\frac{\mathrm{V \cdot s}}{\mathrm{m^2}} = 1\,\text{Tesla} = 1\,\mathrm{T} \quad \text{(Nicola Tesla, 1856–1943).}$$

Daraus ergibt sich die *Einheit des magnetischen Flusses*

$$[\phi] = 1\,\mathrm{V \cdot s} = 1\,\text{Weber} = 1\,\mathrm{Wb} \quad \text{(Wilhelm Eduard Weber, 1804–1891).}$$

6.11.3. Die elektromagnetische Induktion

Die Verknüpfung elektrischer und magnetischer Felder zeigt sich nicht nur darin, daß magnetische Felder durch elektrische Ströme verursacht werden. Auch umgekehrt können magnetische Felder in elektrischen Leitern elektrische Spannungen und damit Ströme hervorrufen. Darauf beruhen wichtige technische Prozesse der Energieumwandlung.

Experimente zeigen, daß eine solche elektromagnetische Induktion in einem geschlossenen Leiterkreis dann entsteht, wenn sich der magnetische Fluß ϕ durch den Leiterkreis ändert. Dabei ist es gleichgültig, ob bei räumlich festgehaltenem Leiterkreis der magnetische Fluß geändert wird, oder bei einem räumlich konstanten Magnetfeld der Leiterkreis im Magnetfeld bewegt wird und sich auf diese Weise der magnetische Fluß durch den Leiterkreis ändert.

Es gilt somit allgemein:

Ändert sich das magnetische Feld, das einen Leiterkreis, beispielsweise eine Spule, durchsetzt, so wird im Leiter eine Spannung induziert.

Wir können diese Gesetzmäßigkeiten mathematisch zusammenfassen. Die in einem Leiterkreis induzierte elektrische Spannung U_{ind} gleicht der zeitlichen Änderung des magnetischen Flusses ϕ durch den Leiterkreis.

$$U_{\text{ind}} = -\frac{\mathrm{d}\phi}{\mathrm{d}t} = -\dot{\phi} \,. \tag{6.69}$$

Das negative Vorzeichen wird im folgenden eine wichtige Rolle spielen; wir wollen seine Rolle vorerst offenlassen.

Setzen wir Gl. 6.68 in Gl. 6.69 ein, so erhalten wir

$$U_{\text{ind}} = -B \cdot \frac{\mathrm{d}A}{\mathrm{d}t} \,. \tag{6.70}$$

Daraus schließen wir, daß bei konstanter magnetischer Kraftflußdichte B durch zeitliche Veränderung der durchsetzten Fläche A eine Spannung induziert werden kann. Rotiert man beispielsweise einen Leiterkreis im Magnetfeld periodisch, so kann man eine periodisch wechselnde Spannung induzieren. Das ist die Grundlage für die Erzeugung von Wechselspannung.

Gl. 6.69 führt zu weiteren Anwendungen. Wir wissen seit Beginn, daß ein elektrischer Strom ein Magnetfeld zur Folge hat. Ändert man den Strom, so ändert sich auch das

Magnetfeld. Betrachtet man beispielsweise eine Spule, so wird eine Änderung des Stromes $\frac{dI}{dt}$ eine Änderung des Magnetfeldes und damit eine selbstverursachte Änderung des magnetischen Flusses in der Spule veranlassen. Es wird nach Gl. 6.69 eine zusätzliche Spannung in der Spule erzeugt, die der primären Spannung entgegengerichtet ist. Das ist die Bedeutung des negativen Vorzeichens in Gl. 6.69. Dieser Vorgang wird als **Selbstinduktion** bezeichnet. Es gilt

$$U_{\text{ind}} = -L\frac{dI}{dt}. \qquad (6.71)$$

Dabei ist L die **Induktivität** der Spule. Die Erfahrung, daß die Selbstinduktion dem ursprünglichen Vorgang entgegengerichtet ist, wird als **Lenzsche Regel** bezeichnet (HEINRICH FRIEDRICH EMIL LENZ, 1804-1865).

Auf der elektromagnetischen Induktion beruht die **Funktionsweise des Transformators.** Er besteht aus zwei Spulen (Abb. 6.49), einer Primärspule und einer Sekundärspule. Wird in der Primärspule ein Wechselstrom erzeugt, so entsteht ein magnetisches Wechselfeld, dessen variierender magnetischer Fluß die Sekundärspule durchsetzt und darin eine Wechselspannung induziert. Mißt man U_1 und U_2, so stellt man fest, daß sich die beiden Spannungen wie die Windungszahlen n_1 und n_2 der beiden Spulen verhalten. Für einen idealen Transformator, das bedeutet, für einen Transformator ohne Stromwärmeverluste ergibt sich das *Übersetzungsverhältnis für die Spannung*

$$\frac{U_1}{U_2} = \frac{n_1}{n_2}. \qquad (6.72)$$

Da wir für den idealen Transformator annehmen, daß keine Energie verlorengeht, können wir auch annehmen, daß die auf der Primärseite aufgenommene Leistung gleich der auf der Sekundärseite abgegebenen Leistung ist. Es gilt also

$$P_1 = U_1 \cdot I_1 = P_2 = U_2 \cdot I_2.$$

Mit Gl. 6.72 gilt also auch

$$\frac{I_2}{I_1} = \frac{n_1}{n_2}, \qquad (6.73)$$

das *Übersetzungsverhältnis für den Strom.*

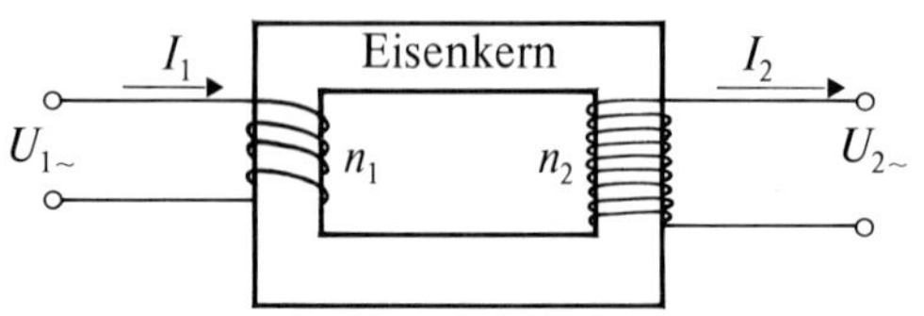

Abb. 6.49. Schematische Darstellung eines Transformators.
n_1 = Windungszahl der Primärspule.
n_2 = Windungszahl der Sekundärspule.

In Abb. 6.49 sind die beiden Spulen auf einen Eisenkern gewickelt, um den magnetischen Fluß vermöge der Permeabilität des Eisens (Gl. 6.67) in stärkerem Maße zu übertragen.

Weitergehende Ausführungen über das Zusammenwirken von elektrischen und magnetischen Feldern und über die Anwendung elektromagnetischer Felder in der Medizin werden im Kapitel „Schwingungen und Wellen" angeboten.

Formelteil

Magnetfeld im Inneren einer stromdurchflossenen Spule

$$H = \frac{n}{l} \cdot I \,.$$

H = magnetische Feldstärke,
I = Stromstärke,
l = Spulenlänge,
n = Windungszahl der Spule.

Die Einheit der magnetischen Feldstärke

$[H] = 1\ \text{Ampere} \cdot 1\ \text{Meter}^{-1} = 1\ \text{A} \cdot \text{m}^{-1}$.

Drehmoment auf einen magnetischen Dipol im Magnetfeld

$$\vec{M} = \vec{p}_\text{M} \times \vec{H} \,.$$

$\vec{M}$ = Drehmoment,
$\vec{p}_\text{M}$ = magnetisches Dipolmoment.

Die Lorentzkraft, die ein Teilchen der Ladung Q mit der Geschwindigkeit $\vec{v}$ im Magnetfeld $\vec{H}$ erfährt.

$$\vec{F} = Q \cdot \mu_0 \cdot (\vec{v} \times \vec{H}) \,.$$

μ_0 = Induktionskonstante = $1{,}257 \cdot 10^{-6}\ \frac{\text{V} \cdot \text{s}}{\text{A} \cdot \text{m}}$.

Die magnetische Kraftflußdichte

$B = \mu_0 \cdot H$ im Vakuum,
$B = \mu \cdot \mu_0 \cdot H$ im materieerfüllten Raum.

μ = Permeabilität.

Die Einheit der magnetischen Kraftflußdichte

$$[B] = 1\ \frac{\text{V} \cdot \text{s}}{\text{m}^2} = 1\ \text{Tesla} = 1\ \text{T} \,.$$

Der magnetische Fluß

$$\phi = B \cdot A \,.$$

A = Fläche, vom magnetischen Fluß durchsetzt.

Die Einheit des magnetischen Flusses

$[\phi] = 1\ \text{V} \cdot \text{s} = 1\ \text{Weber} = 1\ \text{Wb}$.

Die Induktionsspannung

$$U_\text{ind} = -\frac{\mathrm{d}\phi}{\mathrm{d}t} = -\dot{\phi} = -B \cdot \frac{\mathrm{d}A}{\mathrm{d}t} \,.$$

Die Selbstinduktionsspannung

$$U_{\text{ind}} = -L\,\frac{\mathrm{d}I}{\mathrm{d}t}\,.$$

L = Induktivität.

Der Transformator

Das Übersetzungsverhältnis

$$\frac{U_1}{U_2} = \frac{n_1}{n_2} \quad \text{für die Spannung,}$$

$$\frac{I_2}{I_1} = \frac{n_1}{n_2} \quad \text{für den Strom.}$$

U_1, U_2 = Spannung im Primärkreis und im Sekundärkreis,
I_1, I_2 = Strom im Primärkreis und im Sekundärkreis,
n_1, n_2 = Windungszahl im Primärkreis und im Sekundärkreis.

7. Schwingungen und Wellen

„Wirf einen Stein in das Wasser und die sich ausbreitenden Wellenkreise geben dir ein schönes Bild für jede Art von Einfluß.“

Atmung und Herzschlag sind sich ständig wiederholende, periodische Vorgänge. Wir sprechen von solchen Vorgängen dann, wenn eine Bewegung mehrmals hintereinander zur gleichen Ausgangsposition zurückführt. Viele Vorgänge in der Natur laufen in dieser Art ab. Ein bekanntes Beispiel ist das Pendel. Das wiederholte Auftauchen der Sonne ist wohl eines der frühesten Beispiele, das von den Menschen als eine solche wiederholte Bewegung erkannt wurde.

Weitere Beispiele für derartige Bewegungen sind die schwingende Saite und die Welle, letztere am bekanntesten als Wasserwelle. Unser Hörsinn wird durch Schallwellen angeregt, die ihren Ursprung an einer schwingenden Saite haben können. Elektromagnetische Wellen, Wärmestrahlung, Lichteinwirkungen erreichen uns; stets handelt es sich um Wellen, die als eine Art Störung von einem schwingenden System ausgehen und Energie transportieren, nicht aber Masse. Diese Energie regt unser Hören und Sehen an. Der größte Teil der uns zufließenden Information wird über diese beiden Sinne vermittelt. Wir können gut verstehen, daß es schlecht um uns bestellt ist, wenn uns „Hören und Sehen vergeht“.

Welches sind die gemeinsamen Charakteristika dieser Erscheinungen? Wir werden feststellen, daß sich Schwingungen und Wellen auf einer gemeinsamen physikalischen Basis behandeln lassen und daß wir dabei zu ihrer quantitativen Beschreibung gelangen. Auf dem Weg dahin beginnen wir mit einer Betrachtung schwingungsfähiger Gebilde.

7.1. Schwingungen

Eine wichtige Möglichkeit, Zeit zu messen, besteht in der Beobachtung eines Vorganges, der wiederholt in gleicher Weise abläuft; wir nennen einen solchen Vorgang periodisch. GALILEI entschied sich hierbei für die Wahl eines Pendels (Abb. 7.1a), dessen Bewegung um eine Ruhelage in gleichen Zeitintervallen erfolgt, wenn die Auslenkung aus der Ruhelage nicht zu groß ist. Wir haben in Abb. 7.1b noch ein weiteres *schwingungsfähiges System* dargestellt, eine an einer Feder aufgehängte Masse m. In der Ruhelage R ist die Feder so weit gedehnt, daß die Gravitationskraft kompensiert und im weiteren nicht zu berücksichtigen ist. Charakteristisch für diese beiden wie für alle schwingungsfähigen Systeme ist die Existenz einer rücktreibenden Kraft, die der Auslenkung des Systems aus der Ruhelage R entgegengerichtet ist und es in die Ruhelage zurückzuführen trachtet. Diese Kraft haben wir bereits bei der Behandlung des Hookeschen Gesetzes kennengelernt (Gl. 3.20).

7.1.1. Die ungedämpfte harmonische Schwingung

Wir wollen mit der Behandlung des schwingungsfähigen Systems in Abb. 7.1b beginnen, des sog. Federpendels.

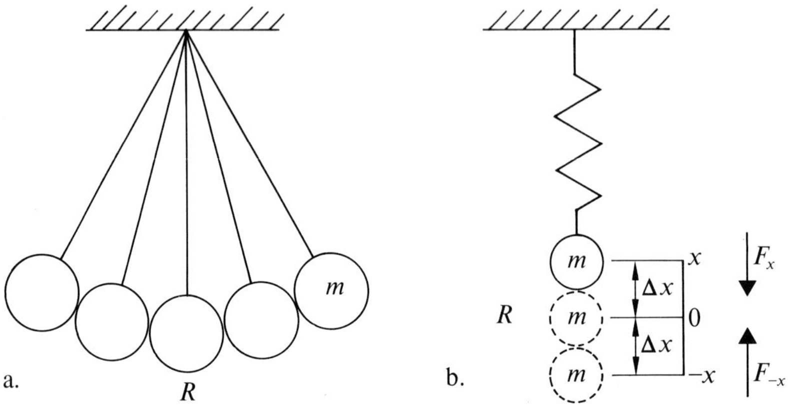

Abb. 7.1. Fadenpendel (a) und Federpendel (b) als schwingungsfähige Systeme mit der Masse *m*. R kennzeichnet die Ruhelage. Schwingungszustände zu verschiedenen Zeiten sind angedeutet. Als rücktreibende Kraft wirken Schwerkraft (a) oder Federkraft F_x (b).

Wir gehen vom Hookeschen Gesetz in der Form von Gl. 3.20 aus

$$F_x = -D \cdot x\,, \tag{7.1}$$

wobei D die Federkonstante ist und wir nur die Komponente der rücktreibenden Kraft F_x bei der Auslenkung $\Delta x = x$ in Abb. 7.1b betrachten. Die Koordinate x ist in Abb. 7.1b positiv nach oben gezeichnet, das negative Vorzeichen in Gl. 7.1 gibt an, daß die rücktreibende Kraft entgegengerichtet ist.

Wir benutzen das 2. Newtonsche Gesetz, Gl. 3.19 und können schreiben

$$F_x = m \cdot a_x = -D \cdot x\,.$$

Daraus ergibt sich

$$a_x = -\left(\frac{D}{m}\right) \cdot x\,. \tag{7.2}$$

Für ein vorgegebenes System ist $\frac{D}{m}$ konstant; so können wir Gl. 7.2 entnehmen, daß die x-Komponente der Beschleunigung a_x der Auslenkung x proportional und ihr entgegengerichtet ist. Wie können wir diese Bewegung quantitativ beschreiben? Die veränderliche und in diesem Fall schwingende Größe x ist im zeitlichen Verlauf trigonometrisch als eine Sinus- oder Cosinus-Schwingung darstellbar, beides ist möglich. Wir wählen für die Auslenkung zur Zeit t

$x = x_0 \cdot \cos(\omega \cdot t)$, *die Zeitfunktion der ungedämpften harmonischen Schwingung.* (7.3)

Dabei ist x_0 die **Amplitude,** die man bei maximaler Auslenkung erhält, wenn $\cos(\omega \cdot t) = \pm 1$ wird. $\omega = \frac{2\pi}{T}$ ist die **Kreisfrequenz** mit der **Schwingungsdauer** T einer einzelnen Schwingung, die auch **Periode** genannt wird. Die Periode erhält man, indem die Zeit $t = T$ gewählt wird, so daß sich als Argument des Cosinus 2π ergibt, also $\omega \cdot T = 2\pi$; man kann dann nach der Schwingungsdauer T auflösen: $T = \frac{2\pi}{\omega}$. Den Kehrwert der Schwingungsdauer nennt man Frequenz $f = \frac{1}{T}$.

Von der Richtigkeit der mit Gl. 7.3 angegebenen Lösung überzeugt man sich durch Differenzieren nach der Zeit

$$v_x = \dot{x} = -x_0 \cdot \omega \cdot \sin(\omega \cdot t)\,,$$
$$a_x = \ddot{x} = -x_0 \cdot \omega^2 \cdot \cos(\omega \cdot t) = -\omega^2 \cdot x\,.$$

Identifiziert man nach Gl. 7.2 ω^2 mit $\left(\frac{D}{m}\right)$, so ergibt sich

$$a_x = \ddot{x} = -\omega^2 \cdot x = -\left(\frac{D}{m}\right) \cdot x\,, \tag{7.4}$$

oder $m\ddot{x} + D \cdot x = 0$, *die Schwingungsdifferentialgleichung.* (7.5)

Für die Periode T des Federpendels gilt

$$T = \frac{2\pi}{\omega} = \frac{2\pi}{\sqrt{\frac{D}{m}}} = 2\pi\sqrt{\frac{m}{D}}\,.$$

Dieses Ergebnis zeigt, daß die Schwingungsdauer T größer wird, wenn man die Masse vergrößert oder die Federkonstante D verkleinert, eine weichere Feder verwendet.

Der zeitliche Ablauf der Bewegung ist in Abb. 7.2 dargestellt. Zum Anregen der Schwingung heben wir die Masse in Abb. 7.1b auf $+x_0$ an $(t=0)$, und lassen die Schwingung beginnen. In diesem Zeitpunkt ist die Beschleunigung maximal, $a_x = -\left(\frac{D}{m}\right) \cdot x_0$. Nach einer halben Schwingung ist die Zeit $t = \frac{T}{2}$ verstrichen, und es gilt $\cos\left(\frac{2\pi}{T} \cdot t\right) = \cos\left(\frac{2\pi}{T} \cdot \frac{T}{2}\right) = \cos\pi = -1$ und damit wird $x = -x_0$. Die Beschleunigung ist bei $x = -x_0$ wieder maximal, jetzt mit umgekehrtem Vorzeichen. Nach der Zeit $t = T$, also nach einer **Periode,** ist eine Schwingung durchlaufen, und es gilt $\cos(\omega \cdot t) = \cos\left(\frac{2\pi}{T} \cdot T\right) = \cos(2\pi) = +1$, und damit wird $x = +x_0$. In Abb. 7.3 sind die Beziehungen zwischen Auslenkung x, Geschwindigkeit $v_x = \dot{x}$ und Beschleunigung $a_x = \ddot{x}$ aufgetragen.

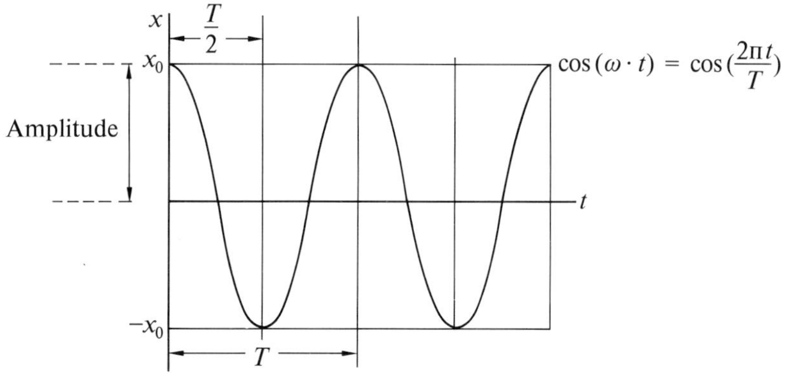

Abb. 7.2. Eine ungedämpfte harmonische Schwingung, dargestellt durch die Cosinus-Funktion mit der Amplitude x_0 und der Schwingungsdauer T.

Weg-Zeit-
(x-t-) Diagramm

Geschwindigkeit-Zeit-
(v-t-) Diagramm

Beschleunigung-Zeit-
(a-t-) Diagramm

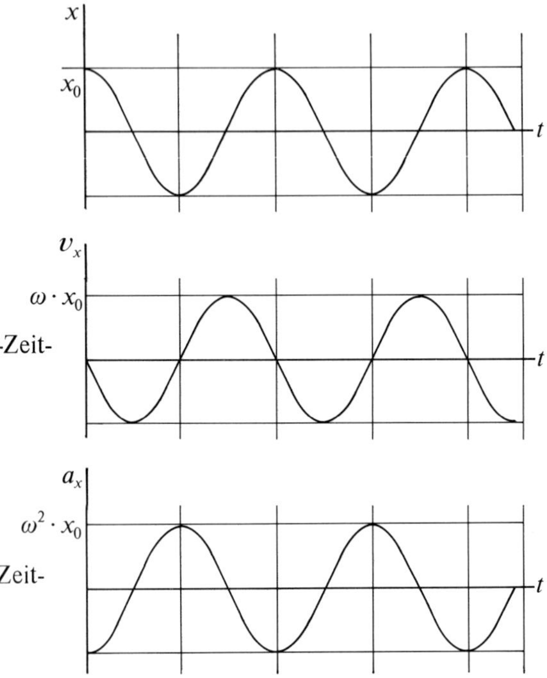

Abb. 7.3. Auslenkung, Geschwindigkeit und Beschleunigung einer harmonischen Bewegung als Funktion der Zeit t.

Gl. 7.5 stellt die *Schwingungsdifferentialgleichung* dar: die 2. Ableitung der Ortskoordinate x nach der Zeit, die Beschleunigung, ist proportional zu x selbst. Die Lösung dieser Differentialgleichung ist in Gl. 7.3 gegeben, die man als *Zeitfunktion der ungedämpften harmonischen Schwingung* bezeichnet. Die charakteristischen Begriffe der Schwingung seien noch einmal zusammengestellt:

Auslenkung als Funktion der Zeit: $x(t) = x_0 \cdot \cos(\omega \cdot t)$,

Amplitude der Schwingung: x_0 ,

Kreisfrequenz: $\omega = 2\pi f = \frac{2\pi}{T}$,

Frequenz: $f = \frac{1}{T}$,

Schwingungsdauer: T .

Die *Einheit der Schwingungsdauer* ist $[T] = \mathrm{s}$.
Die *Einheit von Kreisfrequenz und Frequenz* ist $[\omega] = [f] = \mathrm{s}^{-1} = 1\,\mathrm{Hertz} = 1\,\mathrm{Hz}$.

Interessant ist auch hier eine Energiebetrachtung. Gehen wir hierzu noch einmal zum Anstoß des schwingungsfähigen Systems aus der Ruhelage zurück. Welche Arbeit ist erforderlich, um die Masse m in die Position x_0 zu bringen. Wir haben diese Arbeit für den Fall des Hookeschen Gesetzes bereits berechnet, sie beträgt

$$W = W_{\text{pot}} = \frac{1}{2} D \cdot x_0^2 \quad \text{mit } \Delta x = x_0 \, .$$

Das System besitzt jetzt diesen Betrag an potentieller Energie. Die kinetische Energie ist null. Läßt man die Masse los, so wird sie beschleunigt; sie bewegt sich zurück in Richtung auf die Ruhelage. Dabei nimmt die potentielle Energie ab und die kinetische Energie zu. Beim Durchgang durch die Ruhelage ist die potentielle Energie null geworden, dafür hat die Masse den äquivalenten Betrag an kinetischer Energie. Die kinetische Energie beträgt bei x_0

$$W = W_{\text{kin}} = \frac{1}{2} m v_0^2 = \frac{1}{2} D \cdot x_0^2 .$$

Erreicht die Masse den Punkt $-x_0$, so hat die Masse wieder maximale potentielle Energie, die Feder ist gegenüber der Ruhelage gedehnt, die kinetische Energie ist null. Der Vorgang der *Energieumwandlung von potentieller in kinetische Energie* wiederholt sich bei jeder Schwingung, dargestellt in Abb. 7.4. Die gesamte mechanische Energie des schwingenden Systems ist die Summe aus kinetischer und potentieller Energie $W_s = W_{\text{pot}} + W_{\text{kin}}$; die Gesamtenergie bleibt bei einer harmonischen Schwingung erhalten, sie ist eine Konstante der Bewegung.

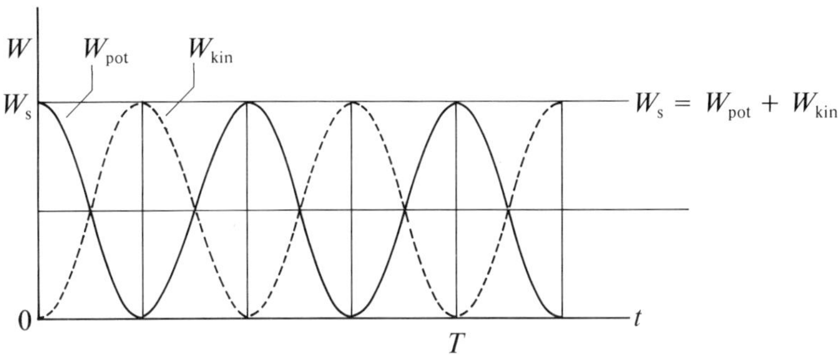

Abb. 7.4. Energie-Zeit-(W-t-)Diagramm des harmonischen Oszillators.

Wir erkennen erneut ein Beispiel für den *Satz von der Energieerhaltung.*

Wir betrachten jetzt den Fall des **Fadenpendels** in Abb. 7.1 a, bei dem eine Masse m an einem masselosen Faden der Länge l aufgehängt ist. Wie ergibt sich hier die rücktreibende Kraft, wenn wir das Pendel aus seiner Ruhelage auslenken? Das sei an Abb. 7.5 demonstriert. Die Auslenkung x werde mit Hilfe des Winkels θ beschrieben. Bei kleinem Auslenkungswinkel θ gilt angenähert

$$x = l \cdot \sin\theta .$$

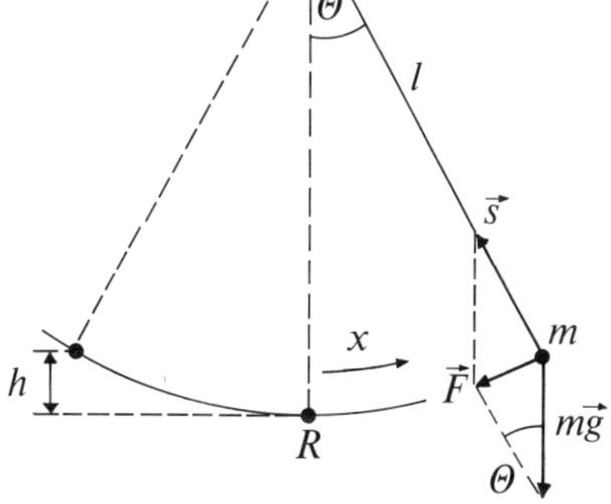

Abb. 7.5. Das Fadenpendel mit der Gewichtskraft $m \cdot \vec{g}$, der Fadenspannung $\vec{S}$ und der rücktreibenden Kraft $\vec{F}$. (R = Ruhelage, x = Auslenkung, θ = Auslenkungswinkel, l = Fadenlänge, m = Masse des Pendels).

Es wirkt die Gewichtskraft $m\vec{g}$; deren Komponente in Bewegungsrichtung ist die rücktreibende Kraft

$$\vec{F} = -m\vec{g}\cdot\sin\theta\,.$$

Im Parallelogramm der Kräfte erkennt man übrigens die Fadenspannung $\vec{S}$, die senkrecht auf der Bahn steht und daher keinen Beitrag zur rücktreibenden Kraft gibt. In Analogie zum Hookeschen Gesetz im vorhergehenden Beispiel ergibt sich hier für die Konstante der rücktreibenden Kraft, die allgemein als Richtgröße bezeichnet wird, mit Gl. 7.1 (im folgenden verzichten wir auf die Vektorpfeile und rechnen nur mit den Beträgen)

$$-\frac{F}{x} = D = \frac{mg\cdot\sin\theta}{l\cdot\sin\theta} = \frac{mg}{l}\,. \tag{7.5}$$

Mit $T=2\pi\sqrt{\frac{m}{D}}$ erhalten wir für die Periode

$$T = 2\pi\sqrt{\frac{l}{g}}\,. \tag{7.6}$$

Die Schwingungsdauer T nimmt zu, wenn die Pendellänge l größer wird. Es ist bemerkenswert, daß die Periode nur von der Länge des Pendels und nicht von der Masse abhängt, auch nicht vom Winkel θ der Auslenkung. Betrachten wir als Beispiel das sog. Sekundenpendel. Zur Berechnung der Länge l quadrieren wir Gl. 7.6 und erhalten $T^2=(2\pi)^2\cdot\frac{l}{g}$ und daraus (T = 2s für ein Sekundenpendel, s. S. 9)

$$l = \frac{T^2\cdot g}{4\pi^2} = \frac{(2\,\mathrm{s})^2\cdot 9{,}8\,\mathrm{m\cdot s^{-2}}}{4\pi^2} = 0{,}993\,\mathrm{m}$$

(s. a. S. 12, Abb. 2.5, Sekundenpendel).

Auch hier können wir die gleiche Energiebetrachtung wie im vorigen Beispiel anstellen. Bei der Auslenkung θ hat die Masse m bezogen auf die Ruhelage R die potentielle Energie mgh, die beim Durchgang durch R vollständig in kinetische Energie umgewandelt ist und bei $-\theta$ wieder den Wert mgh erhält. Wieder liegt eine *periodische Energieumwandlung von potentieller in kinetische Energie* vor.

Der in der Elektrizitätslehre bereits beschriebene **Schwingkreis** stellt ebenfalls ein schwingungsfähiges Gebilde dar. Die Differentialgleichung der Schwingung hat dieselbe Form wie die der harmonischen Schwingung

$$\frac{\mathrm{d}^2Q}{\mathrm{d}t^2} = -\frac{1}{L\cdot C}\cdot Q\,. \tag{7.7}$$

Statt der mechanischen Auslenkung x wird die Ladung Q betrachtet, mit der die Kapazität C geladen wird. Dieser Ladung Q ist die Spannung an der Kapazität proportional

$$U_c = \frac{1}{C}\cdot Q\,,$$

Die Lösung der Differentialgleichung ist

$$Q = Q_0\cdot\cos(\omega t) \tag{7.8}$$

in Analogie mit der Zeitfunktion der mechanischen Auslenkung x (Gl. 7.3). Die Kreisfrequenz wird beschrieben durch

$$\omega = \frac{1}{\sqrt{L \cdot C}}, \tag{7.9}$$

wobei L die Induktivität der Spule und C die Kapazität des Kondensators bedeuten. Die Frequenz f läßt sich aus der Beziehung $\omega = 2\pi f$ bestimmen:

$$f = \frac{1}{2\pi\sqrt{L \cdot C}}, \tag{7.10}$$

und die Periode aus $f = \frac{1}{T}$:

$$T = 2\pi\sqrt{L \cdot C}. \tag{7.11}$$

Ähnlich wie bei der mechanischen Schwingung findet auch hier eine wiederholte *Energieumwandlung* statt. Die elektrische Energie des Kondensators fließt beim Entladen über die Spule ab und dient dort zum Aufbau eines magnetischen Feldes. Danach wird das magnetische Feld der Spule auf Kosten des im Kondensator anwachsenden elektrischen Feldes wieder abgebaut, und so fort. Die Gesamtenergie, die man in diesem Fall als elektromagnetische Feldenergie bezeichnet, bleibt bei der Schwingung konstant; ein weiteres Beispiel für den *Satz von der Energieerhaltung.*

Die harmonische Schwingung erweist sich als eine sehr einfache Bewegung von allgemeiner Bedeutung. Die Gesamtenergie des schwingenden Systems bleibt stets erhalten. Mit wenigen Bestimmungsstücken lassen sich die Eigenschaften des Systems erfassen.

7.1.2. Die gedämpfte Schwingung

Die in der Wirklichkeit vorkommenden Systeme erleiden einen Verlust an Schwingungsenergie aufgrund von Reibungskräften, der als Wärmeenergie auftritt. Wir haben bisher nur den ungestörten Fall behandelt, die *ungedämpfte harmonische Schwingung,* bei der die Gesamtenergie des schwingenden Systems erhalten bleibt. Der Energieverlust führt in der Realität zur *gedämpften Schwingung.* Die Amplitude der Schwingung nimmt im zeitlichen Verlauf ab. Das ist in Abb. 7.6 dargestellt. In der Schwingungsdifferentialgleichung tritt jetzt im Vergleich zur ungedämpften Schwingung, Gl. 7.5, ein Dämpfungsglied, das als Reibungskraft F_R bezeichnet wird und zur Geschwindigkeit $\dot{x}$ proportional ist

$$F_R = -r \cdot \dot{x}. \tag{7.12}$$

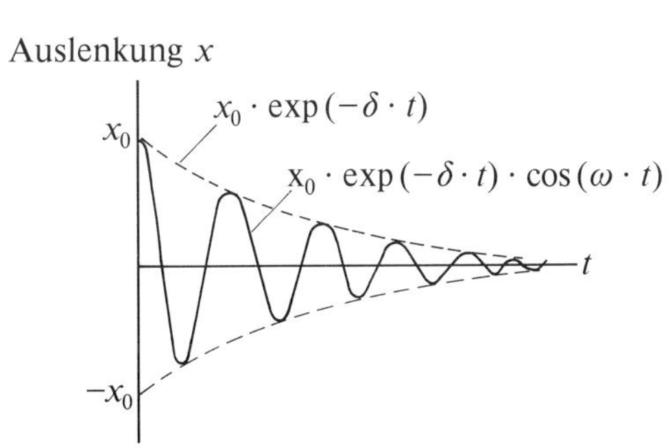

Abb. 7.6. Die gedämpfte harmonische Schwingung im zeitlichen Verlauf.

Die Proportionalitätskonstante r ist der Reibungskoeffizient. Wir haben bei der inneren Reibung von Gasen und Flüssigkeiten eine solche zur Geschwindigkeit proportionale Reibungskraft bereits kennengelernt, Gl. 4.14. Das negative Vorzeichen deutet darauf hin, daß die Reibungskraft eine Reaktionskraft und der Bewegung entgegengerichtet ist. Die *Differentialgleichung der gedämpften Schwingung* ist dann

$$m\ddot{x} = -D\cdot x - r\cdot\dot{x} \tag{7.13}$$

oder

$$\ddot{x} = -\frac{D}{m}\cdot x - \frac{r}{m}\cdot\dot{x}\,. \tag{7.14}$$

Die Lösung dieser Differentialgleichung beschreibt die *Zeitfunktion der gedämpften Schwingung*

$$x = x_0\cdot \mathrm{e}^{-\delta t}\cdot\cos(\omega\cdot t)\,. \tag{7.15}$$

Neben dem Schwingungsterm $\cos(\omega t)$ tritt die exponentiell mit der Zeit abklingende Amplitude $x_0\cdot\exp(-\delta t)$ mit dem *Dämpfungsfaktor* δ auf. Er steht im Zusammenhang mit dem Reibungskoeffizienten r,

$$\delta = \frac{r}{2m}\,.$$

Die Frequenz einer gedämpften Schwingung ist stets kleiner als die der ungedämpften Schwingung. Ausgedrückt mit der Kreisfrequenz beträgt sie

$$\omega = 2\pi f = \sqrt{\omega_0^2 - \delta^2}\,, \tag{7.16}$$

wobei ω_0 die Kreisfrequenz der ungedämpften Schwingung ist. Wegen $T = \frac{1}{f}$ ist die Periode länger. Reibung bremst die Bewegung, wie zu erwarten ist. Als **Dämpfungsmaß** kann auch das Verhältnis zweier aufeinanderfolgender Amplituden gewählt werden. Dieses Verhältnis

$$\frac{x_{01}}{x_{02}} = \frac{x_{02}}{x_{03}} = \ldots$$

bezeichnet man als *Dämpfungsdekrement.*

Die Schwingung ist um so weniger streng periodisch, je größer die Dämpfung ist, d. h. je stärker ω von ω_0 abweicht. Den Fall $\delta = \omega_0$ bezeichnet man als *aperiodischen Grenzfall,* die Dämpfung ist so stark, daß das System maximal nach einer halben Schwingung in Ruhe ist. Wird $\delta > \omega_0$, so kommt keine Schwingung mehr zustande. Das System kriecht nach der Auslenkung mit abnehmender Geschwindigkeit asymptotisch in die Gleichgewichtslage zurück. Diesen Fall bezeichnet man als *aperiodischen Kriechfall.* Die Bewegung des Systems ist nicht mehr durch die Differentialgleichung der gedämpften Schwingung zu beschreiben. Die drei Beispiele der gedämpften Schwingung sind in Abb. 7.7 dargestellt. Der aperiodische Grenzfall entspricht der erwünschten Dämpfung bei vielen technischen Systemen, wie bei Stoßdämpfern und bei der Dämpfung des Zeigerausschlages von Meßinstrumenten.

7.1.3. Die erzwungene Schwingung

Bisher haben wir nur die Schwingungen – ungedämpft und gedämpft – betrachtet, die nach einmaliger Auslenkung frei ablaufen. Bei jedem gedämpften schwingungsfähigen

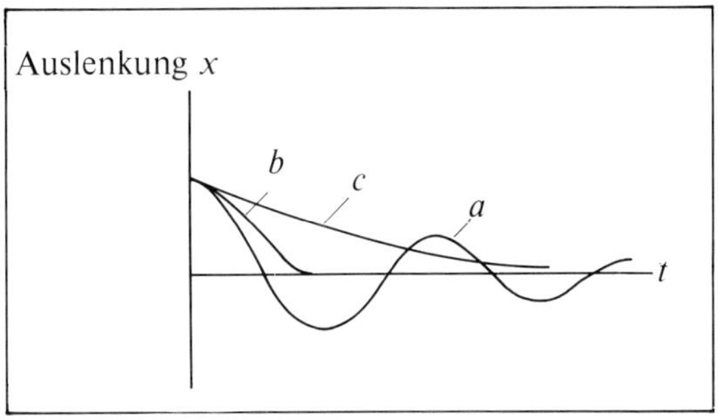

Abb. 7.7. Beispiele für Schwingungen mit unterschiedlicher Dämpfung: schwache Dämpfung (a), aperiodischer Grenzfall (b) und Kriechfall (c).

System klingt die Schwingung entsprechend der Dämpfung ab. Will man eine dauernde Schwingung aufrechterhalten, so muß dem System fortgesetzt die Energie zugeführt werden, die durch die Dämpfung verlorengeht. Die Energiezufuhr muß periodisch erfolgen, das bedeutet, wir müssen dem System einen wiederholten Anstoß geben, um die Dämpfung zu kompensieren.

Wir erhalten auf diese Weise eine *erzwungene Schwingung*. Das Verhalten eines schwingungsfähigen Systems unter dem Einfluß einer anstoßenden Kraft werden wir im folgenden betrachten. *Die erzwungene Schwingung erfolgt mit der Frequenz der anstoßenden Kraft.* Wir wissen ja bereits, daß ein schwingungsfähiges System, außer in seiner Eigenfrequenz, durchaus auch mit anderen Frequenzen schwingen kann. In Abhängigkeit von der Dämpfung ist das beispielsweise in Gl. 7.16 beschrieben. Allerdings spricht ein schwingungsfähiges System um so besser an, je näher die Frequenz des Anstoßes bei der Eigenfrequenz liegt. Eine Folge von Anstößen in Übereinstimmung mit der Eigenfrequenz des schwingungsfähigen Systems kann dessen Schwingungen zu großer Amplitude anfachen. Wir sprechen dann von **Resonanz.** Das Phänomen der erzwungenen Schwingung ist von weitreichender Bedeutung. Es spielt eine Rolle in der Akustik, im Elektromagnetismus, in Atom- und Kernphysik ebenso wie in der Mechanik. Zum Verständnis der Vorgänge ist zunächst der Begriff der **Phase** und der **Phasendifferenz** zu erläutern.

Wir wollen hierzu auf die Analyse der Kreisbewegung in kartesischen Koordinaten analog zu Abb. 3.10 zurückgreifen. Hierzu betrachten wir jetzt Abb. 7.8. Der Punkt B bewegt sich mit gleichförmiger Winkelgeschwindigkeit ω auf der Kreisbahn mit dem Radius r um den Ursprung O. Wenn wir die Bewegung der Kreisscheibe von der Seite betrachten, entsprechend einer Projektion auf die x- bzw. auf die y-Achse, dann bewegt sich der Punkt B je nach Projektion entweder auf der unteren (Punkt B') oder auf der linken Linie (Punkt B'') hin und her. Aus den Winkelbeziehungen der eingezeichneten Dreiecke entnimmt man, daß diese Projektionen harmonische Schwingungen ausführen:

$$x = r \cdot \cos\alpha\,,$$
$$y = r \cdot \sin\alpha\,.$$

Außerdem gilt $\alpha = \omega \cdot t$, so ergibt sich

$$x = r \cdot \cos(\omega t)\,, \qquad (7.17)$$
$$y = r \cdot \sin(\omega t)\,. \qquad (7.18)$$

Die harmonische Bewegung läßt sich aufgrund der Beziehung zur Kreisbewegung mit Hilfe der Winkelfunktionen beschreiben. Aus der Projektion auf die x-Achse ersieht

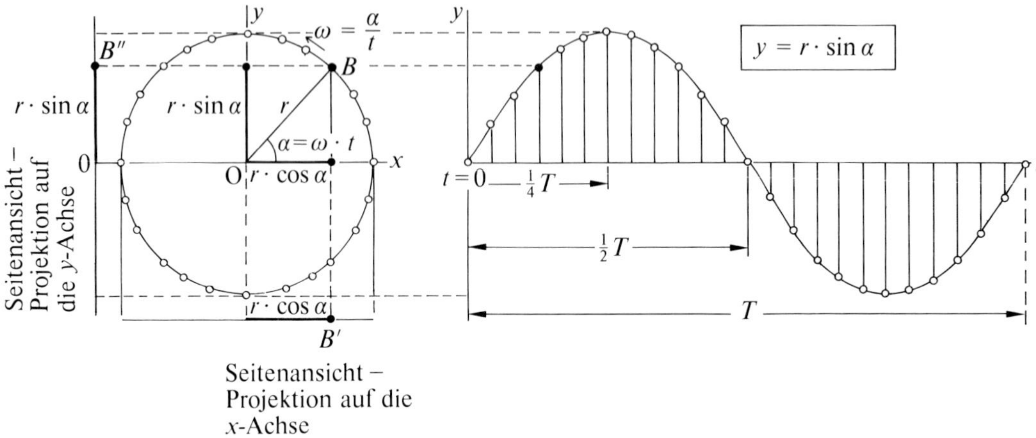

Abb. 7.8. Kreisbewegung und harmonische Schwingung. Bewegung eines Punktes B auf der Kreisbahn, die Projektion dieser Bewegung (Auslenkung) auf die x- und y-Achse und die Darstellung der y-Auslenkung als harmonische Schwingung im y-t-Diagramm.

man, daß der Radius r bei der Stellung $\alpha = 0$ in der Projektion die maximale Auslenkung, die Amplitude der harmonischen Bewegung darstellt. Mit $r = x_0$ erkennen wir, daß Gl. 7.17 identisch mit Gl. 7.3, der Zeitfunktion der ungedämpften harmonischen Schwingung, ist, die ebenso durch Gl. 7.18 darstellbar ist.

Die bisher gewählte Form der Zeitfunktion $x = x_0 \cdot \cos(\omega t)$ ist nicht allgemein genug. Wir haben bisher stets so getan, als ob zum Zeitpunkt $t = 0$ die Auslenkung x maximal sei, $x = x_0$, das bedeutet im Sinne der Kreisbewegung $\alpha = \omega t = 0$.

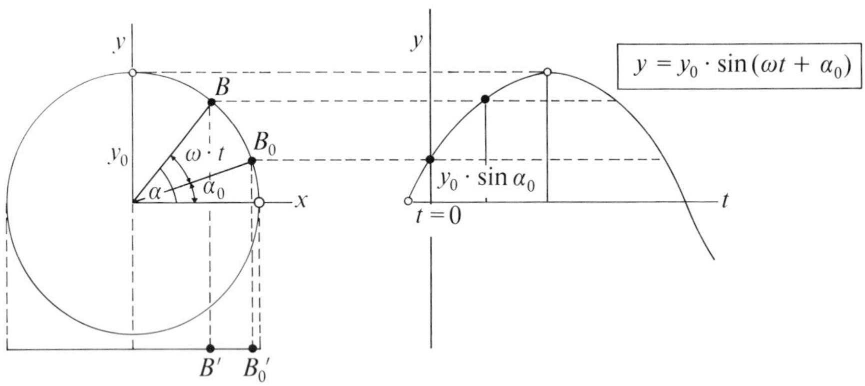

Abb. 7.9. Allgemeine Form von Kreisbewegung und harmonischer Schwingung unter Berücksichtigung der Phasenkonstante α_0.

Im allgemeinen jedoch befindet sich der Punkt B zu Beginn der Beobachtung ($t = 0$) an irgendeiner Stelle des Bewegungsablaufes, etwa bei B_0, d. h. im Sinne der Kreisbewegung, wie in Abb. 7.9 dargestellt, beim Winkel α_0, in der Projektion bei B_0', also nicht in der maximalen Auslenkung. Nach der Zeit t ist dann der Winkel ωt zurückgelegt, so daß der Momentanzustand im allgemeinen durch den Winkel

$$\alpha = \omega t + \alpha_0$$

darzustellen ist, die allgemeine Form der Zeitfunktion der harmonischen Bewegung ist

$$x = x_0 \cdot \cos(\omega t + \alpha_0)\,. \tag{7.20}$$

Die Lage, die das schwingende System zur Zeit t erreicht hat, d.h. der Momentanzustand des Winkels α, wird als **Phase** oder **Phasenwinkel** der Schwingung bezeichnet; der Winkel α_0 wird **Phasenkonstante** genannt.

Diese Betrachtungen sind von Bedeutung, wenn wir zwei oder mehrere schwingungsfähige Systeme in ihrem Bewegungszustand miteinander vergleichen. Im Fall von zwei Systemen, die mit gleicher Frequenz aber nicht in Phase schwingen, sind die beiden Phasenwinkel

$$\alpha_1 = \omega t + \alpha_{01}\,,$$
$$\alpha_2 = \omega t + \alpha_{02}\,.$$

Der Unterschied der beiden Phasenwinkel wird als **Phasendifferenz**

$$\alpha_1 - \alpha_2 = \alpha_{01} - \alpha_{02}$$

bezeichnet.

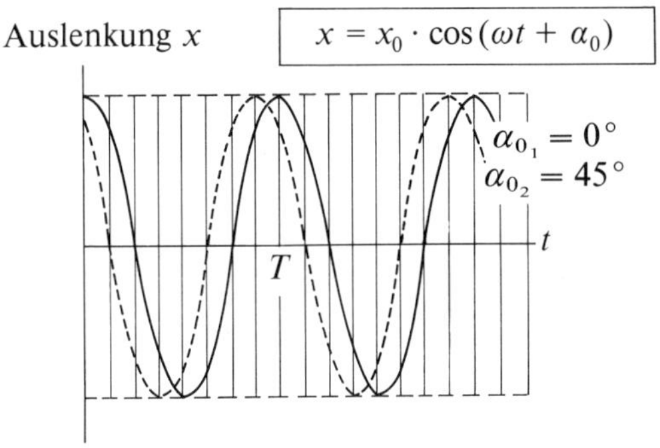

Abb. 7.10. Zwei harmonische Schwingungen mit unterschiedlicher Phasenkonstante.

In Abb. 7.10 ist das Weg-Zeit-Diagramm zweier solcher Schwingungen, ihre Zeitfunktion, dargestellt. Die beiden Schwingungen weisen hier eine Phasendifferenz von 45° gegeneinander auf. Die durchgezogen gezeichnete Schwingung eilt der anderen stets um den gleichen Betrag nach; sie erreicht z. B. das Maximum um $\frac{1}{8}\,T$ später.

Wir kehren nun zur Betrachtung der erzwungenen Schwingung zurück. Das schwingungsfähige System werde durch eine periodische Kraft mit einer bestimmten Frequenz $f = \dfrac{\omega}{2\pi}$ angestoßen. Diese Kraft werde etwa durch

$$F = F_0 \cdot \cos(\omega \cdot t)$$

dargestellt. Die erregende Frequenz f ist im allgemeinen von der Eigenfrequenz f_0 verschieden. Wie sieht die resultierende Schwingung qualitativ aus? Das System schwingt mit der erregenden Frequenz f und nicht in der Eigenfrequenz f_0. Wir beginnen mit einer anstoßenden periodischen Kraft, deren Frequenz $f \ll f_0$ sei und betrachten hierzu Abb. 7.11a. Die Amplitude der erregten Schwingung sei x_0; das erregte System folgt dem Erreger ohne Phasendifferenz, wie in Abb. 7.11b dargestellt. Schwingendes System und anregende Kraft sind in Phase. Läßt man die Frequenz f der anstoßenden Kraft anwachsen, so nimmt die Amplitude der erzwungenen Schwingung ebenfalls zu, und zwar bis zu einem Maximalwert, bei dem $f \simeq f_0$ ist. Schwingendes System und periodisch anstoßende Kraft sind in **Resonanz.** Dabei ist jedoch die erregte Schwingung zunehmend hinter der Anregung zurückgeblieben und weist in der Resonanz eine Phasendifferenz von $90° = \frac{\pi}{2}$ auf. Wird die anregende Frequenz $f \gg f_0$, so nimmt die Amplitude der erzwungenen Schwingung wieder ab und geht asymptotisch gegen null. Das System kann wegen seiner Trägheit dem Erreger nicht mehr folgen und bleibt zurück. Die Phasendifferenz läuft asymptotisch gegen $180° = \pi$. Diese Darstellung wird als *Resonanzkurve* bezeichnet. Sie ist gekennzeichnet durch die *Frequenzabhängigkeit von Amplitude und Phasendifferenz zwischen schwingungsfähigem System und anregender Kraft.*

In Abb. 7.11 sind drei verschiedene Resonanzkurven aufgetragen, die sich in der Dämpfung des schwingungsfähigen Systems unterscheiden. In Abb. 7.11a ist die Amplitude in Abhängigkeit von der erregenden Frequenz dargestellt, aus Abb. 7.11b ist die zugehörige Phasendifferenz zu ersehen. Kurve 1 zeigt den Fall sehr geringer Dämpfung, die Resonanzamplitude wird sehr groß. Die Kurven 2 und 3 weisen zunehmende Dämpfung auf. Bei geringer Dämpfung (Kurve 1) kann die Amplitude der erregten Schwingung so groß werden, daß es zur „Resonanzkatastrophe" kommt; das schwingungsfähige System wird zerstört.

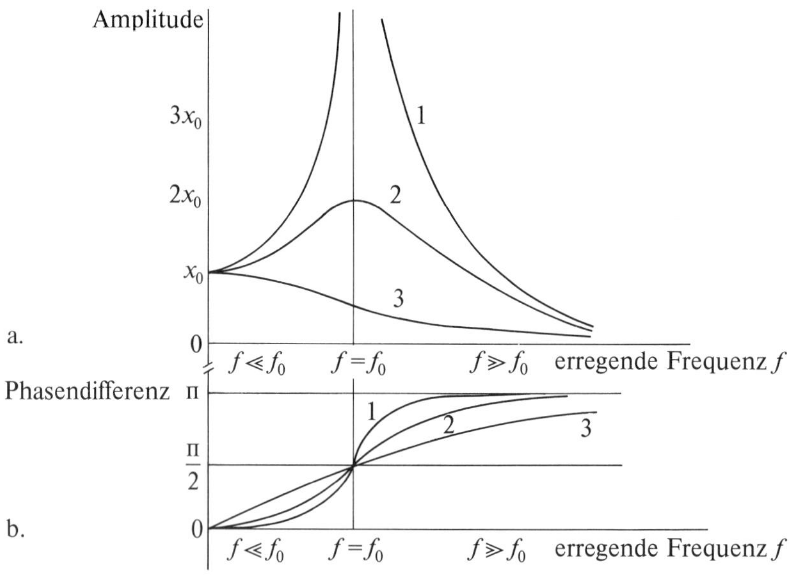

Abb. 7.11. Resonanzkurven einer erregten Schwingung (a) und Phasendifferenz zwischen erregtem System und anregender Kraft (b) für unterschiedliche Dämpfung.

„Denn wenn mir die Trommel genommen wurde, schrie ich, und wenn ich schrie, zersprang Kostbarstes: ich war in der Lage, Glas zu zersingen; mein Schrei tötete Blumenvasen; mein Gesang ließ Fensterscheiben ins Knie brechen ..." (GÜNTER GRASS, „Die Blechtrommel"). Ein literarisch gefaßtes Beispiel dafür, daß das Hookesche Gesetz nicht mehr gilt, wenn die Amplitude der Schwingung so groß und die Grenze der Elastizität überschritten wird. (Unsere Väter lernten als Beispiel: Größere Truppenmassen dürfen eine Brücke nicht im Gleichschritt überschreiten.) Im allgemeinen jedoch ist die Reibung so groß, daß die Amplitude zwar einen großen aber endlichen Wert erreicht.

7.1.4. Überlagerung einfacher harmonischer Schwingungen

Nicht alle periodischen Vorgänge lassen sich auf die bisher beschriebene Weise als Sinus- oder Cosinusfunktion darstellen. Im allgemeinen können Schwingungsvorgänge sehr kompliziert sein. Es handelt sich dann um *nichtsinusförmig periodische* Vorgänge. Beispiele für solche *anharmonischen Schwingungen* sind in Abb. 7.12 dargestellt. Es lassen sich jedoch *alle periodischen Bewegungen, so kompliziert sie auch seien, als Summe einer Anzahl einfacher harmonischer Schwingungen* darstellen. Das geschieht im Prinzip nach einem einfachen Verfahren, indem die einzelnen Auslenkungen der einfachen Schwingungen in jedem Zeitpunkt summiert werden und die resultierende Auslenkung der komplizierten Schwingung ergeben. In Abb. 7.13 ist als Beispiel die Überlagerung zweier einfacher harmonischer Schwingungen, also ihre Summierung, zu einer resultierenden Schwingung dargestellt.

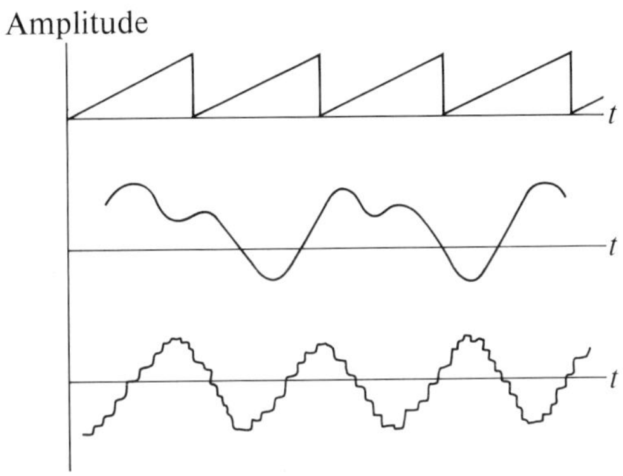

Abb. 7.12. Anharmonische Schwingungen.

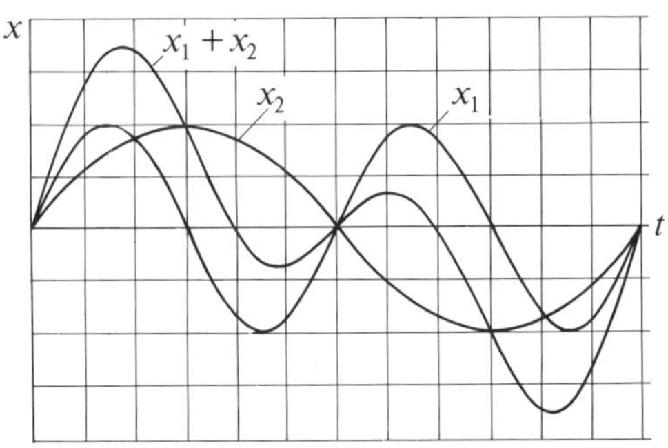

Abb. 7.13. Überlagerung der Schwingungen x_1 und x_2 zur resultierenden Schwingung x_1+x_2.

Man kann sich davon überzeugen, daß an jeder Stelle der t-Achse die resultierende Schwingung x_1+x_2 aus der Summe der Amplituden der Schwingungen x_1 und x_2 entsteht. Das ist das **Prinzip der Superposition.** Umgekehrt läßt sich ein komplizierter periodischer Schwingungsvorgang in die einzelnen einfachen Schwingungskomponenten zerlegen. Dieses Verfahren wird als **Fourier-Analyse** bezeichnet und kann im allgemeinen nur mit rechnergestützten Techniken durchgeführt werden. Ein Beispiel für eine solche Zerlegung ist in Abb. 7.14 dargestellt. Die Gesamtschwingung besteht aus Grundschwingung und Oberschwingungen, wobei in diesem Beispiel die Frequenzen der Oberschwingungen ganzzahlige Vielfache der Grundfrequenz sind. Die zusammengesetzte Schwingung hat die gleiche Frequenz wie die Grundschwingung. Die Bedeutung der Zerlegung einer komplizierten Schwingung in ihre einfachen Komponenten besteht darin, daß einzelne Einflußgrößen untersucht werden können. So ist der Blutdruck (Abb. 4.26) in seinem zeitlichen Ablauf eine komplizierte periodische Schwingung, deren einzelne Komponenten analysiert werden können. Eine Änderung der einzelnen Komponenten, die aus der Gesamtschwingung herausgelesen werden kann, erlaubt einen Einblick in Störungen im komplizierten Mechanismus der Kreislaufphysiologie. Die Einzelkomponenten sind auf die Funktionsweise des Herzens, der Gefäße und derjenigen Sinnesorgane zurückzuführen, die über das Zentralnervensystem auf den Kreislauf einwirken. Die Vielfalt der reagierenden Systeme drückt sich im komplizierten zeitlichen Verlauf der Schwingung aus, während die einzelnen Einflußgrößen mit den aufgrund einer Fourier-Analyse gewonnenen Komponenten in Zusammenhang gebracht werden können. Andere Beispiele für periodische Vorgänge, die bei einer medizinischen Diagnose Verwendung finden, sind das Elektrokardiogramm und das Elektroenzephalogramm.

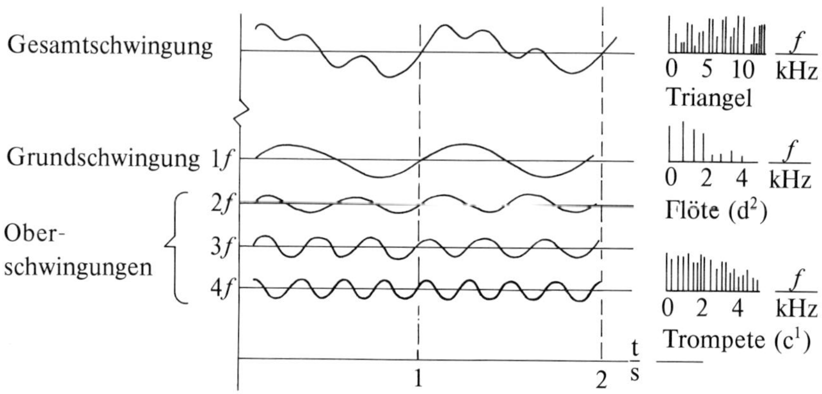

Abb. 7.14. Die Fourier-Analyse; einige Instrumentalspektren.

Formelteil

Schwingungen

Die Zeitfunktion der ungedämpften harmonischen Schwingung

$$x = x_0 \cdot \cos(\omega \cdot t) .$$

x = schwingende Größe,
x_0 = maximale Auslenkung,
t = Zeit,
$\omega = \frac{2\pi}{T}$ = Kreisfrequenz,
T = Schwingungsdauer.

Die allgemeine Zeitfunktion der ungedämpften harmonischen Schwingung

$$x = x_0 \cdot \cos(\omega t + \alpha_0) .$$

α_0 = Phasenkonstante,
die übrigen Größen haben die gleiche Bedeutung wie oben.

Die Schwingungsdifferentialgleichung

$$m\ddot{x} + D \cdot x = 0 .$$

m = Masse des schwingungsfähigen Systems,
D = Konstante der rücktreibenden Kraft, Richtgröße, Federkonstante beim Federpendel.

Die Zeitfunktion der gedämpften harmonischen Schwingung

$$x = x_0 \cdot \mathrm{e}^{-\delta t} \cdot \cos(\omega \cdot t) .$$

δ = Dämpfungsfaktor,
die übrigen Größen haben die gleiche Bedeutung wie oben.

7.2. Wellen als Ausbreitung von Schwingungen

Wir kommen jetzt zu einem wichtigen Phänomen, bei dem wieder die Energie die entscheidende Rolle spielt. Wir haben im Vergangenen einige Fälle kennengelernt, bei denen der Transport von Energie im Raum an den Transport von Materie geknüpft war. Auf diese Weise transportieren Gasmoleküle ihre kinetische Energie und übertragen Energie beim Zusammenstoß auf andere Moleküle. Der Transport von Wärme konnte so durch Wärmeleitung und bei der Konvektion sogar durch den makroskopischen Transport von Materiemassen erklärt werden. Jedoch die dritte Form der Wärmeübertragung, die Wärmestrahlung, haben wir bereits als eine Art des Energietransportes kennengelernt, der ohne Materietransport mit Hilfe elektromagnetischer Wellen erfolgt. Diese besondere und wichtige Form der Energieübertragung beruht auf dem Vorgang von Schwingungen, deren Energieinhalt ohne Transport von Materie in benachbarte Raumbereiche transferiert werden kann.

Wenn ein Stein ins Wasser geworfen wird, breiten sich kreisförmige Wellen von der Stelle der Störung aus. Tatsächlich wird dabei Energie transportiert, ohne daß ein Transport von Wasser erfolgt. Ein Stück Holz, vom Durchgang der Wellen erfaßt, wird auf- und abbewegt, wozu sicher Energie erforderlich ist, es bleibt jedoch im ursprünglichen Bereich. Es findet also kein Transport von Wasser statt, der das Stück Holz mitnehmen würde.

Was sind die Charakteristika der Wellenbewegung? Das wollen wir – zunächst an einem einfachen Beispiel – in diesem Abschnitt behandeln.

7.2.1. Gekoppelte Pendel

Zur Erklärung des Phänomens der Welle dient die Möglichkeit, einzelne schwingungsfähige Systeme aneinanderzukoppeln. Wir wollen mit dem *Beispiel von zwei gekoppelten Pendeln* beginnen. Hierzu stellen wir uns das in Abb. 7.15 dargestellte System aus zwei Federpendeln vor, die außerdem durch eine Feder aneinandergekoppelt sind. Zunächst wird Pendel 1 nach oben kurzzeitig ausgelenkt, Abb. 7.15 a, und losgelassen; es beginnt auf- und abzuschwingen. Die Feder zwischen beiden Pendeln bewirkt, daß Pendel 2 etwas mitgenommen wird und deshalb, zunächst jedoch nur schwach, zu schwingen beginnt, Abb. 7.15 b. Etwas später schwingt Pendel 2 stärker, während gleichzeitig die Schwingung von Pendel 1 schwächer wird, Abb. 7.15 c und Abb. 7.15 d. Wir stellen fest, daß die Energie, die wir zunächst in Form von potentieller Energie auf Pendel 1 übertragen haben, auf Pendel 2 übergeht. Wenn beide Pendel auf gleiche Weise aufgebaut sind, so ist die Energieübertragung vollständig, nach einiger Zeit ist Pendel 1 vollständig zur Ruhe gekommen, während Pendel 2 mit maximaler Amplitude schwingt (Abb. 7.15e). Dann kehrt sich die Richtung der Energieübertragung wieder um, und so fort.

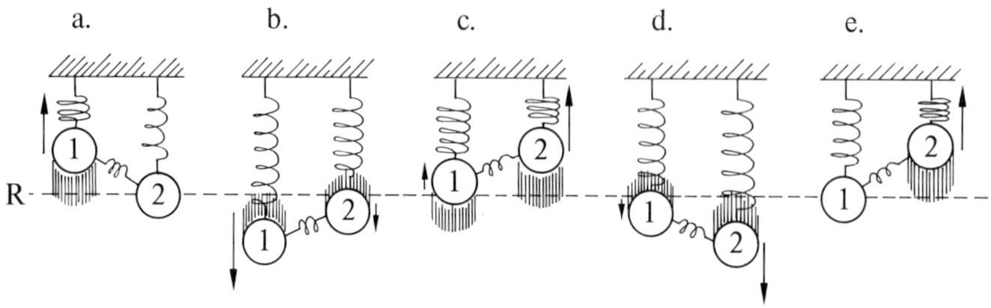

Abb. 7.15. Schwingung zweier gekoppelter Pendel um die Ruhelage R in einer Reihe (a bis e) aufeinanderfolgender Zeitpunkte.

In Abb. 7.16 ist eine andere Form gekoppelter Pendel dargestellt. Zwischen zwei Wänden sind zwei oder mehrere Massen durch Federn untereinander und mit den Wänden verbunden, die Federn sind durch eine Verbindungslinie gekennzeichnet. Durch Anstoßen einer oder mehrerer Massen werden auch hier gekoppelte Schwingungen angeregt, die in verschiedenen Formen oder Moden, das bedeutet in Grund- und Oberschwingungen dargestellt sind.

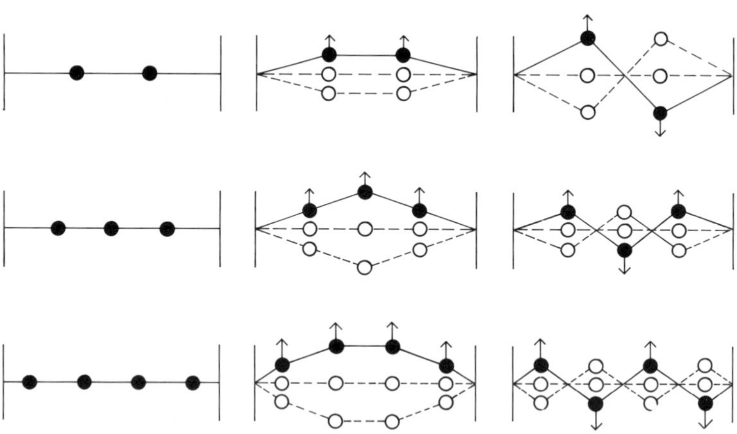

Abb. 7.16. Schwingungsformen mehrerer gekoppelter Pendel.

In unserem nächsten Gedankenexperiment stellen wir uns jetzt eine lange Kette solcher durch Federn verknüpfter Massen vor, die wir an einem Ende in der Hand halten und die am anderen Ende an einer Wand befestigt ist, wie in Abb. 7.17 dargestellt. Wir können diese Einrichtung als eine *Pendelkette* bezeichnen. Wir lenken nun zur Zeit $t = 0$ mit einer schnellen Bewegung die erste Masse aus und führen sie sogleich wieder in die Ausgangslage zurück. Aufgrund der Kopplung zwischen den Massen beobachten wir eine zeitliche Bewegungsfolge, die man als Fortpflanzung eines Wellenimpulses bezeichnen kann. Man kann z.B. an eine Folge von Momentaufnahmen zu den Zeiten $t_1 \ldots t_7$ denken. Die Fortpflanzung der Welle nehmen wir in x-Richtung an. Wie im Fall der zwei gekoppelten Pendel, so wird auch hier Energie auf die erste Masse übertragen, die sich über die Pendelkette fortpflanzt. Es soll nochmals bemerkt werden, daß nur die Energie die Kette entlangwandert; die Materie wandert nicht.

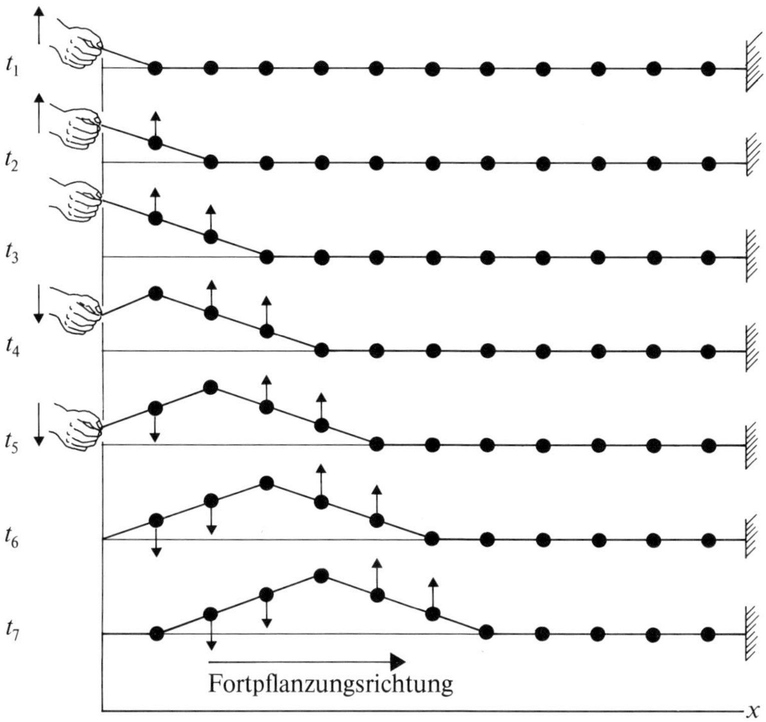

Abb. 7.17. Fortpflanzung eines Wellenimpulses in einer Pendelkette.

Das Modell in Abb. 7.17 ist charakteristisch für die Wellenbewegung in jeder Art von Material. Wellen transportieren Energie, nicht aber Materie.

7.2.2. Ausbreitung von Wellen

Das in Abb. 7.17 benutzte Modell soll nun um einen Schritt verfeinert werden. Für das gleiche Experiment wird jetzt ein Seil verwendet. Wir brauchen zur Untersuchung des Bewegungsablaufes nun nicht mehr einzelne Massenpunkte zu verfolgen, sondern können uns den Wellenvorgang kontinuierlich vorstellen. Das eine Ende des Seiles soll jetzt fortgesetzt auf- und abbewegt werden, während das andere Ende wieder an einer Wand befestigt sei. Für die Bewegung des Seilendes verlangen wir überdies, daß sie einfach harmonisch erfolge. Dann breitet sich ein sinusförmiger Wellenzug entlang des Seiles aus, so wie in Abb. 7.18 für aufeinanderfolgende Zeiten dargestellt. Die *Ausbreitungsgeschwindigkeit der Welle* kann in der gleichen Weise bestimmt werden, wie die Geschwindigkeit eines sich bewegenden Gegenstandes. Wir beobachten hierzu etwa die Lage des ersten Wellenberges - in Abb. 7.18 durch einen Punkt gekennzeichnet - nach Ablauf gleicher Zeitintervalle $\Delta t = t_0 \ldots t_1 = t_1 \ldots t_2 = t_2 \ldots t_3$ usw. In jedem Intervall Δt wandert der Wellenberg um die Strecke Δx. Die Ausbreitungsgeschwindigkeit der Welle ist

$$v = \frac{\Delta x}{\Delta t}. \tag{7.21}$$

Abszisse in Abb. 7.18 ist die x-Achse als Fortpflanzungsrichtung, Ordinate ist die nach unten gerichtete t-Achse; die gestrichelten Geraden verbinden die Wellenberge und die Wellentäler mit fortschreitender Zeit. Daraus ist zu ersehen, daß die Ausbreitungsgeschwindigkeit $v =$ konstant ist.

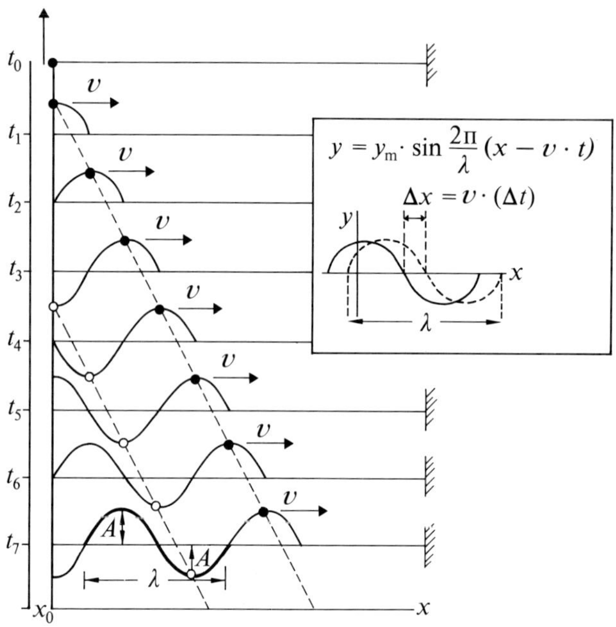

Abb. 7.18. Eine mit der Geschwindigkeit v nach rechts laufende Seilwelle mit der Wellenlänge λ und der Amplitude A. Im Kasten ist die mathematische Form der Welle und die im Zeitintervall zurückgelegte Strecke Δx dargestellt.

Im unteren Teil von Abb. 7.18 ist die Form eines Seilstückes zu einem bestimmten Zeitpunkt ($t = t_7$) hervorgehoben und in Abb. 7.19a nochmals für sich dargestellt. Beobachtet man andererseits den zeitlichen Verlauf der Auslenkung an einer bestimmten Stelle des Seiles, z. B. x_0, so ergibt sich die Darstellung in Abb. 7.19b; sie entspricht der vorausgesetzten harmonischen Bewegung des Seilendes vom Zeitpunkt $t_0 \dots t_4$.

a.
Auslenkung eines Seilstückes in Abb. 7.18 zur Zeit t_7

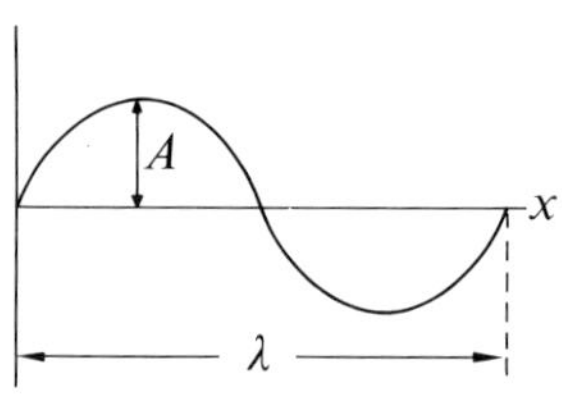

b.
Auslenkung bei x_0 (Abb. 7.18) in Abhängigkeit von der Zeit $t_0 \dots t_4$

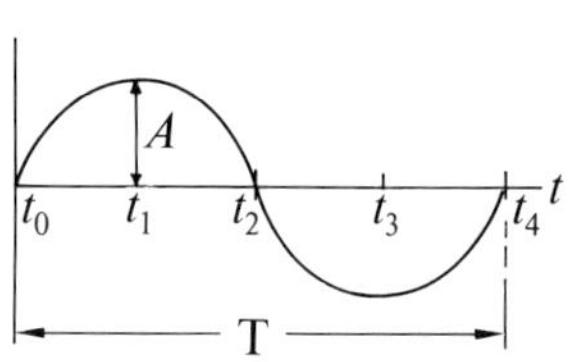

Abb. 7.19. Form eines Seilstückes (a) für verschiedene x zu einer bestimmten Zeit; die Bewegung des Seiles an einer bestimmten Stelle x_0, vertikale Auslenkung als Funktion der Zeit (b).

Ein vollständiger Bewegungsablauf benötigt die Zeit T, eine Periode. Dieses ist auch die Periode oder Schwingungsdauer der Welle. Das bedeutet, an jeder Stelle des Seiles wiederholt sich der Bewegungszustand jeweils nach einer Periode. Außerdem bewegt sich die Welle im Zeitabschnitt einer Periode um die **Wellenlänge** λ in x-Richtung vorwärts. Die Wellenlänge ist definiert als die *„Periode" der Welle in Raum.*

Unter Berücksichtigung der Bedeutung von Periode und Wellenlänge können wir Gl. 7.21 für die Ausbreitungsgeschwindigkeit zur Herstellung einer wichtigen Beziehung benutzen. Die Welle durchläuft die Strecke $\Delta x = \lambda$ in der Zeit $\Delta t = T$. Wir erhalten

$$v = \frac{\Delta x}{\Delta t} = \frac{\lambda}{T}. \tag{7.22}$$

$$\textit{Ausbreitungsgeschwindigkeit} = \frac{\textit{Wellenlänge}}{\textit{Periode}}.$$

Wir haben bereits früher gelernt, daß für die **Frequenz** f einer Schwingung gilt $f = \frac{1}{T}$, so daß wir schließlich erhalten

$$v = \lambda \cdot f$$

$$\textit{Ausbreitungsgeschwindigkeit} = \textit{Wellenlänge} \cdot \textit{Frequenz}.$$

7.2.2.1. Transversale und longitudinale Wellen

Bei der Betrachtung der Bewegungsfolge in Abb. 7.18 fällt ein wesentliches Charakteristikum auf. Die Fortpflanzung der Welle geschieht in x-Richtung, wobei die Schwingung, die der Wellenbewegung zugrundeliegt, senkrecht zur Fortpflanzungsrichtung erfolgt. Eine solche Wellenbewegung bezeichnet man als **transversale Welle.** Außer den bisher als Modell benutzten Seilwellen sind beispielsweise Wasserwellen und die elektromagnetischen Wellen transversale Wellen. Beispiele für elektromagnetische Wellen sind Radiowellen, Mikrowellen, Licht, Röntgenstrahlen und γ-Strahlen. Im folgenden werden wir uns mit einem zweiten Typ von Wellen befassen. Er wird als **longitudinale Welle** bezeichnet. Der Name rührt daher, daß bei dieser Wellenart die Schwingungen in Fortpflanzungsrichtung stattfinden. Das bekannteste Beispiel longitudinaler Wellen ist der *Schall.* Wir haben eine Welle als eine Störung im Medium gekennzeichnet, die Energie im Raum transportiert, ohne daß dabei Masse mitgeführt wird. Das gilt auch für die longitudinale Welle, was am Schall dargestellt werden soll.

7.2.2.2. Der Schall

Schall ist eine mechanische Welle, die durch einen schwingenden Körper erzeugt wird. Die Moleküle eines umgebenden elastischen Mediums werden zum Mitschwingen veranlaßt und übertragen die Störung. Schließlich gibt es einen Empfänger, der diese Störung registriert, beispielsweise das menschliche Ohr. Worin besteht die Störung, die der schwingende Körper, der Schallsender, erzeugt? Wir wollen wieder annehmen, daß die erzeugten Schwingungen sinusförmig sind. Der schwingende Körper soll eine einfache harmonische Bewegung vollführen. Das wird in idealer Weise durch eine Stimmgabel erfüllt, die einen reinen Ton ergibt. Wie in Abb. 7.20 dargestellt, schwingen die beiden Enden einer Stimmgabel in einem kleinen Raumbereich und verursachen Fluktuationen der Luftdichte und damit Luftdruckschwankungen in der Nähe. Diese Dichte- oder Druckschwankungen werden in der Luft übertragen. Für die Schallübertragung ist stets ein materielles Medium erforderlich; im Vakuum wird kein Schall übertragen.

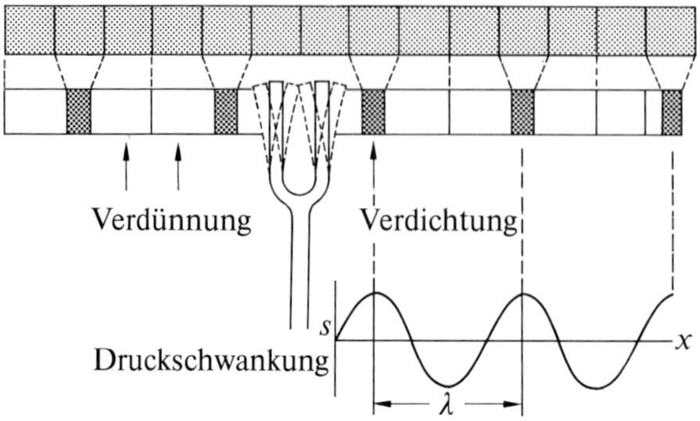

Abb. 7.20. Durch eine Stimmgabel erzeugte Druckschwankung in einem Gas.

In Abb. 7.20 sind die durch die Schallquelle erzeugten Dichteschwankungen dargestellt. Sie sind als periodische Druckschwankung meßbar, die sich von der Schallquelle wegbewegt. Die Druckschwankungen verlaufen in Fortpflanzungsrichtung; wir haben es mit einer longitudinalen Welle zu tun, deren Wellenlänge λ als Abstand zweier Druckmaxima gekennzeichnet ist. Bei der harmonischen Bewegung der Stimmgabel verlaufen auch die Druckschwankungen sinusförmig.

Die Schallfortpflanzung kann außer in Gasen auch in Flüssigkeiten und Festkörpern stattfinden. Dabei breitet sich der Schall im allgemeinen von der Schallquelle nach allen Richtungen des Raumes mit einer bestimmten **Schallgeschwindigkeit** c aus, die von den Eigenschaften des Mediums abhängt. Die Schallgeschwindigkeit in einigen Medien ist in Tab. 7.1 aufgeführt.

Tab. 7.1. Die Schallgeschwindigkeit in einigen Medien.

Medium	c in $\mathrm{m \cdot s^{-1}}$ (0 °C)
Luft	330
Wasser	1484
Gummi	54
Blei	1210
Glas	5000
Stahl	5100
Granit	~6000

Der Schalleindruck, den das menschliche Ohr hat, steht vor allem zu zwei physikalischen Größen der Schallwelle in Beziehung. Die **Lautstärke** entspricht der Amplitude der Druckschwankungen oder Intensität, die **Tonhöhe** entspricht der Frequenz der Druckschwankung. Diese Beziehungen sind in Abb. 7.21 dargestellt.

Amplitude und Frequenz sind voneinander unabhängige Eigenschaften der Schallwelle. Das Produkt der Schallfrequenz $f = \frac{1}{T}$ und Wellenlänge λ ergibt die Schallgeschwindigkeit

$$c = \lambda \cdot f. \tag{7.23}$$

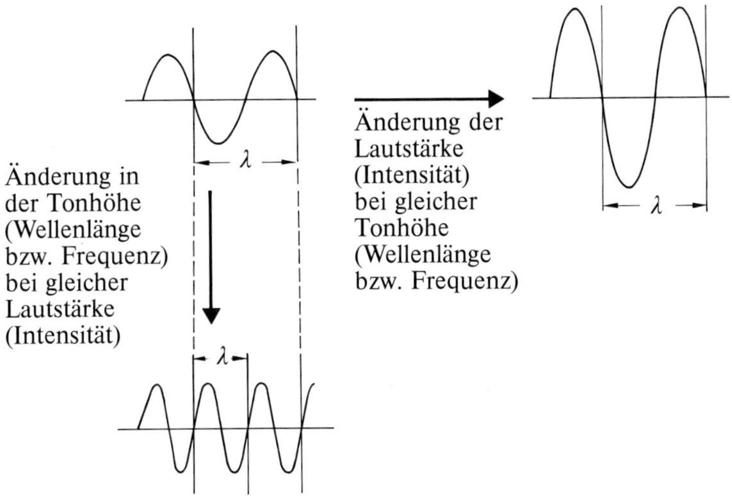

Abb. 7.21. Frequenz und Intensität als unabhängige Eigenschaften einer Welle.

7.2.2.2.1. Schallfeldgrößen

Der Schall durchquert den Raum zwischen Schallquelle und Schallempfänger. Dieser Raum wird als **Schallfeld** bezeichnet. *Die Schallfeldgrößen* charakterisieren die Eigenschaften des Schallfeldes.

Bei sinusförmiger Anregung durch die Schallquelle wird die *Dichte- bzw. Druckschwankung s* der schwingenden Teilchen beschrieben durch

$$s = s_0 \cdot \sin(\omega \cdot t)\,. \tag{7.24}$$

Diese Bewegung ist in Abb. 7.20 dargestellt, dabei gibt s die momentane Entfernung des Teilchens aus der Ruhelage, s_0 die *Auslenkungsamplitude* und $\omega = 2\pi f$ die Kreisfrequenz an. Man lasse sich durch die s-x-Auftragung in Abb. 7.20 nicht verwirren, s schwingt in Fortpflanzungsrichtung, die Teilchen pendeln in dieser Richtung um ihre Ruhelage. Die jeweilige Geschwindigkeit der schwingenden Teilchen beim Durchgang durch die Mittellage wird als *Schallschnelle u* bezeichnet

$$u = \left(\frac{\mathrm{d}s}{\mathrm{d}t}\right) = \omega \cdot s_0\,. \tag{7.25}$$

Davon zu unterscheiden ist die Ausbreitungsgeschwindigkeit c der Störung des Druckgleichgewichtes; diese Störung wird durch Kopplung auf die benachbarten Teilchen übertragen. Es entsteht eine Schallwelle mit der Schallgeschwindigkeit $c = \lambda \cdot f$.

Die periodischen Druckänderungen werden als *Schallwechseldruck*

$$p = p_0 \cdot \sin(\omega \cdot t) \tag{7.26}$$

bezeichnet. Er überlagert sich dem Atmosphärendruck. Die Druckamplitude p_0 wird als *Schalldruck* bezeichnet. Bei normaler Sprache beträgt p_0 etwa 10^{-2} Pa; das ist wenig im Vergleich zum Barometerdruck von etwa 10^5 Pa. Die Schallschnelle beträgt dabei $10^{-4}\,\mathrm{m \cdot s^{-1}}$, ist also ebenfalls gering gegenüber der Schallgeschwindigkeit $c = 330\,\mathrm{m \cdot s^{-1}}$ in Luft.

Das menschliche Ohr ist ein sehr empfindlicher Schallempfänger; es kann noch Schalldrücke von $2 \cdot 10^{-5}$ Pa wahrnehmen.

Die bereits erwähnte *Intensität I* oder Schallstärke der Welle ist definiert als $\frac{\text{Energie}}{\text{Zeit} \cdot \text{Fläche}} = \frac{\text{Leistung}}{\text{Fläche}}$, also die Leistung, die durch eine senkrecht zur Fortpflanzungsrichtung aufgestellte Einheitsfläche transportiert wird. Somit ist die Einheit der Intensität (Abb. 7.22)

$[I] = 1\ \text{Watt} \cdot \text{m}^{-2} = 1\ \text{W} \cdot \text{m}^{-2}$ und entspricht einer Energiestromdichte.

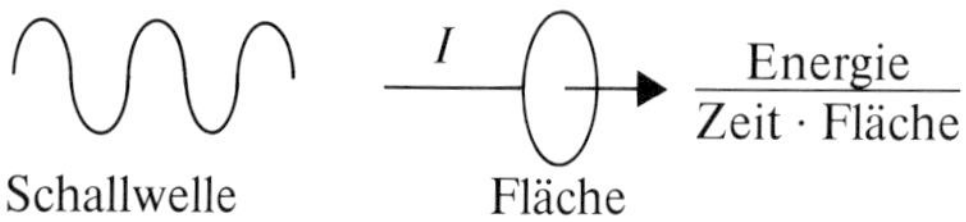

Abb. 7.22. Die Intensität *I* einer Schallwelle ist die Energie, die pro Sekunde durch eine Fläche von 1 m² strömt.

Die Herzaktion führt zu hörbaren Schwingungen (15 – 400 Hz), die als charakteristische Herz-„Töne" wahrnehmbar sind. Es handelt sich jedoch nicht um rein periodische Schwingungen. Der 1. Herzton zu Beginn der Systole und der 2. Herzton zu Beginn der Diastole werden unterschieden. Im Phonokardiogramm können zeitliche Relationen des Herzschalls zu anderen Vorgängen analysiert und pathologische Geräusche erkannt werden. Herz-„Geräusche" mit einer höheren Frequenz um 800 Hz kennzeichnen Veränderungen des normalen Herzschalls und sind auf Turbulenzen des Blutstroms zurückzuführen.

7.2.2.2.2. Ultraschall

Der Frequenzbereich des Schalls wird im allgemeinen in drei Unterbereiche aufgeteilt. Die *Hörfrequenzen* liegen zwischen 20 und 20000 Hz. Darunter spricht man von **Infraschall,** während die darüberliegenden Schallfrequenzen als **Ultraschall** bezeichnet werden. In der Medizin findet der Ultraschall zunehmend Anwendung. Ultraschall vermag in das Gewebe einzudringen, wobei seine mechanische Energie in Wärme umgewandelt wird. Auf diese Weise sind Anwendungen in der *Diathermie* möglich. Wegen der kurzen Wellenlängen im Ultraschallbereich lassen sich Ultraschallwellen bündeln und ähnlich wie Lichtstrahlen zu Abbildungszwecken verwenden *(Sonographie).*

Die Fortpflanzung von Ultraschallwellen im Körper ist jedoch ein kompliziertes Problem. Dazu gehört die Erfahrung, daß biologische Materialien viskoelastisch sein können. Das führt dazu, daß die gerichteten Geschwindigkeiten, die Schallschnelle in der Ultraschallwelle, in ungeordnete Bewegung der Moleküle und damit in Wärme umgewandelt werden kann.

Die Unterschiede in der Schallgeschwindigkeit $c = \lambda \cdot f$ können im Gewebe beträchtlich sein, Tab. 7.2.

Hinsichtlich der Anwendung von Ultraschall ist nach neuesten Erkenntnissen Vorsicht anzuraten. So kommt es auf die Bedingungen an, unter denen Ultraschall angewendet wird. Beispielsweise ertragen Erythrozyten in Blut eine Ultraschallintensität von 1 Megawatt $\cdot$ m^{-2} bei 1 MHz; befindet sich die gleiche Zelle in einer Blut-Luft-Grenzschicht, so bricht die Zellmembran bereits bei einer Intensität von 0,2 Megawatt $\cdot$ m^{-2}.

Bei der *diagnostischen Anwendung* wird die *Reflexion* der Ultraschallwellen an Inhomogenitäten im Gewebe ausgenutzt, als Echo empfangen und auf einem Bildschirm dargestellt. Ein dreidimensionales Bild entsteht aus Echogrammen in verschiedenen Tiefenschichten. Diese Methode führt zur akustischen Tomographie, beispielsweise in der Neurologie oder beim Abbilden von Feten.

Bei hoher Intensität können fokussierte Ultraschallbündel in der Neurochirurgie zur Tumorbehandlung und -zerstörung eingesetzt werden. Bei der Behandlung der Parkinsonschen Krankheit konnten Erfolge erzielt werden, da die Krankheit mit wohllokalisierten Zentren im Gehirn in Zusammenhang gebracht wurde, nachdem dort pathologische Inhomogenitäten nachgewiesen worden waren.

Tab. 7.2. Ultraschallgeschwindigkeit im Gewebe.

Gewebe	$\frac{c}{\text{m} \cdot \text{s}^{-1}}$
Knochen	3360
Muskel (längs der Faser)	1592
Muskel (quer zur Faser)	1576
Gehirn	1520
Fett	1476

7.2.3. Physik des menschlichen Ohres

Der Hörprozeß ist als Umwandlung mechanischer Energie, die als Druckschwankung in der Luft vorliegt, in elektrische Signale zu verstehen. Die elektrischen Signale werden im auditiven Bereich des Gehirns verarbeitet.

Das Ohr hat hinsichtlich dieses Übertragungsvorganges folgende typische Eigenschaften. Es ist empfindlich auf Schallfrequenzen zwischen *20 Hz und 20000 Hz.* Die Empfindlichkeit ist nicht gleichmäßig über diesen Frequenzbereich verteilt. Die Abhängigkeit der unteren Schwelle von der Frequenz ist in Abb. 7.23 dargestellt. Zum Verständnis der Darstellung muß die Einheit Dezibel (dB) an der Ordinatenachse als Empfindlichkeitsmaß für die Intensität oder den Schallpegel erläutert werden. Die Empfindlichkeitsschwelle des Ohres liegt bei ungefähr 3000 Hz, wie man aus der Abbildung entnehmen kann. Bei dieser Frequenz ist das Ohr am empfindlichsten und kann gerade noch eine Schallstärke (Intensität) I_0 von $10^{-12}\,\text{W} \cdot \text{m}^{-2}$ wahrnehmen. Die Schallstärke von $1\,\text{W} \cdot \text{m}^{-2}$ entspricht demgegenüber der Schmerzgrenze.

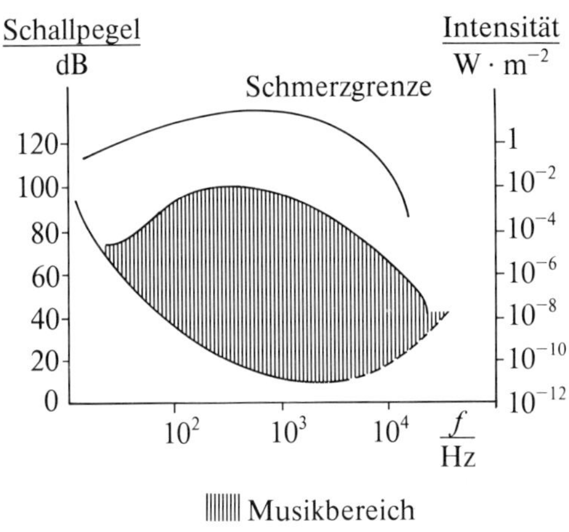

Abb. 7.23. Untere Schwelle der Hörempfindlichkeit des menschlichen Ohres in Abhängigkeit von der Frequenz, ermittelt mit einem Audiometer. Die Schmerzgrenze ist ebenfalls angegeben.

Der Intensitätsbereich überdeckt somit *12 Größenordnungen*. Man benutzt daher zur einfachen Darstellung der Schallstärke eine logarithmische Skala. Dabei wird die Schallstärke I mit der Schallstärke I_0 an der Hörschwelle als Norm verglichen. Die logarithmische Darstellung der Schallstärke besitzt noch einen tieferen Grund. Die Stärke der Schallempfindung ist etwa proportional dem Logarithmus der Größe des Reizes, der die Empfindung auslöst. Das wird als **Weber-Fechnersches Gesetz** bezeichnet. Dieses Gesetz gilt nicht nur für das Gehör, sondern ebenso für die übrigen Sinnesempfindungen. So erhalten wir den

$$\textit{Schallpegel} = \lg\left(\frac{I}{I_0}\right). \tag{7.26}$$

Dabei ist I die betrachtete Schallintensität und $I_0 = 10^{-12}\,\mathrm{W\cdot m^{-2}}$ die Schallintensität an der Hörschwelle als Normintensität. Die Größe Schallpegel ist dimensionslos, die *Einheit* ist

$$[\text{Schallpegel}] = 1\,\text{Bel}\,.$$

Die Bezeichnung der Einheit wurde zu Ehren von A. G. BELL (1847–1922) gewählt, der Taubstummenlehrer und Professor für Physiologie der Stimme war. Die Einheit 1 Bel ist unhandlich groß. Auf die folgende Weise gelangt man zu einer kleineren Einheit

$$\lg\left(\frac{I}{I_0}\right)\text{Bel} \equiv 10\cdot\lg\left(\frac{I}{I_0}\right)\cdot\frac{1}{10}\,\text{Bel} = 10\cdot\lg\left(\frac{I}{I_0}\right)\text{dB}$$

mit $\frac{1}{10}$ Bel (B) = 1 Dezibel (dB).

Statt Gl. 7.26 erhalten wir daher

$$\text{Schallpegel (in dB)} = 10\cdot\lg\left(\frac{I}{I_0}\right) \tag{7.27}$$

und haben damit den Hörumfang von der

Hörschwelle bei $I_0 = 10^{-12}\,\mathrm{W\cdot m^{-2}}$

bis zur

Schmerzgrenze bei $I_s = 1\,\mathrm{W\cdot m^{-2}}$

in 120 Einheiten unterteilt. Die Definition des Schallpegels an der Hörschwelle ist somit

$$10\cdot\lg\left(\frac{I_0}{I_0}\right) = 10\cdot\lg\left(\frac{10^{-12}\,\mathrm{W\cdot m^{-2}}}{10^{-12}\,\mathrm{W\cdot m^{-2}}}\right) = 10\cdot\lg 1 = 0\,\text{dB}\,.$$

Im Rockpalast beträgt der Schallpegel

$$10\cdot\lg\left(\frac{I}{I_0}\right) = 10\cdot\lg\left(\frac{10^{-2}\,\mathrm{W\cdot m^{-2}}}{10^{-12}\,\mathrm{W\cdot m^{-2}}}\right) = 100\,\text{dB}\,.$$

Beispiele für Schallpegel sind in Tab. 7.3 angegeben.

In Tab. 7.3 *erscheint die Einheit dB (A)*. Das hängt damit zusammen, daß bei der Messung des Schallpegels von Geräuschen ein Frequenzgemisch aufgenommen wird. Man benutzt hierfür elektrische Schallpegelmesser, deren Empfindlichkeit hinsichtlich der Frequenzabhängigkeit dem menschlichen Ohr angepaßt ist. Das Ergebnis einer solchen Messung wird mit der Einheit dB (A) versehen.

Tab. 7.3. Beispiele für Schallpegel.

Art des Schalls	Schallpegel / dB (A)	Musikalische Dynamik	Schallstärke / $W \cdot m^{-2}$
Hörschwelle (Jugend)	0	—	10^{-12}
Hörschwelle (Alter von 50)	10	 ppp	10^{-11} 10^{-10}
Normale Raumgeräusche	40	pp p	10^{-8} 10^{-7}
Gespräch	60	mf	10^{-6}
Straßenlärm	70	f ff	10^{-5} 10^{-4}
Diskothek	100	fff	10^{-2}
Geräusch in der Nähe (30 m) eines startenden Düsenflugzeuges (Schmerzgrenze)	120	—	1

Jetzt verstehen wir die Darstellung in Abb. 7.23. Wir erkennen, daß für einen erwachsenen Menschen im mittleren Alter die größte Empfindlichkeit mit etwa 10 dB bei einer Frequenz von 3000 Hz liegt, während die Empfindlichkeit für eine Schallfrequenz von 80 Hz bei etwa 40 dB liegt, d.h. die Schallstärke muß 1000mal größer sein als an der Hörschwelle bei 3000 Hz, um wahrgenommen zu werden.

Bisweilen findet man eine Darstellung des Schallpegels bezogen auf den Schallwechseldruck p. Da die Intensität dem Quadrat der Amplitude proportional ist, was für alle Wellenvorgänge gilt, erhalten wir im Falle des Schalls $I \sim p^2$. An der Hörschwelle reagiert das Ohr bei einem Ton von 3000 Hz noch auf Auslenkungsamplituden von 10^{-9} cm, das ist $\frac{1}{10}$ des Durchmessers eines Wasserstoffatoms.

Von Interesse ist auch die Frequenzauflösung des Ohres, d. h. die Fähigkeit, geringe Frequenzunterschiede noch zu erkennen. Die Auflösung hängt von der Frequenz selbst, von der Intensität und der Dauer der Töne ab und variiert von Mensch zu Mensch. Dieser gerade noch hörbare Frequenzunterschied ist somit nicht scharf definiert. Von 1000 Hz bis 5000 Hz liegt die Auflösung zwischen 0,5 ... 0,6 %. Unterhalb 1000 Hz steigt sie bis 3 % an. Neuere Experimente haben gezeigt, daß es eine Frequenzzunahme gibt, das „neurale Quantum“, unterhalb der ein Unterschied niemals gehört wird und eine weitere Schwelle der Frequenzzunahme, etwa doppelt so groß, oberhalb der ein Unterschied stets hörbar ist.

Die Analyse der **Funktionsvorgänge im Ohr** geht von drei Bereichen aus, dem *äußeren Kanal, dem Mittelohr und dem inneren Ohr.* Diese Struktur ist als Diagramm in Abb. 7.24 und als schematische Darstellung in Abb. 7.25 wiedergegeben.

Auf die Beschreibung der **Physiologie des Ohres** wird nur kurz eingegangen. Dabei sollen die physikalischen Prinzipien des Übertragungsprozesses im Vordergrund stehen.

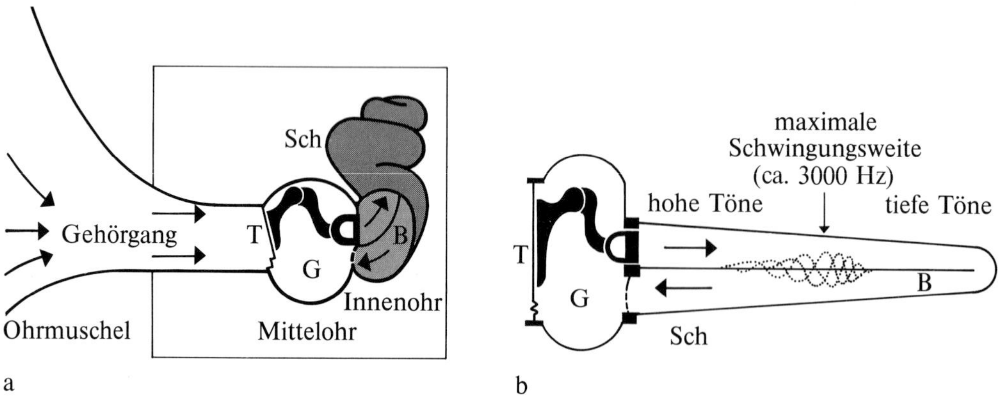

Abb. 7.24. Darstellung von Ohr und Hörvorgang (nähere Erklärung s. Text).

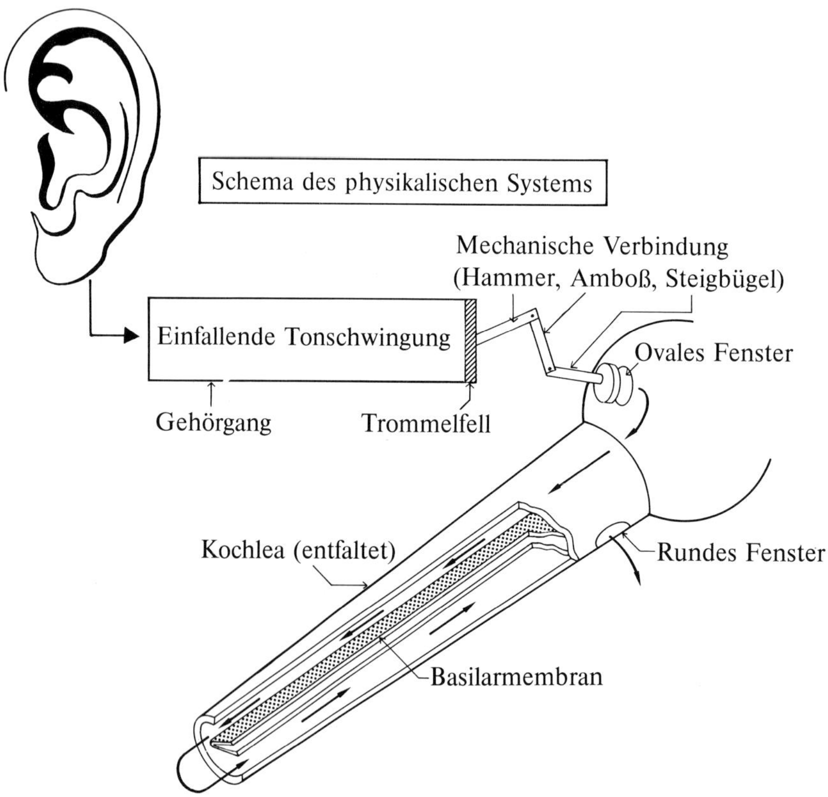

Abb. 7.25. Schematische Darstellung der Struktur des Ohres (nähere Erklärung s. Text).

Die Übertragung beginnt mit der Erregung von Schwingungen im *Trommelfell* T. Der *Gehörgang* kann angenähert als eine gestreckte Röhre von etwa 2,7 cm Länge angesehen werden, wie in Abb. 7.25 schematisch dargestellt. Diese Röhre ist an einem Ende durch das Trommelfell abgeschlossen. Ihre Funktion ist ähnlich der einer Orgelpfeife.

Das bedeutet, daß die Luftsäule in der Röhre ein schwingungsfähiges System ist. Die Grundschwingung, die durch die ankommenden Schallwellen angeregt wird, liegt aufgrund der geometrischen Abmessungen des Gehörkanals bei 3000 Hz. In der Nähe dieser Frequenz liegt auch die maximale Empfindlichkeit des Ohrs (s. Abb. 7.23). Das Trommelfell schließt das Mittelohr nach außen ab. Das luftgefüllte *Mittelohr* hat ein Volumen von etwa 1 cm^3. Darin befinden sich die Gehörknöchelchen G, *Hammer, Amboß* und *Steigbügel*, die eine hebelartige Verbindung zwischen Trommelfell und der Gehörflüssigkeit des inneren Ohres, der Perilymphe, herstellen. Die Gehörknöchelchen erfüllen folgende Aufgabe:

1. Sie dämpfen Schall und Geräusch, die über die Knochenleitung erfolgen.
2. Sie sorgen für eine Schalldruckverstärkung um den Faktor 17 bei niedriger Schallstärke.
3. Über eine Rückkopplung vom Gehirn erfolgt im Mittelohr eine Dämpfung bei hoher Schallstärke.

In der spiralförmigen Struktur des *inneren Ohres* Sch finden wir die *Basilarmembran* B - in Abb. 7.25 ist diese Struktur gestreckt dargestellt -, die das *Cortische Organ* mit den Enden der Hörnerven enthält. Das ist das Zentrum des Hörprozesses. Dieser komplizierte Prozeß wurde von G. v. Békèsy, einem ungarischen Physiker (1899 - 1972), aufgehellt. Er erhielt 1961 den Nobelpreis für Medizin für „seine Entdeckung im physikalischen Mechanismus der Erregungen in der Schnecke des Ohres".

Der Prozeß der Erregung ist charakterisiert durch die *hydrodynamische Wechselwirkung zwischen der Perilymphe und der Basilarmembran*. Der Steigbügel sitzt auf dem offenen ovalen Fenster in direktem Kontakt mit der Perilymphe. Die Schwingungen des Steigbügels erregen eine Welle in der Flüssigkeit, die beim Vorbeilaufen in die Basilarmembran einkoppelt. Die Überschußenergie wird in Bewegung der Membran des runden Fensters umgewandelt. Flüssigkeit und Membran bilden ein gekoppeltes schwingungsfähiges System. Die Basilarmembran weist im Längenverlauf eine veränderliche Dicke auf, so daß bei verschiedenen Frequenzen unterschiedliche Teile erregt werden. Das Cortische Organ liegt ausgestreckt entlang der Basilarmembran, so daß die Nervenenden nahezu mit der Membran in Kontakt stehen. Die Bewegungen der Basilarmembran in verschiedenen Bereichen erregen entsprechend unterschiedlicher Frequenzen verschiedene Nerven; auf diese Weise gelangen codierte elektrische Signale in das Hörzentrum des Gehirns. Die Prozesse im Gehirn sind bisher nicht verstanden. Jedoch kann sorgfältige Unterweisung zu einer Ausbildung des Gehörs führen.

7.2.4. Stehende Wellen

Wir wollen nun eine Anwendung des Prinzips der **Superposition** behandeln. In vergangenen Abschnitten wurden fortschreitende Wellen betrachtet, beispielsweise die Seilwellen. Dabei haben wir ein Seilende bewegt, während wir uns das andere Seilende weit entfernt dachten, so daß die Welle beliebig fortschreiten konnte.

Wir betrachten nun ein Seil, dessen Enden festgehalten sind, wie in Abb. 7.26 dargestellt. Wenn wir das Seil in der Nähe des einen Endes wie früher harmonisch auf- und abbewegen - zunächst nur einmal -, so wird sich in bekannter Weise eine Welle entlang des Seiles ausbreiten. Wenn die Welle das befestigte andere Ende erreicht, wird sie reflektiert und läuft zurück. Wir bemerken, daß dabei ein Wellenberg in ein Wellental umgekehrt wird. Man sagt, es findet eine Phasenumkehr statt. Reflexion ist ein Phänomen, das für alle Wellenbewegungen charakteristisch ist, wenn sie auf eine Grenzfläche zwischen zwei Medien auftreffen. Bei der hier betrachteten Seilwelle stellt die Befestigung eine solche Grenzfläche dar.

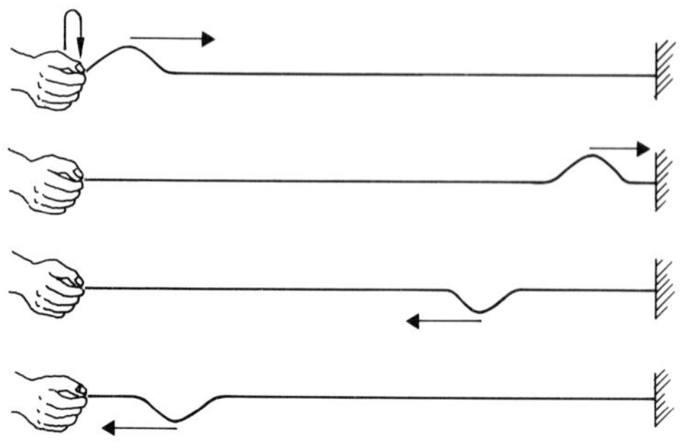

Abb. 7.26. Ein Puls, der sich entlang eines Seiles ausbreitet, wird am befestigten Ende mit negativer Phase reflektiert.

Nun soll das an beiden Enden befestigte Seil periodisch auf- und abbewegt werden. Wieder wird die hinlaufende Welle reflektiert, so daß eine zurücklaufende Welle entsteht. Wir haben jetzt *zwei gegenläufige Wellen* auf demselben Seil. Wie sieht die Wechselwirkung dieser beiden Wellen aus? Das Prinzip der Superposition gibt eine einfache Antwort. Jede Welle verläuft unabhängig von der anderen. Der resultierende Effekt ist die Summe der einzelnen Auslenkungen. Bei beliebig gewählter Anregungsfrequenz ergibt sich ein ständig wechselndes Bild. Beobachten wir dieses Bild bei sich ändernder Anregungsfrequenz. Bei bestimmten Frequenzen ergibt sich eine charakteristische Struktur entlang des Seiles. Wir erhalten ein feststehendes Bild, wobei einzelne Stellen des Seiles ruhig bleiben, während das Seil zwischen diesen als Knoten bezeichneten Stellen auf- und abschwingt. Das Erscheinungsbild einer das Seil entlanglaufenden Welle ist verschwunden. Wir erkennen eine **stehende Welle.** Das bezieht sich nicht nur auf das äußere Bild. Auch die Energie bleibt als kinetische und potentielle Energie lokalisiert. Die Summe beider Energieformen ist null an den Knotenstellen und maximal in der Mitte zwischen den Knoten, an den Schwingungsbäuchen. *Bei einer stehenden Welle findet kein Energietransport statt.* Die niedrigste Frequenz, bei der eine stehende Welle erzeugt werden kann, führt zu einem Bild mit Knoten nur an den beiden Enden. Diese Frequenz wird als Grundfrequenz eines Seiles mit der Länge L bezeichnet (Abb. 7.27 a), wobei für die Wellenlänge $\frac{\lambda}{2} = L$ gilt. Darüber hinaus ergeben sich stehende Wellen immer dann, wenn ein ganzzahliges Vielfaches von $\frac{\lambda}{2}$ gleich L und damit die Frequenz ein ganzzahliges Vielfaches der Grundfrequenz f_0 ist. Es gilt allgemein (Abb. 7.27)

$$n \cdot \frac{\lambda}{2} = L\,, \quad f = n \cdot f_0\,, \tag{7.28}$$

für $n = 1, 2, 3, \ldots$ ganzzahlig.

Unter diesen Bedingungen entwickeln sich stehende Wellen für ein bestimmtes schwingungsfähiges System mit festen Randbedingungen. Man kann dann von Resonanz und von den Resonanzbedingungen sprechen. Die Grundschwingung ($n = 1$) wird als 1. Harmonische, die Schwingung mit $n = 2$ als 2. Harmonische und die höherfrequenten Schwingungen entsprechend benannt. Der hier behandelte Sachverhalt stellt die physikalische Basis von Musikinstrumenten dar, wie eine Violine mit schwingenden Saiten, Orgelpfeifen oder Blasinstrumenten. Auch die menschlichen Sprechwerkzeuge und die Stimmen der Tiere lassen sich auf diese Weise behandeln.

a. $\frac{\lambda}{2} = L,\ f = f_0$

b. $2 \cdot \frac{\lambda}{2} = L,\ f = 2f_0$

c. $3 \cdot \frac{\lambda}{2} = L,\ f = 3f_0$

d. $4 \cdot \frac{\lambda}{2} = L,\ f = 4f_0$

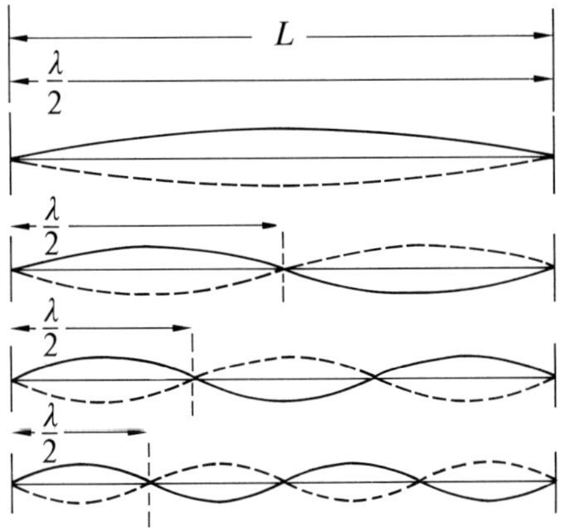

Abb. 7.27. Stehende Wellen mit ortsfesten Schwingungsknoten im Abstand einer halben Wellenlänge. Grundschwingung (a), erste (b), zweite (c) und dritte (d) Oberschwingung stellen die verschiedenen Schwingungsformen dar.

7.2.5. Elektromagnetische Wellen

Licht ist eine elektromagnetische Welle und im Gegensatz zum Schall eine transversale Wellenerscheinung. Die physikalischen Größen, die in einer elektromagnetischen Welle schwingen, sind **elektrische und magnetische Felder.** Im Gegensatz zum Schall und zu allen anderen Wellen, bei denen in irgendeiner Weise Materie schwingt, können sich elektromagnetische Wellen auch im Vakuum ausbreiten.

Im elektromagnetischen Spektrum ist Licht nur eine der verschiedenen Formen von elektromagnetischen Wellen (vgl. Abb. 7.32). Radiowellen, Wärmestrahlung, Röntgenstrahlung, Mikrowellen, γ-Strahlung sind andere Arten von elektromagnetischen Wellen. Wir bemerken bei der Aufzählung, daß sowohl der Begriff „Wellen“ als auch der Begriff „Strahlung“ verwendet wird. Für die verschiedenen Arten elektromagnetischer Wellen haben sich unterschiedliche Bezeichnungen eingebürgert. Wichtig ist, festzuhalten, daß es sich stets um elektromagnetische Wellen handelt, die dieselben physikalischen Eigenschaften vorweisen. Die einzige Unterscheidung besteht in der *Frequenz der Welle.* So haben Radiowellen eine relativ niedrige Frequenz, während diejenige von Röntgenstrahlung hoch ist. Es wird uns später vor allem interessieren, in welcher Weise elektromagnetische Wellen mit Materie, etwa organischem Gewebe, in Wechselwirkung treten. Diese Wechselwirkung hängt von der Frequenz ab.

Im folgenden behandeln wir die Erzeugung und die Eigenschaften elektromagnetischer Wellen. Dabei kommt es uns in diesem Kapitel darauf an, den **Wellencharakter** dieser Erscheinung zu beschreiben. Wir werden in einem späteren Kapitel noch einmal auf elektromagnetische Wellen zurückkommen und die andere Seite dieser Erscheinung, ihren **Teilchencharakter,** behandeln.

Bei der Behandlung der physikalischen Eigenschaften von elektromagnetischen Wellen können wir auf den Gegenstand früherer Kapitel zurückgreifen. In der Elektrizitätslehre wurden elektrische und magnetische Felder sowie ihre Erzeugung behandelt. Das stellt die Basis für die folgenden Betrachtungen dar.

7.2.5.1. Elektrische und magnetische Wechselfelder

Früher haben wir Wellenerscheinungen betrachtet, die auf der Schwingung materieller Teilchen beruhen. Dieses ist bei elektromagnetischen Wellen nicht der Fall. Sie beruhen auf der Schwingung elektrischer und magnetischer Felder, die sich als Wellenbewegung in den Raum ausbreiten. Wie ist das zu verstehen? Wir haben bereits gelernt, daß Ladungen und ihre Bewegung elektrische und magnetische Felder zur Folge haben und daß diese Felder auf geladene Teilchen zurückwirken.

Bewegen wir beispielsweise ein Elektron in Gedanken periodisch entlang einer geraden Linie hin und her, so werden wir in einem gewissen Abstand ebenfalls ein durch diese bewegte Ladung verursachtes periodisch sich änderndes elektrisches und magnetisches Feld messen können. Das periodisch bewegte Elektron stellt eine periodisch beschleunigte Ladung dar, die ein **elektromagnetisches Wechselfeld** erzeugt. Die praktische Einrichtung, mit der man ein solches Wechselfeld erzeugen kann, ist der bereits bekannte Dipol als Teil eines elektrischen Schwingkreises. Schematisch ist eine solche Einrichtung in Abb. 7.28 dargestellt. Der Schwingkreis dient als Stromquelle, sorgt für die periodische Umkehrung der Stromrichtung im Dipol und damit für die Erzeugung des elektromagnetischen Wechselfeldes. Wenn man den elektrischen Schwingkreis einschaltet, fließt der Strom I, bis der Kondensator im Schwingkreis und der damit verbundene Dipol geladen ist. Die Schwingungen des Schwingkreises sorgen für eine periodische Umladung. Das führt zu elektrischen und magnetischen Wechselfeldern.

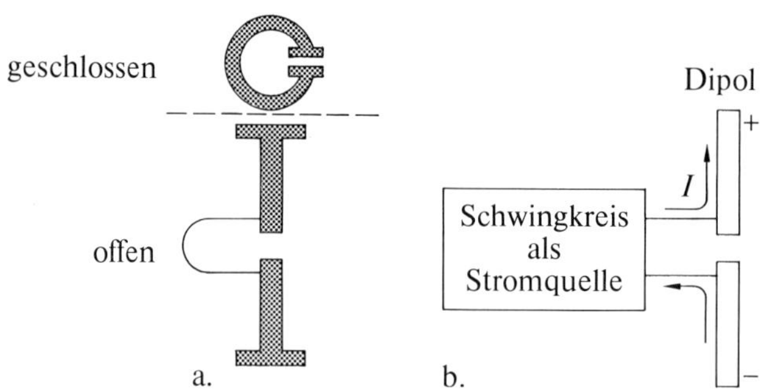

Abb. 7.28. Von einem geschlossenen Schwingkreis wird zu einem offenen übergegangen (a); man erhält einen Dipol (b), wenn der offene Schwingkreis an einen geschlossenen Schwingkreis als Stromquelle angekoppelt wird.

Wie sehen diese Felder aus? Das kann man anhand der Folge von Abbildungen in Abb. 7.29 beschreiben. In Abb. 7.29a wiederholen wir schematisch die Situation in Abb. 7.28. Im Sinne der angezeigten Stromrichtung gibt es ein ringförmiges Magnetfeld um den Dipol, während die herangeführte Ladung ein elektrisches Feld aufbaut. Die Abbildungen muß man sich rotationssymmetrisch um den Dipol als Achse vorstellen.

In Abb. 7.29b ist die Situation kurze Zeit später dargestellt. Die maximale Ladung ist aufgebaut, entsprechend der maximalen Ladung am Kondensator des Schwingkreises ist auch das elektrische Feld dadurch maximal geworden; der Strom ist zu null abgesunken. Jetzt beginnt der Strom in umgekehrter Richtung anzuwachsen, die Ladung baut sich ab. Diese Situation ist in Abb. 7.29c dargestellt. Die mit den Ladungen verknüpften elektrischen Feldlinien folgen und lösen sich beim Abbau der Ladungen vom Dipol ab. Aufgrund der umgekehrten Stromrichtung baut sich am Dipol jetzt ein Magnetfeld mit umgekehrter Feldrichtung auf. In Abb. 7.29d, kurze Zeit später, ist die Ladung im Dipol gerade null, die elektrischen Feldlinien haben keine Quellen, lösen sich von der An-

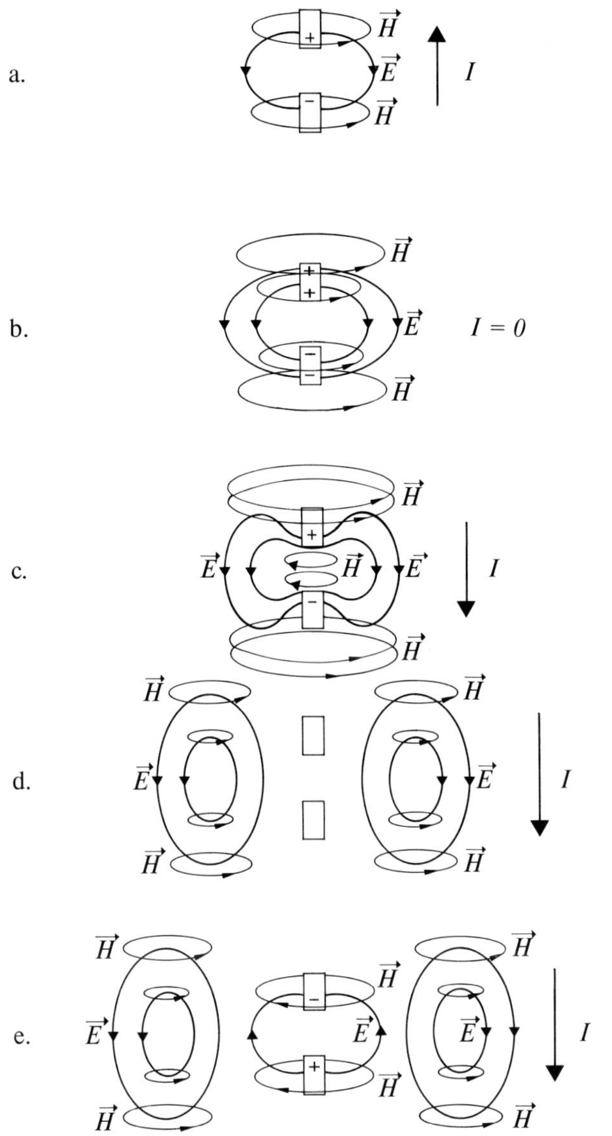

Abb. 7.29. Der Wechselstrom im Dipol führt zum Aufbau und zum nachfolgenden Ablösen elektrischer ($\vec{E}$) und magnetischer Felder ($\vec{H}$).

tenne ab und formen geschlossene Strukturen. In Abb. 7.29e, erneut kurze Zeit später, werden die Ladungen im Dipol mit umgekehrtem Vorzeichen wieder aufgebaut, entsprechend erfolgt der Aufbau von elektrischem und magnetischem Feld.

Die Funktion des Schwingkreises als Quelle für einen Wechselstrom führt zu einem elektromagnetischen Wechselfeld, dessen Feldlinien sich fortgesetzt vom Dipol lösen und in den Raum wandern. Dieser Vorgang ist in Abb. 7.30 dargestellt. Dort ist ein größerer Raumbereich weiter entfernt vom Dipol im Koordinatensystem abgebildet. Die abgelösten Feldlinien wandern in den Raum hinaus. Auch hier muß man sich die Struktur rotationssymmetrisch um die Dipolachse, um die x-Achse, vorstellen, Abb. 7.30a.

Wir können uns das noch nicht so recht als Wellenvorgang vorstellen. Deshalb betrachten wir den unteren Teil der Abbildung, Abb. 7.30b, der zeigt, welche Feldstärken wir antreffen, wenn wir auf der z-Achse nach rechts wandern; dabei stellen wir uns vor, daß wir die hinauswandernden Feldlinien für einen Augenblick festhalten, sozusagen eine Momentaufnahme zur Zeit t_0 machen. Wir treffen zunächst auf elektrische Feldlinien, die in Richtung $+x$ weisen. Danach kommen elektrische Feldlinien, die in Richtung $-x$ weisen, und so fort. Die Feldliniendichte gibt die Stärke des elektrischen Feldes an. Das elektrische Feld verändert sich periodisch, wie in Abb. 7.30b durch die Kurve $\vec{E}$ dargestellt ist. Senkrecht hierzu in Richtung der y-Achse, kann man die Kurve $\vec{H}$ des magnetischen Feldes zeichnen, die den gleichen periodischen Verlauf aufweist, $\vec{E}$- und $\vec{H}$-Feld schwingen in Phase. So ist das *Momentbild der elektromagnetischen Welle* klar zu erkennen. Die Wellenlänge λ ist dargestellt als Abstand zweier Maximalwerte der elektrischen und magnetischen Feldvektoren $\vec{E}$ und $\vec{H}$. $\vec{E}$ und $\vec{H}$ schwingen senkrecht zur Fortpflanzungsrichtung, zur z-Richtung. Die elektromagnetische Welle ist eine transversale Welle.

Statt einer Momentaufnahme können wir auch die Fortpflanzung der Welle beobachten. Wir nehmen hierzu einen festen Standpunkt auf der z-Achse ein, etwa bei z_0 in

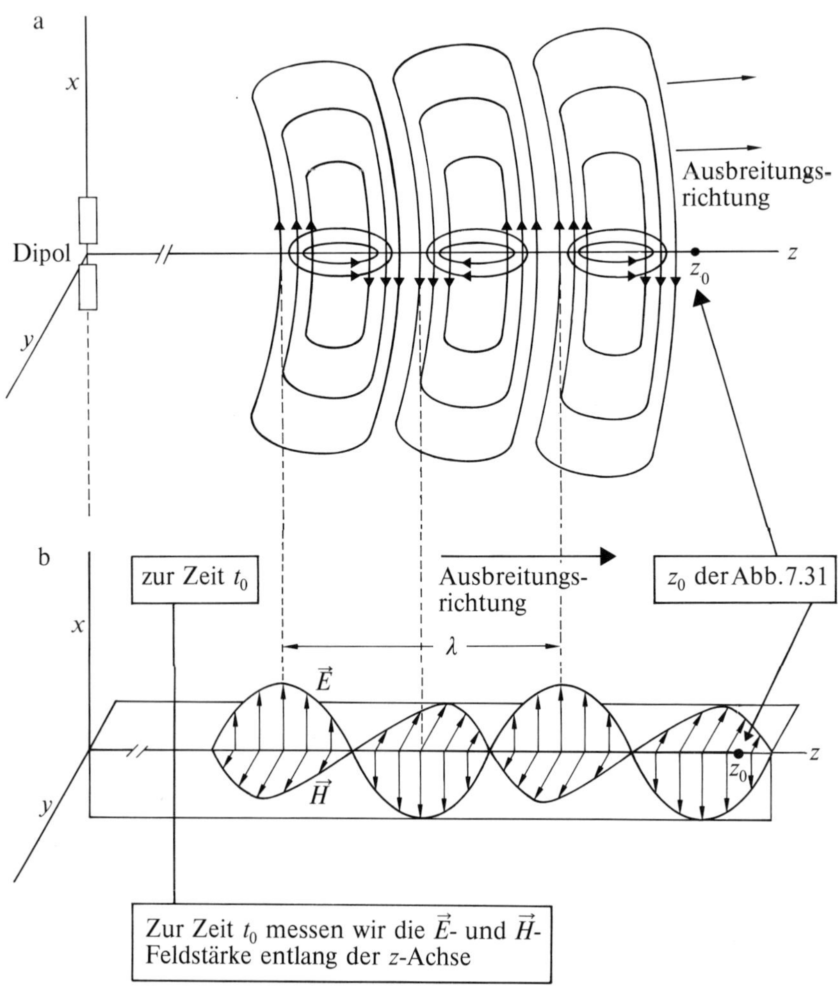

Abb. 7.30. Momentbild des elektrischen und magnetischen Feldes fern vom Dipol (a) und die elektromagnetische Welle (schematisch b).

Abb. 7.30, und beobachten die in Ausbreitungsrichtung durchlaufende Welle, indem wir an dieser Stelle messen, wie sich die elektrische und magnetische Feldstärke mit der Zeit ändern. Wir können uns das gut vorstellen, wenn wir in Abb. 7.30a die Feldstrukturen in einem bestimmten Punkt der z-Achse an uns vorbeilaufen lassen. Das Ergebnis dieser Messung ist in Abb. 7.31 wiedergegeben. Es sieht genau so aus wie das Bild in Abb. 7.30b. Auch in der zeitlichen Veränderung hat die elektromagnetische Welle die Wellenlänge λ. Sie breitet sich mit der *Lichtgeschwindigkeit* c aus

$$c = 3 \cdot 10^8 \ \mathrm{m \cdot s^{-1}} .$$

Diese Zahl gilt für die Ausbreitung elektromagnetischer Wellen im Vakuum. Im materieerfüllten Raum nimmt die Lichtgeschwindigkeit ab. *Die Lichtgeschwindigkeit ist eine wichtige Naturkonstante.* Sie ist die maximale Geschwindigkeit mit der sich Materie und Energie, beispielsweise Lichtimpulse, fortbewegen können.

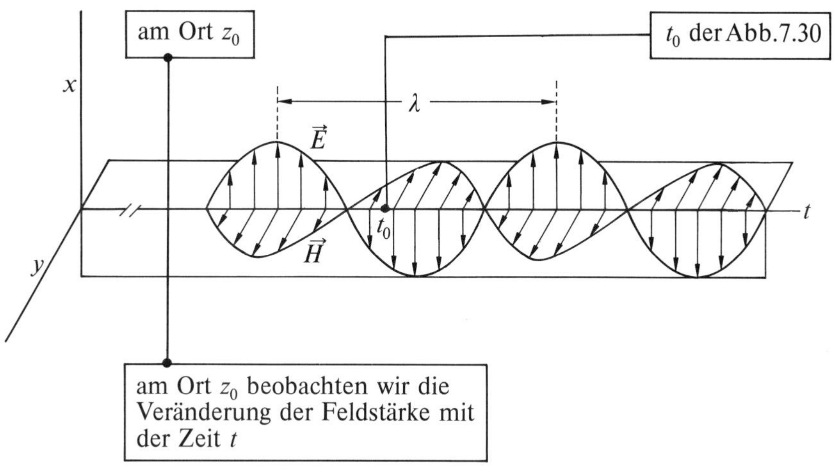

Abb. 7.31. Zeitabhängigkeit der elektromagnetischen Welle an einem bestimmten Ort (vgl. Abb. 7.30).

7.2.5.2. Das Spektrum elektromagnetischer Wellen

Für die Wellenlänge λ und die Frequenz f gilt die bekannte Beziehung

$$\lambda \cdot f = c . \tag{7.29}$$

Das bedeutet, daß wir ein *Spektrum elektromagnetischer* Wellen aufstellen können. Es ist in Abb. 7.32 dargestellt. Die elektromagnetischen Wellen sind durch ihre Wellenlänge λ oder ihre Frequenz f charakterisiert. In den verschiedenen Bereichen sind den elektromagnetischen Wellen unterschiedliche Namen beigegeben worden. Es soll aber nochmals betont werden, daß alle elektromagnetischen Wellen die gleichen physikalischen Eigenschaften haben. Es gibt jedoch deutliche Unterschiede hinsichtlich der Wirkung auf Materie und daher auch auf den menschlichen Körper. Wir wollen daher im folgenden die *biologisch wichtigen Bereiche des Spektrums* hervorheben. Der Bereich, in dem das menschliche Auge sehen kann, ist nur ein kleiner Ausschnitt aus dem Spektrum, wie in Abb. 7.32 zu erkennen ist. Dieser Bereich liegt zwischen einer Wellenlänge von 390 nm – Licht mit dieser Wellenlänge empfinden wir als blau – und 700 nm, ein Licht, das für uns rot ist. Es ist interessant, daß die elektromagnetischen Wellen, die wir von der Sonne auf der Erde empfangen, die Sonnenstrahlung, gerade im sichtbaren Bereich besonders intensiv sind. Das erkennen wir in Abb. 7.33. Allerdings ist das menschliche Auge im sichtbaren Bereich nicht überall von gleicher Empfindlichkeit. Es ist am empfindlichsten im *gelbgrünen* Bereich, wie in Abb. 7.34 zu sehen ist, mit abnehmender Empfindlichkeit zum blauen und roten Wellenlängenbereich.

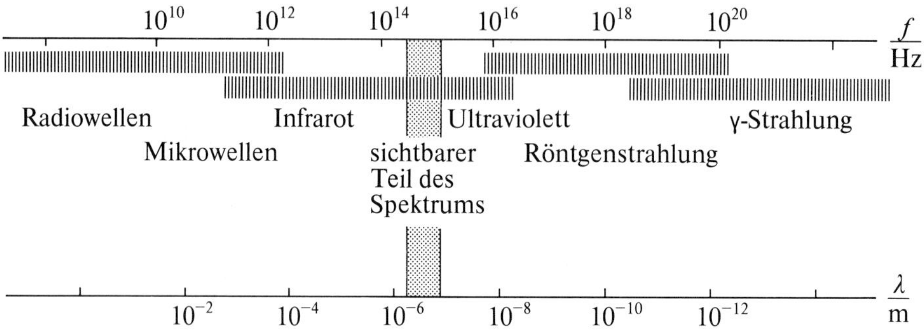

Abb. 7.32. Das elektromagnetische Spektrum.

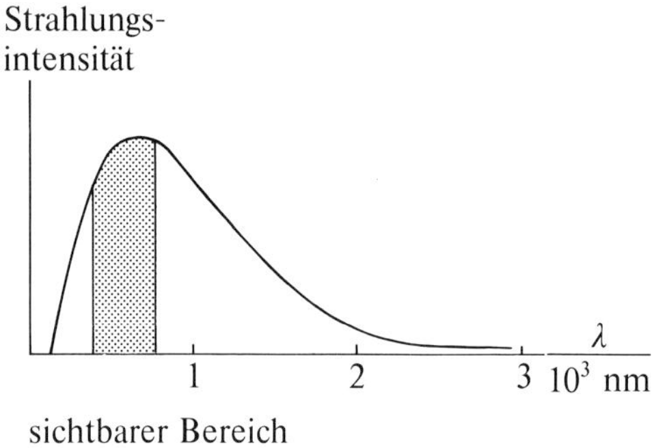

Abb. 7.33. Elektromagnetisches Spektrum der Sonnenstrahlung auf der Erde.

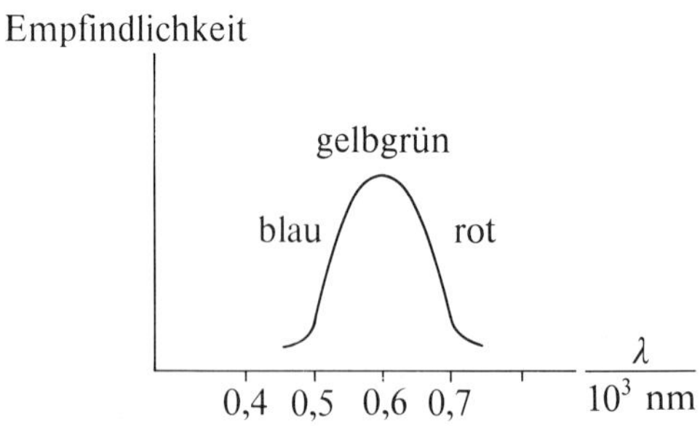

Abb. 7.34. Empfindlichkeit des menschlichen Auges bei Tagsehen. Das Maximum liegt im gelbgrünen Bereich.

7.2.5.3. Anwendungen elektromagnetischer Wellen in der Medizin

Der menschliche Körper besitzt außer den Sehzellen im Auge, die im Rahmen der Optik ausführlicher behandelt werden, weitere, für elektromagnetische Wellen empfindliche Zellen. In Abb. 7.33 erkennen wir, daß im elektromagnetischen Spektrum der Sonne außer dem sichtbaren Bereich auch der infrarote Bereich bei längeren Wellenlängen und der ultraviolette Bereich bei kürzeren Wellenlängen angeboten wird. Die elektromagnetischen Wellen des infraroten Bereiches werden auch als *Wärmestrahlung* bezeichnet. Wir haben bereits gelernt, daß alle Körper, entsprechend ihrer Temperatur, Wärmestrahlung aussenden (s. Gl. 5.48). Eine bemerkenswerte Eigenschaft dieser Strahlung besteht in der Tatsache, daß jeder Körper, der von der Strahlung getroffen wird, sich erwärmt. Die temperaturempfindlichen Nervenzellen werden durch die **infrarote** Strahlung angeregt. Das kann zu Zwecken der Therapie genutzt werden. Wichtiger in diesem Zusammenhang ist die *Emission von Wärmestrahlung durch den menschlichen Körper*. Sie ermöglicht die diagnostische Methode der **Thermographie.** Die Emission von Wärmestrahlung ist lokal unterschiedlich. In einem Tumor, beispielsweise, laufen metabolische Prozesse verstärkt ab. Das führt zu erhöhter Wärmeerzeugung, erhöhter Temperatur und damit zu erhöhter Wärmestrahlung. Die Thermographie ermöglicht eine „Kartographie“ solcher unterschiedlicher Temperaturzonen. Sie ist besonders nützlich für das Erkennen von Tumoren in der weiblichen Brust und beim Aufdecken von Störungen in der peripheren Zirkulation.

Die Strahlung aus dem **ultravioletten** Bereich des elektromagnetischen Spektrums führt in der Haut zu chemischen Prozessen, die mit Pigmentänderungen (Sonnenbräunung, Sonnenbrand), vor allem mit der Anregung der Melaninerzeugung, verbunden sind.

Die ultraviolette Strahlung hat überdies eine wichtige Funktion bei der Erzeugung von Vitamin D aus dem Ergosterin, das in der Epidermis enthalten ist (s. a. Kap. 9.2.4).

Eine wesentliche therapeutische Bedeutung liegt in der Tatsache, daß die *Absorption elektromagnetischer Wellen das absorbierende Gewebe erwärmt*. Das Prinzip der Behandlung besteht darin, daß elektromagnetische Wellen hoher Frequenz in das Gewebe geschickt werden, so daß die elektrischen Wechselfelder die Ionen im Zellinneren und im Interzellularraum zur schwingenden Mitbewegung veranlassen. Die Reibung der Ionen in ihrer Umgebung führt zu Wärme; es wird elektromagnetische Energie im Gewebe absorbiert und in Wärmeenergie umgewandelt.

Hinsichtlich der Wirksamkeit der elektromagnetischen Wellen unterscheidet man zwischen verschiedenen Frequenzbereichen. In der **Diathermie** verwendet man zur Wärmebehandlung Frequenzen von $f = 0{,}5$ bis 1 MHz; das entspricht Wellenlängen $\lambda = 600$ bis 300 m. Diese Behandlung wird vom Körper nicht als Nervenreiz wahrgenommen, weil die Periode dieser Schwingungen wesentlich kürzer als die Reaktionszeit der Nerven ist.

Die Diathermie ist inzwischen weitgehend durch die **Kurzwellenbehandlung** verdrängt. Sie wird in einem Frequenzbereich vorgenommen, der auch im Amateurfunk und im Radiowellenbereich bekannt ist. Der entsprechende Frequenzbereich liegt zwischen $f = 10$ und 300 MHz mit Wellenlängen $\lambda = 30$ bis 1 m. Bei der Hochfrequenzbehandlung findet die Energieübertragung auf den behandelten Körperteil mit Hilfe eines Schwingkreises und seinen wesentlichen Bestandteilen, dem Kondensator und der Spule, statt. Im Fall der *Kondensatorfeldmethode* wird das biologische Gewebe dem elektrischen Wechselfeld zwischen zwei Kondensatorplatten ausgesetzt. Bei der *Spulenfeldmethode* wird der Körperteil, zum Beispiel ein Arm, in eine Spule geschoben und unterliegt dem magnetischen Wechselfeld. Dabei entsteht durch Induktion ein elektrisches Wirbelfeld, in dem sich die Ionen des Gewebes bewegen, so daß auch in diesem Fall Wärme durch Reibung entsteht.

Schließlich gibt es die **Mikrowellentechnik** im Frequenzbereich von $f = 300$ bis 3000 MHz und Wellenlängen $\lambda = 1 - 0{,}1$ m, die als moderne Technik für die Wärmebehandlung genutzt werden kann. Dazu gehört auch das Mikrowellen-Kochen. Nahrungsmittel wie Fleisch werden im allgemeinen durch Erhitzen von außen gekocht. Kochen bedeutet das Übertragen von Wärmeenergie auf die Moleküle der Nahrung. Traditionell wird dabei durch die von außen angewandte Wärmequelle das Fleisch häufig angebrannt bevor es innen gar ist. Mikrowellen hingegen durchdringen das Fleich, regen auch im Inneren die Moleküle sofort zu schwingender Bewegung an, so daß das Garwerden sehr viel schneller und gleichmäßiger erfolgen kann.

Die Erzeugung der Wärme basiert stets auf dem elektrischen *Widerstand der verschiedenen Gewebearten.* Man kann hierbei trotz der hohen Frequenzen den Gleichstromwiderstand einsetzen. Die Ionen, bei denen es sich vor allem um Na^+-, K^+- und Cl^--Ionen handelt, sind so leicht beweglich, daß sie den hochfrequenten Schwingungen zu folgen vermögen. Erst im Bereich der Mikrowellen macht sich eine eingeschränkte Beweglichkeit der Ionen gegenüber der angelegten Frequenz bemerkbar. Auch die Eindringtiefe nimmt mit zunehmender Frequenz ab. Der elektrische Widerstand kann für verschiedene Gewebesorten sehr unterschiedlich sein. In Tab. 7.4 sind einige Werte angegeben. Daraus ist ersichtlich, daß Fettgewebe etwa die 15fache Resistivität wie Muskelgewebe aufweist. Entsprechend wird das Fettgewebe stärker erwärmt.

Tab. 7.4. Resistivität einiger biologischer Stoffe.

Biologischer Stoff	Resistivität $\frac{\varrho}{\Omega \cdot m}$
Blut	1,6 (Gleichstrom)
Muskelgewebe	2 (Gleichstrom)
Muskelgewebe	1 (Wechselstrom, $f = 2 \cdot 10^2$ MHz)
Muskelgewebe	0,1 (Wechselstrom, $f = 10^4$ MHz)
Fettgewebe	≈ 30 (Gleichstrom)
Fettgewebe	≈ 10 (Wechselstrom, $f = 10^3$ MHz)
Fettgewebe	≈ 3 (Wechselstrom, $f = 10^4$ MHz)

7.2.6. Interferenz und Beugung

Wir betrachten in diesem Abschnitt Phänomene, die charakteristisch für die Wellenbewegung sind. Das Prinzip der Superposition von Wellen, das wir bereits kennengelernt haben, kann aufgrund der Überlagerung mehrerer Wellen im Raum zu komplizierten zusammengesetzten Wellen führen. Bei der Betrachtung solcher Vorgänge ist es gleichgültig, ob wir uns mit Wasserwellen, mit elektromagnetischen Wellen oder mit irgendeiner anderen Form von Wellenbewegung beschäftigen. Es soll nochmals betont werden, daß die betrachteten Erscheinungen für alle Formen von Wellen auftreten.

Wir wollen zunächst ein Experiment mit Wasserwellen betrachten, das in Abb. 7.35 dargestellt ist. Parallele Wasserwellen treffen auf eine Barriere, in der ein Spalt angebracht ist, wo die Wellenbewegung hindurchtreten kann. Die von oben betrachtete ankommende Wellenbewegung ist so gezeichnet, daß die Wellenberge durch die geraden Linien dargestellt sind. Der Abstand zweier Linien ist die Wellenlänge λ. In der Mitte zwischen den Linien liegen die Wellentäler.

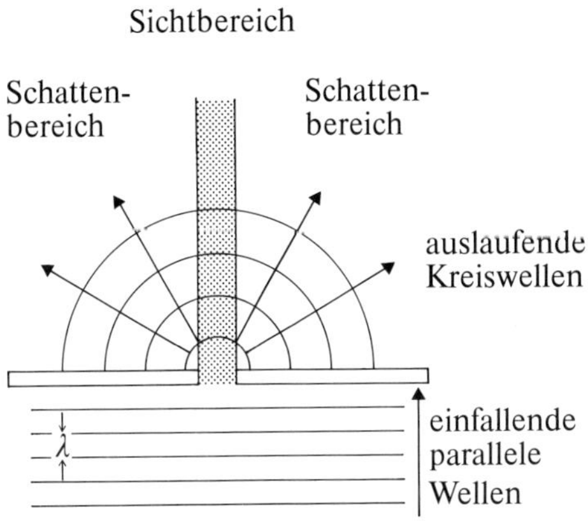

Abb. 7.35. Wasserwellen treffen auf eine Barriere mit einem Spalt. Der Spalt wirkt als Ausgangsort von Kreiswellen, so daß Wellen auch im Schattenbereich und nicht nur im Sichtbereich auftreten.

Interessant ist die Wellenform hinter der Barriere. Vom Spalt ausgehend breiten sich kreisförmige Wellen aus. Man hat den Eindruck, als ob der Spalt Ausgangspunkt dieser kreisförmigen Welle ist. Die Wellenbewegung ist nicht auf den „Sichtbereich" hinter dem Spalt begrenzt, sondern tritt auch im „Schattenbereich" hinter der Barriere auf. Die Wellenbewegung wird an den Spaltkanten „gebeugt". Man spricht von der **Beugung am Spalt.**

Wenn wir den gleichen Spalt beleuchten, so ergibt sich ein Schatten und wir sehen nur den direkten Strahl hinter der Barriere. Wie ist das zu verstehen, angesichts der Behauptung, diese Erscheinungen träfen für alle Formen der Wellenbewegung zu? Warum sieht man bei diesem Experiment mit Licht keine Beugung im Vergleich zum Experiment mit Wasserwellen am gleichen Spalt? Die Begründung liegt im Vergleich der Wellenlängen beider Wellenbewegungen. Wir haben die Breite des Spaltes etwa so groß wie die Wellenlänge der Wasserwellen gewählt, beispielsweise $5 \cdot 10^{-2}$ m. Hingegen liegt die Wellenlänge für eine typische Lichtwelle bei $5 \cdot 10^{-7}$ m. Der Spalt ist also wesentlich größer als die Lichtwellenlänge. Erweitern wir den Spalt, so daß er viel größer als die Wellenlänge der Wasserwellen ist, so ergibt sich auch in diesem Fall ein Bild ähnlich wie im Fall des Lichtes. Das ist in Abb. 7.36 dargestellt.

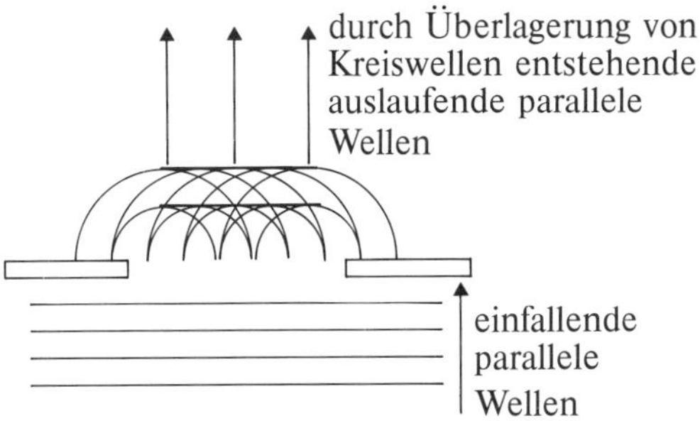

Abb. 7.36. Bei einem breiten Spalt kann jeder Punkt in der Spaltöffnung als Ausgangspunkt einer Kreiswelle wirken. Die Überlagerung dieser Kreiswellen führt zu parallelen (ebenen) auslaufenden Wellen. Nur am Rand bleiben Beugungseffekte sichtbar.

Jetzt kann jeder Punkt des ausgedehnten Spaltes als Quelle einer Kreiswelle wie beim engen Spalt in Abb. 7.35 angesehen werden. Die Überlagerung der einzelnen Kreiswellen ergibt ebene Wellen. Man erhält den Eindruck, daß jetzt wie beim Licht die Wellenbewegung als Strahl durch den Spalt tritt, nur am Rand bleiben Beugungseffekte sichtbar, die Barriere wirft jetzt einen „Schatten". Wir schließen daraus, daß Beugungseffekte nur dann deutlich hervortreten, wenn die Breite des Spaltes vergleichbar mit der Wellenlänge ist. In der Tat lassen sich auch mit Licht Beugungserscheinungen beobachten, wenn man Spaltbreiten in der Größenordnung der Lichtwellenlänge wählt. Das wird im Bereich der Optik ausführlich behandelt werden.

Hier wollen wir zunächst den Begriff der **Interferenz** verstehen. Wieder gehen wir vom Prinzip der Superposition aus. Wir ersehen daraus, wie wichtig dieses Prinzip bei Wellenbewegungen ist.

Betrachten wir jetzt in einem Experiment die Überlagerung der Wellenbewegungen, die mit gleicher Wellenlänge von zwei Quellen ausgehen. Als Quellen wählen wir zwei enge Spalte in einer Barriere; wir haben ja in Zusammenhang mit Abb. 7.35 gelernt, daß man einen solchen Spalt als Quelle einer kreisförmigen Welle ansehen kann. Beide Spalte sind jetzt Quellen einer ringförmigen Welle. Beide Wellen überlagern sich. Was beobachten wir?

Wir können uns vorstellen, daß sich die Schwingungen, die von den Quellen ausgehen, in jedem Raumpunkt addieren.

Betrachten wir das anhand von Abb. 7.37 nochmals im einzelnen. Wir addieren die Auslenkungen von zwei Wellen gleicher Wellenlänge und Amplitude gemäß dem Superpositionsprinzip. In Abb. 7.37a sind die beiden Wellen in Phase, Wellenberge und Wellentäler treten zu gleicher Zeit auf. Wir stellen uns dabei vor, daß wir in einem festen Raumpunkt den Durchgang der Wellen beobachten, also die Auf- und Abbewegung der Wellen im Verlauf der Zeit anschauen. Die von Quelle 1 und die von Quelle 2 herrührenden Wellen addieren sich, wir beobachten nur die Summe beider Wellen, die in Abb. 7.37a rechts dargestellt ist. Die beiden Wellen interferieren und ergeben eine Welle von doppelter Amplitude und gleichbleibender Wellenlänge. Man kann das Ergebnis durch punktweise Addition selbst herleiten. Die beiden Wellen verstärken sich,

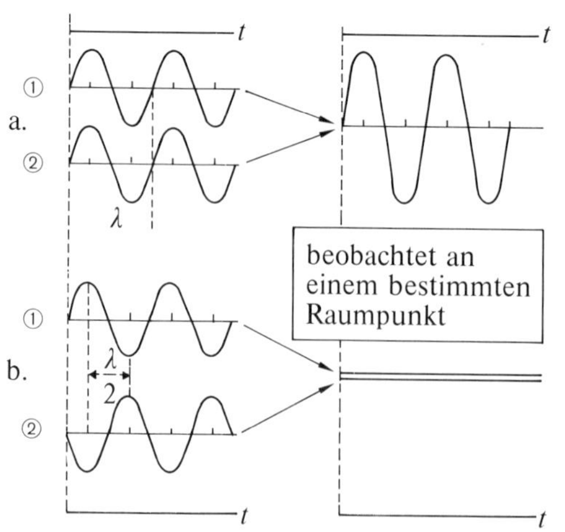

Abb. 7.37. Ergebnis der konstruktiven Interferenz zweier Wellen in Phase (a) und der destruktiven Interferenz zweier Wellen, die um eine halbe Wellenlänge phasenverschoben sind (b).

da sie in Phase schwingen. Man bezeichnet das als *konstruktive Interferenz.* Wenn die beiden Wellen jedoch außer Phase sind, wie in Abb. 7.37b dargestellt, der Durchgang der Wellenberge findet um eine halbe Wellenlänge verschoben statt, Wellenberg trifft auf Wellental, so löschen sich die Wellen gegenseitig aus. Wir sprechen von *destruktiver Interferenz.*

Was wir in Abb. 7.37 an einem bestimmten Raumpunkt betrachtet haben, können wir ganz allgemein für jeden Punkt im *Interferenzfeld zweier Quellen* tun. Das geschieht in Abb. 7.38, wo mit Hilfe einer geometrischen Konstruktion die Interferenzstrukturen dargestellt werden. An jedem Spalt entstehen ringförmige Wellen, die sich in angegebener Weise mit der gleichen Wellenlänge λ ausbreiten wie die ankommende Welle. Wir zeichnen die Wellen analog zur ankommenden Welle, so daß jede Kreislinie einen Wellenberg darstellt. Das in Abb. 7.38 wiedergegebene Bild stellt dann eine „Momentaufnahme" des Interferenzfeldes zu einer bestimmten Zeit t dar. Die Schnittpunkte der Kreise geben die Punkte wieder, an denen Wellenberge beider Wellen aufeinandertreffen, wo also Verstärkung stattfindet. Man findet, daß diese Punkte auf Geraden liegen. Dazwischen liegen auf Geraden die Punkte, an denen Auslöschung stattfindet. Dort treffen jeweils Wellenberge auf Wellentäler. Man überzeugt sich leicht von diesen Verhältnissen, wenn man über die Entstehung der Figur nachdenkt. In jedem *Raumpunkt addieren sich die Schwingungen und verstärken oder schwächen sich je nach Phasenlage.*

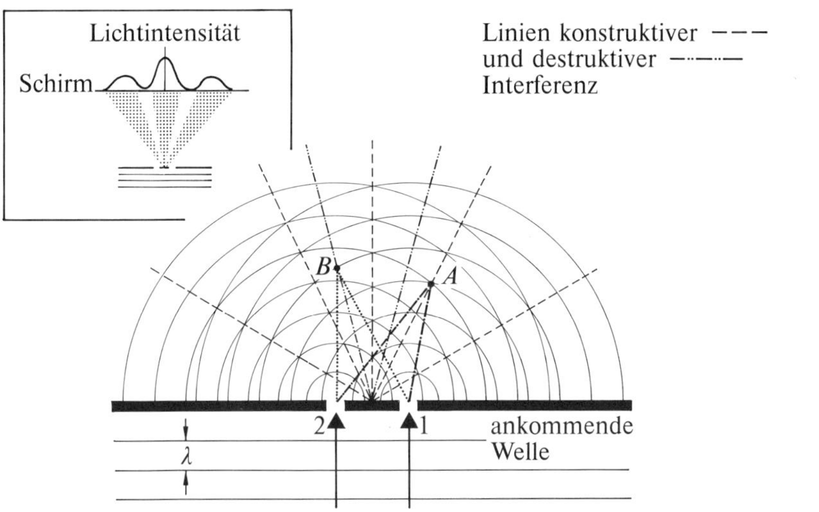

—·—·= konstruktive Interferenz ⎫
..........= destruktive Interferenz ⎭ Aufsuchen der Phasenbeziehung

Abb. 7.38. „Momentaufnahme" eines Interferenzfeldes und Bestimmung der Linien konstruktiver und destruktiver Interferenz. Stellt man einen Schirm in das Interferenzfeld (links oben), so beobachtet man die Interferenzmaxima und -minima.

Wir müssen noch eine Bedingung für das Entstehen der Interferenzstrukturen nachtragen. Aus Abb. 7.38 ersehen wir, daß die in den beiden Spalten entstehenden ringförmigen Wellen nicht unabhängig voneinander sind. Sie rühren von einer gemeinsamen ankommenden Welle her. Zu gleicher Zeit kommen an beiden Spalten Wellenberg oder

Wellental an und führen zu einer zusammenhängenden Erzeugung der beiden Kreiswellen; sie sind **kohärent** (cohaerere = zusammenhängen). Die beiden Wellen entstehen in fester Phasenbeziehung. Das wollen wir uns anhand von Abb. 7.38 an einem Beispiel verdeutlichen. Wir wollen uns dadurch klarmachen, was **Kohärenz** bedeutet: eine *feste Phasenbeziehung der interferierenden Wellen untereinander,* die für alle Zeiten gleichbleibt. Der Punkt A befindet sich von Spalt 1 in einem Abstand $L_1 = 4\lambda$ und von Spalt 2 in einem Abstand $L_2 = 5\lambda$. Die Differenz dieser Weglängen beträgt $L_2 - L_1 = \Delta L = 1\lambda$. Das gilt für alle Zeiten, so daß an diesem Punkt stets Wellenberg auf Wellenberg und Wellental auf Wellental treffen werden. Es liegt konstruktive Interferenz vor. Der Punkt B befindet sich von Spalt 1 in einem Abstand $L_1 = 5\lambda$ und von Spalt 2 in einem Abstand $L_2 = 4\frac{1}{2}\lambda$. Die Differenz beider Weglängen beträgt $\Delta L = \frac{1}{2} \cdot \lambda$. An diesem Punkt sind die beiden Wellen stets so gegeneinander verschoben, daß Wellenberg auf Wellental oder umgekehrt treffen. Es liegt destruktive Interferenz vor. Man ziehe bei dieser Betrachtung Abb. 7.37 hinzu. Diese Ergebnisse können wir folgendermaßen zusammenfassen: In einem Interferenzfeld zweier kohärenter Wellen ergibt sich in einem Raumpunkt für die Differenz der Weglängen ΔL

konstruktive Interferenz bei $\Delta L = n \cdot \lambda$

und (7.30)

destruktive Interferenz bei $\Delta L = \left(n + \frac{1}{2}\right)\lambda\,,$

wobei $n = 0, 1, 2, 3, \ldots$ alle ganzen Zahlen darstellen kann. Die Beschreibung der Interferenz an zwei Spalten läßt sich auf mehrere Spalte und schließlich auf viele Spalte ausdehnen. Eine Einrichtung mit vielen Spalten, mit Spaltbreiten vergleichbar mit der Wellenlänge von Licht, wird als **Gitter** bezeichnet. Solche Gitter werden durch enge Strichätzungen in einer Glasplatte oder holographisch hergestellt. Die physikalische Beschreibung folgt dem bisher Dargestellten. Für Details muß auf physikalische Lehrbücher verwiesen werden. Vor allem läßt sich außer der Beugung von Licht auch die Beugung von Röntgenstrahlung nachweisen, wenn man Gitterkonstanten in der Größenordnung der Röntgenstrahlungswellenlänge wählt. Hierfür kann man die regelmäßige Gitterstruktur von Kristallgittern ausnutzen, wobei die Gitterkonstante der Abstand der Atome im Kristallgitter ist. *Röntgenbeugung* findet bei bekannter Röntgenstrahlungswellenlänge Anwendung in der Strukturuntersuchung von Kristallen.

Im Rahmen moderner physikalischer Beschreibung lassen sich auch Teilchenstrahlen als Wellen, die *Materiewellen*, darstellen. Für Elektronen, beispielsweise, sind diese Materiewellen als *de Broglie-Welle des Elektrons* bekannt. Konsequenterweise muß sich auch mit dieser Wellenerscheinung Beugung nachweisen lassen, die als *Elektronenbeugung* bekannt ist. Auch hiermit lassen sich Strukturuntersuchungen durchführen.

Formelteil

Ausbreitung von Wellen

$$\textit{Ausbreitungsgeschwindigkeit} = \frac{\text{Wellenlänge}}{\text{Periode}} = \text{Wellenlänge mal Frequenz}\,.$$

$$v = \frac{\lambda}{T} = \lambda \cdot f\,.$$

Der Schall

Schallgeschwindigkeit

$c = \lambda \cdot f$.

λ = Wellenlänge des Schalls,
f = Schallfrequenz.

Dichteschwankung

$s = s_0 \cdot \sin(\omega \cdot t)$.

s_0 = Auslenkungsamplitude,
$\omega = 2\pi \cdot f$.

Schallschnelle (Maximalwert)

$$u = \frac{ds}{dt} = \omega \cdot s_0 .$$

Schallwechseldruck

$p = p_0 \cdot \sin(\omega \cdot t)$.

p_0 = Schalldruck.

Schallpegel (in Bel) $= \lg\left(\frac{I}{I_0}\right)$.

I = betrachtete Schallstärke,
I_0 = Schallstärke an der Hörschwelle.

Schallpegel (in Dezibel) $= 10 \cdot \lg\left(\frac{I}{I_0}\right)$.

Elektromagnetische Wellen

Die Lichtgeschwindigkeit

$c = 299\,792\,458 \text{ m} \cdot \text{s}^{-1}$,

angenähert

$c = 3 \cdot 10^8 \text{ m} \cdot \text{s}^{-1}$.

$c = \lambda \cdot f$.
λ = Wellenlänge,
f = Frequenz.

8. Optik

„Und wie das Auge alles aufs beste zusammenfügt, so ist das Licht der größte Maler.“

Das menschliche Auge empfängt etwa 70% der Information, die wir aus unserer Umwelt aufnehmen. *Das Licht, eine elektromagnetische Welle,* ist Vermittler dieses Informationsübertrages. Für den Menschen ist daher das sichtbare Licht von großer Bedeutung, obwohl es im *Spektrum der elektromagnetischen Strahlung* nur einen kleinen Frequenzbereich einnimmt. Wir behandeln daher in diesem Kapitel die Eigenschaften des Lichtes, das Auge, optische Instrumente, mit denen wir die Möglichkeiten des Auges erweitern können, Strahlungsquellen und Strahlungsdetektoren, die Messungen im elektromagnetischen Spektrum ermöglichen. Da *die biologisch wichtigen Teile im Spektrum,* die wir bereits im letzten Kapitel betrachtet haben, über den sichtbaren Bereich hinausgehen, werden wir unsere Überlegungen bisweilen entsprechend ausdehnen. *Das Atom,* als Ursprung des Lichtes, ist von so zentraler Bedeutung, daß wir es gesondert im nächsten Kapitel abhandeln werden.

Im vorhergegangenen Kapitel haben wir die elektromagnetischen Wellen in voller Allgemeinheit behandelt. Wir werden in diesem Kapitel häufig darauf zurückgreifen können. So wissen wir bereits, daß sich elektromagnetische Wellen, also auch das Licht, im Vakuum mit der Geschwindigkeit

$$c = 2{,}99792458 \cdot 10^8 \text{ m} \cdot \text{s}^{-1}$$

fortpflanzen. Diese **Lichtgeschwindigkeit** im Vakuum ist heute so genau bekannt, daß man nach erheblichen Fortschritten in den letzten Jahren die relative Unsicherheit mit Null angeben kann. Bei unseren Rechnungen können wir den angenäherten Wert $c = 3{,}0 \cdot 10^8 \text{ m} \cdot \text{s}^{-1}$ benutzen. Das sichtbare Licht nimmt im elektromagnetischen Spektrum den Frequenzbereich $(4{,}0 \ldots 7{,}5) \cdot 10^{14}$ Hz ein; das entspricht Wellenlängen von $(4 \ldots 7{,}5) \cdot 10^{-7}$ m. Dem Frequenzbereich entspricht ein kontinuierliches Spektrum der Farben von rot bis violett. Dabei bestimmt die Frequenz die Farbe des Lichtes, Tab. 8.1. Die Farbübergänge sind kontinuierlich, wobei in Tab. 8.1 die mittleren Frequenzen der Farben angegeben sind. Das von der Sonne emittierte Licht enthält das gesamte Farbspektrum und erscheint uns als Mischung aller Farben weiß. Wir werden im folgenden so tun, als ob wir es im allgemeinen nur mit dem Licht einer bestimmten Farbe zu tun haben, mit **monochromatischem Licht**. Das ist Licht einer bestimmten Frequenz, **monofrequentes Licht**.

Tab. 8.1. Frequenzen im Spektrum des sichtbaren Lichtes.

Farbe	Frequenz (10^{14} Hz)
Violett	7
Blau	6,1
Grün	5,8
Gelb	5,2
Orange	5,1
Rot	4,5

8.1. Geometrische Optik

Die Betrachtung elektromagnetischer Wellen hat gezeigt, daß Wellenphänomene wie Beugung und Interferenz nur unter gewissen Bedingungen offenbar werden. Unter alltäglichen Verhältnissen lassen sich diese Effekte nur schwer beobachten. Wenn wir beispielsweise den *Schattenwurf* durch einen Gegenstand betrachten, so wird uns die Beugung des Lichtes am Rand des Gegenstandes, etwa nach dem Beispiel in Abb. 7.36, verborgen bleiben, da die Wellenlänge des Lichtes klein im Vergleich zu den geometrischen Maßen des Gegenstandes ist. Der *Schattenwurf* eines einfachen Gegenstandes, der durch eine punktförmige Lichtquelle verursacht wird, ist in Abb. 8.1 abgebildet. Der Schattenwurf läßt sich einfach konstruieren, indem man Lichtquelle und Begrenzung des Gegenstandes in Fortpflanzungsrichtung des Lichtes mit Geraden verbindet und bis zum Schirm verlängert. Dabei haben wir wegen der vergleichsweise kleinen Wellenlänge die Wellenbewegung des Lichtes in Ausbreitungsrichtung durch ein *Lichtbündel* dargestellt. Hier interessiert uns nur ein Lichtbündel in Richtung auf den Gegenstand; die Lichtquelle emittiert natürlich in alle Richtungen. Diese Konstruktionsweise entspricht unserer Erfahrung, daß sich Licht geradlinig fortpflanzt. Im Detail der Konstruktion des Schattenwurfes sind wir sogar noch einen Schritt weitergegangen. Entsprechend der Abb. 8.1 haben wir uns vorgestellt, daß ein Lichtbündel aus einzelnen *Lichtstrahlen* besteht, die wir in der Abb. 8.1 als Geraden dargestellt haben. Die Lichtstrahlen sind voneinander unabhängig und stellen eine Abstraktion dar, mit deren Hilfe das Verhalten des Lichtes in der geometrischen Optik beschrieben werden kann.

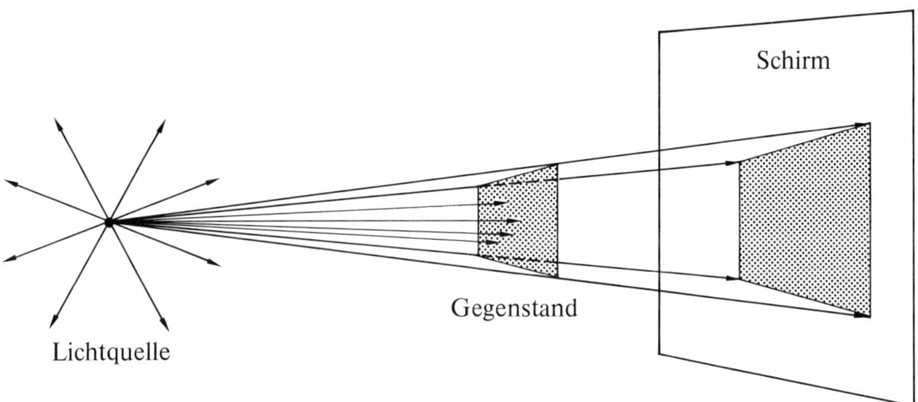

Abb. 8.1. Der Schattenwurf im Fall einer Punktquelle.

Als eine erste Anwendung dieses Prinzips betrachten wir die Entstehung eines Schattens durch zwei punktförmige Lichtquellen in Abb. 8.2. Die beiden Punkte erzeugen (als punktförmige Lichtquelle) einen eigenen Schatten. Es bilden sich zwei verschiedene Schattenräume. In den Raum S kommt überhaupt kein Licht, er wird als **Kernschatten** bezeichnet. Der Raum H_1 wird nur von der Lichtquelle Q_2 nicht aber von Q_1 beleuchtet, während der Raum H_2 nur von Q_1 nicht aber von Q_2 Licht erhält. H_1 und H_2 sind nur teilweise beleuchtet und werden als **Halbschatten** bezeichnet.

8.1.1. Die Reflexion

Wie entsteht ein Spiegelbild? Wir müssen zur Erklärung den Verlauf eines Lichtstrahls beobachten, der auf eine nicht durchlässige Oberfläche fällt. Das ist in Abb. 8.3 darge-

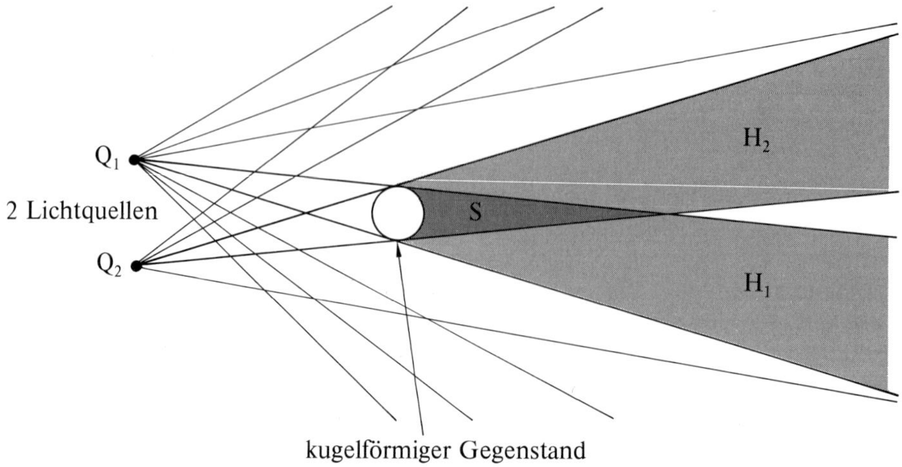

Abb. 8.2. Schattenwurf bei zwei punktförmigen Lichtquellen mit Kernschatten S und Halbschatten H.

stellt. Der von 1 einfallende Strahl wird im Punkt R reflektiert, und zwar so, daß der gegen die Senkrechte im Punkt R gemessene Einfallswinkel α_e gleich ist dem Reflexionswinkel α_r. Es geschieht genau das gleiche wie beim Billardspiel, wenn ein von 1 kommender Ball an der Bande bei R zurückprallt. Die Beziehung

$$\alpha_e = \alpha_r \tag{8.1}$$

wird als **Reflexionsgesetz** bezeichnet. Als Beobachter sehen wir natürlich nicht den einzelnen Lichtstrahl, sondern hätten den Eindruck, als ob der Punkt 1 – etwa eine dort hingelegte Perle – im Punkt 1′ läge. Wir sehen das *Spiegelbild* der Perle im Punkt 1′. Daraus ist zu erkennen, wie man das Spiegelbild in Abb. 8.3 konstruiert hat. Der reflektierte Lichtstrahl wird nach rückwärts verlängert; so ergibt sich hinter dem Spiegel der *scheinbare Strahl*. Dann wird die Senkrechte des Punktes 1 auf die Spiegeloberfläche gelegt, durch den Spiegel verlängert bis zum Schnittpunkt 1′ mit dem scheinbaren Strahl. Dabei stellt sich heraus, daß der scheinbare Abstand A' des Spiegelbildes 1′ von

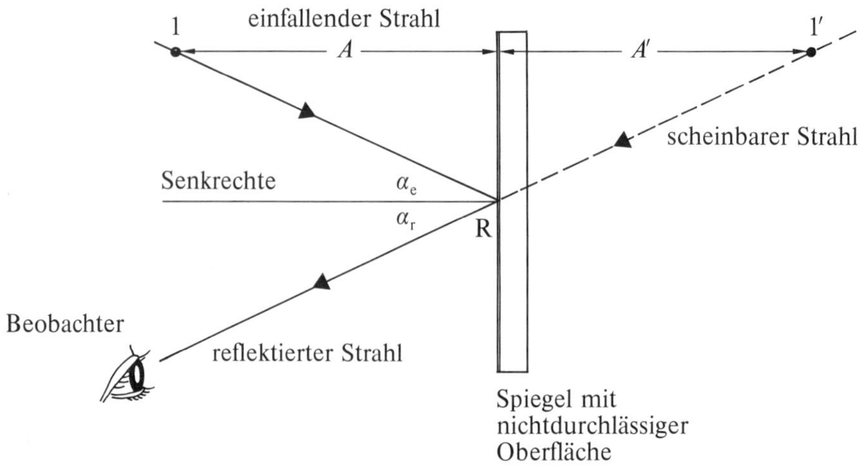

Abb. 8.3. Reflexion und Entstehung des Spiegelbildes.

der Spiegeloberfläche gleich ist dem Abstand A des Punktes 1 von der Spiegeloberfläche, $A = A'$. Wir haben gelernt, wie das Spiegelbild an einem ebenen Spiegel, einem **Planspiegel,** durch Reflexion entsteht.

In Abb. 8.4 ist noch eine Anwendung dargestellt, die Entstehung des Spiegelbildes eines ausgedehnten Gegenstandes.

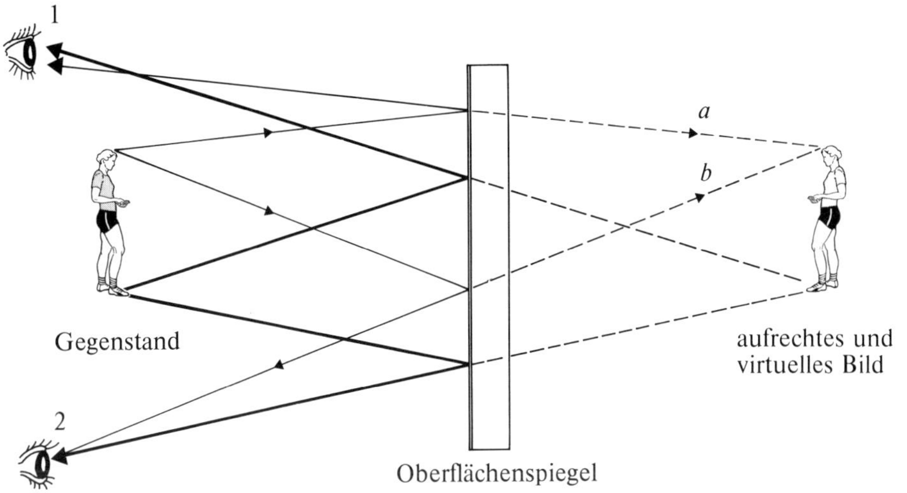

Abb. 8.4. Die Entstehung des Spiegelbildes eines ausgedehnten Gegenstandes.

Mit Hilfe des Reflexionsgesetzes (8.1) erkennt man, daß überall ein Bild des Gegenstandes sichtbar ist, beispielsweise aus den Positionen 1 und 2. Von jedem Punkt des Gegenstandes gehen viele Lichtstrahlen in verschiedene Raumrichtungen aus. Wir erkennen als Beispiele je zwei Strahlen von der Spitze und vom Fußpunkt des Gegenstan-

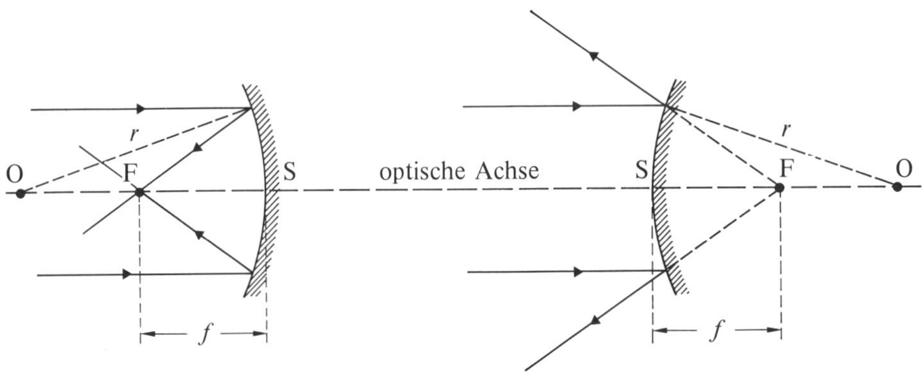

Abb. 8.5. Sphärischer Spiegel als Konkav- und Konvexspiegel.

Konkav
Parallel einfallende Strahlen werden im Brennpunkt F gesammelt. Der Brennpunkt ist reell; die durch die Lichtstrahlen transportierte Energie ist im Brennpunkt konzentriert.

Konvex
Parallel einfallende Strahlen divergieren. Der Brennpunkt F ist virtuell; es gelangt keine Energie in den Brennpunkt.

Der Abstand des Brennpunktes F vom Scheitel S des Spiegels wird Brennweite f genannt.

des. Das Bild des Gegenstandes erscheint hinter dem Spiegel in gleichem Abstand von der reflektierenden Oberfläche wie der Gegenstand davor aufgestellt ist. Der gespiegelte Punkt eines Gegenstandspunktes ergibt sich stets als Schnittpunkt der nach rückwärts verlängerten reflektierten Strahlen, beispielsweise von a und b für die Spitze des Gegenstandes. Das Reflexionsgesetz (8.1) ist von allgemeiner Gültigkeit und nicht nur im Fall des Planspiegels zu verwenden.

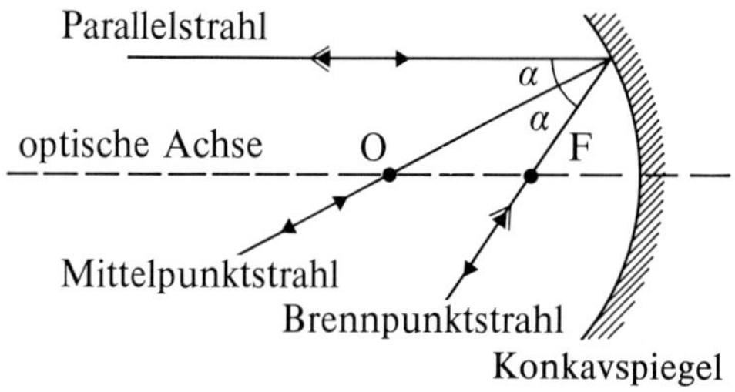

Abb. 8.6. Darstellung der Hauptstrahlen beim Konkavspiegel.

Wir werden in einer weiteren Anwendung *Strahlengang und Spiegelbild am Beispiel des* **sphärischen Spiegels,** auch genannt Kugelspiegel, konstruieren. Der sphärische Spiegel besteht aus einer Kugelfläche, die entweder innen *(Konkav-)* oder außen *(Konvexspiegel)* reflektierend wirkt (Abb. 8.5). Der sphärische Spiegel ist durch seinen **Krümmungsmittelpunkt** O die **Optische Achse** und durch den **Brennpunkt** F charakterisiert. Der Strahlengang eines *Konkavspiegels* ist anhand der *Hauptstrahlen* in Abb. 8.6 dargestellt. Diese Hauptstrahlen sind leicht zu zeichnen; mit ihnen kann später das Spiegelbild konstruiert werden. Hauptstrahlen sind die folgenden:

1. Der **Parallelstrahl** tritt parallel zur optischen Achse ein, wird in den Brennpunkt F reflektiert und ergibt den **Brennpunktstrahl.** Jeder Parallelstrahl wird als eintretender Strahl in den Brennpunkt reflektiert. Umgekehrt wird jeder einfallende Brennpunktstrahl als Parallelstrahl reflektiert.

2. Als **Mittelpunktstrahl** wird jeder durch den Krümmungsmittelpunkt O laufende Strahl bezeichnet. Wie der Radius steht er senkrecht auf der reflektierenden Oberfläche und wird daher in sich selbst reflektiert. Er stellt die Senkrechte dar, gegen die der Einfalls- und Reflexionswinkel α gemessen werden. Jeder Hauptstrahl kann so-

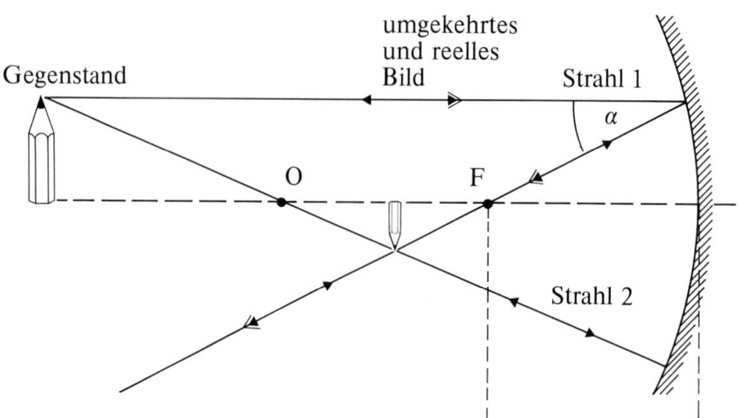

Abb. 8.7. Entstehung des Bildes beim Konkavspiegel.

wohl als einfallender als auch als reflektierter Strahl genutzt werden. Daher sind in Abb. 8.7 jeweils Pfeile in beiden Richtungen angebracht. Man mache sich an der Figur genau klar, welcher reflektierte Hauptstrahl zu einem gewählten einfallenden Strahl gehört. Mit dieser Hilfe läßt sich ein Spiegelbild nach Abb. 8.7 konstruieren. Dabei erinnere man sich, daß ein gespiegelter Punkt als Schnittpunkt der vom Gegenstandspunkt ausgehenden und dann reflektierten Lichtstrahlen konstruiert wird. Man benötigt für die Konstruktion des Spiegelbildes daher nur zwei Hauptstrahlen.

Strahl 1 in Abb. 8.7 läuft parallel zur optischen Achse. Der reflektierte Strahl geht durch den Brennpunkt F. Strahl 2, der Mittelpunktstrahl, wird in sich selbst reflektiert.

Die beiden Hauptstrahlen, gezogen von der Spitze des Gegenstandes, schneiden sich im Bildpunkt dieser Spitze. Auf diese Weise entsteht jeder andere Bildpunkt und damit das Bild des Gegenstandes. Das Bild ist **reell.** Das Bild kann auf einem Bildschirm an dieser Stelle sichtbar gemacht werden.

Es stellt sich heraus, daß die Lage des Spiegelbildes davon abhängt, an welcher Stelle der Gegenstand vorgefunden wird.

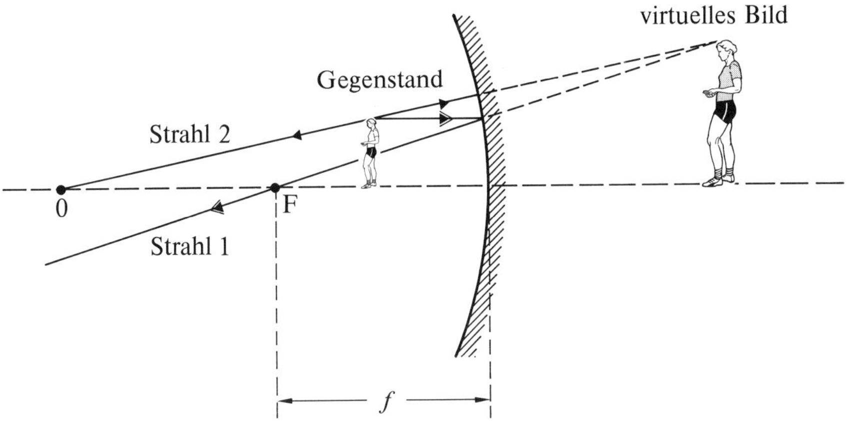

Abb. 8.8. Entstehung eines virtuellen Bildes.

In Abb. 8.7 benutzten wir einen Konkavspiegel. Der Gegenstand befindet sich außerhalb der Brennweite. Das Bild ist reell, umgekehrt und verkleinert. In Abb. 8.8 konstruieren wir das Bild eines Gegenstandes, der sich innerhalb der Brennweite befindet. Strahl 1, der Parallelstrahl, und Strahl 2, der Mittelpunktstrahl, ergeben keinen reellen Schnittpunkt. Nur die nach rückwärts verlängerten reflektierten Lichtstrahlen ergeben einen Schnittpunkt und damit ein **virtuelles Bild.** Das Bild erhält keine Strahlungsenergie; das bedeutet praktisch, daß ein dort aufgestellter Bildschirm kein Bild sichtbar werden läßt.

In Abb. 8.9 schließlich konstruieren wir ein Bild an einem Konvexspiegel.

Der Gegenstand befindet sich außerhalb der Brennweite. Strahl 1 und Strahl 2 divergieren; nur die nach rückwärts verlängerten reflektierten Strahlen ergeben einen Schnittpunkt und damit ein virtuelles Bild, aufrecht und verkleinert.

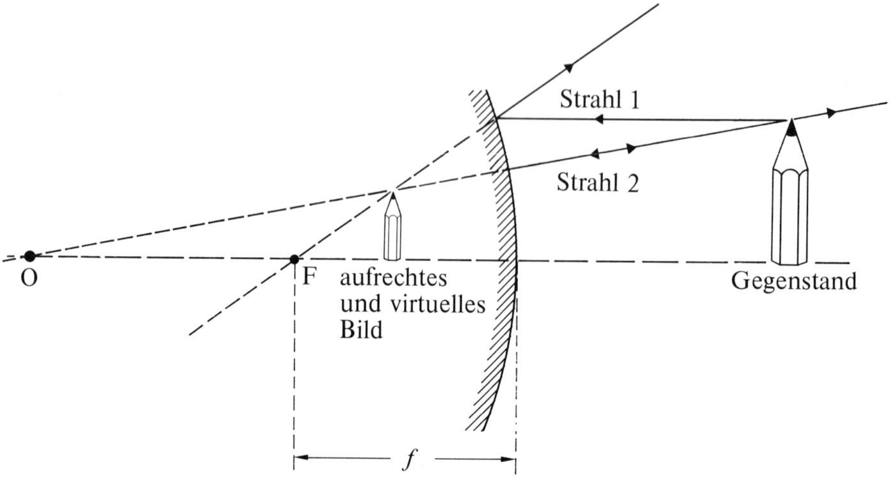

Abb. 8.9. Entstehung des Bildes beim Konvexspiegel.

8.1.2. Die Brechung

Ein Lichtstrahl, der auf ein durchlässiges Medium trifft, wird zum Teil, nach den Gesetzen des letzten Abschnittes, reflektiert und tritt zum anderen Teil in das Medium ein. Wir wissen alle aus Erfahrung, daß die Oberfläche eines Sees die Sonne reflektiert und daß natürlich auch ein Teil des Lichtes in das Wasser eintritt. Der eintretende Lichtstrahl wird jedoch beim Eintritt in seiner Richtung abgelenkt. Das bezeichnet man als Brechung. Diese Verhältnisse sind in Abb. 8.10 dargestellt. Für den reflektierten Strahl gilt, daß der Einfallswinkel gleich dem Reflexionswinkel ist, während der gebrochene Strahl näher an der Senkrechten liegt. Wenn der Lichtstrahl in ein dichteres Medium eintritt, beispielsweise, wie in Abb. 8.10 angedeutet, *von Luft in Wasser, so gilt:*

Einfallswinkel α > *Brechungswinkel* β .

Wie immer werden die Winkel gegen die Senkrechte gemessen.

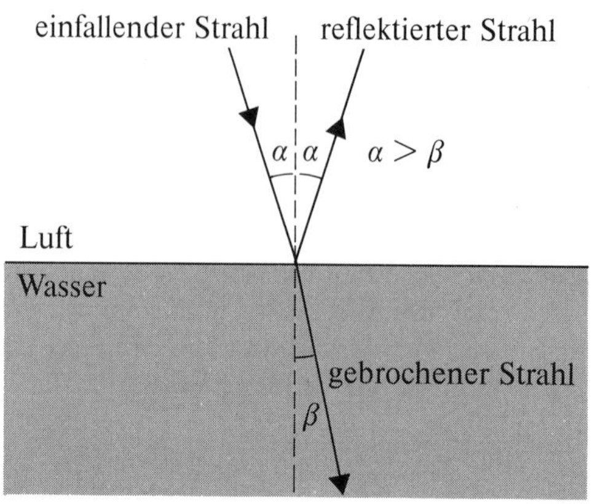

Abb. 8.10. Brechung durch Reflexion von Licht beim Übergang vom dünneren (Luft) zum dichteren Medium (Wasser).

Im umgekehrten Fall, wenn der Lichtstrahl vom dichteren in ein dünneres Medium tritt, dann wird der Strahl von der Senkrechten weggebrochen. In Abb. 8.11 ist der Übergang *von Wasser in Luft* dargestellt. Es gilt dann:

Einfallswinkel α < *Brechungswinkel* β .

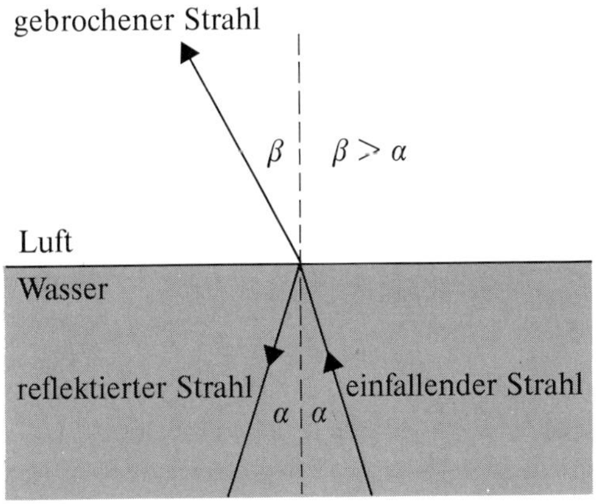

Abb. 8.11. Brechung und Reflexion von Licht beim Übergang vom dichteren (Wasser) zum dünneren Medium (Luft).

Aufgrund der Lichtbrechung erscheint ein Gegenstand im Wasser versetzt, wenn man schräg hineinschaut (Abb. 8.12).

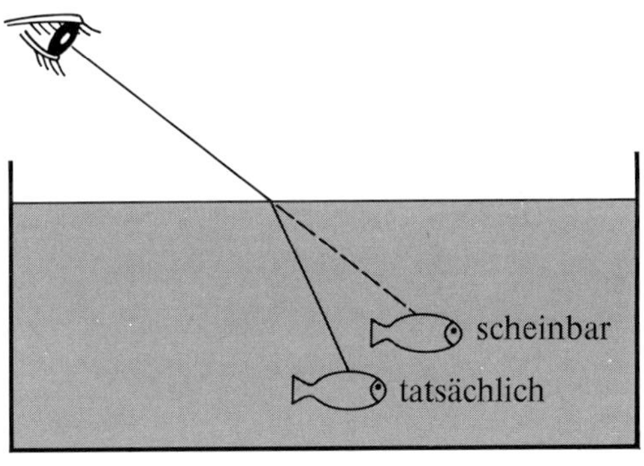

Abb. 8.12. Scheinbare und tatsächliche Tiefe eines Fisches im Wasser aufgrund der Lichtbrechung.

Wie ist die Brechung zu verstehen?

Hierfür müssen wir wieder auf die Wellennatur des Lichtes zurückgreifen. Wir betrachten in Abb. 8.13 ein Bündel von Lichtstrahlen. Wir stellen uns die zugehörigen Wellen vor, die als Wellenfront, dargestellt durch die Linie AB, auf die Grenzfläche Luft–Wasser zuläuft. Die Linie AB stelle den Kamm einer Welle dar. Die Wellenfront steht senkrecht auf der Fortpflanzungsrichtung. Nach einer bestimmten Zeit t ist die Wellenfront bei CD. Die Konstruktion der Brechung der begrenzenden Strahlen 1 und 2 sowie eines weiteren Strahles 3 wird repräsentativ für alle anderen Strahlen, und damit für die gesamte Wellenfront AB, nach dem Huygensschen Prinzip durchgeführt. Das geht folgendermaßen vor sich. Das **Huygenssche Prinzip** besagt, daß man sich in jedem Punkt der Linie AB eine ringförmige Elementarwelle entstanden denken kann, so daß nach einer bestimmten Zeit t die Wellenfront bei CD angelangt ist, wie in Abb. 8.13

schematisch angedeutet ist. Die zurückgelegte Entfernung hängt mit der Lichtgeschwindigkeit c zusammen. Es gilt

$$AC = BD = c \cdot t\,.$$

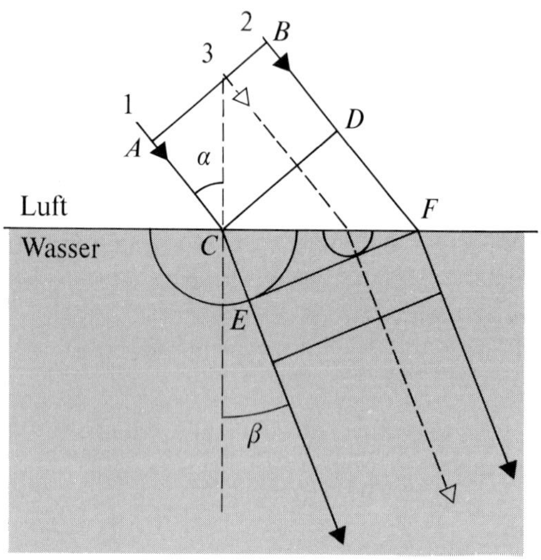

Abb. 8.13. Zur Herleitung des Brechungsgesetzes nach dem Huygensschen Prinzip. Für die Konstruktion werden repräsentativ die begrenzenden Strahlen 1 und 2 sowie ein weiterer Strahl 3 herangezogen.

Die im Punkt C entstehende Elementarwelle verläuft im Wasser. Die Ausbreitungsgeschwindigkeit des Lichtes im Wasser sei c'; sie ist kleiner als in Luft.

Damit gilt mit $c' < c$

$$CE = c' \cdot t < DF = c \cdot t\,,$$

außerdem $$t = \frac{CE}{c'} = \frac{DF}{c}\,.$$

Der im Wasser zurückgelegte Weg des Lichtes beträgt

$$CE = DF\,\frac{c'}{c} = DF \cdot \frac{1}{n}\,. \qquad (8.2)$$

Dabei ist die

$$\textbf{Brechzahl}\ n = \frac{\text{Lichtgeschwindigkeit im Vakuum}}{\text{Lichtgeschwindigkeit im Wasser}} = \frac{c}{c'}\,.$$

Zudem haben wir benutzt, daß die *Lichtgeschwindigkeit in Luft etwa gleich der im Vakuum* ist.

Auf diese Weise haben wir festgestellt:

Brechzahl und Lichtgeschwindigkeit sind miteinander verknüpft. Beim Übergang vom Medium 1 in ein Medium 2 gilt für die Brechzahl

$$n_{1,2} = \frac{c_1}{c_2}\,, \qquad (8.3)$$

wobei c_1 und c_2 die Lichtgeschwindigkeiten in den beiden Medien sind. Für den Übergang aus dem Vakuum (oder Luft) gilt für verschiedene Medien i

$$n_i = \frac{c}{c_i},$$

mit der Lichtgeschwindigkeit c im Vakuum. Für zwei Medien 1 und 2 gilt damit

$$n_{1,2} = \frac{c_1}{c_2} = \frac{n_2}{n_1} \tag{8.4}$$

Die Brechzahl beim Übergang zwischen zwei Medien hängt von der Lichtgeschwindigkeit in den beiden Medien ab. Sie läßt sich aus den Brechzahlen beider Medien bezüglich des Vakuums berechnen. In Tab. 8.2 sind die Brechzahlen für einige Medien angegeben. Aus der Tabelle ist zu ersehen, daß Luft in der Tat eine Brechzahl aufweist, die sehr nahe bei eins liegt. Daher können wir die Lichtgeschwindigkeit in Luft und Vakuum als gleich annehmen. Die Brechzahlen im menschlichen Auge sind angegeben; sie werden uns beim Auge als optischem System noch beschäftigen.

Tab. 8.2. Die Brechzahl einiger Medien (STPD = standard temperature and pressure, dry, Standardbedingungen eines Gases, das heißt: Druck $p = 1{,}01325$ bar, Temperatur $T = 273{,}16$ K).

Medium	Brechzahl
Luft (STPD)	1,00029
Wasser	1,33
Eis	1,31
Steinsalz	1,54
Kronglas	1,51
Leichtes Flintglas	1,60
Schweres Flintglas	1,65
Azeton	1,36
Ethylalkohol	1,36
Kanadabalsam	1,54
Auge: Hornhaut	1,38
Linse	1,41
Kammerwasser	1,33

8.1.2.1. Das Brechungsgesetz

Wir wollen die Abb. 8.13 noch etwas näher betrachten, um eine *Beziehung zwischen dem Brechungswinkel und der Brechzahl* herzustellen. Dazu betrachten wir Abb. 8.14 als Detaildarstellung.

In Zusammenhang mit Abb. 8.13 haben wir bereits gelernt, daß aufgrund des Huygensschen Prinzips nach der Konstruktion der Wellenfront EF im Medium 2 sich eine andere Fortpflanzungsrichtung ergibt. Die Lichtstrahlen werden gebrochen.

Nun entnimmt man aus dem offenen und dem schraffierten Dreieck von Abb. 8.14 die folgenden Beziehungen:

$$\sin\alpha_1 = \frac{DF}{CF},$$

also $\quad DF = \sin\alpha_1 \cdot CF$ (8.5)

und $\quad \sin\alpha_2 = \dfrac{CE}{CF}$,

also $\quad CE = \sin\alpha_2 \cdot CF$. (8.6)

Division der Gl. 8.5 und 8.6 führt zu

$$\frac{DF}{CE} = \frac{\sin\alpha_1}{\sin\alpha_2}\,.$$

Aus Gl. 8.2 entnehmen wir

$$\frac{DF}{CE} = n = n_{1,2}$$

für den Übergang von Medium 1 nach Medium 2. Außerdem ist nach Gl. 8.4

$$n_{1,2} = \frac{n_2}{n_1}$$

und daher

$$\frac{DF}{CE} = n_{1,2} = \frac{n_2}{n_1} = \frac{\sin\alpha_1}{\sin\alpha_2}\,. \tag{8.7}$$

Das ist das **Brechungsgesetz,** auch bekannt als *Snellsches Gesetz.* WILLEBRORD SNELL (1591–1626) hat dieses Gesetz experimentell entdeckt.

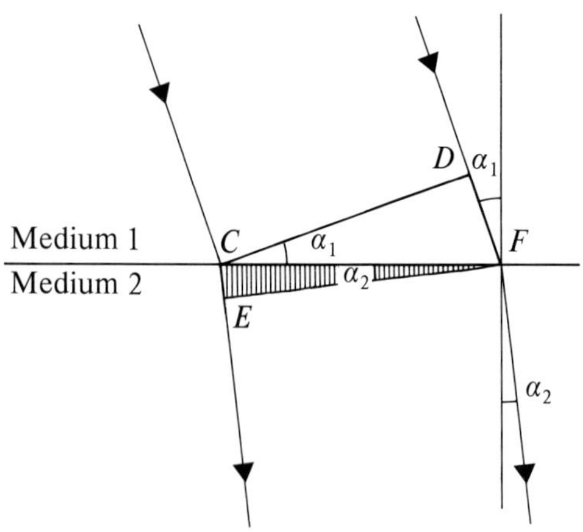

Abb. 8.14. Zur Beziehung zwischen Brechungswinkel und Brechzahl.

Beispiel: Wir berechnen den Brechungswinkel α_2 beim Übergang eines Lichtstrahls aus Luft (Medium 1) in Wasser (Medium 2). Der Eintrittswinkel α_1 sei 50°. Die für die Berechnung erforderlichen Größen sind

n_1 (Luft) $\simeq 1{,}0$,

n_2 (Wasser) $= 1{,}33$,

$\alpha_1 = 50°; \quad \sin\alpha_1 = 0{,}766$.

Dann ergibt Gl. 8.7

$$1{,}33 = \frac{\sin\alpha_1}{\sin\alpha_2} = \frac{0{,}766}{\sin\alpha_2}\,,$$

also

$$\sin\alpha_2 = \frac{0{,}766}{1{,}33} = 0{,}576\,,$$
$$\alpha_2 = 35°\,.$$

Hätten wir als Medium 2 die Hornhaut des Auges mit $n_2 = 1{,}38$ gewählt, so ergäbe sich $\alpha_2 = 33{,}7°$.

Für den Fall, daß ein Lichtstrahl aus einem dichteren Medium in ein weniger dichtes übergeht, läßt Gl. 8.7 einen interessanten Schluß zu. Am Beispiel des Überganges von Wasser in Luft läßt sich dieser Fall betrachten.

Dann müssen wir wählen

$$n_1\,(\text{Wasser}) = 1{,}33\,,$$
$$n_2\,(\text{Luft}) \simeq 1{,}0\,.$$

Es ergibt sich $\frac{n_2}{n_1} = 0{,}752 = \frac{\sin\alpha_1}{\sin\alpha_2}$. Für diesen Fall wissen wir aus der Betrachtung von Abb. 8.11, daß beim Übergang von Wasser in Luft der Brechungswinkel größer ist als der Einfallswinkel, also $\alpha_2 > \alpha_1$. Das Maximum ist $\alpha_2 = 90°$, also $\sin\alpha_2 = 1$. Das ist in Abb. 8.15 dargestellt. Dann ergibt sich für den betrachteten Fall

$$\sin\alpha_2 \cdot 0{,}752 = 1 \cdot 0{,}752 = \sin\alpha_1\,,$$
$$\alpha_1 = 48{,}76°\,.$$

Ist der Einfallswinkel eines Lichtstrahls aus Wasser in Luft größer als dieser Grenzwinkel, so kann das Licht nicht mehr aus dem Wasser austreten. Es gibt keine Brechung mehr, sondern nur noch Reflexion an der Grenzfläche Wasser–Luft. Dieses wird als **Totalreflexion** bezeichnet. Grenzwinkel α_G treten immer auf, wenn Lichtstrahlen aus einem dichteren in ein weniger dichtes Medium übertreten. Es gilt

$$\sin\alpha_G = \frac{n_2}{n_1}\,, \quad \text{für } n_2 < n_1\,,$$

und im speziellen Fall, daß das Medium 2 Luft ist, gilt

$$\sin\alpha_G = \frac{1}{n}\,, \tag{8.8}$$

wobei n die Brechzahl des dichteren Mediums ist. In Abb. 8.15b ist ein Winkel $\alpha > \alpha_G$ dargestellt; es ergibt sich Totalreflexion. An Abb. 8.15a erkennt man, daß ein Teil des Lichtes immer reflektiert wird.

Für die Anwendung ist das Beispiel von Glas mit $n \simeq 1{,}5$ interessant. Hier beträgt der Grenzwinkel für den Lichtaustritt in Luft

$$\sin\alpha_G = \frac{1}{n} = \frac{1}{1{,}5} = 0{,}67\,,$$
$$\alpha_G = 41{,}8°\,.$$

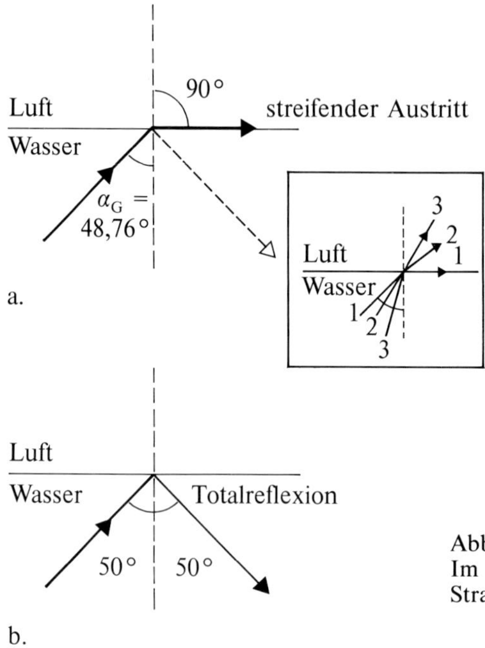

Abb. 8.15. Zur Entstehung der Totalreflexion. Im Einschub ist der Verlauf einiger Strahlen gezeigt; Strahl 1 trifft die Grenzfläche unter dem Winkel α_G.

Dieser Grenzwinkel ist kleiner als 45°. Ein Prisma, das mit diesem Winkel geschnitten ist, kann als Spiegel in optischen Geräten benutzt werden. Der Strahlengang in einem solchen Prisma ist in Abb. 8.16 dargestellt.

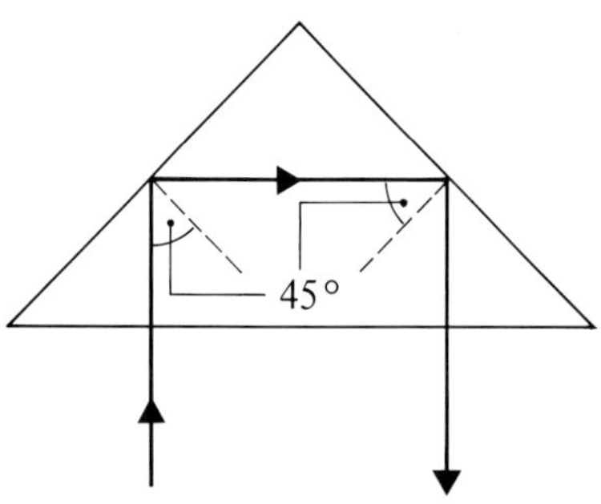

Abb. 8.16. Nutzung der Totalreflexion im Prisma.

Eine weitere wichtige *Anwendung der Totalreflexion geschieht im* **Lichtleiter.** Nach Abb. 8.17 fällt Licht auf das Ende einer lichtdurchlässigen Faser. Die Totalreflexion hält das Licht innerhalb der Faser und leitet es bei beliebiger Krümmung der Faser an das andere Ende. Die Lichtstrahlen treffen stets unter einem Winkel größer als der Grenzwinkel auf und treten erst am Ende des Lichtleiters wieder aus. Die einzelne Faser hat einen Durchmesser von etwa 10 µm. Die Fasern werden in Bündeln zusammengefaßt und zur *Untersuchung innerer Organe dem Menschen* eingeführt (Endoskope). Das Faserbündel dient zur Beleuchtung eines Sektors im Organ, so daß auch Aufnahmen angefertigt werden können.

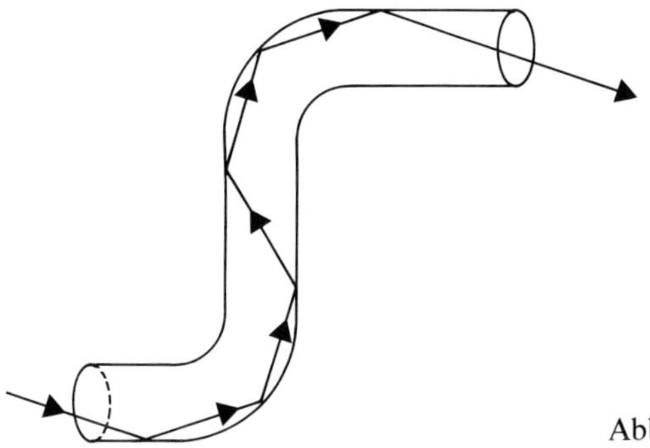

Abb. 8.17. Nutzung der Totalreflexion im Lichtleiter.

8.1.2.2. Brechung im Prisma

In einem berühmten Experiment hat bereits NEWTON gezeigt, daß mit Hilfe eines Prismas das Sonnenlicht in ein farbiges Spektrum zerlegt werden kann. Das zeigt nicht nur, daß weißes Licht aus Licht verschiedener Wellenlängen besteht, sondern auch, daß die Brechung und damit die Brechzahl eines Mediums von der Wellenlänge abhängt. Die Abhängigkeit der Brechzahl von der Wellenlänge des Lichtes wird **Dispersion** genannt. Sie ist eine Begleiterscheinung der Brechung. Wir wissen, daß Licht eine elektromagnetische Welle ist. Wie für jede Welle gilt die fundamentale Gleichung

$$c = f \cdot \lambda\,, \tag{8.9}$$

die Frequenz und Wellenlänge der Welle mit der Lichtgeschwindigkeit verknüpft. Aus der Beschreibung der Entstehung einer Welle verstehen wir, daß die Periode, mit der die Quelle einer Welle schwingt, also auch die Quelle des Lichtes, die Frequenz der Welle bestimmt. Wenn also die Lichtgeschwindigkeit in einem Medium kleiner als im Vakuum ist, so muß die Wellenlänge nach Gl. 8.9 im Medium ebenfalls kleiner als im Vakuum sein. Die Frequenz kann nicht vom Medium abhängen. Wir können für die Brechzahl somit schreiben

$$n = \frac{c}{c_1} = \frac{f \cdot \lambda}{f \cdot \lambda_1} = \frac{\lambda}{\lambda_1} \quad \text{und} \tag{8.10}$$

$$\lambda_1 = \frac{\lambda}{n}\,.$$

Die Wellenlänge ist stoffabhängig. c ist die Lichtgeschwindigkeit im Vakuum und c_1 die Lichtgeschwindigkeit in einem beliebigen Medium 1; für die Wellenlängen gilt das Entsprechende. Stets ist $n > 1$, falls der Lichtstrahl in ein dichteres Medium, wie im eben besprochenen Fall übertritt.

Mit einem Prisma, wie in Abb. 8.18 dargestellt, findet man, daß *blaues Licht stärker gebrochen wird als rotes,* und daß darauf die Zerlegung des weißen Lichtes beruht. Das bedeutet, daß die Brechzahl eines bestimmten Stoffes von der Wellenlänge abhängt.

$$n\,(\text{blau}) > n\,(\text{rot})\,. \tag{8.11}$$

Mit Gl. 8.10 können wir für ein bestimmtes Medium 1 schreiben

$$n\,(\text{blau}) = \frac{c}{c_1\,(\text{blau})} > n\,(\text{rot}) = \frac{c}{c_1\,(\text{rot})}\,.$$

Daraus schließen wir

$c_1\,(\text{blau}) < c_1\,(\text{rot})$,

die Lichtgeschwindigkeit in einem bestimmten Medium 1 ist für blaues Licht kleiner als für rotes.

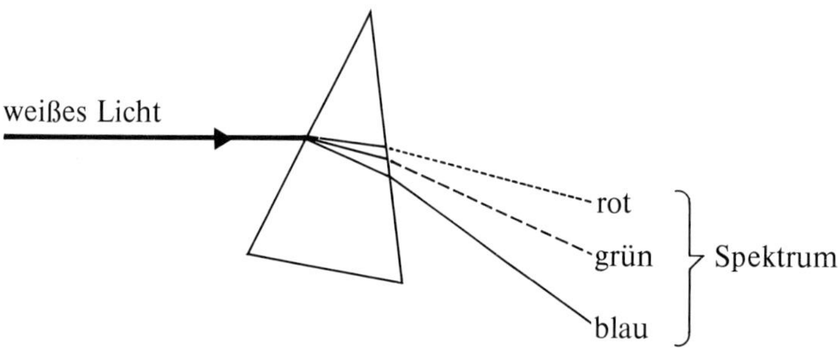

Abb. 8.18. Dispersion (Farbaufspaltung) von weißem Licht durch Brechung in einem Prisma.

Die Verknüpfung zwischen wellenlängenabhängiger Brechung und Lichtgeschwindigkeit im Medium können wir uns auch mit dem Huygensschen Prinzip klarmachen. Das ist in Abb. 8.19 dargestellt. Aufgrund der verschiedenen Geschwindigkeiten im dichteren Medium ergeben sich in der Konstruktion verschiedene Wellenfronten und damit unterschiedlich starke Brechung.

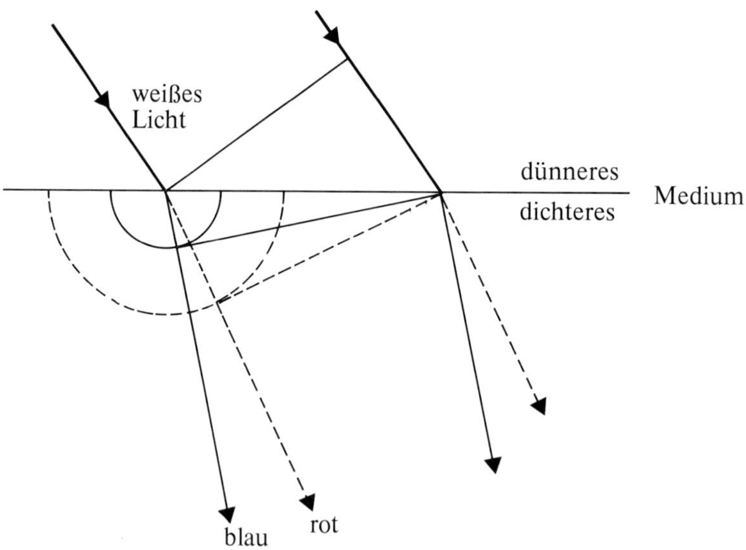

Abb. 8.19. Zur Dispersion nach dem Huygensschen Prinzip.

Die in Abb. 8.18 schematisch wiedergegebene Zerlegung des weißen Lichtes in die Farben des Spektrums, die Spektralfarben, kann auch zur Untersuchung des Lichtes anderer spektraler Zusammensetzung verwendet werden. Die einzelnen Spektralfarben geben dann nach Art und Intensität *Aufschluß über die Art der atomaren Lichtquellen*. Darüber wird in einem späteren Abschnitt noch zu reden sein. Ein solches Gerät bezeichnet man als **Spektralapparat.**

Stets bildet ein Prisma den Grundbaustein solcher Geräte. Wir wollen daher den Vorgang der Lichtbrechung genauer studieren. Hierfür benötigen wir nur die Anwendung des Brechungsgesetzes. Dazu betrachten wir Abb. 8.20. Der Winkel φ wird als brechender Winkel des Prismas bezeichnet. Die Gesamtablenkung des austretenden Strahls gegenüber der ursprünglichen Richtung wird mit dem Winkel ψ angegeben. Sie kommt dadurch zustande, daß der Lichtstrahl beim Eintritt in das Prisma laut Brechungsgesetz zum Einfallslot hingebrochen und beim Austritt vom Einfallslot weggebrochen wird. Dabei ist in Abb. 8.20 die Lage des Prismas so gewählt worden, daß der Eintrittswinkel ϑ gleich dem Austrittswinkel ist. In diesem Fall der symmetrischen Brechung ergibt sich

$$n = \frac{\sin \frac{(\varphi + \psi)}{2}}{\sin \frac{\varphi}{2}}. \tag{8.12}$$

Die Gesamtablenkung ψ ist um so größer, je größer die Brechzahl n ist. Bei einer bestimmten Wellenlänge ist die Ablenkung von der Brechzahl, also vom Stoff, abhängig; hat man ein bestimmtes Material vorliegen, so ergibt sich für dieses Material andererseits eine von der Wellenlänge abhängige Brechzahl, vorher schon als Dispersion bezeichnet.

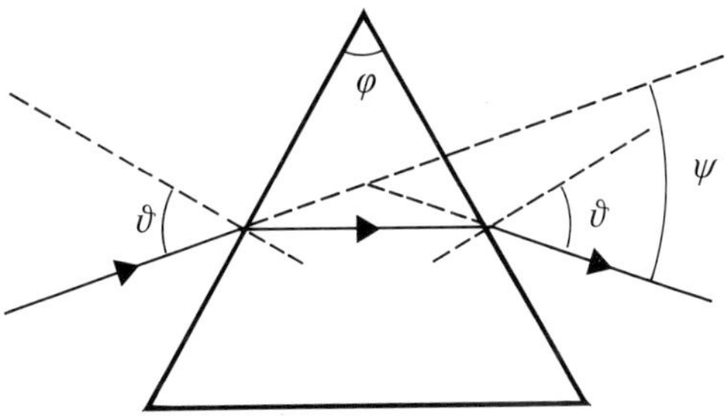

Abb. 8.20. Zur Lichtbrechung im Prisma.

Formelteil

Lichtgeschwindigkeit:

$c = 2{,}99792458 \cdot 10^8\,\mathrm{m} \cdot \mathrm{s}^{-1}$.

Reflexionsgesetz:

Einfallswinkel α_e = Reflexionswinkel α_r.

Brechzahl

$$n = \frac{\text{Lichtgeschwindigkeit im Vakuum}}{\text{Lichtgeschwindigkeit im Medium } i}$$

$$n = \frac{c}{c_i} = \frac{\lambda}{\lambda_i}; \quad \lambda_i = \frac{\lambda}{n}.$$

Brechzahl $n_{1,2}$ beim Übergang von Medium 1 in Medium 2

$$n_{1,2} = \frac{c_1}{c_2} = \frac{n_2}{n_1}.$$

Brechungsgesetz:

$$\frac{\sin\alpha_1}{\sin\alpha_2} = \frac{n_2}{n_1}.$$

8.2. Abbildung durch Linsen und Spiegel

Die bisherigen Betrachtungen im Rahmen der geometrischen Optik sollten Reflexion und Brechung des Lichtes an einfachen Beispielen verdeutlichen. Dabei konnte die Entstehung von Bildern am sphärischen Spiegel, die Abbildung bei der Reflexion, auch schon gezeigt werden. Demgegenüber ist die Brechung von Licht bisher nur an ebenen Grenzflächen durchsichtiger Stoffe betrachtet worden. Geht man zu gekrümmten Grenzflächen über, so kann unter bestimmten Bedingungen auch die *Brechung von Lichtstrahlen zur Abbildung von Gegenständen* herangezogen werden. Ebenso wie bei der Reflexion durch sphärische Spiegel werden wir auch bei der Brechung des Lichtes in durchsichtigen Linsen *Strahlengänge und Bilder konstruieren* können. Darüber hinaus werden wir die einfachen *Gesetzmäßigkeiten kennenlernen, nach denen die Abbildung erfolgt.* Die einzige Grundlage, die hierfür erforderlich ist, besteht in den Gesetzen von Reflexion und Brechung. Die folgenden Betrachtungen stellen die Basis für das Verständnis der *Funktionsweise des menschlichen Auges als optisches System und aller optischen Instrumente* dar.

8.2.1. Fokussierung durch brechende Flächen

Eine Grenzfläche trennt Medien zweier verschiedener Brechzahlen. Wir werden im folgenden zur Vereinfachung stets das Medium Luft in Verbindung mit dem Medium Glas einer bestimmten Brechzahl betrachten. In Abb. 8.21 nehmen wir an, daß ein Bündel paralleler Lichtstrahlen auf eine sphärisch gekrümmte Grenzfläche zwischen Luft und Glas fällt. Der zentrale Strahl des Bündels fällt senkrecht auf die Grenzfläche und erfährt daher keine Brechung. Die weiter außen liegenden Lichtstrahlen treffen in zunehmendem Winkel auf, so daß auch der Brechungswinkel zunimmt. Die Strahlen laufen

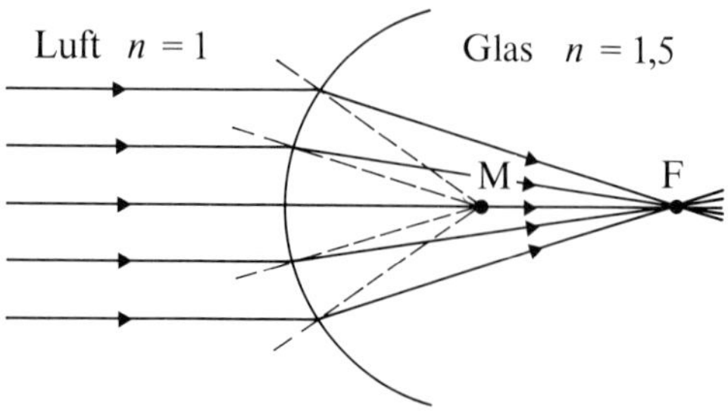

Abb. 8.21. Lichtbrechung an der brechenden Grenzfläche Luft–Glas. Die Konstruktion erfolgt mit Hilfe der vom Krümmungsmittelpunkt M ausgehenden Senkrechten auf die Grenzfläche.

im **Brennpunkt** (Fokus) F zusammen; sie werden fokussiert. Wir zeichnen diese Situation noch einmal mit einer Änderung in Abb. 8.22. Dort begrenzen wir den Glaskörper auch in Richtung auf den Brennpunkt mit einer sphärischen Fläche und erhalten eine **Linse.** Wir verwenden dabei einen großen Krümmungsradius, so daß wir eine *dünne Linse* erhalten.

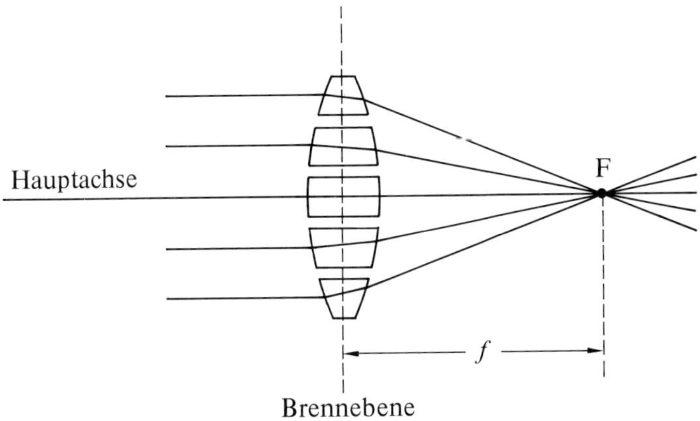

Abb. 8.22. Lichtbrechung an einer Linse mit entstehendem Brennpunkt F und Brennweite *f*. Schematisch ist die Linse in einzelne Prismen zerlegt, so daß die Lichtbrechung auf die Brechung im Prisma (Abb. 8.20) zurückgeführt werden kann.

Der mittlere Strahl geht wieder ungebrochen hindurch, da er auf beide Grenzflächen senkrecht auftrifft. Diese Linie wird als **Hauptachse der Linse** bezeichnet. Für die übrigen Strahlen gilt wieder, daß sie um so mehr gebrochen werden, je weiter außen sie liegen. Hinzu kommt jetzt, daß jeder Strahl an der zweiten Grenzfläche nochmals gebrochen wird, nach dem Brechungsgesetz beim Austritt in ein weniger dichtes Medium (Luft) wegen $n(\text{Luft}) < n(\text{Glas})$ vom Lot weggebrochen, so daß insgesamt ein größerer Brechungswinkel zustandekommt. Die Lichtstrahlen werden wieder in einem **Brennpunkt** fokussiert. In Wirklichkeit ergibt sich ein Brennpunkt nur, wenn *achsennahe Strahlen* bei einer dünnen Linse verwendet werden. Wir wollen dies daher im folgenden stets annehmen.

Wir sehen einer Darstellung wie in Abb. 8.22 natürlich sofort an, daß die Lichtstrahlen auch von rechts auftreffen könnten. Dann ergäbe sich ein Brennpunkt auf der linken Seite der Linse. *Eine Linse hat daher stets zwei Brennpunkte,* die überdies im gleichen Abstand von der als **Brennebene** bezeichneten Symmetrieebene der dünnen Linse liegen, wenn beide Grenzflächen den gleichen Krümmungsradius aufweisen. Der Abstand der Brennpunkte von der Brennebene heißt **Brennweite.** Ein durch die Linse verlaufender Lichtstrahl kann ebenso in der anderen Richtung verfolgt werden. Ein in Richtung Linse vom Brennpunkt ausgehender Lichtstrahl tritt daher als Parallelstrahl aus. Dasselbe kennen wir bereits vom sphärischen Spiegel.

8.2.2. Linsenformen

Linsen werden aufgrund der Form ihrer Grenzflächen charakterisiert und weisen entsprechende Eigenschaften auf. Linsen, die in ihrem Zentrum dicker als an den Rändern sind, werden als **Sammellinsen** bezeichnet, weil sie parallel eintretendes Licht im jenseitigen Brennpunkt sammeln; *sie fokussieren das Licht.* Die beiden Grenzflächen der Sammellinse können eine Kombination von konvexen, konkaven und planaren Flächen sein, Abb. 8.23.

Linsen, die in ihrem Zentrum dünner sind als an den Rändern, werden als **Zerstreuungslinsen** bezeichnet, weil *parallel eintretendes Licht zerstreut,* divergent austritt. Es tritt kein reeller sondern nur ein *virtueller Brennpunkt* auf der Eintrittsseite der Lichtstrahlen auf. Die Grenzflächen können auch in diesem Fall konvex, konkav oder planar sein, Abb. 8.24.

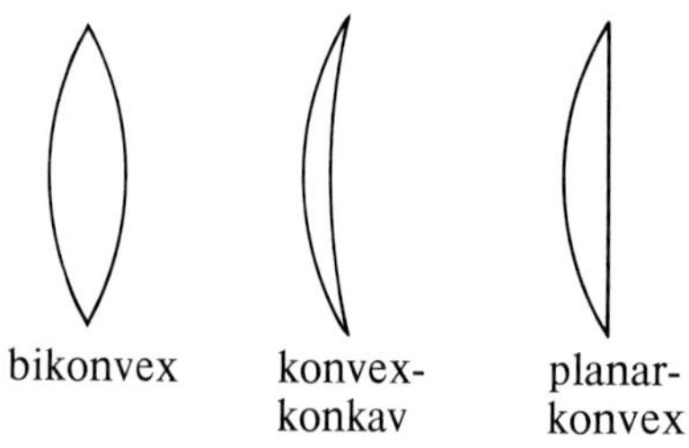

Abb. 8.23. Sammellinsen.

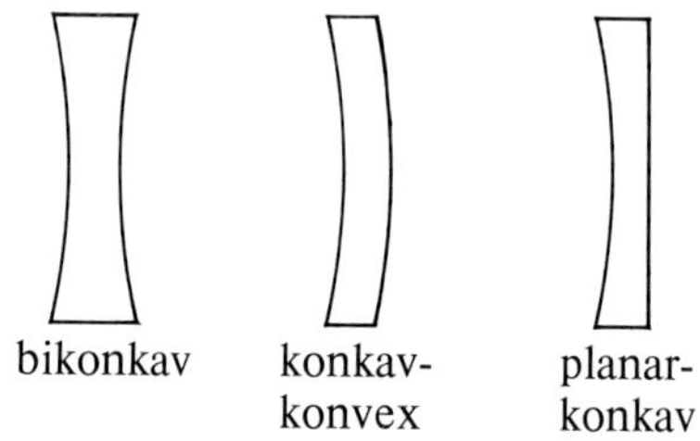

Abb. 8.24. Zerstreuungslinsen.

Der Strahlengang in einer Zerstreuungslinse ist in Abb. 8.25 dargestellt.

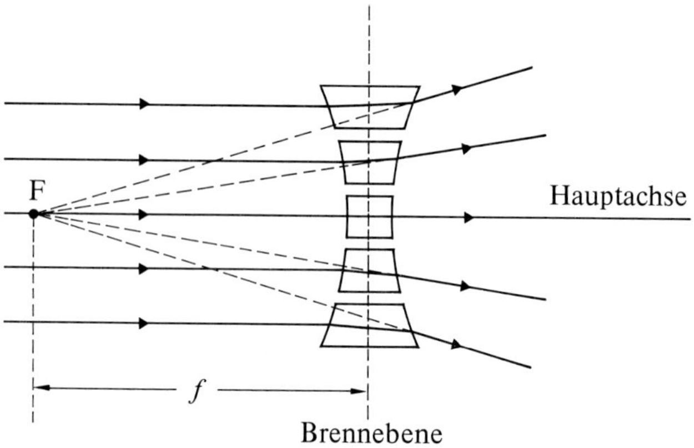

Abb. 8.25. Lichtbrechung an einer Zerstreuungslinse mit entstehendem virtuellem Brennpunkt F. Schematisch ist die Linse in einzelne Prismen zerlegt, so daß die Lichtbrechung auf die Brechung im Prisma (Abb. 8.20) zurückgeführt werden kann.

Der Vergleich von Sammellinse, Abb. 8.22 und Zerstreuungslinse zeigt, daß die Brennpunkte auf verschiedenen Seiten der Linse liegen. Das wird dadurch ausgedrückt, daß die *Brennweite der Sammellinse* $f > 0$ und die *Brennweite der Zerstreuungslinse* $f < 0$ ist. Das ergibt sich im folgenden auch aus der Abbildungsgleichung. Die *Einheit der Brennweite* ist $[f] = 1\,\text{m}$. Der Kehrwert der Brennweite $\frac{1}{f}$ wird als *„Brechkraft"* bezeichnet (es handelt sich jedoch nicht um eine Kraft); die *Einheit der Brechkraft* ist $\left[\frac{1}{f}\right] = \text{m}^{-1} = 1$ *Dioptrie* $= 1$ dpt. Eine Linse mit einer Brennweite von $f = 0{,}25$ m hat somit eine Brechkraft von $\frac{1}{f} = 4\,\text{m}^{-1} = 4$ dpt.

Die Strahlengänge zur Abbildung lassen sich wie beim sphärischen Spiegel durch drei leicht zu ziehende Strahlen konstruieren. Wir behandeln zunächst eine **Sammellinse.**

1. Ein parallel einlaufender Strahl; er läuft hinter der Linse durch den Brennpunkt.
2. Ein Strahl durch das Zentrum der Linse; dieser Strahl verläßt die Linse unabgelenkt.
3. Ein durch den Brennpunkt einfallender Strahl; er tritt als Parallelstrahl aus.

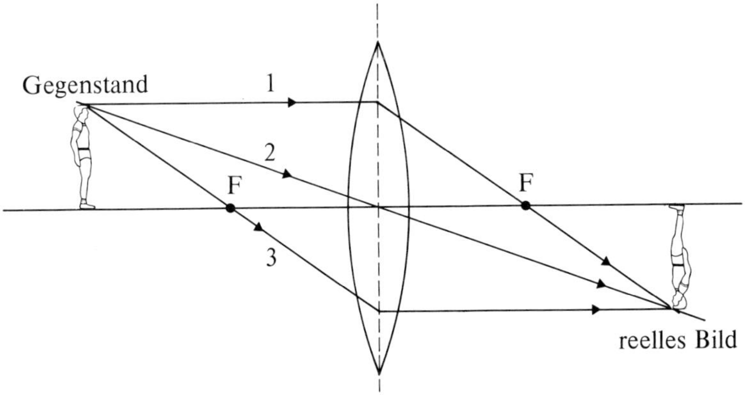

Abb. 8.26. Der Strahlengang in einer Sammellinse am Beispiel von drei typischen Strahlen und die Abbildung eines Gegenstandes.

In Abb. 8.26 sind diese drei typischen Strahlen abgebildet. Bereits zwei dieser Strahlen reichen zur Konstruktion des Bildes aus; ihr Schnittpunkt hinter der Linse ergibt den Bildpunkt, dargestellt in der Figur anhand der Abbildung der Spitze des schematisch wiedergegebenen Gegenstandes. Wir haben die Brechung in der Linse vereinfachend so wiedergegeben, als ob sie in der Brennebene und nicht in den brechenden Grenzflächen stattfände. Der *außerhalb der Brennweite aufgestellte Gegenstand wird durch die Sammellinse umgekehrt und reell abgebildet.* Das Bild wird reell genannt, weil ein an dieser Stelle aufgestellter Schirm das Bild wiedergibt; Lichtenergie wird zu dieser Stelle transportiert.

Beim sphärischen Spiegel haben wir bereits gelernt, daß die Entstehung des Bildes von der Position des Gegenstandes in bezug auf die Linse abhängt. In Abb. 8.27 haben wir den Gegenstand innerhalb der Brennweite aufgestellt. Die Konstruktion zeigt, daß jenseits der Linse nur divergierende Strahlen auftreten und kein Schnittpunkt und damit kein Bildpunkt entstehen kann. Nur Brennpunktstrahl und Parallelstrahl wurden hier zur Konstruktion benutzt. Erst wenn wir die auslaufenden Strahlen nach rückwärts verlängern, läßt sich ein virtuelles Bild konstruieren. Für einen Beobachter scheinen die Strahlen von diesem virtuellen Bild auszugehen. Sie gehen in Wirklichkeit vom Gegenstand aus. Man denke an die Lichtbrechung an einer Wasseroberfläche, in Abb. 8.12 dargestellt. Auch dort scheinen die Strahlen von einem virtuellen Bild auszugehen. In Wirklichkeit gehen sie vom Gegenstand aus, der sich an anderer Stelle befindet. *Wir stellen also fest, daß eine Sammellinse von einem Gegenstand, der sich innerhalb der Brennweite befindet, ein aufrechtes und virtuelles Bild erzeugt.* Ein virtuelles Bild kann mit dem Auge beobachtet, aber nicht auf einem Schirm aufgefangen werden. Die vom Gegenstand aus durch die Linse transportierte Energie tritt nicht im virtuellen Bild auf. Anhand von Abb. 8.27 ist noch zu bemerken, daß dem Beobachter der Gegenstand vergrößert erscheint. Die Linse wirkt als Vergrößerungsglas. Eine Linse mit hoher Brechkraft, $\frac{1}{f} \geq 5\,\text{dpt}$ wird als **Lupe** bezeichnet. Im Einschub ist die Entstehung reeller Bilder dargestellt.

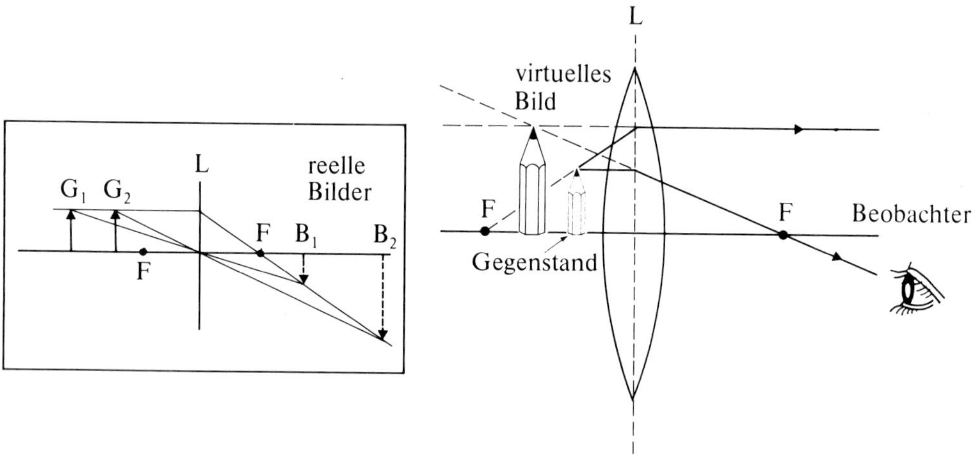

Abb. 8.27. Falls ein Gegenstand innerhalb der Brennweite steht, so erzeugt eine Sammellinse ein virtuelles Bild. Im Einschub sind zwei Beispiele für Gegenstandsweiten außerhalb der Brennweite dargestellt. Es entstehen reelle und umgekehrte Bilder. Die Linse ist durch ihre Brennebene L repräsentiert.

Wir wollen nun den Strahlengang und die Konstruktion des Bildes im Fall einer **Zerstreuungslinse** betrachten. Das ist in Abb. 8.28 dargestellt. Die Konstruktion der Abbildung wurde mit dem Parallelstrahl 1 und dem Mittelpunktstrahl 2 durchgeführt. Auch hier divergieren die Strahlen und mit Hilfe des nach rückwärts durch den virtuellen Brennpunkt verlängerten austretenden Strahles 1 läßt sich ein virtuelles Bild konstruieren.

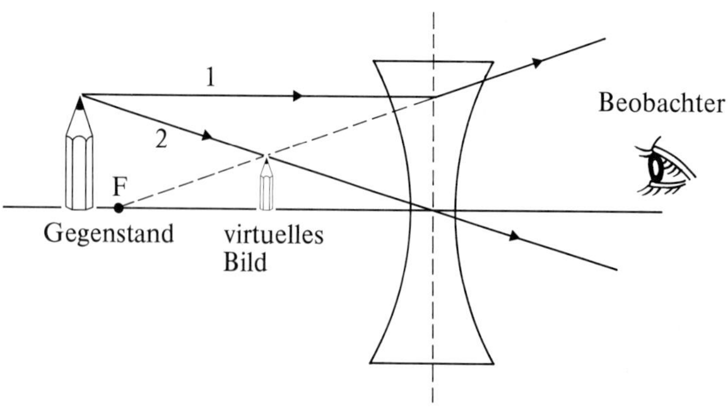

Abb. 8.28. Der Strahlengang in einer Zerstreuungslinse am Beispiel von zwei typischen Strahlen und die Entstehung des virtuellen Bildes.

Wir wissen, daß Zerstreuungslinsen stets divergierende Strahlen erzeugen. *Die Abbildung durch Zerstreuungslinsen ergibt daher immer virtuelle und verkleinerte Bilder.* Die Zerstreuungslinse ist eine Verkleinerungslinse.

Einer der Defekte des menschlichen Auges ist **Astigmatismus.** Er wird durch eine nichtsphärische Hornhaut verursacht. Genaueres über das Auge und seine Fehlsichtigkeiten wird im nächsten Abschnitt behandelt. Hier soll nur erwähnt werden, daß die *ungleichförmige Krümmung der Hornhaut beim Astigmatismus mit einer Zylinderlinse korrigiert* werden kann. Die Funktionsweise der **Zylinderlinse** ist in Abb. 8.29 dargestellt. Die durch den Namen ausgedrückte Form der Linse bewirkt, daß sie astigmatisch, d.h. nur in einer Richtung Brechkraft aufweist. Auf diese Weise kann die in einer Richtung schwächere Brechkraft der Hornhaut ausgeglichen werden.

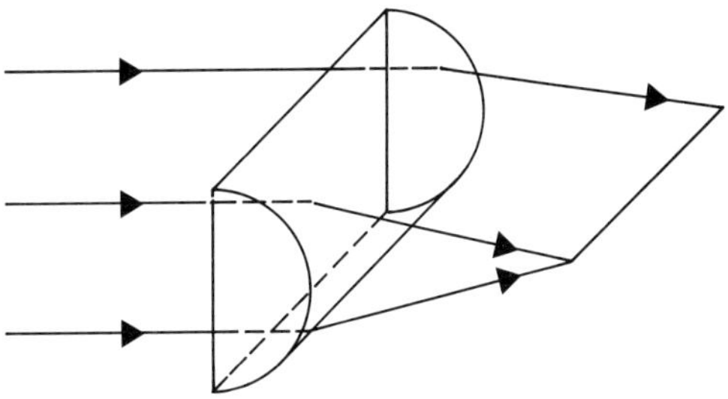

Abb. 8.29. Zylinderlinse zur Korrektur von Astigmatismus.

8.2.3. Die Abbildungsgleichung

In diesem Abschnitt sollen die Gesetzmäßigkeiten behandelt werden, nach denen die Abbildung durch eine Linse erfolgt. Auf der Basis der Konstruktionsweise, wie wir sie für Abbildungen im vorigen Abschnitt kennengelernt haben, läßt sich die Abbildungsgleichung herleiten. Wir erweitern hierfür nur Abb. 8.26 zu der in Abb. 8.30 dargestellten Geometrie. Dazu benutzen wir die bereits bekannten typischen Strahlen, den Parallelstrahl und den Brennpunktstrahl als einfallende Strahlen. Folgende Größen werden verwendet:

- f: die Brennweite, positiv für die Sammellinse, negativ für die Zerstreuungslinse.
- g: Gegenstandsabstand von der Brennebene.
- b: Bildabstand von der Brennebene, positiv beim reellen Bild, negativ beim virtuellen Bild.
- h_g, h_b: Höhe von Gegenstand bzw. Bild, positiv oberhalb und negativ unterhalb der Linsenachse.

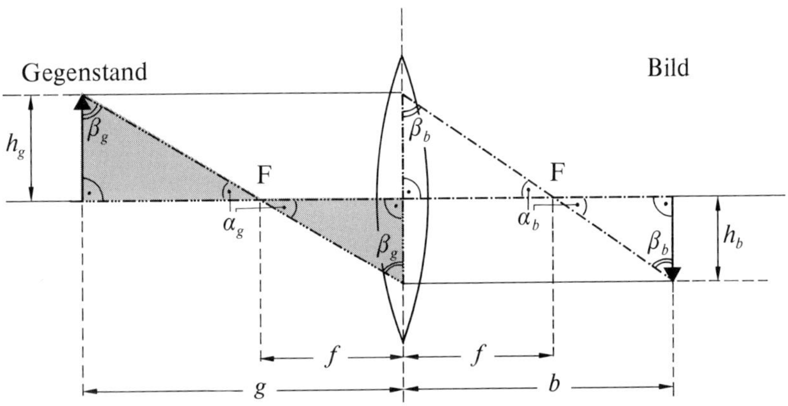

Abb. 8.30. Geometrie zur Ableitung der Abbildungsgleichung.

Nun betrachten wir die beiden Paare von Dreiecken in Abb. 8.30, ein Paar auf der Gegenstandsseite, das andere auf der Bildseite. Die zwei zusammengehörigen Dreiecke sind jeweils einander ähnlich. Erinnern wir uns, was ähnliche Dreiecke sind. Dreiecke sind einander dann ähnlich, wenn einander entsprechende Winkel gleich sind. Für die Dreiecke des Paares auf der Gegenstandsseite heißt das: die beiden Winkel in den zusammenstoßenden Spitzen der Dreiecke α_g sind gleich (gekennzeichnet durch einen einfachen Bogen), die beiden an die Linsenachse anliegenden Winkel sind 90° und da die Winkelsumme im Dreieck 180° beträgt, sind auch die beiden restlichen Winkel β_g (gekennzeichnet durch einen doppelten Bogen) einander gleich. Das gilt ebenso für das Paar von Dreiecken auf der Bildseite. Man mache sich das im einzelnen klar.

In rechtwinkligen Dreiecken gelten die bekannten trigonometrischen Beziehungen. So können wir für die beiden ähnlichen rechtwinkligen Dreiecke auf der Gegenstandsseite schreiben

$$\tan\alpha_g = \frac{h_g}{g-f} = \frac{-h_b}{f}$$

oder

$$\frac{f}{g-f} = \frac{-h_b}{h_g}. \qquad (8.13)$$

Für die Bildseite ergibt sich entsprechend

$$\frac{b-f}{f} = \frac{-h_b}{h_g}. \qquad (8.14)$$

Aus den Gl. 8.13 und 8.14 entnehmen wir, daß auch die linken Seiten einander gleich sein müssen

$$\frac{f}{g-f} = \frac{b-f}{f}.$$

Daraus folgt

$$(g-f)(b-f) = f^2,$$
$$g \cdot b - f \cdot b - g \cdot f + f^2 = f^2,$$
$$g \cdot b - f \cdot b - g \cdot f = 0.$$

Dividiert man diese Gleichung durch $g \cdot b \cdot f$, so erhält man

$$\frac{1}{f} - \frac{1}{g} - \frac{1}{b} = 0$$

oder

$$\frac{1}{f} = \frac{1}{g} + \frac{1}{b}. \qquad (8.15)$$

die *Abbildungsgleichung für eine Linse oder* **Linsengleichung.** In Worten:

> *Der Kehrwert der Brennweite ist gleich der Summe der Kehrwerte von Gegenstandsweite und Bildweite.*

Beispiel: Die Entfernung eines Gegenstandes von der Brennebene einer Sammellinse sei 9 cm, die Brennweite der Linse sei 6 cm.

Wir haben

$$g = 9\ \text{cm}\,,$$
$$f = 6\ \text{cm}\,.$$

Wie groß ist die Bildweite b?
Eingesetzt in Gl. 8.15 ergibt sich

$$\frac{1}{6\ \text{cm}} = \frac{1}{9\ \text{cm}} + \frac{1}{b\ \text{cm}}\,,$$
$$\frac{1}{b\ \text{cm}} = \frac{1}{6\ \text{cm}} - \frac{1}{9\ \text{cm}} = \frac{(3-2)\ \text{cm}}{18\ \text{cm}^2} = \frac{1\ \text{cm}}{18\ \text{cm}^2}\,.$$

Die Bildweite beträgt $b = \dfrac{18\ \text{cm}^2}{1\ \text{cm}} = 18\ \text{cm}.$

Beispiel: Wir rechnen das gleiche Beispiel im Fall einer Zerstreuungslinse. Dann haben wir

$$g = 9\ \text{cm}\,,$$
$$f = -6\ \text{cm}\,.$$

Eingesetzt in Gl. 8.15 ergibt sich

$$\frac{1}{-6\ \text{cm}} = \frac{1}{9\ \text{cm}} + \frac{1}{b\ \text{cm}}\,,$$
$$\frac{1}{b\ \text{cm}} = -\frac{1}{9\ \text{cm}} + \frac{1}{-6\ \text{cm}} = \frac{(-2-3)\ \text{cm}}{18\ \text{cm}^2} = \frac{-5\ \text{cm}}{18\ \text{cm}^2}\,.$$

Die Bildweite beträgt $b = \dfrac{18\ \text{cm}^2}{-5\ \text{cm}} = -3{,}6\ \text{cm}.$

Wir erhalten ein virtuelles Bild

8.2.4. Zusammensetzung von Linsen

In vielen optischen Systemen sind Kombinationen von Linsen eingesetzt. Die Wirkung solcher Linsensysteme läßt sich berechnen, indem man die Wirkung jedes einzelnen Elementes für sich berechnet und dann das durch die erste Linse erzeugte Bild als Gegenstand für die zweite Linse ansieht und so fort. Das kann sehr langwierig werden. Wir wollen daher hier zunächst nur einen einfachen Fall behandeln und die *Brechkraft zweier dicht zusammengesetzter Sammellinsen ausrechnen.* Zunächst erkennen wir aus Abb. 8.31 a, daß die Brennweite zweier nebeneinanderliegender Sammellinsen kleiner ist als jede einzelne Brennweite. Die Brechkraft wird größer durch das Hinzusetzen einer zweiten Sammellinse.

Jetzt betrachten wir in Abb. 8.31 b die Abbildung eines Gegenstandspunktes, der in F_1, also im Brennpunktabstand der Linse 1 liegen soll. Wir nehmen wie bisher an, daß die verwendeten Linsen dünn sein sollen, und außerdem sollen die Linsen dicht zusammenliegen. Es gilt also

$$g \simeq f_1\,. \tag{8.16}$$

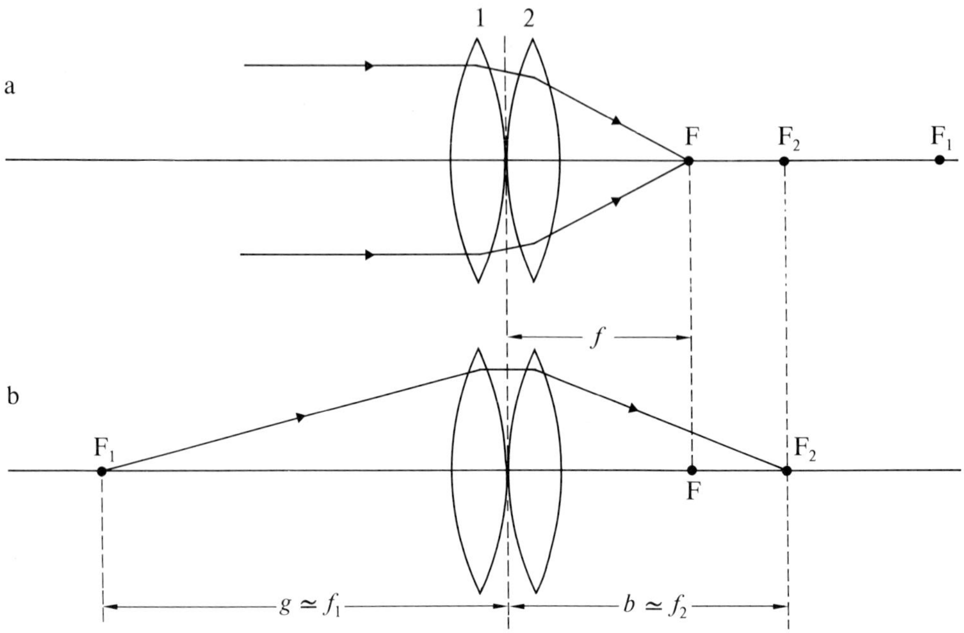

Abb. 8.31. Zur Brechkraft zusammengesetzter Linsen.

Ein von dem gewählten Gegenstandspunkt ausgehender Lichtstrahl ist somit Brennpunktstrahl, verläßt Linse 1 als Parallelstrahl, tritt als ein solcher Strahl in Linse 2 ein und läuft nach Linse 2 als Brennpunktstrahl durch F_2. Das bedeutet, es gilt auch

$$b \simeq f_2 \, . \tag{8.17}$$

Aufgrund der Linsengleichung (8.15) gilt damit

$$\frac{1}{f} = \frac{1}{f_1} + \frac{1}{f_2} \, . \tag{8.18}$$

> *Der Kehrwert der Brennweite einer aus zwei Linsen zusammengesetzten Kombination ist gleich der Summe der Kehrwerte der Einzelbrennweiten,*
> oder
> *die Gesamtbrechkraft ist gleich der Summe der Einzelbrechkräfte.*

Hier zeigt sich der Vorteil des Begriffes der Brechkraft. Brechkräfte von Linsen können zur Gesamtbrechkraft aufaddiert werden. Das gilt natürlich nur unter den oben festgelegten vereinfachenden Annahmen. Ist der Abstand zwischen den beiden Linsen nicht klein gegenüber den beiden Brennweiten und bezeichnet man diesen Abstand mit D, so gilt statt Gl. 8.18

$$\frac{1}{f} = \frac{1}{f_1} + \frac{1}{f_2} - \frac{D}{f_1 \cdot f_2} \, . \tag{8.19}$$

Müssen mehrere Linsen eingesetzt werden, und sind weder die Dicke der Linsen noch deren gegenseitige Abstände klein gegenüber den Brennweiten, so benutzt man das Hilfsmittel der *Kardinalelemente.*

Wir haben bereits bei der dünnen Linse so getan, als ob die beiden brechenden Flächen der Linse durch eine gedachte Fläche, die Brennebene, ersetzt werden könnte. Das ist nochmals in Abb. 8.32 dargestellt. Die Lage dieser Brennebene kommt dadurch zustande, daß die im Brennpunkt konvergierenden Lichtstrahlen durch die Grenzfläche der Linse rückwärts verlängert werden, bis sie zum Schnitt mit den parallel einfallenden und ebenfalls durch die Grenzfläche verlängerten Strahlen gelangen. Die so gefundene Ebene kann vereinfachend als brechende Ebene der Linse angesehen werden. Die Brennweite f wird von hier aus gemessen. Eine solche gedachte brechende Ebene wird auch als **Hauptebene** H bezeichnet. Der Durchstoßpunkt der optischen Achse mit der Hauptebene wird als Hauptpunkt bezeichnet. Man muß sich im klaren darüber sein, daß man auf diese Weise nur das Ergebnis der Abbildung durch die Hilfskonstruktion der Hauptebene richtig darstellt; der wahre Strahlenverlauf innerhalb der Linse ist gestrichelt wiedergegeben.

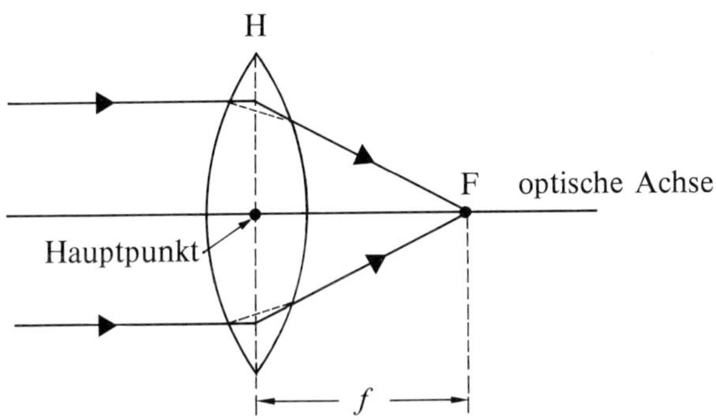

Abb. 8.32. Hauptebene (H) und Hauptpunkt einer Sammellinse. Gestrichelt in der Linse ist der wahre Strahlenverlauf wiedergegeben.

In dicken Linsen und in Systemen aus mehreren Linsen sind zur Konstruktion der Abbildung zwei Hauptebenen H_1 und H_2 erforderlich. Das ist in Abb. 8.33 dargestellt. Die Hauptebene H_2 findet man, indem, wie in der vorhergehenden Abb. 8.32, der von links eintretende Parallelstrahl mit dem Brennpunktstrahl von F_2 zum Schnitt gebracht wird. Entsprechend erhält man die Hauptebene H_1. Von rechts einlaufende Parallelstrahlen werden mit den Brennpunktstrahlen aus F_1 zum Schnitt gebracht. Die Brenn-

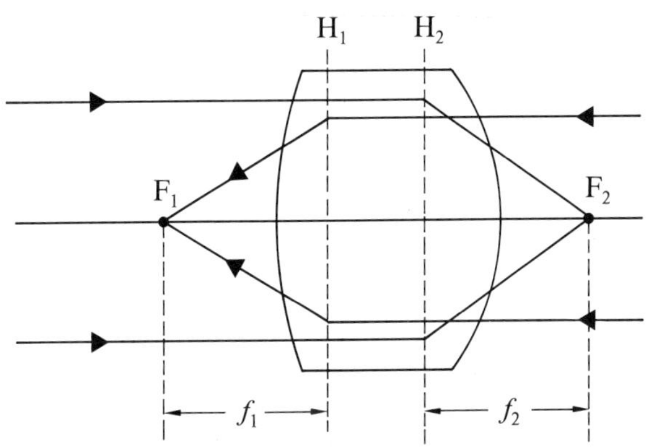

Abb. 8.33. Die Konstruktion der Hauptebenen H_1 und H_2 in einer dicken Linse. Auf die Darstellung des wahren Strahlenverlaufes in der Linse wurde verzichtet (siehe Abb. 8.32).

weiten werden von den zugehörigen Hauptebenen aus gemessen. Sind die Brechzahlen auf beiden Seiten der Linse gleich, so gilt unabhängig von der Krümmung beider Grenzflächen $f_1 = f_2$. Beim Auge sind die Brechzahlen verschieden, so daß auch die *vordere und die hintere Brennweite des Auges verschieden* sind. Es gilt

$$\frac{f_1}{f_2} = \frac{n_1}{n_2}. \tag{8.20}$$

Vordere und hintere Brennweite verhalten sich wie vordere und hintere Brechzahl.

Der Vorteil der Kenntnis der Hauptebenen besteht darin, daß man die Funktion des Linsensystems auf die Lichtbrechung in den beiden Hauptebenen reduzieren kann. Die Abbildung eines Gegenstandes auf diese Weise ist in Abb. 8.34 dargestellt. Man erkennt daraus auch, daß die Gegenstandsweite von der Hauptebene H_1 und die Bildweite von der Hauptebene H_2 aus bestimmt werden. Zur Konstruktion des Bildes wurden wie bisher einfallender Parallelstrahl und Brennpunktstrahl verwendet. Außerdem ist der schon bekannte Mittelpunktstrahl eingezeichnet. Er bedarf hier einer gesonderten Diskussion. Es ist jener gedachte Strahl, der wie bisher keine Ablenkung erfährt, jedoch eine Parallelverschiebung in der eingezeichneten Weise. Die Schnittpunkte mit der optischen Achse K_1 und K_2 werden als **Knotenpunkte** bezeichnet. Bei der Funktionsweise des Auges spielen sie eine wichtige Rolle. Wir werden darauf zurückkommen. *Hauptebenen, Hauptpunkte und Knotenpunkte werden als* **Kardinalelemente** *bezeichnet*. Bei der dünnen Linse fallen alle in die Brennebene. Mit Hilfe der Kardinalelemente und der darauf bezogenen Brennweite, Gegenstandsweite und Bildweite kann man die Abbildungskonstruktion auch für Linsensysteme wieder auf die einfache Linsengleichung (8.18) beziehen, falls die Brechzahlen vor und hinter dem System gleich sind. Ist das nicht der Fall, wie beim Auge, so gilt die Abbildungsgleichung

$$\frac{n_1}{g} + \frac{n_2}{b} = \frac{n_1}{f_1} = \frac{n_2}{f_2}, \tag{8.21}$$

wobei mit dem Index 1 die Gegenstandsseite und mit dem Index 2 die Bildseite gekennzeichnet sind.

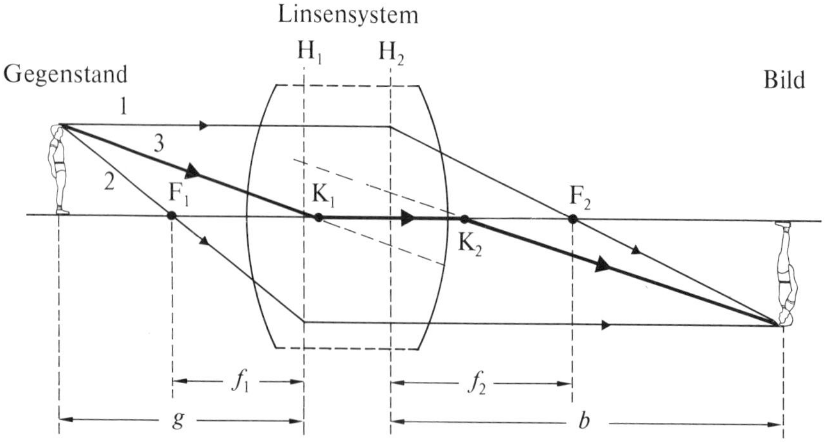

Abb. 8.34. Konstruktion der Abbildung in einem Linsensystem mit Hilfe der Hauptebenen H_1 und H_2, sowie unter Verwendung von Parallelstrahl (1), Brennpunktstrahl (2) und Mittelpunktstrahl (3).

8.2.5. Abbildung durch Spiegel

Hierzu ist das Wesentliche bereits im Abschnitt über *Reflexion* behandelt worden, und zwar sowohl für den *Planspiegel* als auch für den *sphärischen Spiegel.* An dieser Stelle soll nur noch eine Zusammenfassung hinsichtlich der Abbildung durch Spiegel gegeben werden. Zunächst soll noch einmal der *Unterschied zwischen einer reellen und einer virtuellen Abbildung* dargestellt werden, da dieser Unterschied erfahrungsgemäß Verständnisschwierigkeiten bereitet. In einem reellen Bild geht Lichtenergie tatsächlich durch jeden Bildpunkt. In einem virtuellen Bild verhalten sich die Lichtstrahlen so, als ob sie vom Bildpunkt ausgingen; in Wirklichkeit geht keine Lichtenergie vom Bildpunkt aus. Dazu schauen wir Abb. 8.35 an.

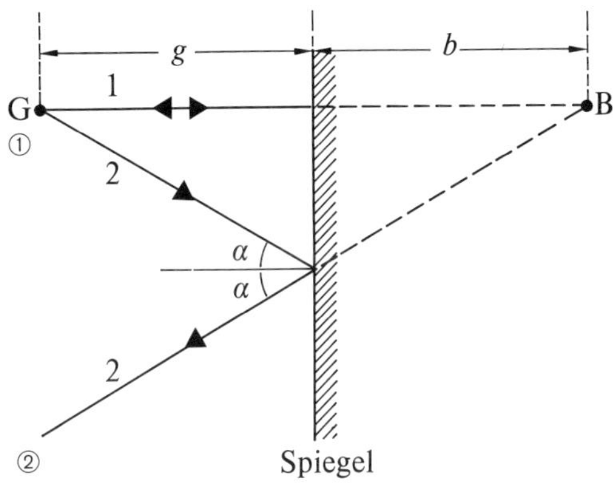

Abb. 8.35. Von einem punktförmigen Gegenstand G wird mit Hilfe eines Spiegels ein virtuelles Bild B erzeugt. Die Lichtstrahlen, dargestellt am Beispiel von zwei Strahlen 1 und 2, scheinen für die Beobachtung von Position ① oder von Position ② aus von B zu kommen. Tatsächlich geht keine Lichtenergie von B aus.

Wir erkennen, daß Abbildungen an Planspiegeln stets virtuell sind. In Abb. 8.35 sind zwei verschiedene Strahlen, ausgehend vom Gegenstandspunkt G, wiedergegeben. Strahl 1 trifft senkrecht auf und wird nach dem Reflexionsgesetz (8.1) in sich selbst reflektiert. Strahl 2 trifft unter dem Winkel α auf den Spiegel und wird entsprechend reflektiert. Lichtenergie wird nur in diesen Strahlen transportiert. Der Bildpunkt B entsteht durch den Schnittpunkt der nach rückwärts verlängerten reflektierten Strahlen. In den Bildpunkt gelangt keine Lichtenergie. Das Bild ist virtuell.

Die Abbildungsgleichung für den Planspiegel lautet

$$g = -b\,. \tag{8.22}$$

In Worten: *Die Gegenstandsweite ist gleich der negativen Bildweite.* Das negative Vorzeichen deutet an, daß das Bild virtuell ist.

Gl. 8.22 enthält nicht den Reflexionswinkel. Das bedeutet, daß alle nach rückwärts verlängerten Strahlen in den Bildpunkt B gelangen.

In Abb. 8.36 ist dargestellt, daß wegen des endlichen Durchmessers der Augenpupille nur ein schmales Strahlenbündel zur Bilderzeugung für das Auge beiträgt. Der Rest des Spiegels könnte abgedeckt werden.

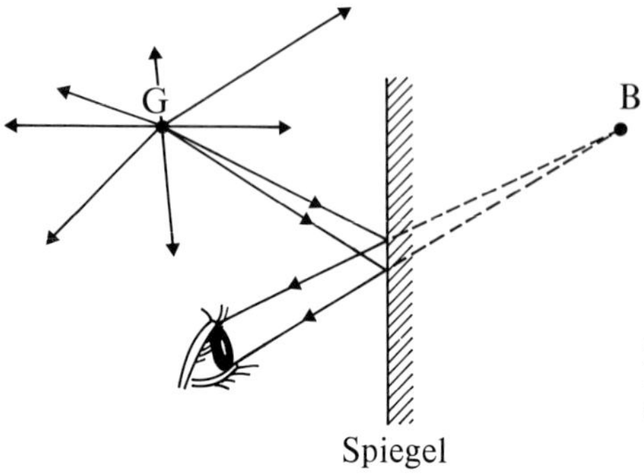

Abb. 8.36. Nur ein kleiner Teil der in den gesamten Raum von G ausgehenden Strahlen gelangt nach der Reflexion am Spiegel in das Auge.

Die Abbildungsgleichung für den sphärischen Spiegel lautet

$$\frac{1}{g}+\frac{1}{b}=\frac{1}{f}$$

und ist somit identisch mit der Linsengleichung. Diese Gleichung gilt für alle Arten von sphärischen Spiegeln. Es muß jedoch auch hier auf das Vorzeichen geachtet werden:

g ist positiv; die Gegenstandsweite,
b ist positiv; die Bildweitc des reellen Bildes,
f ist positiv; die Brennweite eines Konkavspiegels,
b ist negativ; die Bildweite des virtuellen Bildes,
f ist negativ; die Brennweite eines Konvexspiegels.

Formelteil

Brennweite der Sammellinse: $f > 0$,

Brennweite der Zerstreuungslinse: $f < 0$,

Einheit der Brennweite: $[f] = 1\,\text{m}$.

Brechkraft (auch Brechwert genannt) ist der Kehrwert der Brennweite,

Einheit der Brechkraft: $\left[\frac{1}{f}\right] = \text{m}^{-1} = 1\ \text{Dioptrie} = 1\,\text{dpt}$.

Die **Abbildungsgleichung** oder Linsengleichung

$$\frac{1}{f}=\frac{1}{g}+\frac{1}{b}.$$

In Worten: *Der Kehrwert der Brennweite ist gleich der Summe der Kehrwerte von Gegenstandsweite und Bildweite.*

f = Brennweite,
g = Gegenstandsweite (-abstand),
b = Bildweite (-abstand).

Die Gesamtbrechkraft **zweier Linsen**

$$\frac{1}{f} = \frac{1}{f_1} + \frac{1}{f_2} - \frac{D}{f_1 \cdot f_2}.$$

D = Abstand zwischen den Linsen.

Für eng beieinanderstehende Linsen, $D \ll f_1, f_2$

$$\frac{1}{f} = \frac{1}{f_1} + \frac{1}{f_2}.$$

In Worten: *Die Gesamtbrechkraft ist gleich der Summe der Einzelbrechkräfte.*

	Hauptebene
Kardinalelemente:	Hauptpunkt
	Brennweite
	Knotenpunkt

Die Abbildungsgleichung, falls die **Brechzahlen** *vor und hinter der Linse* **verschieden** *sind,*

$$\frac{n_1}{f_1} = \frac{n_2}{f_2} = \frac{n_1}{g} + \frac{n_2}{b}.$$

n_1, n_2 = Brechzahlen vor und hinter der Linse,
f_1, f_2 = Brennweiten vor und hinter der Linse.

Die Abbildungsgleichung für den **Planspiegel**

$$g = -b.$$

Das negative Vorzeichen kennzeichnet das virtuelle Bild.

Die Abbildungsgleichung für den **sphärischen Spiegel**

$$\frac{1}{f} = \frac{1}{g} + \frac{1}{b}.$$

$g > 0$: die Gegenstandsweite,
$b > 0$: die Bildweite des reellen Bildes,
$f > 0$: die Brennweite eines Konkavspiegels,
$b < 0$: die Bildweite des virtuellen Bildes,
$f < 0$: die Brennweite eines Konvexspiegels.

8.3. Das Auge als optisches System

Der Sehprozeß ist das Ergebnis einiger Einzelprozesse. *Das optische System des Auges* ist in Abb. 8.37 dargestellt.

Es erzeugt ein Bild auf der Netzhaut. Das Licht, das dieses reelle Bild darstellt, führt zu einer Reihe von photochemischen Prozessen in den lichtempfindlichen Zellen der Netzhaut. Dabei wird die Lichtenergie in chemische Energie umgewandelt. Die chemische Energie wird schließlich in elektrische Signale umgewandelt, die entlang der Nervenleitung transportiert und im Gehirn verarbeitet werden.

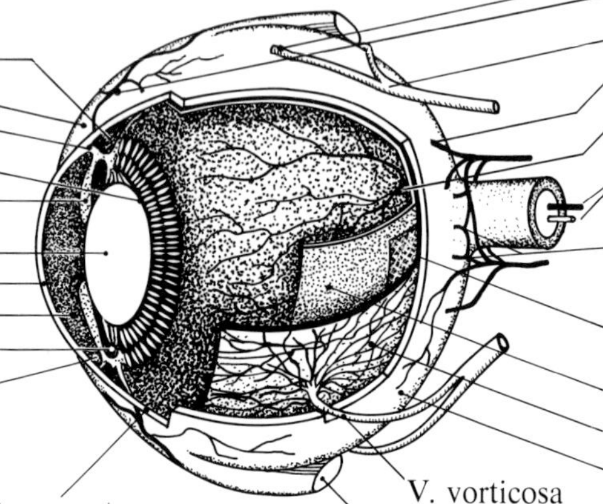

Abb. 8.37. Das Auge.

Die Erkenntnis für die einzelnen Prozesse nimmt in der angegebenen Reihenfolge ab. Wir wollen uns hier nur mit der Bilderzeugung befassen und benötigen hierfür die Anwendung der geometrischen Optik.

8.3.1. Das optische System des Auges und die Abbildung durch das Auge

Das Auge ist angenähert eine Kugel mit einem Durchmesser von etwa 2,4 cm. Das Licht tritt durch die Hornhaut (Cornea) in das Auge ein. Durch die gemeinsame lichtbrechende Wirkung von Hornhaut und Augenlinse wird ein reelles und umgekehrtes Bild auf der Netzhaut erzeugt. Hornhaut und Augenlinse wirken wie zwei dicht zusammengesetzte Sammellinsen. Bis zur Netzhaut erfährt ein Lichtstrahl an mehreren Stellen eine Brechung:

1. Grenzfläche Luft - Hornhaut,
2. Grenzfläche Hornhaut - Kammerwasser,
3. Grenzfläche Kammerwasser - Augenlinse,
4. Grenzfläche Augenlinse - Glaskörper.

Die entsprechenden Brechzahlen sind:

Kammerwasser, Glaskörper	$n = 1{,}336$,
Hornhaut	$n = 1{,}376$,
Augenlinse (Mittel)	$n = 1{,}386$.

Daraus wird ersichtlich, daß wegen des großen Unterschiedes zur Brechzahl der Luft und wegen ihrer Krümmung die größte Brechkraft durch die Hornhaut erreicht wird. Die Brechkraft der Linse ist gering, da ihre Brechzahl nur wenig größer als die der Umgebung ist.

Die gesamte Brechkraft beträgt im Ruhezustand etwa 60 dpt. Die Brechkraft der Grenzschicht Luft - Hornhaut beträgt dabei 43 dpt. *Da die Brechzahlen vor dem Linsensystem ($n=1$, für Luft) und hinter dem Linsensystem ($n=1{,}336$, für den Glaskörper) verschieden sind, ergeben sich auch unterschiedliche Brennweiten:*

Vordere Brennweite $f_{\text{vorn}} = 1{,}7$ cm ,
hintere Brennweite $f_{\text{hinten}} = 2{,}28$ cm .

Die hintere Brennweite liegt bei parallel einfallenden Strahlen mit dem Durchmesser des Auges fest.

Aus Gl. 8.20 ergibt sich damit für die Gesamtbrechkraft wie oben angenähert bereits angegeben

$$\frac{n(\text{Luft})}{f_{\text{vorn}}} = \frac{1{,}0}{0{,}017\ \text{m}} = 59\ \text{dpt}\,,$$

$$\frac{n(\text{Glaskörper})}{f_{\text{hinten}}} = \frac{1{,}336}{0{,}0228\ \text{m}} = 59\ \text{dpt}\,.$$

Die Bildweite ist durch die Netzhaut festgelegt; verschiedene Gegenstandsweiten können nur durch die variable Brechkraft der Linse zu einer scharfen Abbildung führen. Das wird als **Akkomodation** bezeichnet. Die Brechkraft der Linse kann zwischen 19 und 24 dpt variiert werden. Diese Variabilität geschieht mit Hilfe des Ziliarmuskels (M. ciliaris), der die Dicke und damit den Krümmungsradius der Augenlinse verändert. Im entspannten Zustand ist die Linse relativ flach, die Brechkraft ist minimal. Unter diesen Umständen werden weit entfernte Gegenstände auf der Netzhaut abgebildet. Die eintretenden Lichtstrahlen von weit entfernten Gegenständen sind nahezu parallel, so daß der hintere Brennpunkt dann auf der Netzhaut liegt. Die Abbildung näherliegender Gegenstände erfordert eine höhere Brechkraft. Der Entfernungsbereich, den die Linse mit Hilfe der veränderlichen Brechkraft überstreichen kann, nimmt mit dem Alter ab. Die kürzeste Gegenstandsweite, die zu einer scharfen Abbildung auf der Netzhaut führt, beträgt bei einem 10jährigen Kind etwa 7 cm. Bei einem 40jährigen Menschen beträgt die kürzeste Gegenstandsweite etwa 22 cm, bei einem 60jährigen beträgt sie etwa 100 cm. Diese Abnahme der Akkomodationsfähigkeit im Alter wird als *Presbyopie* bezeichnet.

Für das Auge ist das Auflösungsvermögen von Interesse. Wir wollen diese Größe abschätzen und werden später bei den optischen Geräten genauer darauf eingehen. Es handelt sich um den minimalen Sehwinkel, unter dem zwei Gegenstandspunkte gerade noch als getrennt erkannt werden können. Dieser wird bestimmt durch den minimalen Abstand s zweier lichtempfindlicher Zellen auf der Netzhaut und den Abstand r der Netzhaut zur Linse: minimaler Sehwinkel = s/r (s. a. S. 28, Gl. 3.12). Wählt man für $s = 2\ \mu\text{m}$ und für $r = 2$ cm, so erhält man einen minimalen Sehwinkel von 10^{-4}. Das bedeutet beispielsweise, daß vom normalsichtigen Auge zwei Gegenstandspunkte, die 1 cm getrennt sind in einem Abstand von 100 m noch als getrennt erkannt werden können. Ein vergleichbares Ergebnis werden wir später anhand Gl. 8.27 erhalten.

Ein weiterer Vorteil für die Bildqualität kommt bei kleiner Iris- bzw. Aperturblendenöffnung hinzu. Nach der Abbildungsgleichung ist das Bild nur scharf für eine bestimmte Gegenstandsweite. Gegenstände außerhalb dieser Entfernung werden verschwommen abgebildet. Das ist in Abb. 8.38 dargestellt. Ein Gegenstandspunkt wird außerhalb vom Brennpunkt als kleines Scheibchen, somit unscharf, abgebildet. Die Größe dieses Bildscheibchens hängt von der Größe der Irisöffnung ab. In den Abb. 8.38a und b erkennt man, daß das Bildscheibchen um so kleiner ist, je kleiner die Blendenöffnung ist. Dadurch wird auch für solche Gegenstände das Bild schärfer, auf die das Auge nicht eingestellt ist. Der Bereich der Gegenstandsentfernung, für die eine befriedigende Abbildung erreicht wird, heißt Tiefenschärfenbereich. Die Größe dieses Bereiches ist dem Durchmesser der Irisöffnung umgekehrt proportional.

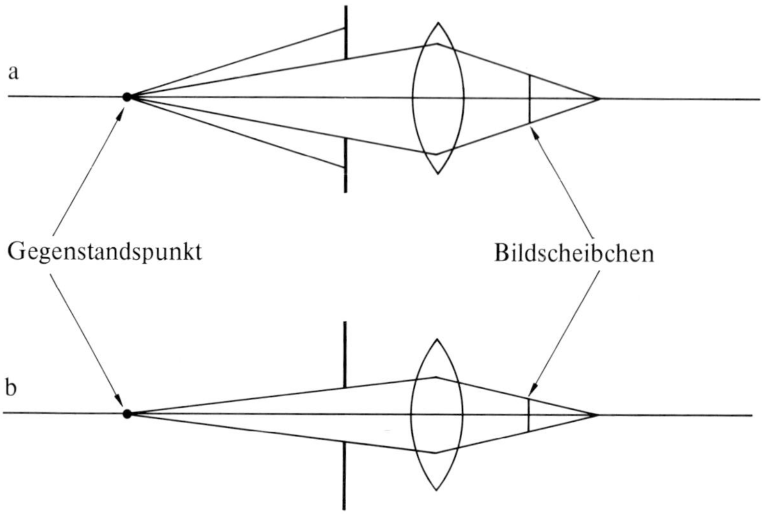

Abb. 8.38. Das Bildscheibchen für einen Gegenstandspunkt, auf den das Auge nicht eingestellt ist, wird bei großer Irisöffnung größer und damit das Bild unschärfer (a) als bei kleiner Irisöffnung (b).

8.3.2. Die Fehlsichtigkeit

Im Zusammenhang mit der Funktion der Augenlinse sind *drei Typen der Fehlsichtigkeit* bekannt:

1. Kurzsichtigkeit (Myopie),
2. Weitsichtigkeit (Hyperopie) und
3. Astigmatismus.

Beim **normalsichtigen Auge** fokussiert das Auge parallel einfallende Lichtstrahlen (weit entfernter Gegenstand) auf die Netzhaut, Abb. 8.39. Das **kurzsichtige Auge** erzeugt einen Brennpunkt vor der Netzhaut, Abb. 8.40a. Eine übermäßig starke Krümmung der Hornhaut und eine zu große Länge des Auges können die Ursache sein. Die Korrektur erfolgt mit Hilfe einer *Zerstreuungslinse*, die mit negativer Brechkraft die zu große Brechkraft des Auges kompensiert, Abb. 8.40b. Das Gegenteil tritt auf bei der **Weitsichtigkeit,** Abb. 8.41a. Die Brechkraft des Auges ist zu gering, der Brennpunkt liegt hinter der Netzhaut. Ein zu kurzes Auge kann die Ursache sein. Die Korrektur erfolgt mit einer *Sammellinse*, Abb. 8.41b, deren Brechkraft zu der des Auges addiert wird.

Der **Astigmatismus** wird durch eine nichtsphärische Hornhaut verursacht. Dann ist in zwei zueinander senkrechten Richtungen der Krümmungsradius und damit die Brech-

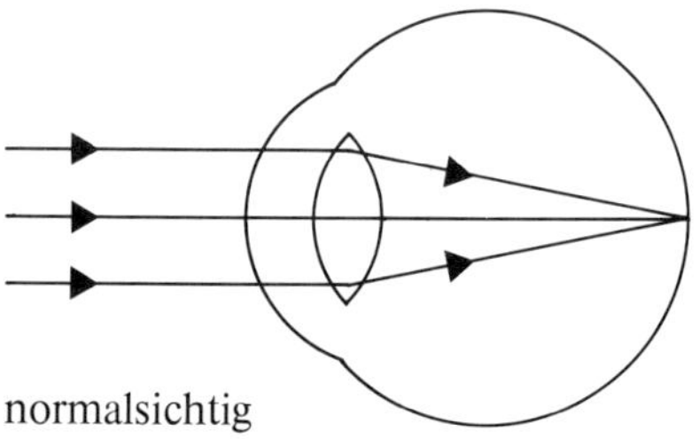

Abb. 8.39. Die Abbildung beim normalen Auge.

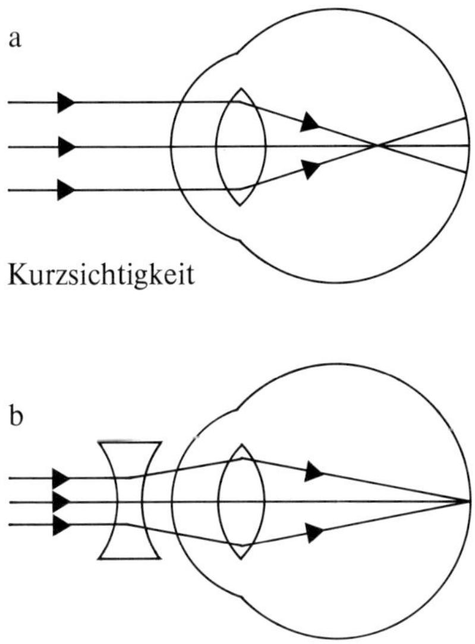

Abb. 8.40. Die Abbildung beim kurzsichtigen Auge (a) und deren Korrektur mit einer Zerstreuungslinse (b).

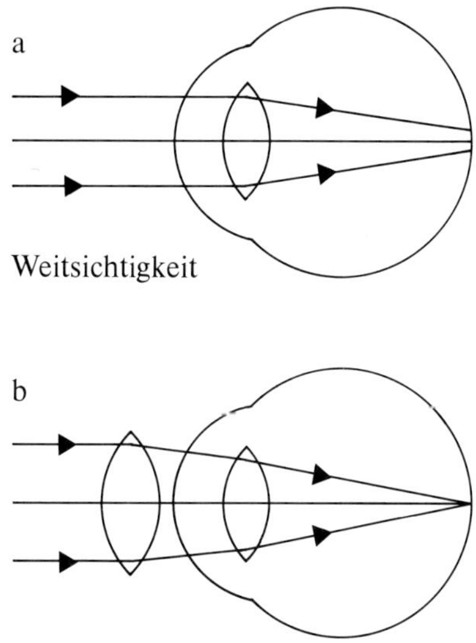

Abb. 8.41. Die Abbildung beim weitsichtigen Auge (a) und deren Korrektur mit einer Sammellinse (b).

kraft der Hornhaut verschieden. Auf diese Weise können zwei zueinander senkrechte Linien nicht gleichzeitig scharf auf der Netzhaut abgebildet werden. Das führt zu einer Verzerrung des Bildes. Die Korrektur erfolgt mit einer *Zylinderlinse*, Abb. 8.29. Das ist bereits im Abschnitt über Linsenformen behandelt worden.

Formelteil

Geometrische Parameter des Auges

Krümmungsradien

vordere Hornhautfläche	0,77 cm,
hintere Hornhautfläche	0,68 cm,
vordere Linsenfläche	1,00 cm,
hintere Linsenfläche	−0,60 cm,
vordere Brennweite des Auges	1,70 cm,
hintere Brennweite des Auges	2,28 cm,
Augendurchmesser	2,40 cm.

Abbildungsgleichung (Linsengleichung)

$$\frac{1}{f} = \frac{1}{g} + \frac{1}{b}.$$

f = Brennweite,
g = Gegenstandsweite,
b = Bildweite.

In der Ophthalmologie werden zumeist die Kehrwerte benutzt, weil man diese leicht addieren kann.

$$B = A + D\,. \qquad \textit{BAD}\text{-Formel}$$

$$B = \frac{1}{f},$$

$$A = \frac{1}{g},$$

$$D = \frac{1}{b}.$$

Brechkraft B einer Linse ist für beide Seiten stets gleich, wenn man schreibt

$$B = \frac{n_1}{f_1} = \frac{n_2}{f_2}\,.$$

n_1, n_2 = Brechzahlen der angrenzenden Medien auf der Vorder- und Hinterseite der Linse,
f_1, f_2 = Brennweiten in diesen Medien.

Gesamtbrechkraft des Auges

$$\frac{n(\text{Luft})}{f_{\text{vorn}}} = \frac{1{,}0}{0{,}017\ \text{m}} = \frac{n(\text{Glaskörper})}{f_{\text{hinten}}} = \frac{1{,}336}{0{,}0228\ \text{m}} = 59\ \text{dpt}\,.$$

Berechnung einer Linse für Kurzsichtigkeit

Angenommen, der Gegenstand, der gerade noch scharf gesehen wird, darf höchstens 4 m entfernt sein. Dann ist eine Zerstreuungslinse erforderlich, Abb. 8.28, die parallele Lichtstrahlen (weit entfernter Gegenstand) so bricht, daß sie von einem Gegenstand in 4 m Entfernung herzukommen scheinen. Die Linse muß von einem unendlich weit entfernten Gegenstand ein virtuelles Bild in 4 m Entfernung erzeugen. Benutzt wird die Abbildungsgleichung

$$\frac{1}{f} = \frac{1}{g} + \frac{1}{b}\,.$$

$$g \Rightarrow \infty,$$

$$b = -4\ \text{m},$$

$$\frac{1}{f} = \frac{1}{\infty} + \frac{1}{-4\ \text{m}} = 0 - \frac{1}{4\ \text{m}} = -\frac{1}{4}\ \text{dpt},$$

$$f = -4\ \text{m}.$$

Die Brechkraft der erforderlichen Zerstreuungslinse ist $-0{,}25$ dpt.

8.4. Optische Instrumente

Die Möglichkeiten des menschlichen Auges sind begrenzt. Zu ihrer Erweiterung bedient man sich optischer Instrumente. Im Laufe der letzten 300 Jahre wurden zwei Arten von optischen Instrumenten entwickelt:

das *Mikroskop* und das *Teleskop*.

Das Mikroskop dient zur Beobachtung kleiner Gegenstände, die vom Auge aufgrund seiner begrenzten Fähigkeit zur Akkommodation nicht mehr klar gesehen werden können. Das Teleskop benutzt man zur Beobachtung entfernter Gegenstände.

Beide Instrumente basieren auf der Eigenschaft von Linsen, Vergrößerung zu erzeugen. Es soll daher zunächst der Begriff der Vergrößerung erläutert werden.

8.4.1. Die Vergrößerung

Dieser Begriff wird im täglichen Leben häufig verwendet und bedeutet dann im allgemeinen das Verhältnis der linearen Abmessungen von zwei Bildern des gleichen Gegenstandes. In der Optik kann dieser Begriff für das Verhältnis

$$\frac{\text{Bildgröße}}{\text{Gegenstandsgröße}} = \frac{B}{G}$$

herangezogen werden. Auf diese Weise kann auch die Vergrößerung durch eine Linse, wie in Abb. 8.42, dargestellt werden. Außer der Bildgröße und der Gegenstandsgröße sind in Abb. 8.42 auch die Bildweite b und die Gegenstandsweite g angegeben. Aus den geometrischen Beziehungen in Abb. 8.42 ergibt sich für die Vergrößerung V auch

$$V = \frac{B}{G} = \frac{b}{g}. \tag{8.23}$$

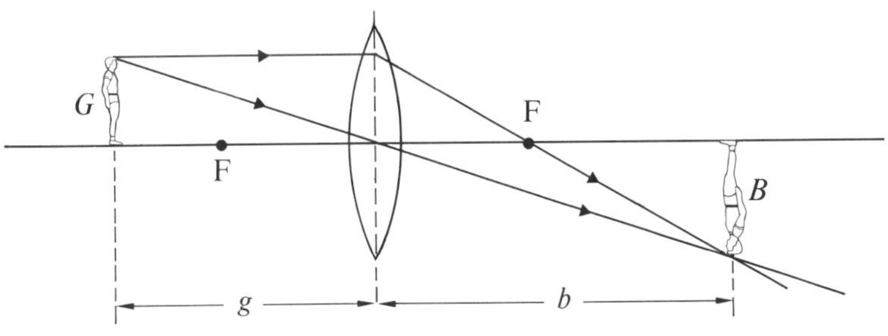

Abb. 8.42. Geometrie zur Darstellung der Vergrößerung durch eine Linse.

Bezogen auf das menschliche Auge zeigt sich sofort, daß diese Beziehung unpraktisch ist. Während bei der Linse mit fester Brennweite bei veränderter Gegenstandsweite auch die Bildweite variiert, ist diese beim menschlichen Auge durch den Abstand Linse–Netzhaut fest vorgegeben. Es kommt nur auf die Bildgröße im Vergleich zur Gegenstandsgröße an. Ein weiteres kommt hinzu. Bei einem durch eine Linse erzeugten virtuellen Bild kann die Bildgröße gar nicht gemessen werden, da das Bild nicht projiziert werden kann. Das können wir uns am **Strahlengang in einer Lupe** verdeutlichen, Abb. 8.43.

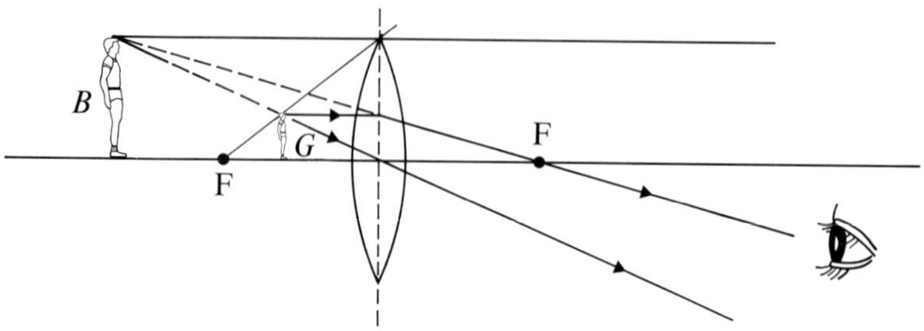

Abb. 8.43. Eine Sammellinse als Lupe. Der Gegenstand liegt innerhalb der Brennweite. Es entsteht ein vergrößertes virtuelles Bild. Die Abbildung des Gegenstandes erscheint unter einem vergrößerten Sehwinkel.

Der Beobachter sieht ein virtuelles Bild, das größer als der Gegenstand ist, wenn dieser innerhalb der Brennweite aufgestellt ist.

Wir werden uns jetzt für die Vergrößerung mit der Lupe klarmachen, daß es auf die **Sehwinkelvergrößerung** ankommt. Der Winkel, unter dem der Beobachter das Bild sieht, ist die interessante Größe.

Wir erwähnen hierfür noch einmal, daß das menschliche Auge einen Gegenstand nicht mehr klar erkennen kann, wenn er näher als etwa 25 cm, der Nahpunktsabstand, ist. Setzen wir den betrachteten Gegenstand in diesen Abstand, so ist er unter dem Winkel θ_0 zu sehen, Abb. 8.44a. In Abb. 8.44b sehen wir die *Benutzung einer Lupe* dargestellt.

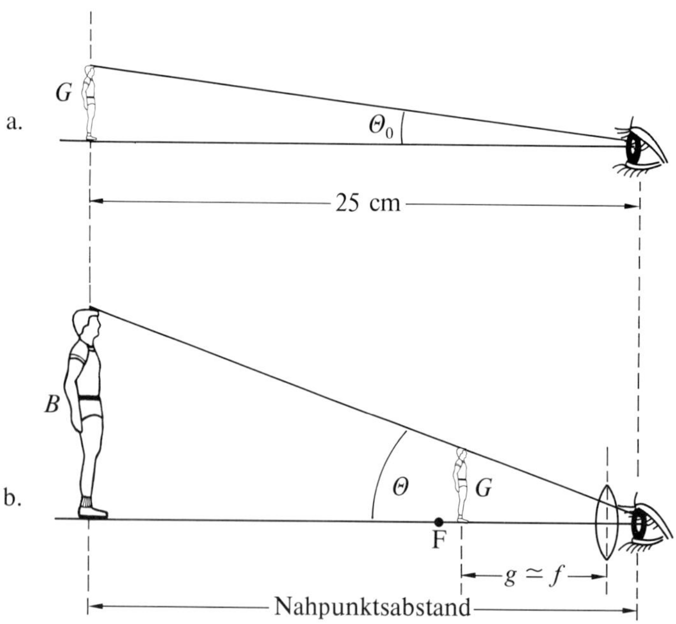

Abb. 8.44. Ein Gegenstand sei im Nahpunktsabstand (25 cm) unter dem Sehwinkel θ_0 zu beobachten (a). Unter Verwendung einer Lupe entsteht ein virtuelles Bild vom Gegenstand im Nahpunktsabstand, jedoch unter dem vergrößerten Sehwinkel θ(b).

Der Gegenstand ist jetzt innerhalb der Brennweite der Lupe, und zwar in der Nähe des Brennpunktes, aufgestellt. Auf diese Weise ergibt sich ein Bild im Nahpunktsabstand des Auges. Wir definieren jetzt die Vergrößerung der Lupe als

$$\textit{Sehwinkelvergrößerung} = \frac{\text{Sehwinkel mit Lupe}}{\text{Sehwinkel ohne Lupe}} = \frac{\theta}{\theta_0}.$$

Für die beiden Dreiecke in den beiden Abb. 8.44a und b gilt

$$\tan\theta_0 = \frac{G\text{ cm}}{25\text{ cm}} \quad \text{und}$$

$$\tan\theta = \frac{B\text{ cm}}{25\text{ cm}} \simeq \frac{G}{f}.$$

Für kleine Winkel gilt angenähert $\frac{\tan\theta}{\tan\theta_0} \simeq \frac{\theta}{\theta_0}$, so daß für die Sehwinkelvergrößerung auch gilt

$$\underline{V} = \frac{\theta}{\theta_0} = \frac{25\text{ cm}}{f\text{ cm}}. \tag{8.24}$$

Dann hat eine Lupe mit einer Brennweite von 5 cm eine Vergrößerung $V = 5$. Bei einer Lupe mit 5 dpt, also einer Brennweite von 20 cm, ergibt sich $V = 1{,}25$.

Bei den folgenden Betrachtungen legen wir stets zugrunde:

„Vergrößerung" bedeutet Vergrößerung des Sehwinkels.

8.4.2. Das Lichtmikroskop

Das Mikroskop ist eines der wichtigsten Instrumente für die medizinische Wissenschaft. Es ist ein aus *mehreren Linsen* zusammengesetztes optisches Instrument. Wir gelangen zum Verständnis seiner Funktionsweise, wenn wir die Wirkung der einzelnen Linsen zur Gesamtwirkung zusammensetzen.

Mit dem Lichtmikroskop läßt sich ein bis zu 2000fach vergrößertes Bild eines Gegenstandes erzeugen.

Für die Bilderzeugung sind zwei Linsen wichtig: die dem Objekt zugewandte Objektivlinse und die dem Auge zugewandte Okularlinse. Der **Strahlengang im Lichtmikroskop** ist in Abb. 8.45 dargestellt. Beide Linsen sind *Sammellinsen*. Die Gegenstandsweite ist knapp außerhalb der kurzen Brennweite der Objektivlinse. Es entsteht ein umgekehrtes reelles Bild B_1 innerhalb der Brennweite der Okularlinse. Diese wirkt daher wie eine Lupe, s. Abb. 8.44, und entwirft von B_1 als Gegenstand ein virtuelles Bild B_2. *Die Gesamtvergrößerung ist das Produkt aus den Einzelvergrößerungen von Objektivlinse und Okularlinse,*

$$V_g = V_{Ob} \cdot V_{Ok}. \tag{8.25}$$

Als Faustregel für die Gesamtvergrößerung eines Lichtmikroskopes benutzt man häufig die Formel

$$V_g = \frac{-400}{f_1 \cdot f_2}, \tag{8.26}$$

f_1, f_2 = Brennweiten der beiden Linsen in cm.

Das negative Vorzeichen gibt an, daß es sich um ein umgekehrtes Bild handelt. Man merke sich: *Die Vergrößerung im Lichtmikroskop ist umgekehrt proportional dem Produkt der Brennweiten.* Am Mikroskop gibt es im allgemeinen noch eine weitere Linse, die in der Nähe des reellen Zwischenbildes liegt. Diese Linse trägt nicht zur Vergrößerung

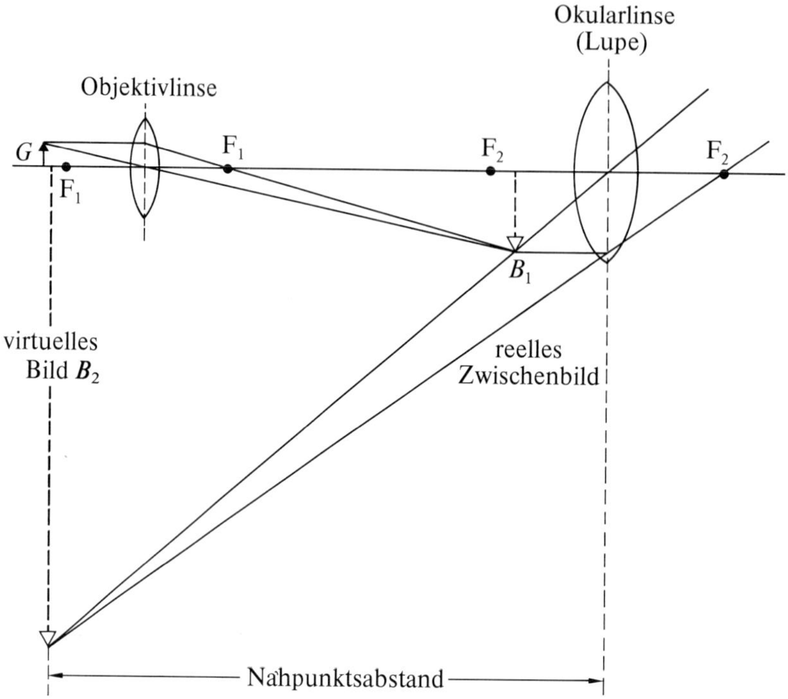

Abb. 8.45. Strahlengang im Lichtmikroskop.

bei; sie führt zur besseren Ausnutzung des Lichtbündels, indem sie die weiter außen gelegenen Strahlen ebenfalls in die relativ kleine Augenpupille lenkt. Man sagt, sie vergrößert das Gesichtsfeld.

8.4.3. Das Auflösungsvermögen optischer Instrumente

Bislang haben wir im Bereich der Optik bei der Behandlung der Bilderzeugung die geometrische Optik zugrundegelegt und dabei die Beugung des Lichtes, eine Folge des Wellencharakters, außer acht gelassen. Die Beugung des Lichtes führt dazu, daß ein Gegenstandspunkt nicht in einen Bildpunkt abgebildet wird, sondern in eine *Beugungsstruktur*. Diese Struktur besteht aus einem Scheibchen mit konzentrischen Kreisen abnehmender Intensität. Solche ringförmigen Beugungsstrukturen entstehen an ringförmigen Blenden optischer Instrumente, beispielsweise an der Objektivlinsenfassung des Mikroskopes.

Licht, das von zwei dicht nebeneinanderliegenden Gegenstandspunkten ausgeht, kann im Bild zu zwei überlappenden Beugungsscheibchen führen, so daß die zwei Gegenstandspunkte als Bildpunkte nicht mehr zu unterscheiden sind. Das Auflösungsvermögen des Instrumentes ist zu gering. Das Auflösungsvermögen ist eine Grenzgröße, ein Kritierum, das angibt, unter welchem minimalen Sehwinkel zwei Gegenstandspunkte auftreten müssen, damit sie als zwei Bildpunkte gerade noch erkennbar sind. In Abb. 8.46b ist zunächst schematisch die Beugungsstruktur dargestellt, die von einem leuchtenden Gegenstandspunkt durch eine Sammellinse in einer Begrenzung mit dem Durchmesser d, Abb. 8.46a, erzeugt wird. Die Beugungsstruktur in Abb. 8.46b ist zu beobachten, wenn man in Strahlrichtung schaut. An der Stelle des Bildpunktes beobachtet man dann senkrecht zum Strahl ein Maximum der Lichtintensität mit einer Verteilung um den Bildpunkt *B*, der nach der geometrischen Optik allein, d.h. ohne Beugung, zu erwarten wäre. Eventuell erkennt man noch weitere Maxima mit geringerer Intensität. Anstelle eines Bildpunktes erhält man somit ein Lichtscheibchen, das Beugungsscheibchen.

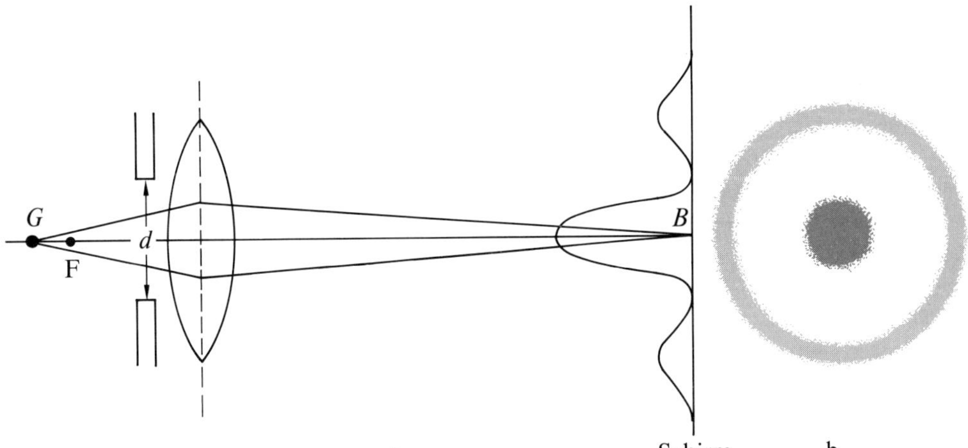

Abb. 8.46. Beugungsstruktur der Abbildung eines Gegenstandspunktes.

In Abb. 8.47 ist zu erkennen, daß unter einem minimalen Sehwinkel θ die Beugungsscheibchen zweier Gegenstandspunkte gerade noch als getrennt erkannt werden können. Zwei enger liegende Gegenstandspunkte werden nicht mehr als zwei verschiedene Punkte erkannt. Sie können nicht mehr aufgelöst werden. In Abb. 8.47 wurden nur die Mittelpunktstrahlen zur Konstruktion der Lage der Intensitätsmaxima benutzt. *Das Kriterium für den minimalen Sehwinkel* θ, also für das Auflösungsvermögen, ergibt sich aus

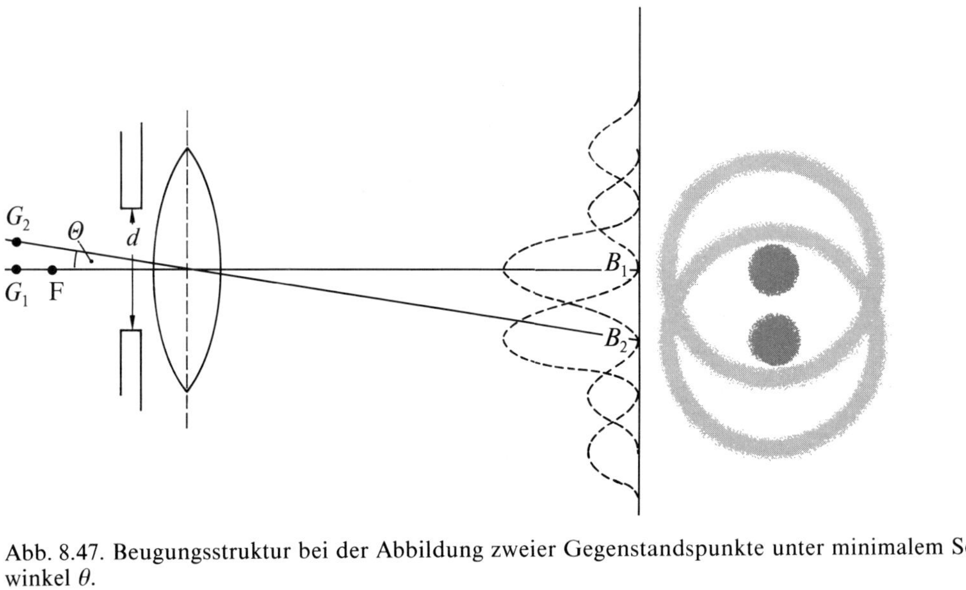

Abb. 8.47. Beugungsstruktur bei der Abbildung zweier Gegenstandspunkte unter minimalem Sehwinkel θ.

der Annahme, daß zwei Beugungsscheibchen gerade noch als getrennt erkannt werden können, wenn das Maximum des einen in das erste Minimum neben dem zweiten Beugungsscheibchen fällt. Diese Situation ist in Abb. 8.47 wiedergegeben. Die Bildpunkte der geometrischen Optik liegen bei B_1 und B_2.

Das angegebene Kriterium führt zur folgenden Gleichung für das Auflösungsvermögen einer Linse mit der Öffnung d

$$\sin\theta = \frac{1{,}22\lambda}{d}\,. \tag{8.27}$$

θ = minimaler Sehwinkel,
λ = Wellenlänge des Lichtes,
d = Durchmesser der Öffnung.

Das Verhältnis

$$\frac{\textit{Wellenlänge}}{\textit{Öffnungsdurchmesser}} = \frac{\lambda}{d}$$

bestimmt die Beugungsstruktur und damit das Auflösungsvermögen eines optischen Instrumentes.

Wir erinnern uns, daß bei der Beugung von Wasserwellen an einem Spalt keine Beugung von Licht zu beobachten war, da die Lichtwellenlänge klein im Vergleich zur benutzten Öffnung war. Während der minimale Sehwinkel bei der Beurteilung des Auflösungsvermögens eines Teleskopes (minimaler Sehwinkel zweier Sterne) von Bedeutung ist, interessiert *bei einem Mikroskop der Mindestabstand b* zweier Gegenstandspunkte. Hierfür gilt

$$b = 0{,}61\,\frac{\lambda}{n\cdot\sin\alpha}\,. \tag{8.28}$$

$\frac{\lambda}{n}$ = Wellenlänge des Lichtes im Medium der Brechzahl n zwischen Objekt und Objektivlinse,
α = halber Öffnungswinkel des Objektivs vom Gegenstandspunkt betrachtet.

Das Produkt ($n\cdot\sin\alpha$) ist die numerische Apertur des Objektivs. Man sieht aus Gl. 8.28, daß bessere Auflösung, kleinerer minimaler Abstand von zwei Gegenstandspunkten, durch höhere numerische Apertur und durch kleinere Lichtwellenlänge erreicht werden kann. Höhere numerische Apertur wird mit Immersionsflüssigkeiten ($n > 1$) zwischen Objekt und Objektiv erreicht, Abb. 8.48. Bezüglich der Lichtwellenlänge ist man auf den sichtbaren Teil des Spektrums begrenzt. Wir werden später sehen, daß man diese Begrenzung beim **Elektronenmikroskop** überwinden kann.

Beispiel: Eine Sammellinse habe eine Öffnung von 3 cm. Welchen minimalen Sehwinkel θ müssen zwei selbstleuchtende Gegenstandspunkte einschließen, wenn sie noch als separat erkannt werden sollen? Man benutze Licht mit einer Wellenlänge $\lambda = 550$ nm.

Mit Gl. 8.27

$$\sin\theta = \frac{1{,}22\lambda}{d} = \frac{1{,}22\cdot(5{,}5\cdot 10^{-7}\,\mathrm{m})}{3\cdot 10^{-2}\,\mathrm{m}} = 2{,}2\cdot 10^{-5}\,,$$

$$\theta = 0{,}00126^\circ = 0{,}07563' = 4{,}54''\,.$$

Der minimale Sehwinkel ist 4,54 Winkelsekunden.

Wie groß ist unter diesen Bedingungen der minimale Abstand zweier Gegenstandspunkte? Die numerische Apertur sei 1,5. Mit Gl. 8.28

$$b = \frac{0{,}61\lambda}{\mathrm{n}\cdot\sin\alpha} = \frac{0{,}61\cdot(5{,}5\cdot 10^{-7}\,\mathrm{m})}{1{,}5} = 2{,}24\cdot 10^{-7}\,\mathrm{m}\,,$$

$$= 0{,}224\,\mu\mathrm{m}\,.$$

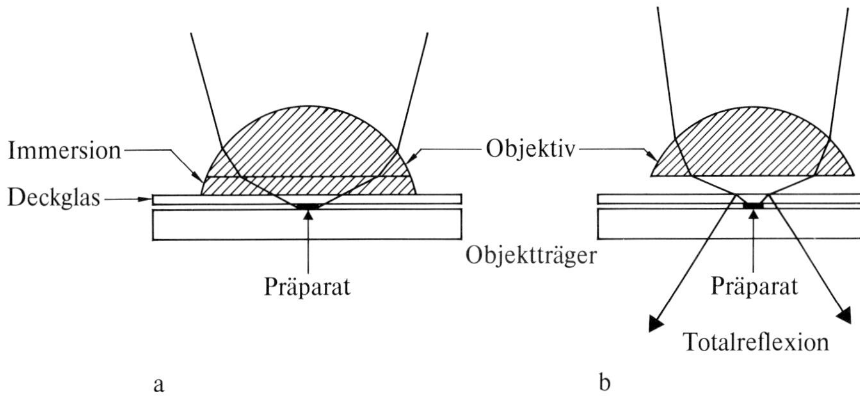

Abb. 8.48. Mikroskopisches Präparat mit Deckglas und Immersionsflüssigkeit bei gleicher Brechzahl (a), so daß keine Totalreflexion an Luft wie in (b) geschehen kann. Die numerische Apertur ist in (a) größer als in (b).

Der minimale Abstand zweier Gegenstandspunkte beträgt etwa 0,2 µm. Die Größe einer Erythrozytenzelle beträgt etwa 20 µm.

Die von uns angestellten Überlegungen hinsichtlich des Auflösungsvermögens eines Mikroskopes beziehen sich auf die Erzeugung des Zwischenbildes durch die Objektivlinse. An diesen Verhältnissen ändert sich nichts mehr durch die Betrachtung des Zwischenbildes mit Hilfe der Okularlinse.

8.4.4. Das Elektronenmikroskop

Wir haben bereits bemerkt, daß die Begrenzung des Auflösungsvermögens eines Mikroskopes durch Verringerung der Wellenlänge λ des benutzten Lichtes herabgedrückt werden kann. Dadurch wird in der Abbildung der Durchmesser des Beugungsscheibchens verringert. Eine natürliche Grenze ist durch die kurzwellige Grenze des sichtbaren Spektrums gegeben. Im Elektronenmikroskop werden Elektronenstrahlen statt der Lichtstrahlen zur Abbildung von kleinen Objekten benutzt. Das ist möglich, weil Strahlen von Elektronen auch Wellencharakter haben. Die Vorstellung, daß Teilchen auch Welleneigenschaften aufweisen können, wurde 1924 von dem französischen Physiker Louis de Broglie (1892 - 1987) eingeführt. Aufgrund der damals schon bekannten Tatsache, daß das Licht sich sowohl als Welle als auch wie ein Teilchen, das Photon, verhalten kann, nahm er an, daß umgekehrt Teilchen auch Welleneigenschaften haben könnten.

8.4.4.1. Die de Broglie-Wellenlänge

Zum Verständnis dieser Hypothese drücken wir zunächst die Wellenlänge des Lichtes mit einem Impuls aus.

Wir wissen, daß

Impuls = Masse mal Geschwindigkeit ist.

Dazu berücksichtigen wir die Erkenntnis von ALBERT EINSTEIN (1879–1955), daß

Energie der Masse äquivalent ist.

$$E = m \cdot c^2 . \qquad (8.29)$$

E = Energie,
m = Masse,
c = Lichtgeschwindigkeit.

Einem **Photon** mit der Energie E ist somit die Masse $m = \frac{E}{c^2}$ äquivalent. Die Geschwindigkeit des Photons ist die Lichtgeschwindigkeit c. Somit ist der Impuls des Photons

$$p = m \cdot c = \frac{E}{c^2} \cdot c = \frac{E}{c} . \qquad (8.30)$$

Außerdem ist

$$E = h \cdot f . \qquad (8.31)$$

$h = 6{,}6 \cdot 10^{-34}$ J · s
das Plancksche Wirkungsquantum,
f = Frequenz des Lichtes.

Außerdem gilt $\lambda = \frac{c}{f}$, so daß wir schreiben können

$$p = \frac{E}{c} = \frac{h \cdot f}{c} = \frac{h}{\lambda} \quad \text{oder}$$

$$\lambda = \frac{h}{p} . \qquad (8.32)$$

DE BROGLIE nahm an, daß diese für Photonen gültige Beziehung auch auf Teilchen angewandt werden könne. Seitdem kennen wir die **de Broglie-Wellenlänge**

$$\lambda = \frac{h}{p} . \qquad (8.33)$$

Um diese Wellenlänge für ein Teilchen, beispielsweise ein Elektron, zu berechnen, benötigt man den Impuls. Im folgenden Beispiel berechnen wir den Impuls eines Elektrons mit der kinetischen Energie $E = 30$ eV. Es gilt damit

$$\frac{1}{2} m \cdot v^2 = \frac{1}{2m} (m \cdot v)^2 = \frac{p^2}{2m} = 30 \text{ eV} .$$

m = Masse des Elektrons = $9{,}1 \cdot 10^{-31}$ kg,
p = Impuls des Elektrons.

Wir erhalten für den Impuls (mit $1\,\text{eV} = 1{,}6 \cdot 10^{-19}\,\text{J}$)

$$p = \sqrt{2 \cdot m \cdot 30\,\text{eV}} = \sqrt{2 \cdot m \cdot 30 \cdot 1{,}6 \cdot 10^{-19}\,\text{J}} = \sqrt{2 \cdot 9{,}1 \cdot 10^{-31}\,\text{kg} \cdot 30 \cdot 1{,}6 \cdot 10^{-19}\,\text{J}}\,.$$

Berücksichtigen wir, daß man für die Einheit der Energie schreiben kann

$$1\,\text{J} = 1\,\text{N} \cdot \text{m} = 1\,\text{kg} \cdot \text{m} \cdot \text{s}^{-2} \cdot \text{m} = 1\,\text{kg} \cdot \text{m}^2 \cdot \text{s}^{-2}\,,$$

so erhalten wir

$$p = \sqrt{2 \cdot 9{,}1 \cdot 10^{-31}\,\text{kg} \cdot 30 \cdot 1{,}6 \cdot 10^{-19}\,\text{kg} \cdot \text{m}^2 \cdot \text{s}^{-2}}$$

$$= \sqrt{873{,}6 \cdot 10^{-50}\,\text{kg}^2 \cdot \text{m}^2 \cdot \text{s}^{-2}} = 29{,}56 \cdot 10^{-25}\,\text{kg} \cdot \frac{\text{m}}{\text{s}}\,.$$

Für die de Broglie-Wellenlänge erhält man mit Gl. 8.32

$$\lambda = \frac{h}{p} = \frac{6{,}6 \cdot 10^{-34}\,\text{J} \cdot \text{s}}{29{,}56 \cdot 10^{-25}\,\text{kg} \cdot \frac{\text{m}}{\text{s}}} = \frac{6{,}6 \cdot 10^{-34}\,\text{kg} \cdot \text{m}^2 \cdot \text{s}^{-1}}{29{,}56 \cdot 10^{-25}\,\text{kg} \cdot \text{m} \cdot \text{s}^{-1}} = 0{,}22 \cdot 10^{-9}\,\text{m}\,.$$

Es ergibt sich somit für ein Elektron mit einer kinetischen Energie von 30 eV die Wellenlänge $\lambda = 0{,}22$ nm, eine Wellenlänge, die wesentlich kürzer als die des Lichtes ist.

8.4.4.2. Funktionsweise des Elektronenmikroskopes

Wir haben gesehen: *Die Wellenlänge von Elektronenstrahlen ist wesentlich kürzer als die des Lichtes.*
Daraus ist zu schließen: *Die Beugungsscheibchen bei einer Abbildung mit Elektronenstrahlen sind sehr viel kleiner. Daher hat ein Elektronenmikroskop nach Gl. 8.27 bzw. Gl. 8.28 ein sehr viel höheres Auflösungsvermögen.*

Wie arbeitet ein Elektronenmikroskop? Elektronen sind negativ geladene Teilchen und werden daher in elektrischen Feldern beschleunigt. Sie nehmen kinetische Energie auf. Dabei lassen sich leicht Elektronen mit einer kinetischen Energie $E_e = 50\,000\,\text{eV} = 50\,\text{keV}$ herstellen. Die Energie beschleunigter Teilchen wird stets in dieser Einheit angegeben, um auszudrücken, daß ein Teilchen mit der Elementarladung 1 e (z. B. beim Elektron) in einem Spannungsgefälle von 1 Volt = 1 V die kinetische Energie 1 eV erhält. Ein Elektron mit 50 keV ist demzufolge in einem elektrischen Spannungsgefälle von 50 kV beschleunigt worden. Zur Berechnung der Wellenlänge benutzt man die Formel

$$\lambda = \sqrt{\frac{1{,}5\,\text{keV}}{10^3 \cdot E_e}}\,\text{nm}\,. \qquad (8.34)$$

E_e = kinetische Energie der Elektronen in keV.

Es handelt sich dabei um eine Näherungsformel im Sinne einer Faustformel, die für Elektronengeschwindigkeiten gilt, die klein gegenüber der Lichtgeschwindigkeit sind. Bis $E_e = 100$ keV begeht man mit dieser Formel einen Fehler, der kleiner als 10% ist.

Elektronenstrahlen müssen im Vakuum verlaufen, damit sie die gewonnene Energie nicht bei Stößen mit Gasmolekülen verlieren. In dem magnetischen Feld einer Spule können Elektronenstrahlen ebenso fokussiert werden wie Lichtstrahlen in einer Linse. Der Aufbau eines Elektronenmikroskopes mit derartigen magnetischen Linsen ist in Abb. 8.49 wiedergegeben. Die Elektronen werden aus einem Glühdraht wie in einer

Elektronenröhre emittiert und in einem Hochspannungsfeld beschleunigt. Danach werden sie in einer magnetischen Sammellinse (Kondensorlinse) zu einem Strahl gebündelt und durchsetzen die Probe.

In der Probe erfahren die Elektronen aufgrund ihrer Welleneigenschaft eine Beugung in gleicher Weise wie Lichtstrahlen im Lichtmikroskop. Wegen der viel kleineren Wellenlänge können jedoch sehr viel kleinere Gegenstandsstrukturen abgebildet werden. Nach dem Durchsetzen der Probe gelangen die Elektronen durch die Objektivlinse in den eigentlichen Mikroskopteil. Ebenso wie im Lichtmikroskop wird ein reelles Zwischenbild erzeugt, das mit Hilfe der Projektionslinse auf einem Fluoreszenzschirm weiter vergrößert abgebildet werden kann.

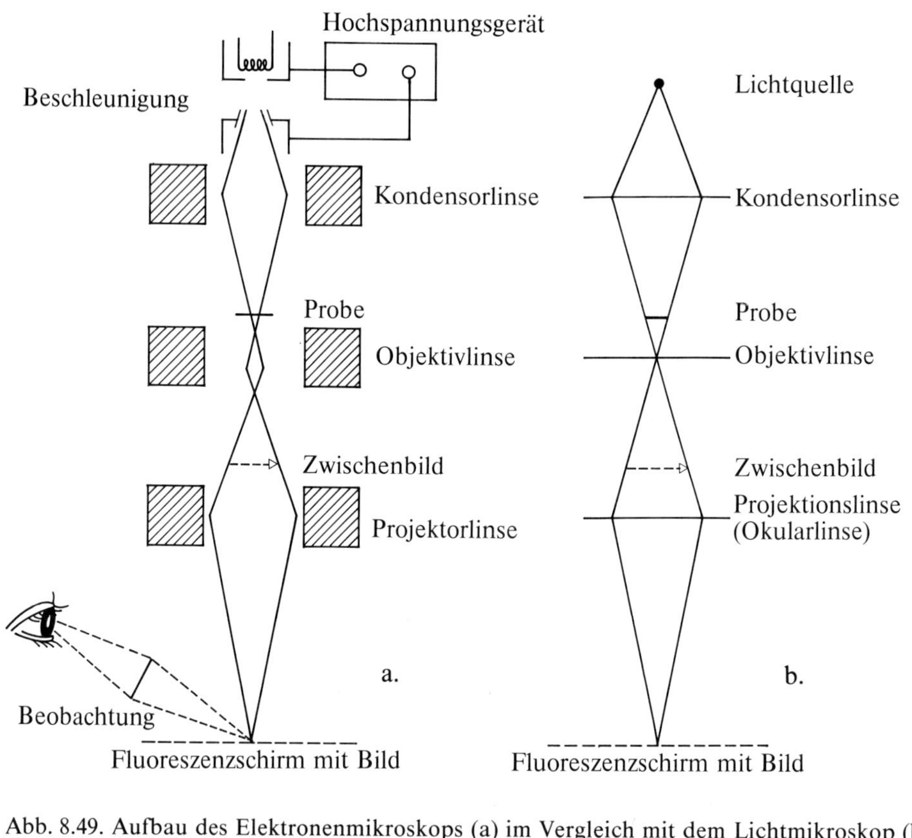

Abb. 8.49. Aufbau des Elektronenmikroskops (a) im Vergleich mit dem Lichtmikroskop (b). Beim Lichtmikroskop sind die Linsen durch ihre Brechebenen repräsentiert. Um die Analogie deutlich zu machen, wurde in Erweiterung von Abb. 8.44 eine Kondensorlinse zur besseren Beleuchtung hinzugenommen und statt der direkten Beobachtung eine Projektion auf einen Schirm vorgenommen.

Aus der Beschreibung ist die Ähnlichkeit zum Lichtmikroskop zu erkennen. Der wesentliche Unterschied besteht in der stärkeren Vergrößerung und im höheren Auflösungsvermögen. Vergrößerungen bis zu 200 000fach (2000fach beim Lichtmikroskop) und ein Auflösungsvermögen von 0,1 nm (0,25 μm beim Lichtmikroskop) konnten erreicht werden.

Formelteil

Vergrößerung = *Vergrößerung des Sehwinkels*

$$= \frac{\text{Sehwinkel mit optischem Instrument}}{\text{Sehwinkel ohne optisches Instrument}} = \frac{\theta}{\theta_0}.$$

Gesamtvergrößerung eines Mikroskopes V_g

$V_g = V_{Ob} \cdot V_{Ok}$,

das Produkt aus den Einzelvergrößerungen von Objektivlinse und Okularlinse.

Als Faustregel gilt

$$V_g = \frac{-400}{f_1 \cdot f_2}.$$

f_1, f_2 = Brennweiten der beiden Linsen, gemessen in cm.

Das Auflösungsvermögen optischer Instrumente

für den minimalen Sehwinkel θ: $\sin\theta = \frac{1{,}22\lambda}{d}$,

für den Mindestabstand b zweier Gegenstandspunkte: $b = 0{,}61 \frac{\lambda}{n \cdot \sin\alpha}$.

λ = Wellenlänge des Lichtes,
n = Brechzahl des Mediums zwischen Objekt und Objektivlinse,
α = halber Öffnungswinkel des Objektivs vom Gegenstandspunkt betrachtet,
$n \cdot \sin\alpha$ = numerische Apertur.

de Broglie-Wellenlänge eines Teilchens

$$\lambda = \frac{h}{p}.$$

h = Plancksches Wirkungsquantum = $6{,}6 \cdot 10^{-34}$ J · s,
p = Impuls des Teilchens.

Energie eines Photons

$E = h \cdot f$.

f = Frequenz des Lichtes der Photonen.

Impuls eines Photons

$$p = \frac{E}{c}.$$

E = Energie des Photons,
c = Lichtgeschwindigkeit.

Elektronenmikroskop

de Broglie-Wellenlänge eines Elektrons (Faustformel)

$$\lambda = \sqrt{\frac{1{,}5\ \mathrm{keV}}{10^3\, E_e}}\ \mathrm{nm}\,.$$

E_e = kinetische Energie der Elektronen in keV.
Erreichte Vergrößerung: bis 200000.

9. Strahlung

„Die Materie ist Erscheinung, nicht Substanz."

Wir werden uns in diesem Kapitel in zusammenfassender Weise mit der *räumlichen Ausbreitung von Energie* befassen. Diese *Energieausbreitung wird als Strahlung bezeichnet.* Einzelne Formen der Strahlung haben wir bereits kennengelernt, wie die elektromagnetische Strahlung in Form elektromagnetischer Wellen, hierbei vor allem das Licht, den Schall und Elektronenstrahlung. Das sind sehr *unterschiedliche Formen von Strahlung.*

Während die elektromagnetische Strahlung auf Schwingungen elektrischer und magnetischer Felder zurückzuführen ist, haben wir es bei der Schallstrahlung mit mechanischen Schwingungen zu tun, bei denen materielle Teilchen, die Moleküle eines Stoffes schwingen und so die Quelle der Schallstrahlung darstellen. Bei der Elektronenstrahlung liegt eine Teilchenstrahlung vor. Wir werden später noch weitere Teilchenstrahlungen kennenlernen.

Dieses Kapitel soll dazu dienen, eine übersichtliche Darstellung der Strahlungsarten zu geben. Dabei lassen wir uns von der Grundidee leiten, daß jeder physikalische Schwingungsvorgang, der mit Energieabgabe verknüpft ist, als Quelle einer Strahlung anzusehen ist.

Zur groben Unterscheidung von Strahlungsarten sprechen wir von

1. *Wellenstrahlung* und
2. *Teilchenstrahlung.*

Wir haben allerdings bereits den Welle-Teilchen-Dualismus kennengelernt, wonach in moderner Vorstellung eine elektromagnetische Welle auch als Teilchenstrahlung interpretiert werden kann. Das Licht als elektromagnetische Welle kann ebensogut als Strahlung von Photonen aufgefaßt werden. Andererseits haben wir gelernt, daß Elektronen, Teilchen mit einer Masse, auch als ein Wellenvorgang mit der de Broglie-Wellenlänge dargestellt werden können. Trotzdem können wir als Arbeitsprogramm die oben getroffene Einteilung als Ausgangspunkt benutzen.

Eine für die Lebensprozesse äußerst wichtige Art der Strahlung, die Wärmestrahlung, haben wir ebenfalls bereits kennengelernt. Um die Emission und Absorption dieser Strahlung befriedigend erklären zu können, hat Max Planck (1858–1947) zu Beginn dieses Jahrhunderts die **Hypothese der Energiequanten** eingeführt. Sie besagt, daß die Energie dieser Strahlung, so wie jeder elektromagnetischen Strahlung, nur in bestimmten kleinsten Quanten, den uns schon bekannten Photonen, emittiert oder absorbiert werden kann.

Die Energie E der Photonen ist mit der Frequenz f der elektromagnetischen Strahlung eng verknüpft. Sie beträgt

$$E = h \cdot f. \tag{9.1}$$

h = Plancksches Wirkungsquantum = $6{,}63 \cdot 10^{-34}\ \mathrm{J \cdot s}$.

Nicht nur die Wärmestrahlung, auch das Licht ist von großer Bedeutung für unser Leben. Wir haben gelernt, daß der größte Teil der von uns aufgenommenen Information als Licht von uns wahrgenommen wird. Die Frequenzen und damit die Energien dieser für uns so wichtigen Strahlungsarten liegen in einem relativ engen Bereich. Wir werden in diesem Kapitel lernen, daß Atome und Moleküle als Quellen für diese Strahlung in Frage kommen. Atome und Moleküle können Photonen der Strahlung absorbieren und gehen dabei in einen höheren Energiezustand über. *Ein Atom kann ein Photon bestimmter Energie absorbieren und geht dabei in einen angeregten Energiezustand* – wir sagen kurz, *in einen angeregten Zustand – über. Kurz danach wird das Atom wieder abgeregt und emittiert das Photon* wieder.

Diese *Absorptions- und Emissionsprozesse sind mit der Struktur der Atome und Moleküle verbunden.* Sie führen zu chemischen Umsetzungen, die im biologischen Organismus von Bedeutung sind. Wir werden in diesem Kapitel daher zunächst über den *Aufbau von Atomen und Molekülen* lernen. Es handelt sich dabei um einen wesentlichen Teil der Betrachtungen über die *Struktur der Materie.* In einem früheren Kapitel sind generelle Anmerkungen hierzu schon behandelt worden.

Wir werden uns auf diese Weise mit den *Strahlungsquellen* bekannt machen und einige technische Anwendungsformen kennenlernen. Wichtig ist hierbei die Intensität der emittierten Strahlung in Abhängigkeit von deren Energie. Wir sprechen von *Energiespektren.* Sie geben einerseits wichtige Hinweise über die Eigenschaften der atomaren Quellen, andererseits sind sie für uns besonders wichtig, weil von der Energie der Strahlung die *Strahlungswirkung* abhängt. Die *Strahlungsabsorption* spielt dabei die entscheidende Rolle. Überdies kann man auf der Kenntnis der Absorption zum Nachweis der Strahlung geeignete *Strahlungsdetektoren* benutzen.

Mit diesen einleitenden Bemerkungen ist der Aufbau des nun folgenden Kapitels skizziert worden.

9.1. Der Aufbau von Atomen und Molekülen

Schon frühzeitig versuchte man, die Periodizität der chemischen Eigenschaften der Elemente und ihre Lichtemission zu erklären, wenn man sie einer Flamme aussetzte. Auch das Licht von der Sonne hat charakteristische Eigenschaften, die man relativ früh erkannte und zu erklären versuchte. Bei Untersuchungen mit einem Prisma zeigte die Zerlegung nach verschiedenen Wellenlängen, daß das Sonnenlicht in Abhängigkeit von der Energie ein kontinuierliches Spektrum aller Farben emittiert, daß in bestimmten Abständen jedoch dunkle Linien erscheinen. Gleiche Linienstrukturen zeigten sich auch, wenn man das Licht einer Flamme untersuchte, in die man verschiedene Elemente einbrachte. So deutete man dieses Ergebnis sehr bald als Beweis dafür, daß die auf der Erde auftretenden Elemente auch auf der Sonne vorhanden sein müßten.

9.1.1. Das Atommodell nach RUTHERFORD

Quantitative Erklärungen konnten jedoch erst ab 1911 gefunden werden, als Sir ERNEST RUTHERFORD (1871–1937) sein *Atommodell* vorgestellt hatte. Dieses Modell basiert auf einem Experiment, wobei α-Teilchen aus einer radioaktiven Substanz an einer Goldfolie gestreut wurden, Abb. 9.1.

Da ein α-Teilchen sehr viel schwerer ist als ein Elektron $\left(\frac{m_\alpha}{m_e} \simeq 7360,\ m_e = 9{,}108 \cdot 10^{-31}\ \text{kg}\right)$, schloß RUTHERFORD, daß die Gold-Atome aufgebaut seien aus einem *Kern mit kleinem Durchmesser, der von Elektronen umgeben ist. Der Kern ist positiv geladen,* da die positiv geladenen α-Teilchen stark abgelenkt werden, wenn sie ihm nahekommen. Das ge-

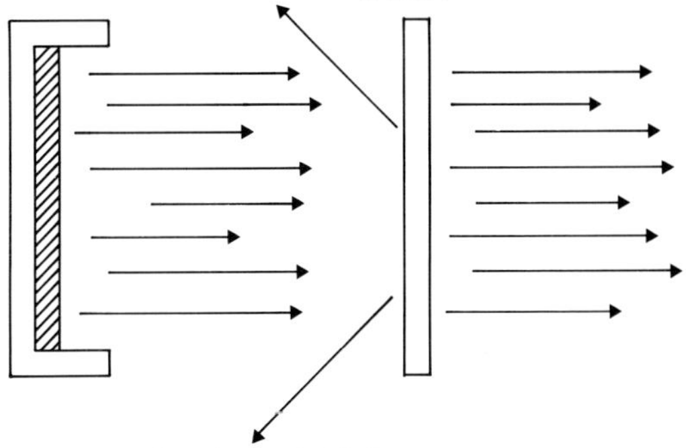

Abb. 9.1. Das RUTHERFORDsche Experiment der Streuung von α-Teilchen an einer Goldfolie.

schieht nur selten, da der Querschnitt des Kerns klein ist im Vergleich zum Querschnitt des ganzen Atoms. Der *Durchmesser des Kerns beträgt nur* $\frac{1}{10000}$ *des Atomdurchmessers.* Der Kerndurchmesser beträgt etwa $10^{-15} \ldots 10^{-14}$ m, der Atomdurchmesser etwa 10^{-10} m. Andererseits ist *der weit überwiegende Teil der Masse des Atoms im Kern konzentriert.*

Die Elektronen bewegen sich in festen Bahnen um den Kern, wobei die elektrostatische Kraft zwischen der postiven Ladung des Kerns und der negativen Ladung des Elektrons, die Coulombkraft, die Anziehungskraft darstellt. Dieses Atommodell wird häufig mit dem Sonnensystem verglichen. Hier wie dort ist die *Kraft umgekehrt proportional zum Quadrat des Abstandes.* Beim Atommodell ist es die Coulombkraft, im Sonnensystem die Gravitationskraft.

Das Atom ist als Ganzes elektrisch neutral. Das bedeutet: *Die positive Ladung des Kerns ist der Größe nach gleich der Summe der negativen Ladungen der Elektronen in der Atomhülle.* Der Kern des Atoms und die Elektronen der Atomhülle bilden das Atom.

RUTHERFORD gab für die Ladung des Kerns an:

Kernladungszahl Z mal Elementarladung e; $Z \cdot e$;

das Elektron trägt die negative Elementarladung $-e$; daraus folgt: *die Atomhülle enthält Z Elektronen,* wenn das Atom elektrisch neutral ist.

Als erste Anwendung der Idee des Atommodells und der Quantentheorie konnte NIELS BOHR (1885–1962) das *Wasserstoffatom modellmäßig beschreiben. Wir sprechen vom BOHRschen Atommodell.*

9.1.2. Das BOHRsche Atommodell vom Wasserstoff

Die überraschende Erscheinung mußte geklärt werden, daß das von Atomen emittierte Licht scharf definierte Wellenlängen aufweist, wenn man es in einem Prisma zerlegt. Das Linienspektrum des Wasserstoffatoms ist vereinfacht in Abb. 9.2 dargestellt. Dieses Band ist so zu lesen, daß nach rechts mit zunehmender Wellenlänge λ die auftretenden Linien so aufgetragen sind, wie man sie nach Zerlegung des Lichtes aus hocherhitztem Wasserstoff mit einem Prisma erhält. Es tritt also *nicht ein kontinuierliches Farbspektrum wie beim Sonnenlicht auf,* sondern man beobachtet nur einige Farbenlinien, ein **Linien-**

spektrum. Man beobachtet, daß die Linien zu kürzeren Wellenlängen immer enger zusammenrücken bis zu einer Seriengrenze. In der Nähe der Seriengrenze liegen die Linien so dicht, daß sie wie ein kontinuierliches Spektrum aussehen. Man spricht vom **Kontinuum.** Eine Glühlampe emittiert nur ein Kontinuum.

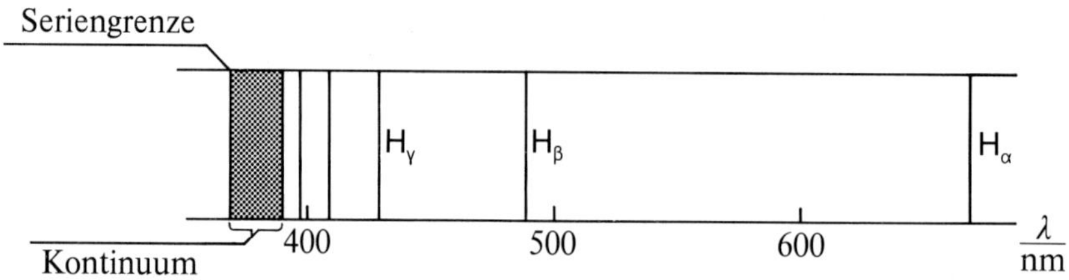

Abb. 9.2. Das Linienspektrum des Wasserstoffatoms im sichtbaren Bereich nach Zerlegung in einem Prisma.

Die Erscheinung dieses Linienspektrums ist charakteristisch für das Wasserstoffatom. *Jedes Element emittiert ein anderes charakteristisches Spektrum.* BOHR konnte die Ursache des Linienspektrums erklären. Er ging vom RUTHERFORDschen Atommodell aus und stellte folgende *Postulate* auf:

1. Die Elektronen kreisen auf Bahnen mit bestimmtem Radius und mit bestimmter Energie um den Kern des Atoms.
2. Strahlung kann vom Atom absorbiert werden; dann geht das Elektron auf eine Bahn mit größerem Radius über. Das Atom ist in einen Zustand mit höherer Energie übergegangen. Die gleiche Energie wird wieder abgegeben, Strahlung wird emittiert, wenn das Elektron in die alte Bahn zurückkehrt. Das Atom kehrt in den Grundzustand zurück. In Abb. 9.3 ist eine maßstabgerechte Darstellung der ersten 4 Bahnen nach dem Bohrschen Atommodell wiedergegeben. Die Bahnen werden fortlaufend mit den Zahlen $n = 1, 2, 3, 4, \ldots$ usw. bezeichnet. Das Wasserstoff-Atom besteht aus dem einfach $(Z = 1)$ positiv geladenen Kern und einem Elektron in der mit $n = 1$ bezeichneten Bahn, Abb. 9.4.

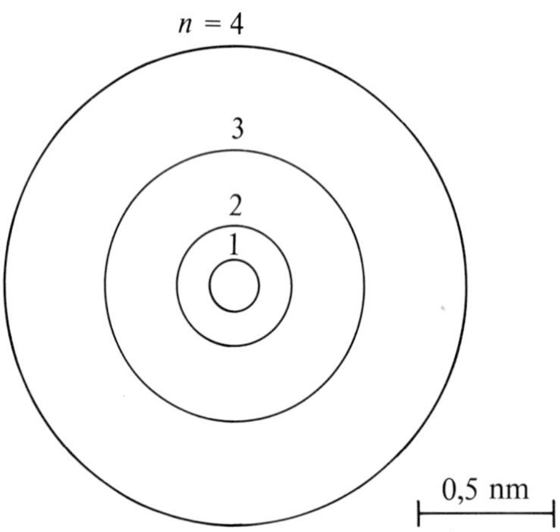

Abb. 9.3. Die ersten 4 Bahnen nach dem BOHRschen Atommodell in maßstabgetreuer Darstellung

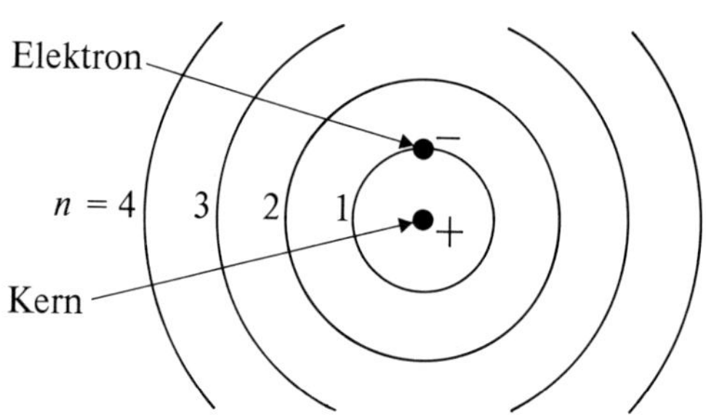

Abb. 9.4. Wasserstoff mit einem Elektron in der (n = 1)-Schale.

Das Wasserstoff-Atom kann die Energie (als Beispiel)

$$E_{4-1} = E_4 - E_1 \tag{9.2}$$

absorbieren, dann wird das Elektron aus der $(n=1)$-Schale in die $(n=4)$-Schale gehoben. Dabei ist

E_4 = Energie des Atoms, wenn das Elektron in der $(n=4)$-Schale ist und
E_1 = Energie des Atoms, wenn das Elektron in der $(n=1)$-Schale ist (Grundzustand des Atoms).

Das ist in Abb. 9.5 a dargestellt.

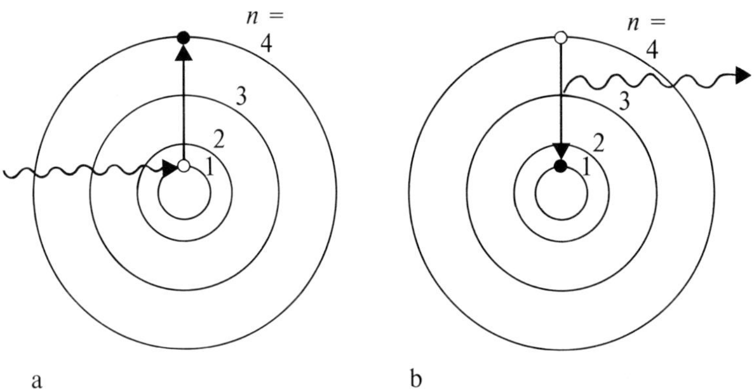

Abb. 9.5. Absorption (a) und Emission (b) der Energie $E_{4-1} = E_4 - E_1$ im Wasserstoff-Atom.

Es bleibt ein freier Platz, ein Loch in der $(n=1)$-Schale zurück. In Abb. 9.5 b ist dargestellt, daß das Elektron aus der $(n=4)$-Schale wieder in das Loch in der $(n=1)$-Schale zurückspringt. Dabei wird die in Gl. 9.2 angegebene Energie wieder frei und als Strahlung abgegeben. Es wird ein Photon mit einer Energie (Gl. 9.1)

$$E_{4-1} = h \cdot f_{4-1} \tag{9.3}$$

emittiert. Man nennt diesen Übergang einen **Quantensprung,** weil ein Lichtquant, ein Photon, emittiert oder absorbiert wird.

Zur Verdeutlichung dieser Quantensprünge stellt man die Energieniveaus der einzelnen Elektronenbahnen in einem sogenannten **Energieniveauschema** dar. Das ist in Abb. 9.6 links geschehen. Es stellt schematisiert einige der Energiezustände des Wasserstoffatoms dar. Mit A gekennzeichnet sei die in Abb. 9.5 a beschriebene Absorption der Energie E_{4-1}. Außerdem sind einige mögliche Quantensprünge wiedergegeben:

E_{3-2} = H_α-Linie; $\lambda = 656{,}2$ nm } sichtbar
E_{4-2} = H_β-Linie; $\lambda = 486{,}1$ nm } sichtbar
E_{2-1} = eine L-Linie; $\lambda = 121{,}6$ nm } ultraviolett

Der *Bezug zwischen dem Energieniveauschema und dem Linienspektrum* ist in Abb. 9.6 dargestellt. Daraus erkennt man, daß beispielsweise ein Übergang vom Zustand $(n=3)$ zum Zustand $(n=2)$ zur Emission eines Photons mit der Energie $E_{3-2} = h \cdot f_{3-2}$ führt.

Dabei ist $\lambda_{3-2} = 656{,}2 \text{ nm} = \dfrac{c}{f_{3-2}}$.

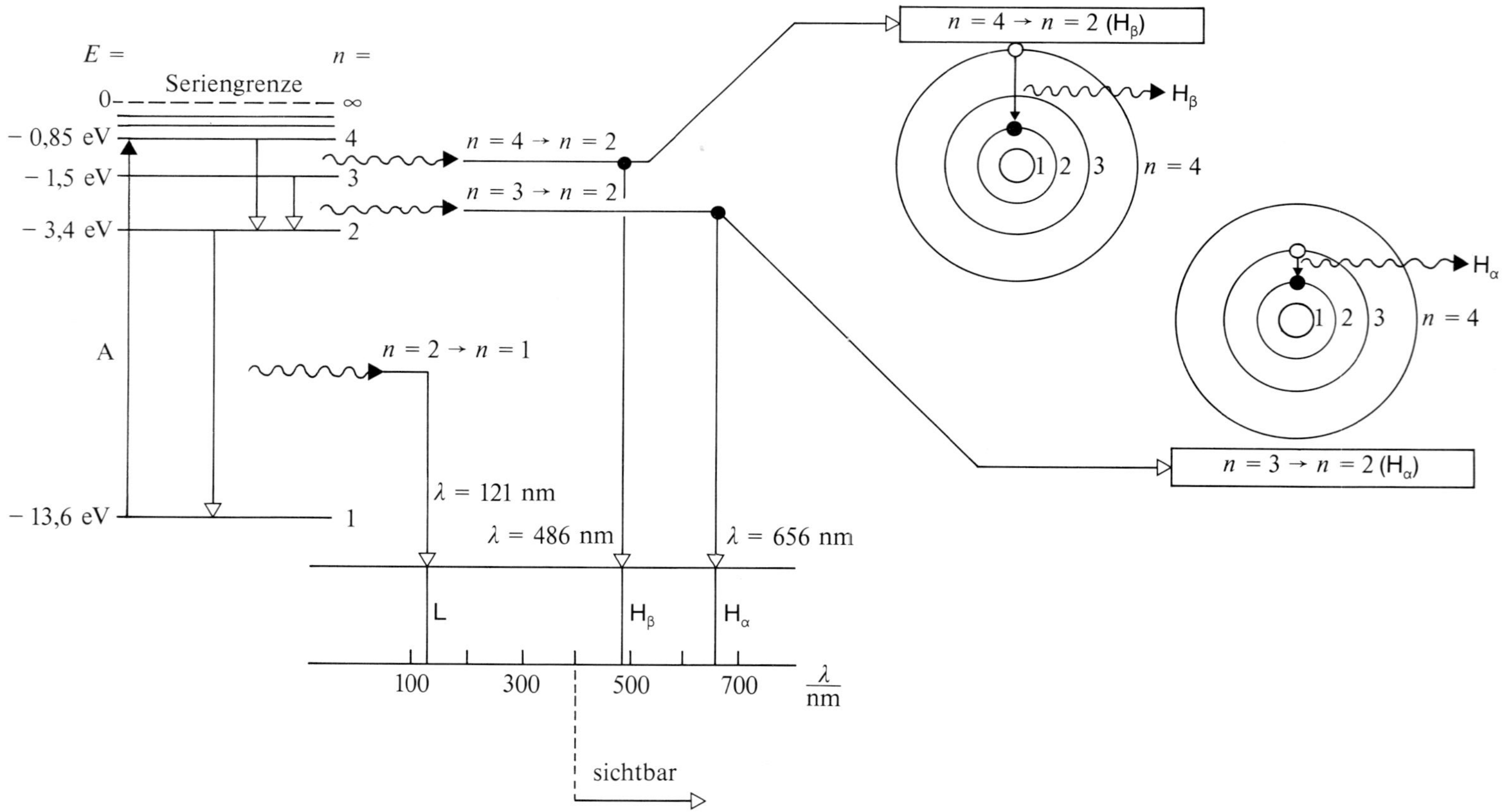

Abb. 9.6. Einige Energiezustände von Wasserstoff, mögliche Übergänge und das resultierende Linienspektrum; Übergänge zwischen den Kreisbahnen analog zu Abb. 9.5b. H_α, H_β und L sind historisch entstandene Bezeichnungen.

Übergang $3 \rightarrow 2$ bedeutet, daß ein Elektron aus der Schale (oder Bahn) mit $n=3$ in die Schale mit $n=2$ springt. In Abb. 9.6 ist auch der Übergang $2 \rightarrow 1$ angegeben, dessen Wellenlänge im ultravioletten Bereich liegt.

Eine Absorption A, die von $n=1$ zur Seriengrenze ($n=\infty$) führt, ergibt **Ionisation.** Das bedeutet, daß dem Atom so viel Energie zugeführt wird, daß die Bindung des Elektrons überwunden wird. Das Elektron verläßt das Atom. Diese Energie beträgt beim Wasserstoffatom 13,6 eV. Daher ist dem Zustand $n=1$ in Abb. 9.6 die Energie $E=-13{,}6$ eV zugeschrieben worden. Diese Energie wird vom Atom analog zu den anderen Quantensprüngen abgegeben, wenn das Elektron wieder – von außen kommend – in diesen Zustand eingefangen wird. Die Energie der anderen Zustände ist im Vergleich ebenfalls angegeben. Gemäß Gl. 9.1 kann zu jedem emittierten Energiequantum die entsprechende Wellenlänge der Strahlung berechnet werden.

Wir haben die bemerkenswerte Tatsache kennengelernt, daß das Wasserstoff-Atom nur in bestimmten Energiezuständen E_n existieren kann. Dabei kann die Zahl n alle ganzzahligen positiven Werte annehmen

$$n = 1, 2, 3, \ldots \infty \tag{9.4}$$

und bestimmt die jeweiligen Energiewerte.

Und zwar ist

$$E_n = \frac{-13{,}6 \text{ eV}}{n^2}, \tag{9.5}$$

wir erkennen, daß für $n=1$

$$E_1 = -13{,}6 \text{ eV}$$

der niedrigste Energiezustand des Wasserstoff-Atoms, sein Grundzustand, anzugeben ist. Wir machen uns nochmals klar, daß das negative Vorzeichen zu verwenden ist, weil von außen Energie zugeführt werden muß, um das Atom anzuregen. Das Null-Niveau ist willkürlich so angenommen, daß dann Atomkern und Elektron gerade getrennt sind. Das Atom hat ein Elektron verloren, es ist ionisiert. Das neutrale Atom ist zum positiv geladenen **Ion** geworden. Man spricht ganz allgemein von *Ionen,* wenn einem Atom ein oder mehrere Elektronen entfernt werden. Außer beim Wasserstoff-Atom sind im neutralen Atom mehr als ein Elektron vorhanden. Beim Wasserstoff-Atom sind somit 13,6 eV zur Ionisation erforderlich, da im Grundzustand das eine Elektron den Zustand mit $n=1$ besetzt.

Aus Gl. 9.5 kann man auch die Energie der anderen Zustände entnehmen:

$$E_2 = -\frac{13{,}6 \text{ eV}}{2^2} = -3{,}4 \text{ eV},$$

$$E_3 = -\frac{13{,}6 \text{ eV}}{3^2} = -1{,}5 \text{ eV},$$

$$E_4 = -\frac{13{,}6 \text{ eV}}{4^2} = -0{,}85 \text{ eV} \quad \text{usw.}$$

Diese Energien sind in Abb. 9.6 eingetragen.

Wir können leicht auch die Energiedifferenzen und damit nach Gl. 9.2 und 9.3 auch die Energie der bei einem Quantensprung emittierten Photonen ausrechnen.

Beispiel: $$E_{3-2} = -\frac{13{,}6 \text{ eV}}{3^2} - \left(-\frac{13{,}6 \text{ eV}}{2^2}\right) = 13{,}6 \text{ eV}\left(\frac{1}{2^2} - \frac{1}{3^2}\right) = 1{,}89 \text{ eV}.$$

Dieses Ergebnis hätten wir natürlich auch so berechnen können:

$$E_{3-2} = E_3 - E_2 = -1{,}51\ \mathrm{eV} - (-3{,}4\ \mathrm{eV})$$
$$= -1{,}51\ \mathrm{eV} + 3{,}4\ \mathrm{eV} = 1{,}89\ \mathrm{eV}\,.$$

Mit Hilfe von Gl. 9.3 können wir aus dieser Energie des Photons die Frequenz f_{3-2} und die Wellenlänge λ_{3-2} des Lichtes berechnen:

$$E_{3-2} = 1{,}89\ \mathrm{eV} = 3{,}024\cdot 10^{-19}\ \mathrm{J} = h\cdot f_{3-2}\,,$$
$$f_{3-2} = \frac{3{,}024\cdot 10^{-19}\ \mathrm{J}}{h} = \frac{3{,}024\cdot 10^{-19}\ \mathrm{J}}{6{,}63\cdot 10^{-34}\ \mathrm{J\cdot s}}$$
$$= 4{,}56\cdot 10^{14}\ \mathrm{s}^{-1}$$

Daraus ergibt sich die Wellenlänge

$$\lambda_{3-2} = \frac{c}{f_{3-2}} = \frac{3\cdot 10^{8}\ \mathrm{m\cdot s^{-1}}}{4{,}56\cdot 10^{14}\ \mathrm{s}^{-1}}$$
$$= 0{,}658\cdot 10^{-6}\ \mathrm{m} = 658\ \mathrm{nm}\,.$$

Das ist angenähert die Wellenlänge der H_α-Linie in Abb. 9.6; wir haben für die Lichtgeschwindigkeit den genäherten Wert verwendet.

9.1.3. Das Periodensystem der Elemente

Wir wollen jetzt untersuchen, wie man das Atommodell auf *größere Atome* anwenden kann. Man kommt dann leider nicht mehr mit der einen Zahl n aus, die man als Hauptquantenzahl bezeichnet. Man muß insgesamt 4 Quantenzahlen verwenden, um den Zustand eines Elektrons im Atom zu charakterisieren.

Diese weitergehenden Ergebnisse der Quantentheorie führen jedoch über den Rahmen dieses Buches hinaus. Wir wollen hier nur den prinzipiellen Aufbau der Atome kennenlernen, der durch die Hauptquantenzahl n bestimmt ist.

In der gleichen Schale mit $n=1$ wie beim Wasserstoff-Atom hat noch ein weiteres Elektron Platz. Damit das entsprechende Atom jedoch neutral ist, brauchen wir auch zwei positive Ladungen im Kern. Das Atom mit der Kernladungszahl $Z=2$ und mit 2 Elektronen in der Schale $n=1$ heißt Helium-Atom; es ist das Atom des Elementes Helium. Auf diese Weise können wir jetzt den *Aufbau des* **Periodensystems** *der Elemente* verstehen. *Die* **Kernladungszahl** *ist identisch mit der* **Ordnungszahl** *im Periodensystem.*

Wir stellen fest, daß das aufeinanderfolgende Auffüllen von Elektronen in die Schalen mit $n=1$, $n=2$, $n=3$ usw., die **Elektronenschalen,** systematisch vor sich geht. Wir sprechen vom **Schalenaufbau** und seiner Bedeutung für das Periodensystem. Der russische Chemiker D. MENDELEJEW (1834–1907) stellte gleichzeitig und unabhängig von dem deutschen Chemiker L. MEYER (1830–1895) im Jahre 1869 das periodische System der Elemente auf.

Wir wollen uns jetzt den Schalenaufbau des Periodensystems modellmäßig klarmachen. Vom Helium-Atom wissen wir, daß es eine sehr stabile Einheit darstellt. Helium ist ein Edelgas, und wir sprechen von der Edelgaskonfiguration der Elektronenschale oder der **Edelgasschale.** Diese Schale läßt sich nur schwer verändern, beispielsweise ionisieren. Darum geht Helium auch nur sehr schwer eine chemische Verbindung ein. Der Grund für dieses Verhalten ist, daß die Schale für $n=1$ mit 2 Elektronen voll ist. Die Edelgasschale ist eine mit Elektronen aufgefüllte – wir sagen auch eine abgeschlossene – Schale. Generell stellt man fest, daß in eine Schale mit der Hauptquantenzahl n gerade $2 \cdot n^2$ Elektronen hineingehen. Die Zahl der Plätze für Elektronen in einer Schale ist begrenzt. Das ist der wesentliche Inhalt eines wichtigen Gesetzes, das als **Pauli-Prinzip** bezeichnet wird.

Daher können wir in eine Schale mit

$n = 1 \quad 2 \cdot n^2 = 2 \cdot 1^2 = \ \ 2$ Elektronen,

$n = 2 \quad 2 \cdot n^2 = 2 \cdot 2^2 = \ \ 8$ Elektronen,

$n = 3 \quad 2 \cdot n^2 = 2 \cdot 3^2 = 18$ Elektronen usw.

einfüllen. Stellen wir also den Schalenaufbau zusammen. Wir kennen bereits die Atome mit $Z = 1$ und $Z = 2$, das Wasserstoff (H)- und das Helium (He)-Atom. Sie sind in Abb. 9.7 schematisch dargestellt. Im He-Atom füllen 2 Elektronen die Schale $n = 1$ auf.

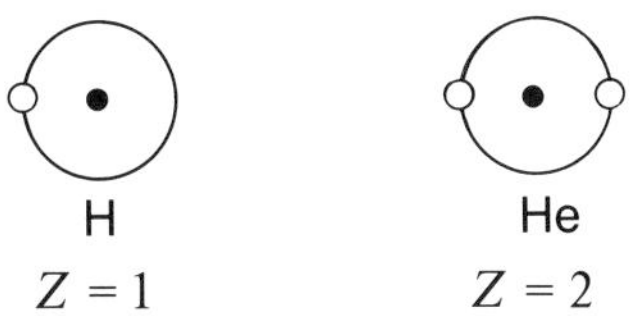

Abb. 9.7. Elektronenschale vom H-Atom und vom He-Atom.

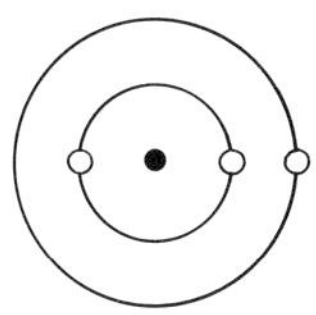

Abb. 9.8. Das Li-Atom mit $Z = 3$ und 3 Elektronen.

Wegen des Pauli-Prinzips muß das nächste Elektron in die Schale $n = 2$. Diese Schale ist bei einer höheren Energie, wie wir schon vom Wasserstoff-Atom wissen. Das neutrale Atom mit 3 Elektronen, Kernladungszahl ebenfalls 3, ist das Atom des Elementes Lithium (Li). Es ist schematisch in Abb. 9.8 dargestellt. In der Schale mit $n = 2$ haben $2 \cdot n^2 = 8$ Elektronen Platz.

Diese Schale schließt also bei 10 Elektronen ab. Das entsprechende Element ist Neon, wieder ein Edelgas. Die Elemente mit den 10 verschiedenen Elektronenkonfigurationen in 2 Elektronenschalen mit $n = 1$ und $n = 2$ sind in Abb. 9.9 dargestellt, zusammen mit den Ordnungszahlen, der Elementbezeichnung und römischen Zahlen für die Kennzeichnung der senkrechten Spalte oder Gruppe. Die horizontale Reihe oder **Periode** schließt am Ende stets mit einem Edelgas. Die 2. Periode enthält die Elemente Lithium (Li), Beryllium (Be), Bor (B), Kohlenstoff (C), Stickstoff (N), Sauerstoff (O), Fluor (F) und das Edelgas Neon (Ne). Die Edelgasschale ist aufgefüllt. Die Elektronen der äußeren Schale spielen bei der *Bildung von Molekülen* und von *chemischen Bindun-*

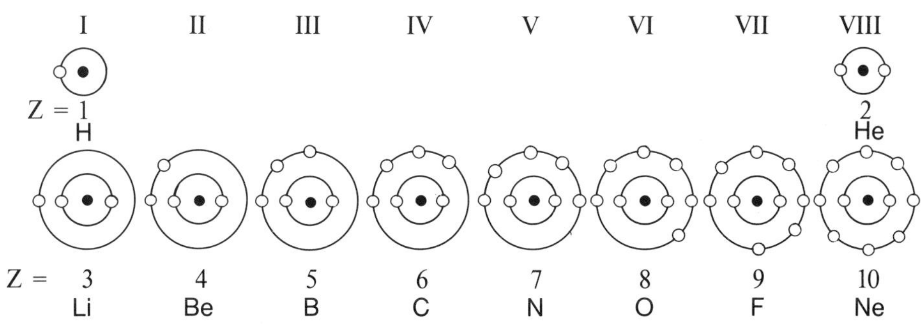

Abb. 9.9. Die ersten beiden Perioden des Periodensystems.

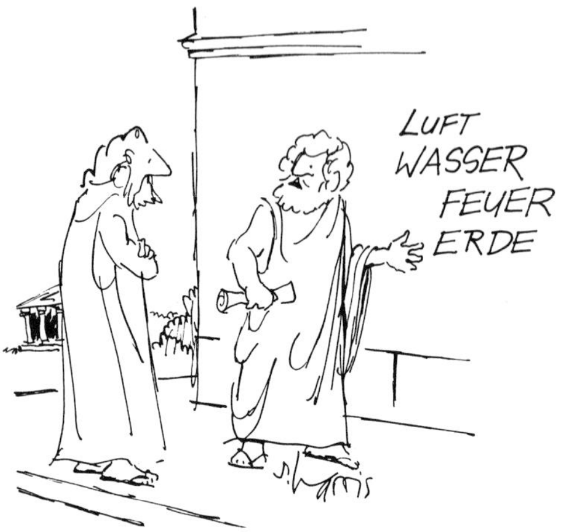

gen die entscheidende Rolle. Sie werden als **Valenzelektronen** bezeichnet. Es fällt auf, daß die ersten Elemente einer Reihe stets Metalle sind wie Lithium und Beryllium. Die Valenzelektronen sind nur schwach gebunden. Sie können leicht entfernt werden, so daß **Metall-Ionen** entstehen.

Der in Abb. 9.9 beispielhaft dargestellte *Schalenaufbau kann fortgeführt werden und macht den Aufbau des Periodensystems verständlich,* Abb. 9.10.

H: Hauptgruppe
N: Nebengruppe

Periode	s-Elemente		d-Elemente										p-Elemente					
	HI	HII	NIII	NIV	NV	NVI	NVII	NVIII	NVIII	NVIII	NI	NII	HIII	HIV	HV	HVI	HVII	HVIII
1.	1 H																	2 He
2.	3 Li	4 Be											5 B	6 C	7 N	8 O	9 F	10 Ne
3.	11 Na	12 Mg											13 Al	14 Si	15 P	16 S	17 Cl	18 Ar
4.	19 K	20 Ca	21 Sc	22 Ti	23 V	24 Cr	25 Mn	26 Fe	27 Co	28 Ni	29 Cu	30 Zn	31 Ga	32 Ge	33 As	34 Se	35 Br	36 Kr
5.	37 Rb	38 Sr	39 Y	40 Zr	41 Nb	42 Mo	43 Tc	44 Ru	45 Rh	46 Pd	47 Ag	48 Cd	49 In	50 Sn	51 Sb	52 Te	53 I	54 Xe
6.	55 Cs	56 Ba	57 La	72 Hf	73 Ta	74 W	75 Re	76 Os	77 Ir	78 Pt	79 Au	80 Hg	81 Tl	82 Pb	83 Bi	84 Po	85 At	86 Rn
7.	87 Fr	88 Ra	89 Ac	104 Ku														
6.	Lanthaniden:			58 Ce	59 Pr	60 Nd	61 Pm	62 Sm	63 Eu	64 Gd	65 Tb	66 Dy	67 Ho	68 Er	69 Tm	70 Yb	71 Lu	
7.	Actiniden:			90 Th	91 Pa	92 U	93 Np	94 Pu	95 Am	96 Cm	97 Bk	98 Cf	99 Es	100 Fm	101 Md	102 No	103 Lr	

Abb. 9.10. Aufbau des Periodensystems [Karikatur aus: American Scientist, Vol. 65, No. 2:158 (1977), mit freundlicher Genehmigung von SIDNEY HARRIS, Norwalk, CT, USA].

9.1.4. Moleküle

Das BOHRsche Atommodell erlaubt auch eine Vorstellung über die Bildung von Molekülen, also über die Entstehung der chemischen Bindung. Wir müssen versuchen, diese Bindung zu verstehen, da die Materie, die uns umgibt, im allgemeinen nicht in Form einzelner Atome sondern als komplexe Anordnung aneinander gebundener Atome vorliegt. Wir wollen uns daher jetzt klar darüber werden, wie diese Bindung zustandekommt. Dabei lernt man, daß die wesentlichen Charakteristika der Bindung auf einfache Vorstellungen über das Atom und über die Elektronenschalen zurückführbar sind.

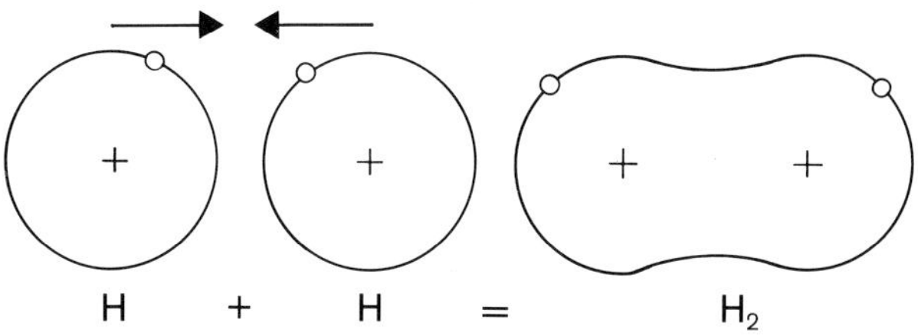

Abb. 9.11. Schematische Darstellung der Bildung eines Wasserstoff-Moleküls H_2 aus 2 Wasserstoff-Atomen H. Die Atomkerne sind mit „+"-Zeichen angedeutet.

Im allgemeinen haben wir es mit Atomen zu tun, deren äußere Elektronenschale nicht vollständig gefüllt ist, s. Abb. 9.9. Die größte Stabilität erreicht ein Atom jedoch mit gefüllter Schale. Die Natur versucht, solche Stabilität zu erreichen. Am Beispiel des Wasserstoff-Moleküls verfolgen wir, wie das geschieht, Abb. 9.11.

In der Elektronenschale des Wasserstoff-Atoms fehlt 1 Elektron zur vollständigen Besetzung. Wenn zwei Wasserstoff-Atome so eng beieinanderliegen, daß sich ihre Elektronenschalen berühren, so können sie ihre beiden Elektronen gemeinsam nützen, so daß die Elektronenschalen beider Atome sich abwechselnd so verhalten, als ob sie mit 2 Elektronen vollständig gefüllt wären. Das führt zu einer Bindung zwischen den Wasserstoff-Atomen, die als **homöopolare** oder **kovalente Bindung** bezeichnet wird. Diese Situation ist schematisch in Abb. 9.11 dargestellt.

Im Wasserstoff-Molekül nehmen die Atome einen Gleichgewichtsabstand ein, der durch die homöopolare Bindung einerseits und durch die elektrische Abstoßung der beiden Kerne andererseits bestimmt ist. Dieser Abstand beträgt etwa 0,1 nm. Wasserstoff kommt in der Natur fast ausschließlich in Form der Wasserstoff-Moleküle vor.

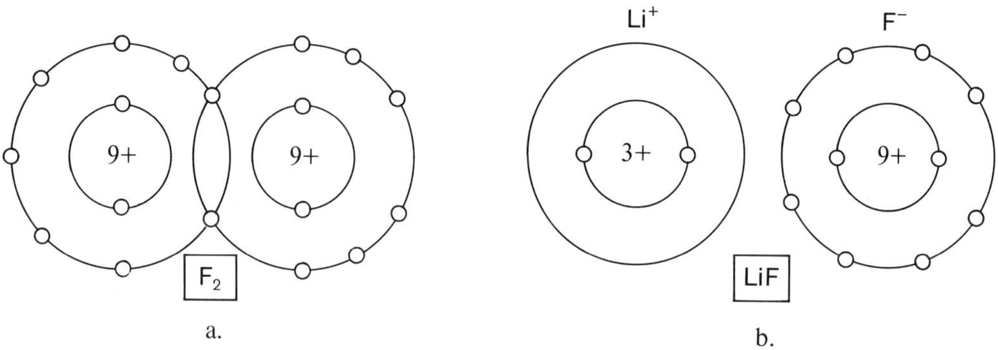

Abb. 9.12. Homöopolare Bindung im F_2-Molekül durch gemeinsame Nutzung von 2 Elektronen (a); heteropolare Bindung im LiF-Molekül (b).

Auch andere Atome, deren äußere Elektronenschale nicht vollständig gefüllt ist, gehen diese homöopolare Bindung ein. Ein weiteres Beispiel aus Abb. 9.9 ist das Atom Fluor (F). Das F-Atom hat eine voll besetzte Schale für $n=1$, in der äußeren Schale ($n=2$) fehlt jedoch 1 Elektron zur vollen Besetzung. Wie in Abb. 9.12a dargestellt, kann ähnlich wie beim Wasserstoff auch hier ein Molekül F_2 durch homöopolare Bindung gebildet werden.

Wir haben die Darstellung anders als in Abb. 9.11 gewählt, um zu verdeutlichen, daß auch hier 2 Elektronen der äußeren Schale zur gegenseitigen zeitweisen Auffüllung der Schale dienen. Es ist aus der Abbildung deutlich zu sehen, daß jedem Atom eine gefüllte Schale zur Verfügung steht. Das führt zur Bindung im Molekül.

Wir haben hier versucht, sehr bildhafte Darstellungen dieser Bindung zu finden, müssen aber daran erinnern, daß die eigentlich erforderliche quantenphysikalische Behandlung einen solchen klassischen, nicht quantenmäßigen Aspekt verbietet. Wir achten aber darauf, daß unsere generellen Folgerungen in diesem Zusammenhang auf der gezeigten Basis möglich und richtig sind.

So können wir jetzt auch verstehen, warum im Gegensatz zu den bisherigen Beispielen, Edelgasatome wie das He-Atom und das Ne-Atom keine He_2- bzw. Ne_2-Moleküle bilden. Die Tendenz zur Stabilität besteht nicht mehr, die äußeren Schalen sind bereits stabil, sie sind vollständig gefüllt.

Es gibt noch eine zweite wichtige Art der Bindung, die ebenfalls zur Bildung von Molekülen führt. Sie wird als **heteropolare** oder **ionische Bindung** bezeichnet. Auch hier ist wieder die Tendenz zur abgeschlossenen Schale entscheidend. Man stellt fest, daß Atome, die gerade 1 Elektron mehr als eine gefüllte Schale aufweisen, dieses Elektron sehr leicht abgeben. Dieses Elektron ist nur schwach gebunden. Das gilt in Abb. 9.9 für das Li-Atom. Durch Abgabe des einen Elektrons in der Schale mit $n=2$ bleibt die mit 2 Elektronen gefüllte Schale mit $n=1$ übrig. Das ist jetzt allerdings ein Li^+-Ion, ein-fach positiv geladen, da die Kernladungszahl $Z=3$, positiv, ist und dem nur 2 Elektronen, negativ, gegenüberstehen. Anders ist das in der VII. Gruppe, beispielsweise beim F-Atom. Diesem Atom fehlt 1 Elektron und die Tendenz ist groß, durch Einfangen von einem Elektron die Elektronenschale aufzufüllen. Steht ein solches Elektron, etwa von einem Li-Atom, zur Verfügung, so geschieht dieses Auffüllen und es entsteht jetzt ein F^--Ion, ein-fach negativ geladen. Die Kernladungszahl ist $Z=9$, dem stehen 10 Elektronen gegenüber, 2 davon in der Schale mit $n=1$ und 8 in der jetzt vollen Schale mit $n=2$.

Bleiben wir bei diesem Beispiel, so stehen sich jetzt ein Li^+-Ion und ein F^--Ion gegenüber. Beide stellen stabile edelgasartige Elektronenkonfigurationen dar, die überdies elektrisch entgegengesetzt geladen sind und sich anziehen. Es entsteht ein Molekül LiF, Lithiumfluorid, mit ionischer Bindung, die wir auch als heteropolar bezeichnen (Abb. 9.12b).

Auf ähnliche Weise können auch andere Atome aus der I. Gruppe mit Atomen der VII. Gruppe heteropolare Bindungen eingehen.

Einige Atome gehen vorwiegend homöopolare, andere wiederum bevorzugt heteropolare Bindungen ein. Im allgemeinen werden in großen und komplexen Molekülen beide Formen der Bindung vertreten sein. *Anorganische Substanzen,* wie Salze, mit dem bekanntesten, dem NaCl, Natriumchlorid oder Kochsalz, sind meist der heteropolaren Bindung unterworfen. Die *organischen Verbindungen* hingegen, die in lebender Materie den wesentlichen Anteil bilden, bevorzugen die homöopolare Bindung.

Auch für *Makromoleküle,* Komplexe aus vielen tausend Atomen, gelten die Prinzipien unserer bisherigen Betrachtungen. Die Stärke und Art der Bindung zwischen den Atomen im einzelnen zu bestimmen, wird dann jedoch außerordentlich schwierig. Solche für das Leben wichtigen Moleküle sind beispielsweise die Proteine und die DNA, Desoxiribonucleinsäure (*D*esoxiribo-*N*ucleic-*A*cid, im angelsächsischen Sprachgebrauch). Sie führen zu einer weiteren Stufe der Organisation, der Zelle und schließlich zum biologischen Organismus.

In der Tat kann der Ursprung des Lebens, die Entstehung der Organismen, so verlaufen sein, wie wir im Prinzip die Bildung von einfachen Molekülen aus Atomen, dann komplexeren Molekülen, behandelten. Existierende plausible Hypothesen legen das nahe. In Experimenten konnte gezeigt werden, daß in geeigneter Atmosphäre sich aus einem Gemisch einfacher Moleküle, wie Wasserstoff (H_2), Ammoniak (NH_3) und Kohlendioxid (CO_2) kompliziertere Moleküle wie Aminosäuren oder Grundstrukturen des DNA-Moleküls bilden können.

Formelteil

Die Energie E eines Photons

$$E = h \cdot f.$$

$h = 6{,}63 \cdot 10^{-34}$ J·s
das Plancksche Wirkungsquantum,
f = Frequenz der elektromagnetischen Strahlung.

Der **Atomdurchmesser** beträgt etwa 10^{-10} m.

Der **Atomkerndurchmesser** beträgt etwa $10^{-15} \ldots 10^{-14}$ m.

Die bei einem **Quantensprung** *vom Atom absorbierte oder emittierte Energie*

$$E_{n_2-n_1} = E_{n_2} - E_{n_1} = h \cdot f_{n_2-n_1}.$$

n_1, n_2 = Hauptquantenzahlen in der Elektronenschale 1 bzw. 2
n = $1, 2, 3, \ldots \infty$,
eine beliebige ganze und positive Zahl.
$f_{n_2-n_1}$ = Frequenz der absorbierten oder emittierten elektromagnetischen Strahlung.

Energiezustände E_n im Wasserstoff-Atom

$$E_n = -\frac{13{,}6\ \text{eV}}{n^2}.$$

Ionisationsenergie des Wasserstoff-Atoms

$$E_{\text{Ion}} = E_1 = -13{,}6\ \text{eV}.$$

9.2. Strahlungsquellen und ihre Spektren

Die Kenntnis vom Aufbau der Atome und Moleküle ermöglicht eine detaillierte Betrachtung der *Strahlungsquellen und Energiespektren* solcher Quellen. Im Fall der elektromagnetischen Strahlung haben wir bereits die Grundtatsachen kennengelernt, die für die Emission dieser Strahlung von Bedeutung sind. Eine Erfahrung ist besonders wichtig. Die von einer Strahlenquelle emittierte Strahlung besitzt eine Wellenlänge, deren Größe vergleichbar mit der räumlichen Ausdehnung der Quelle ist. Das sichtbare Licht, die infrarote Strahlung, die Wärmestrahlung, die ultraviolette Strahlung und die Röntgenstrahlung gehören einem Bereich an, in dem die Wellenlänge vergleichbar mit den Atomdimensionen ist, da das Atom die Quelle dieser Strahlungsarten ist.

Da wir uns im vorhergehenden Abschnitt ausführlich mit den Quantenübergängen im Atom und der damit verbundenen Strahlungsemission befaßt haben, wollen wir uns zunächst mit denjenigen Strahlenquellen befassen, deren Emission auf den Quantenübergängen im Atom beruhen.

9.2.1. Der Schwarze Körper

Im Kapitel über Wärmelehre haben wir festgestellt, daß die Energie der Sonne uns als elektromagnetische Strahlung, etwa die Hälfte als Wärmestrahlung, erreicht.

Die Übertragung durch Wärmestrahlung geschieht in drei Schritten: Emission, Ausbreitung als elektromagnetische Strahlung, Absorption. Die Emission der Wärmestrahlung durch einen Körper hängt von seiner Temperatur und seiner Oberflächenbeschaffenheit ab. Eine blankpolierte Oberfläche strahlt wenig, eine berußte Fläche gleicher Temperatur viel Wärme ab. Jeder materielle Körper absorbiert mehr oder weniger die auftreffende elektromagnetische Strahlung. Der Absorptionskoeffizient A (er liegt zwischen null und eins) gibt an, welcher Teil der auftreffenden Energie vom Körper absorbiert wird. Ein *Schwarzer Körper* absorbiert die gesamte auftreffende Strahlung. Für den schwarzen Körper gilt

$$A = 1 . \qquad (9.6)$$

Das gilt bei jeder Temperatur und für jede Wellenlänge.

Im Gleichgewicht muß jeder Körper, auch der Schwarze Körper, die gleiche

$$\text{Strahlungsleistung} = \frac{\text{Energie}}{\text{Zeit mal Fläche}}$$

emittieren, die er auch absorbiert. Wenn das nicht der Fall ist, besteht kein Gleichgewicht und die Temperatur des Körpers ändert sich. Nehmen wir in einem Beispiel an, daß ein Körper aus der Umgebung mehr absorbiert als er emittiert, so muß seine Temperatur ansteigen. Damit steigt auch seine emittierte Strahlungsleistung (Gl. 5.48), und zwar so lange, bis die Emission der Absorption gleicht. Das Gleichgewicht ist erreicht.

Die Strahlungsleistung P, die von einem Schwarzen Körper abgegeben wird, ist durch das Stefan-Boltzmannsche Gesetz (Gl. 5.48) gegeben. Wir wiederholen es hier:

$$P = \sigma \cdot A \cdot T^4 \text{ Watt},$$

dabei ist $\sigma = 5{,}67 \cdot 10^{-8}\ \text{W} \cdot \text{m}^{-2} \cdot \text{K}^{-4}$ die Strahlungskonstante,
A = die emittierende Fläche in m^2,
T = die absolute Temperatur in Kelvin.

In Worten heißt das:

Die Strahlungsleistung des Schwarzen Körpers, summiert über den gesamten emittierten Wellenlängenbereich, steigt mit der 4. Potenz der absoluten Temperatur an. Um das zu beobachten, brauchen wir nicht zu warten, bis ein Schwarzer Körper von Wärmestrahlung getroffen wird. Wir können ihn auch erhitzen, um seine Strahlung in Abhängigkeit von der Temperatur messen zu können.

Im Kapitel über die kinetische Gastheorie haben wir gelernt, daß die kinetische Energie von Molekülen und Atomen in einem Körper der Temperatur proportional ist (Gl. 5.5).

Wenn ein Körper somit erhitzt wird, nimmt die Bewegungsenergie der Atome zu. Je höher die Temperatur ist, um so schneller bewegen sich die Atome und um so heftiger werden auch die Zusammenstöße zwischen ihnen. Bei solchen Zusammenstößen kann ein Teil der kinetischen Energie in Anregungsenergie der Atome umgewandelt werden. Das bedeutet nach unseren Überlegungen im vorhergegangenen Abschnitt, daß Elektronen in höhere Schalen angehoben werden. Sofort danach kehrt das Elektron in die ursprüngliche Schale zurück und gibt bei diesem Quantensprung die Energiedifferenz ab. Das Atom strahlt. Bei Temperaturen unterhalb 1000 K sind die Anregungsenergie und damit auch die Energie des abgegebenen Photons gering. Die Wellenlänge der Strahlung ist relativ groß, sie liegt beispielsweise im infraroten Bereich und ist nicht sichtbar. Bei einer Temperatur von 2000 K ist ein geringer Teil der emittierten Strahlung bereits so energiereich, daß sie sichtbar ist. Der Körper beginnt rot zu glühen. Bei noch höheren Temperaturen wird die Strahlung aufgrund der heftigen Zusammenstöße der Atome mit hoher kinetischer Energie so energiereich, die Wellenlänge der Strahlung immer kürzer, so daß die Farbe des Lichtes bis in den blauen Spektralbereich verschoben werden kann. Der Faden einer *Glühlichtquelle* hat eine so hohe Temperatur, daß bereits alle Farben des Spektrums, auch die kurzwelligen, enthalten sind; das Licht erscheint weiß.

Wir haben uns auf diese Weise klar gemacht, wie die Strahlung eines erhitzten Körpers auf die atomaren Vorgänge zurückgeführt werden kann. Wir wollen jetzt zur Betrachtung des idealen Strahlers, des Schwarzen Körpers, zurückkehren.

Wie können wir uns einen Schwarzen Körper vorstellen? Etwa so, wie in Abb. 9.13, wo sich in einem materiellen Körper ein Hohlraum befindet, der nur durch eine schmale Öffnung mit der Umgebung verbunden ist. Ein Strahl, der durch die Öffnung eindringt, wird häufig an den Wänden reflektiert und schließlich absorbiert. Die Wahrscheinlichkeit, daß ein solcher Strahl durch die Öffnung den Hohlraum wieder verlassen kann, ist verschwindend gering. Die Strahlung, die auf die Öffnung trifft, wird absorbiert. Die Fläche dieser Öffnung verhält sich daher wie die Oberfläche eines Schwarzen Körpers.

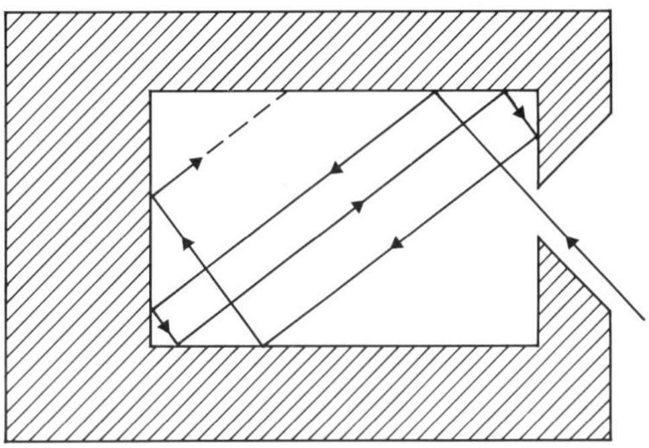

Abb. 9.13. Ein Schwarzer Körper.

Wenn man den gesamten Block erhitzt, dann kann man bei einer bestimmten Temperatur T die aus der Öffnung emittierte Strahlung als die Strahlung eines Schwarzen Körpers ansehen. Mißt man diese Strahlung für jede Wellenlänge, dann erhält man die Kurve in Abb. 9.14, die spektrale Strahlungsleistung in Abhängigkeit von der Wellenlänge der Strahlung. Gemessen wird dabei die Strahlungsenergie $\mathrm{d}W$, die in einem Wellenlängenbereich $\mathrm{d}\lambda$, in der Zeiteinheit $\mathrm{d}t$ pro Raumwinkel $\mathrm{d}\Omega$ vom Schwarzen Körper emittiert wird. Das bedeutet

$$\frac{\mathrm{d}P}{\mathrm{d}\lambda\cdot\mathrm{d}\Omega}=\frac{\mathrm{d}W}{\mathrm{d}t\cdot\mathrm{d}\lambda\cdot\mathrm{d}\Omega}\,.$$

Es reicht, wenn man sich klarmacht, daß der Flächeninhalt unter einer Kurve bestimmter Temperatur, in Abb. 9.14, das Integral der Kurve, die gesamte Strahlungsleistung des Schwarzen Körpers darstellt, so wie es vom Stefan-Boltzmannschen Gesetz angegeben wird.

Es ist in Abb. 9.14 deutlich zu erkennen, wie die Strahlungsleistung drastisch mit der Temperatur, d. h. $\sim T^4$, zunimmt, die Fläche unter der Kurve wächst. Noch ein weiteres

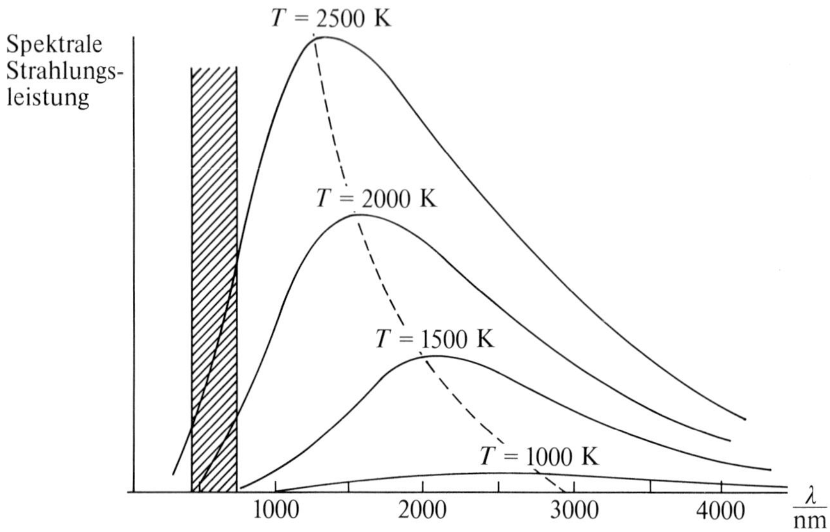

Abb. 9.14. Spektrale Energieverteilung der Strahlung eines Schwarzen Körpers bei verschiedenen Temperaturen. Der sichtbare Bereich ist schraffiert; die Verschiebung der Maxima mit der Temperatur ist durch die gestrichelte Kurve angedeutet.

ist deutlich zu erkennen, was wir uns oben im Zusammenhang mit der kinetischen Gastheorie qualitativ bereits klargemacht haben. In Abb. 9.14 sehen wir, wie sich mit zunehmender Temperatur das Maximum der Strahlungsleistung eines Körpers zu kürzeren Wellenlängen verschiebt. Bei entsprechend hoher Temperatur reichen die Kurven im kurzwelligen Teil in den sichtbaren Bereich. Der Körper emittiert auch sichtbare Strahlung. Die Wellenlänge $\lambda_{\max}$ des Maximums läßt sich berechnen. Es gilt

$$\lambda_{\max} = \frac{2{,}9 \cdot 10^6 \text{ nm} \cdot \text{K}}{T} . \qquad (9.7)$$

$T =$ Temperatur des Schwarzen Körpers in Kelvin.

Das ist das **Wiensche Verschiebungsgesetz,** benannt nach dem Physiker WILHELM WIEN (1864–1928).

Beispiel: Die schon erwähnte elektrische *Glühlichtquelle* enthält einen Wolframdraht von etwa 1 cm^2 Oberfläche, der mit Hilfe des elektrischen Stromes auf eine Temperatur von etwa 3000 K erhitzt wird. Der erhitzte Draht ist kein Schwarzer Körper. Er emittiert daher eine geringere Strahlungsleistung, was durch das Emissionsvermögen $\varepsilon < 1$ ausgedrückt wird. Welche Strahlungsleistung emittiert diese Strahlungsquelle?

Wir benutzen das Stefan-Boltzmannsche Gesetz unter Hinzufügung des Emissionsvermögens ε:

$$P = \sigma \cdot A \cdot \varepsilon \cdot T^4 ,$$
$$\sigma = 5{,}67 \cdot 10^{-8}\ \text{W} \cdot \text{m}^{-2} \cdot \text{K}^{-4} ,$$
$$A = 1\ \text{cm}^2 = 10^{-4}\ \text{m}^2 ,$$
$$\varepsilon = 0{,}4 ,$$
$$T = 3000\ \text{K} .$$

Wir erhalten

$$P = (5{,}67 \cdot 10^{-8}\ \mathrm{W \cdot m^{-2} \cdot K^{-4}}) \cdot (10^{-4}\ \mathrm{m^2}) \cdot (0{,}4) \cdot (3000\ \mathrm{K})^4 \simeq 184\ \mathrm{W}\,.$$

Das entspricht der Strahlungsleistung einer starken Glühlichtquelle. Aus Gl. 9.7 entnehmen wir außerdem das Maximum der Strahlungsverteilung. Es liegt bei

$$\lambda_{\mathrm{max}} = \frac{2{,}9 \cdot 10^6\ \mathrm{nm \cdot K}}{3000\ \mathrm{K}} = 970\ \mathrm{nm}\,.$$

Das bedeutet, daß der größte Teil der berechneten Strahlungsleistung im infraroten Bereich liegt. Es wird vor allem Wärmestrahlung emittiert. In Wirklichkeit werden nur etwa 2% der Strahlungsleistung als Licht emittiert. Die Lichtausbeute dieser als Lichtquelle benutzten Strahlungsquelle ist äußerst gering.

9.2.2. Der Laser

Die bisher besprochenen Strahlungsquellen basieren auf der Anregung von Atomen mit einer Energie, die der Differenz von zwei Energiezuständen E_1 und E_2 gleicht. Danach wird das Atom die Anregungsenergie sehr bald wieder abgeben und ein Photon der Energie $h \cdot f = E_2 - E_1$ emittieren. Die Anregungsenergie kann beispielsweise der kinetischen Energie der Atome aufgrund ihrer thermischen Bewegung entnommen werden, wie es bei der Behandlung der Strahlung eines Schwarzen Körpers der Fall war, oder als elektrische Energie zugeführt werden, wie bei der Glühlichtquelle oder der Gasentladungslampe. Die Anregungsenergie kann aber auch in Form eines Photons der passenden Energie zugeführt werden. Absorption und Emission der Strahlung sind in den Abb. 9.15 a und b dargestellt.

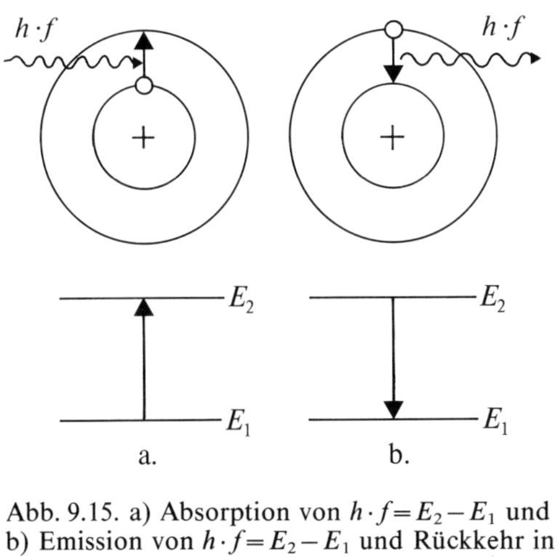

Abb. 9.15. a) Absorption von $h \cdot f = E_2 - E_1$ und Anregung.
b) Emission von $h \cdot f = E_2 - E_1$ und Rückkehr in den Grundzustand.

Sollte zufällig ein Photon der passenden Energie auf ein Atom treffen, das bereits in diesem Anregungszustand ist, so wird ein interessanter Effekt beobachtet. Das eintreffende Photon stimuliert das Atom zur Emission eines Photons gleicher Energie, wobei das Atom natürlich in den Grundzustand übergeht. Dieser Prozeß der stimulierten Emission ist in Abb. 9.16 dargestellt. Das ursprüngliche Photon dient nur zur Stimulation des Vorganges und verläßt das Atom zusammen mit dem Photon, das die Anregungsenergie fortträgt.

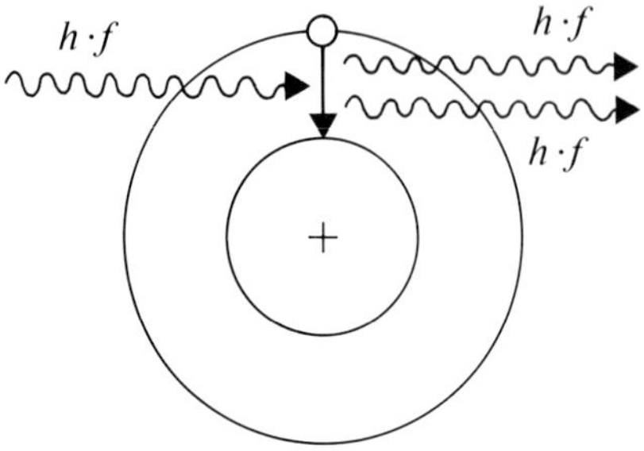

Abb. 9.16. Stimulierte Emission durch ein Photon gleicher Energie bzw. gleicher Frequenz.

Dieser Vorgang hat bemerkenswerte Eigenschaften. Beide Photonen haben exakt die gleiche Energie, sie verlassen das Atom in gleicher Richtung wie das eintreffende Photon und sie sind in Phase, das bedeutet Maxima und Minima der Wellenbewegung sind zeitgleich. (Nebenbei sei darauf hingewiesen, daß wir häufig den Welle-Teilchen-Dualismus benutzen.) Überdies liegen nach Abschluß des Prozesses zwei Photonen statt des einen einlaufenden Photons vor, die Intensität des Lichtes ist verstärkt. Die Einrichtung, in der man diesen Effekt anwendet, heißt **Laser.** (**L**ight **a**mplification by **s**timulated **e**mission of **r**adiation, das ist Lichtverstärkung durch stimulierte Strahlungsemission.)

Es sei nochmals auf den drastischen Unterschied bei der Strahlung aus den bisher besprochenen Strahlungsquellen hingewiesen. Während dort im Fall der spontanen Emission die Photonen in alle Richtungen emittiert werden können, verläßt ein stimuliert emittiertes Photon das Atom in gleicher Richtung wie das stimulierende Photon.

Zum Betrieb eines Lasers, d.h. einer Strahlungsquelle auf der Basis der stimulierten Emission, benötigen wir jedoch eine große Anzahl von Atomen, die in der beschriebenen Weise emittieren. Wie ist das zu erreichen?

Man benutzt hierfür Materialien, die oberhalb der fraglichen Anregungsenergie E_2 viele in einem Band dichtliegende Anregungsenergien aufweisen, so daß man nicht auf Photonen bestimmter Energie angewiesen ist, sondern weißes Licht mit seinen zahlreichen Frequenzen verwenden kann. Das ist in Abb. 9.17 dargestellt. Mit weißem Licht wird zunächst Anregungsenergie in das Band E_3 dichtliegender Zustände „gepumpt". Man spricht vom optischen Pumpen. Aus diesem Band gehen die Atome nicht in den Grundzustand über, sondern zunächst in den für uns interessanten Zustand E_2. Von dort aus kann die stimulierte Emission mit Hilfe eines Photons der passenden Energie $h \cdot f = E_2 - E_1$ erfolgen.

Eine häufig verwendete technische Ausführung stellt der Rubin-Laser dar. Rubin ist ein Halbedelstein, die chemische Zusammensetzung ist Aluminiumoxid, Al_2O_3, versetzt mit Spuren von Chrom, die dem Rubin die charakteristische rote Farbe verleihen. Ein zylindrisch geformter Rubinkristall ist in der in Abb. 9.18 dargestellten Weise von einer Blitzlampe umgeben mit deren Hilfe das optische Pumpen erfolgt. Das eine Ende des Kristalls ist mit einem Spiegel versehen, ebenfalls das andere Ende; dieser Spiegel ist halbdurchlässig.

Durch das Pumpen in das Energieband E_3 und nachfolgenden Übergang in den Zustand E_2 können Atome aus E_2 spontan in den Grundzustand zerfallen. Die emittierten Photonen dienen der stimulierten Emission weiterer Atome, die sich im Zustand E_2 be-

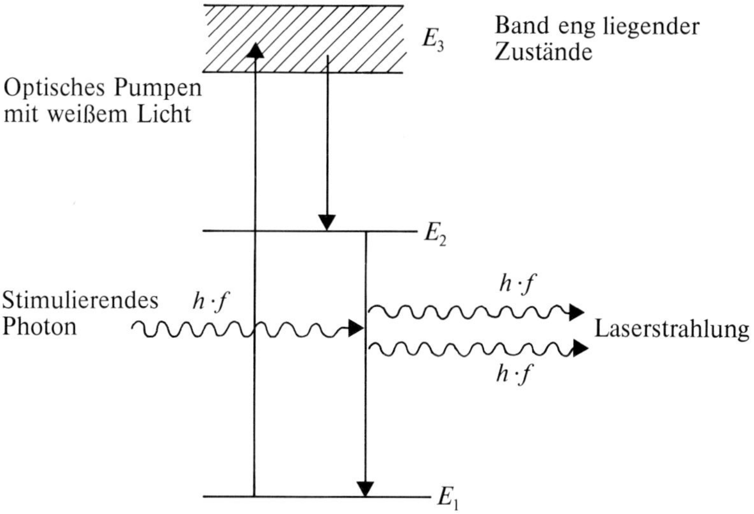

Abb. 9.17. Entstehung der Laserstrahlung. Weißes Licht pumpt Anregungsenergie in E_3, dann folgt ein Übergang in den Zustand E_2, von dem aus die stimulierte Emission mit Hilfe eines Photons der Energie $h \cdot f = E_2 - E_1$ erfolgen kann.

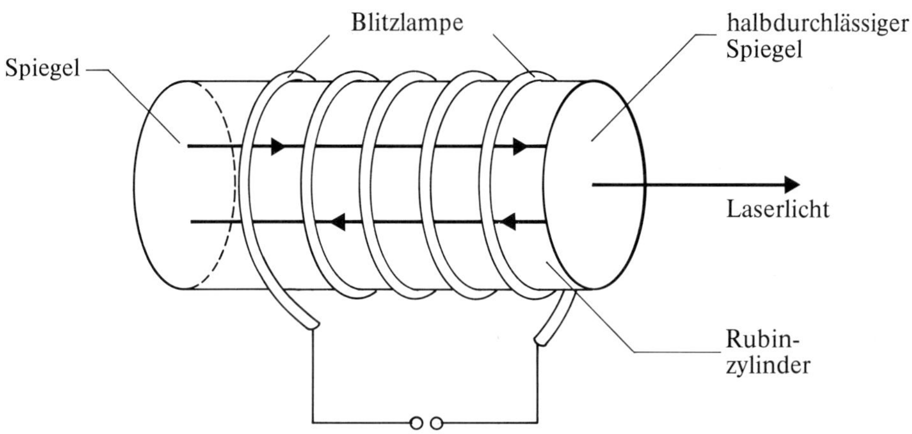

Abb. 9.18. Rubin-Laser (schematisch); der Laserstrahl tritt an dem Ende des Rubin-Zylinders aus, der mit einem halbdurchlässigen Spiegel versehen ist.

finden. Allerdings können nur die wenigen spontan emittierten Photonen genutzt werden, die sich zufällig in Richtung der Zylinderachse bewegen. Wegen der Reflexion an den Zylinderenden findet der Verstärkungsprozeß statt. Die stimulierte Strahlung verläuft daher in der Zylinderachse. Der größte Teil verläßt als Laserstrahl den Rubinkristall durch den halbdurchlässigen Spiegel. Wir haben bereits erwähnt, daß alle stimuliert emittierten Photonen die gleiche Energie aufweisen. Die Wellenlänge im Laserstrahl des Rubin-Lasers beträgt $\lambda = 693{,}4$ nm.

Außer dem Rubin-Laser gibt es noch eine Reihe weiterer Laser, vor allem die vielverwendeten Gaslaser. Besonders weit verbreitet ist der Helium-Neon-Laser mit einer emittierten Wellenlänge von $\lambda = 632{,}8$ nm; außerdem soll hier noch der CO_2-Laser erwähnt werden, dessen Strahlung im infraroten Bereich bei 10600 nm liegt.

Aufgrund der Lichtverstärkung können Laser extrem hohe Strahlungsleistungen emittieren. Es sind dabei bisher Leistungen von 10^{13} Watt mit einem Laser erreicht worden. Das ist mehr als die gesamte Erzeugungskapazität für elektrische Energie auf der Erde. Allerdings konnten solche Leistungen nur in einem kurzen Puls von 10^{-11} s Dauer erreicht werden. Im Dauerbetrieb können Laser einige Kilowatt an Lichtleistung abgeben.

Es ist wichtig, darauf hinzuweisen, daß die konzentrierte Leistung im Laserstrahl gefährlich werden kann. Wenn ein Laserstrahl von 2 mW Leistung für 1 s in das Auge gerichtet ist, kann die Retina Verbrennungen erleiden. Man beachte daher als Regel:

Niemals entgegen der Strahlrichtung in einen Laser schauen!

Der stark gebündelte Laserstrahl hat vielversprechende **Anwendungen in der Medizin** gefunden. Bekannte Beispiele kennen wir aus der *Augenheilkunde.* Netzhautrisse und Netzhautablösungen können durch eine Art von Verschweißen, was auf Koagulation des Gewebes beruht, geheilt bzw. mit dem Augenhintergrund verbunden werden.

Ein verbreiteter Krankheitszustand besteht in der durch Diabetes verursachten Retinopathie. Dabei treten Gefäßblutungen auf, wobei das Blut den Glaskörper trübt, was zu erheblicher Beeinträchtigung der Sehkraft führt. Auch hier kann mit Hilfe des Lasers das Gewebe lokal koaguliert und geheilt werden.

Eine ähnliche Anwendung findet bei *Blutungen im Magentrakt* statt. Mit Hilfe einer Glasfaseroptik, die durch den Mund in den Magen eingeführt wird, können die blutenden Stellen sichtbar gemacht werden. Danach kann auf gleichem Wege ein Laserstrahl eingebracht werden, so daß Koagulation und eine Stillung der Blutung erreicht wird.

In der *Zahnmedizin* werden Möglichkeiten untersucht, Zahnfüllung oder Teilprothesen mit dem Zahn mit Hilfe eines Laserstrahls fest zu verschweißen (in vitro). Darüber hinaus werden das Laserschweißen von Dentallegierungen und Aspekte zum Auf- und Einschmelzen laserschmelzbarer Werkstoffe zur Kariesprophylaxe und -therapie untersucht. Im letzten Beispiel wird Zahnschmelzversiegelung mit Hilfe photopolymerisierbarer Stoffe vorgenommen. Die in der Medizin benutzten Laser werden mit einer Leistung von 10–100 Watt betrieben.

9.2.3. Die Röntgenröhre

Die bisher betrachteten Strahlungsquellen emittieren Licht im sichtbaren Bereich oder im Bereich der langwelligen (infraroten) oder kurzwelligen (ultravioletten) Umgebung. Die Röntgenröhre stellt eine Strahlungsquelle dar, die elektromagnetische Strahlung mit kürzeren Wellenlängen von $10^{-3} \ldots 10$ nm emittiert.

Die *Funktionsweise der Röntgenröhre* ist bereits im Abschnitt über die Elektrizitätsleitung im Vakuum behandelt worden (s. S. 216), so daß wir uns kurz fassen können. Wir werden hier vor allem auf das **Spektrum der Strahlung** aus einer Röntgenröhre eingehen. Röntgenstrahlen werden erzeugt, wenn schnelle Elektronen auf eine Metallfläche prallen und dabei ihre Energie verlieren. Die Elektronen können ihre Energie auf zweierlei Weise verlieren:

1. Treffen elektrische Ladungen mit hoher kinetischer Energie, also auch Elektronen, auf Materie, so werden sie im elektrischen Feld der Atomkerne abgelenkt und emittieren dabei auf Kosten ihrer Energie elektromagnetische Strahlung. Aufgrund dieses Bremsverlustes sprechen wir von *Bremsstrahlung.* Je nach der Nähe des Vorbeifluges am Atomkern ist der Bremsverlust größer oder kleiner, die Photonen der Bremsstrah-

lung weisen dann höhere oder kleinere Energien auf, wir erhalten das kontinuierliche Bremsstrahlungsspektrum, das einem Energieverlust von Null bis zu einer Grenzenergie entspricht.

2. Elektronen können ihre Energie mit geringer Wahrscheinlichkeit auch als Anregungsenergie an die Atome des Materials abgeben. Bei Quantensprüngen, die zur Rückkehr in den Grundzustand führen, werden Photonen emittiert, die den Übergängen zwischen den für die Atomsorte charakteristischen Energiezuständen entsprechen. Es ist die *charakteristische Strahlung.*

   Auf diese beiden Arten der Röntgenstrahlung kommen wir bei der Behandlung der Röntgenspektren zurück.

Die *Erzeugung von Röntgenstrahlung* ist schematisch in Abb. 9.19 dargestellt.

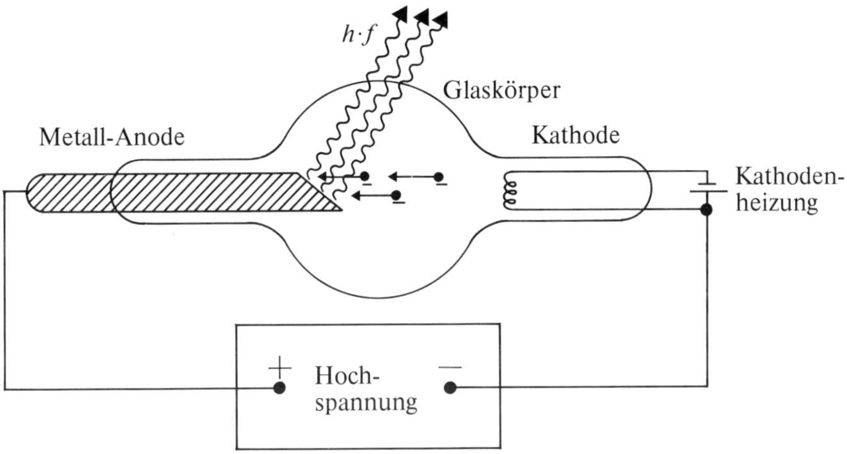

Abb. 9.19. Schematische Darstellung einer Röntgenröhre. Die geheizte Kathode emittiert Elektronen, die in einem Spannungsgefälle von über 10 kV beschleunigt werden und auf die Anode prallen. Das führt zur Emission von Röntgenstrahlung.

Der geheizte Glühdraht der Kathode emittiert Elektronen, die in einem Spannungsgefälle von etwa 10...100 kV auf die Anode beschleunigt werden. Wenn die Elektronen auf die Anode treffen, haben sie eine Energie, die zahlenmäßig der angelegten Spannung gleich ist. Wenn beispielsweise eine Spannung von 100 000 V = 100 kV benutzt wird, so erhalten die Elektronen eine Energie von 100 000 eV = 100 keV. Die Energie der Röntgenstrahlung und damit deren Wellenlänge ist somit durch die angelegte Spannung bestimmt.

Zur qualitativen Bezeichnung der Röntgenstrahlung dienen die Kennzeichnungen **hart,** sofern deren Wellenlänge kurz ist, das heißt, bei hoher angelegter Spannung und **weich,** wenn die Wellenlänge der Röntgenstrahlung lang ist, das heißt bei relativ niedriger Betriebsspannung der Röntgenröhre.

In Abb. 9.20 ist ein typisches **Röntgenstrahlungsspektrum** in Abhängigkeit von der Wellenlänge λ und von der Frequenz $f = \frac{c}{\lambda}$ der Strahlung dargestellt.

Zwei Anteile im Röntgenspektrum sind deutlich zu unterscheiden:

1. *Das für die medizinische Anwendung wichtige kontinuierliche Röntgenbremsspektrum mit einer kurzwelligen Grenze* bei $\lambda_{\min}$ und

2. die auf das Kontinuum aufgesetzten *charakteristischen Röntgenlinien,* deren Zustandekommen wir zu Beginn dieses Abschnitts bereits behandelt haben.

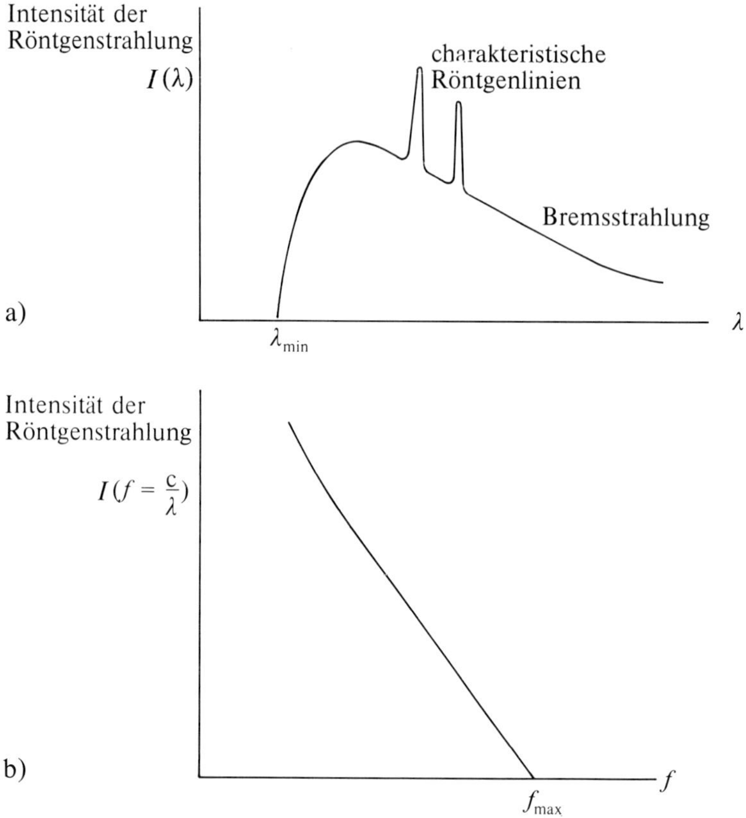

Abb. 9.20. Intensität der Röntgenstrahlung mit Bremsstrahlungsanteil und charakteristischen Linien; a: in Abhängigkeit von der Wellenlänge, I (λ); b: in Abhängigkeit von der Frequenz, $I\left(f=\frac{c}{\lambda}\right)$ nur Bremsstrahlungsanteil.

Im Röntgenbremsspektrum kommen alle Wellenlängen bis zur kurzwelligen Grenze $\lambda_{\min}$ vor. Diese *Grenzwellenlänge* entspricht der maximalen Energie der Bremsstrahlungsphotonen, die durch die Umwandlung der durch die Röhrenspannung bedingten Energie eines Elektrons in ein Photon zustandekommt.

Es gilt

Elektronenenergie = maximale Photonenenergie

oder

$$e \cdot U = h \cdot f_{\max} = \frac{h \cdot c}{\lambda_{\min}}. \tag{9.8}$$

U = Röhrenspannung,
$f_{\max}$ = maximale Röntgenstrahlungsfrequenz,
h = Plancksche Konstante,
e = Ladung des Elektrons.

Für eine schnelle Umrechnung erhält man

$$\lambda_{\min} = \frac{1{,}24 \text{ kV} \cdot \text{nm}}{U \text{ kV}} . \qquad (9.9)$$

In Gl. 9.9 muß die Röhrenspannung U in Kilovolt (kV) eingesetzt werden, um die Grenzwellenlänge in Nanometern (nm) zu erhalten. Daraus ist der *Zusammenhang zwischen der Grenzwellenlänge, also der Härte der Strahlung und der Röhrenspannung* zu ersehen. Je höher die Röhrenspannung ist, um so kleiner ist die Grenzwellenlänge $\lambda_{\min}$ und um so härter ist die Röntgenstrahlung.

Beispiel: Die Röhrenspannung betrage $U=60$ kV. Welches ist die Grenzwellenlänge?

Mit Gl. 9.9 ist

$$\lambda_{\min} = \frac{1{,}24 \text{ kV} \cdot \text{nm}}{U \text{ kV}} = \frac{1{,}24 \text{ kV} \cdot \text{nm}}{60 \text{ kV}} = 0{,}02067 \text{ nm} .$$

Für die Anwendung der Röntgenstrahlung ist zu bedenken, daß sie nicht mit gleicher Intensität in alle Richtungen (nicht isotrop) emittiert wird. Bei niedriger Elektronenenergie *gleicht die Emissionscharakteristik der Röntgenstrahlung der eines Dipols,* wie wir sie im Abschnitt über elektromagnetische Strahlung kennengelernt haben. Danach wird in Richtung der Elektronengeschwindigkeit keine Röntgenstrahlung emittiert, die Emission größter Intensität erfolgt senkrecht zur Bewegungsrichtung, Pfeil 1. Das ist in Abb. 9.21 dargestellt. Nimmt die Elektronengeschwindigkeit zu (höhere Röhrenspannung), so ist die Emission maximaler Intensität der Röntgenstrahlung zunehmend nach vorwärts gerichtet, Pfeil 2.

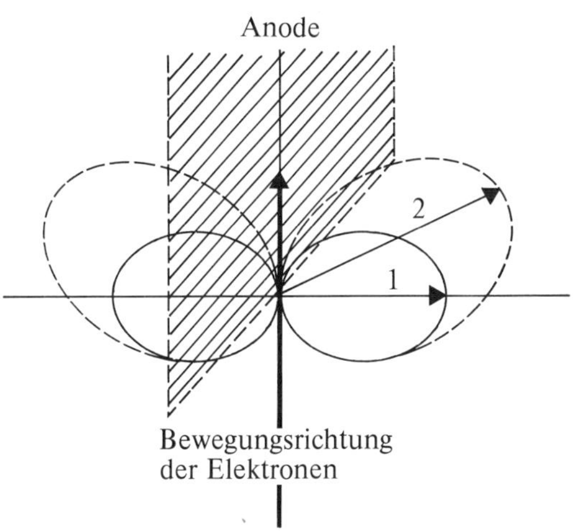

Abb. 9.21. Emissionscharakteristik der Röntgenstrahlung bei niedriger Elektronenenergie (durchgezogene Linie) und bei höherer Elektronenenergie (gestrichelte Linie). Die Anode ist angedeutet.

9.2.4. Die Strahlungswirkungen

Jede Art der Strahlung wird in Materie absorbiert. Das wird im Abschnitt über Strahlungsabsorption ausführlich behandelt werden. Hier sollen nur die verschiedenen Wirkungen von Strahlen beschrieben werden. Diese Wirkungen können für den biologischen Organismus sowohl nützlich als auch schädlich sein. Die Reaktionen biologischer

Systeme auf die verschiedenen Strahlenarten können so vielfältig sein, daß alle Lebensvorgänge beeinflußt werden.

Die Wirkung von Strahlung auf Materie kann danach klassifiziert werden, ob sie ionisierend oder nichtionisierend auftritt. Ionisieren kann eine Strahlung nur dann, wenn sie hinreichend Energie aufweist, um Elektronen aus ihren Elektronenschalen herauszulösen. Dafür *muß die Strahlung demnach von ausreichend kurzer Wellenlänge sein. Es ist wichtig zu bemerken, daß die biologische Strahlenwirkung zumeist auf Ionisation zurückzuführen ist.* Wir werden auch andere biologische Wirkungen der Strahlung kennenlernen. *Ionisierende Strahlungen sind beispielsweise die ultraviolette* **(UV-) Strahlung,** *die* **Röntgenstrahlung** *und die* **Gammastrahlung.** Die zuletzt erwähnte Strahlung wird vom Atomkern emittiert, mit dem wir uns im nächsten Kapitel befassen werden.

Mit der Röntgenstrahlung haben wir uns im letzten Abschnitt beschäftigt. Dabei haben wir gelernt, daß die Ionisierung durch die Elektronenstrahlung Anlaß für die charakteristischen Linien im Röntgenspektrum ist.

UV-Strahlung und Licht sind von Bedeutung in **photochemischen** *und* **biochemischen Reaktionen.** Eine der wichtigsten photochemischen Reaktionen ist die **Photosynthese.** Wir wollen uns daher näher damit befassen. Alle Lebensprozesse hängen von der Sonnenenergie ab. Dabei spielen der Prozeß der Photosynthese und das Pigmentmolekül Chlorophyll eine Schlüsselrolle. Dieses Molekül besitzt die gleiche Struktur wie das Häm-Pigment, nur daß Eisen durch Magnesium ersetzt ist.

Die Bedeutung des Lichtes bei der Photosynthese wurde relativ früh erkannt. Um die Wirkung des Lichtes zu verstehen, muß man seine Zusammensetzung aus Photonen heranziehen. Mit Hilfe des Wellencharakters des Lichtes kann der Vorgang der Photosynthese nicht geklärt werden. Entscheidend ist die Erzeugung eines Quantensprunges durch ein Photon; das Photon wird absorbiert, wobei ein Elektron des Atoms in eine höhere Schale gehoben wird. Das Atom ist angeregt. Wenn das Atom ein Baustein in einem Molekül ist, spricht man statt von Anregung auch von Aktivierung. Denn es kann passieren, daß das Elektron nicht in die ursprüngliche Schale zurückspringt, sondern „sein" Atom verläßt und zu einem Nachbaratom im gleichen Molekül überwechselt. Das stellt die erste Stufe in einer photochemischen Reaktion dar. Jedes Molekül, das an einer Reaktion teilnimmt, die durch Licht ausgelöst wird, absorbiert jeweils ein Photon dieses Lichtes. Das auf diese Weise aktivierte Molekül ist nun in der Lage, die Reaktionskette zu durchlaufen, die die Umwandlung von Wasser und Kohlendioxid in Glucose und Reaktionen mit den Molekülen Nicotinamid-adenin-dinucleotid-phosphat (NADP) und Adenosintri- und -diphosphat (ATP und ADP) bewirkt. Das Molekül Chlorophyll spielt hierbei eine entscheidende Rolle. Es handelt sich um den entscheidendsten Energietransport in die biologische Kette, die in der Pflanze beginnt und in Tier und Mensch fortgesetzt wird. Die Synthese von Vitamin D in unserem Körper ist ebenfalls eine photochemische Reaktion.

Eine besondere Betrachtung erfordern auch die **pathogenetischen Wirkungen** der Lichtstrahlung und der UV-Strahlung. Die Strahlungen dringen durch die Haut und werden über die Ionisation im Gewebe wirksam. Für die biologische Wirkung des Lichtes ist der Anteil an UV-Strahlung von Bedeutung.

Überstarke Lichtintensitäten verursachen *Lichtdermatosen.* Die bekannteste ist der Sonnenbrand. Hierfür ist vor allem der Wellenbereich von 280 nm bis 320 nm im UV-Spektrum, die sogenannte *UV-***B***-Strahlung* verantwortlich. Als *UV-***A***-Strahlung* bezeichnet man den Wellenbereich von 320 nm bis 400 nm. Die chronische Einwirkung von UV-B-Strahlung führt zu *Präkanzerosen.*

Eine der wichtigsten Wirkungen von Strahlung ist diejenige, aufgrund der jeder Körper, der Strahlung absorbiert, erwärmt wird. Diese Wirkung trifft sowohl für elektromagnetische Strahlung als auch für Teilchenstrahlung zu. Schon bei der Behandlung der Wärmestrahlung, die wir auch als infrarote Strahlung bezeichnen, lernten wir, daß es sich um elektromagnetische Strahlung handelt, die vom Körper, der diese Strahlung absorbiert, in Wärme umgewandelt wird. Dabei ist die Strahlung selbst natürlich nicht „warm". Die periodischen Schwingungen der elektrischen und magnetischen Felder regen die in der Materie enthaltenen elektrischen Ladungen und damit auch die Atome und Moleküle ebenfalls zu periodischer Bewegung an. Damit ist das Material aber bereits erwärmt, da die erhöhte kinetische Energie der Moleküle einer erhöhten Temperatur und damit einer Erwärmung entspricht.

Im übrigen ist infrarote Strahlung eine Form der nichtionisierenden Strahlung. Die Erwärmung des Gewebes ist die Basis der *Infrarot-Therapie.*

Darüber hinaus werden Kurzwellen mit Wellenlängen von 10 m ... 100 m ($f = 30$ MHz ... 3 MHz) in der Kurzwellentherapie und Mittelwellen von 100 m ... 1000 m ($f = 3$ MHz ... 0,3 MHz) in der *Diathermie* verwendet. Über die biologische Wirkung von Langwellen ist bisher nichts bekannt geworden.

Wenn Teilchenstrahlen in Materie absorbiert werden, wie beispielsweise die Elektronen in der Anode der Röntgenröhre, so führt das ebenfalls zu Wärmeerzeugung. Die Elektronen übertragen durch Stöße ihre kinetische Energie auf die Bestandteile des Materials und erhöhen deren kinetische Energie. Das bedeutet Erwärmung. In der Tat wird der größte Teil der kinetischen Energie der Elektronen in einer Röntgenröhre in Wärme umgewandelt und nur ein geringer Teil in Röntgenstrahlung.

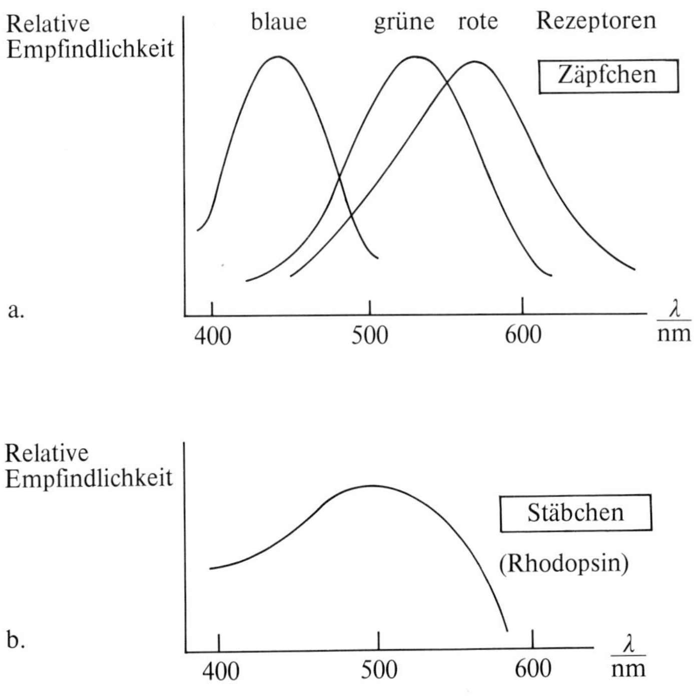

Abb. 9.22. Die spektrale Empfindlichkeit der Sehzellen.

Von besonderer Bedeutung ist die *Wirkung des Lichtes auf die lichtempfindlichen Zellen des* **Auges.** Sie werden als *Stäbchen* und *Zapfen* bezeichnet und liegen in der Netzhaut des Auges auf dem Augenhintergrund.

Wie kann die Lichtempfindung beschrieben werden? Wir wissen, daß auch hier photochemische Reaktionen von Bedeutung sind. Die Sehzellen enthalten an ihrer Spitze, nach rückwärts dem Augenhintergrund zugewandt, lichtempfindliche Moleküle, die Sehpigmente. Ihre spektrale Empfindlichkeit ist in Abb. 9.22 dargestellt. Die Empfindlichkeit der Zäpfchen ist in Abb. 9.22a wiedergegeben, die der Stäbchen in Abb. 9.22b. Das Pigment-Molekül der Stäbchen ist das **Rhodopsin.** Es ist das am besten untersuchte Sehpigment.

Rhodopsin besteht aus einer einzelnen Polypeptid-Kette, dem Opsin; daran sind kovalent zwei Moleküle gebunden, das Retinal und ein Digosaccharid. Wie bei jeder photochemischen Reaktion besteht der erste Schritt im Energietransfer, in der Absorption eines Photons durch das Molekül. Das verändert das Rhodopsin, es bildet sich schließlich *Vitamin A.* Regenerationsprozesse stellen später das Rhodopsin und damit die Lichtempfindlichkeit wieder her. Es reichen 5 Photonen aus, um die photochemische Reaktion anzustoßen, so daß eine Lichtempfindung zustandekommt. Die Entwicklung von der photochemischen Reaktion zum Reiz im Gehirn ist unbekannt.

Aufgrund der Erzeugung von Vitamin A bei der photochemischen Reaktion entstand die Meinung, daß durch erhöhte Einnahme dieses Vitamins die Sehfähigkeit erhöht werden könnte. Das ist ein Irrtum.

Formtelteil

Ein **Schwarzer Körper** absorbiert die gesamte auftreffende Strahlung. Es gilt

Absorption $A = 1$.

Das Maximum der spektralen Strahlungsleistung eines Schwarzen Körpers liegt bei der Wellenlänge

$$\lambda_{max} = \frac{2{,}9 \cdot 10^6 \text{ nm} \cdot \text{K}}{T} .$$

T = Temperatur des Schwarzen Körpers in Kelvin.

Die **maximale Energie der Bremsstrahlungsquanten im Röntgenspektrum** beträgt

$$e \cdot U = h \cdot f_{max} = \frac{h \cdot c}{\lambda_{min}} .$$

U = Röhrenspannung in kV,
f_{max} = maximale Röntgenstrahlungsfrequenz,
h = Plancksche Konstante,
e = Ladung des Elektrons,
λ_{min} = Grenzwellenlänge $= \dfrac{1{,}24 \cdot \text{kV nm}}{\text{U kV}}$.

9.3. Strahlungsdetektoren und Strahlungsgrößen

Bei den folgenden Betrachtungen wollen wir Punktquellen von Strahlung zugrundelegen. Das entspricht der Annahme, daß wir uns vorstellen, von der Strahlungsquelle weit entfernt zu sein, so daß ihre räumliche Ausdehnung vernachlässigt werden kann. Sie erscheint uns punktförmig.

Wir betrachten jetzt nur Quellen elektromagnetischer Strahlung. Erst im Rahmen der Kernphysik werden wir Quellen von Teilchenstrahlen behandeln. Wir haben gelernt, daß elektromagnetische Strahlung mit Energietransport verbunden ist. Die transportierte Energie ergibt sich aus den Schwingungsamplituden der elektrischen und der magnetischen Welle. Der Energietransport findet mit Lichtgeschwindigkeit statt.

Betrachten wir eine Strahlungsquelle, deren Energieemissionsrate konstant ist. Wir meinen damit, daß die von der Quelle in der Zeiteinheit emittierte Energie zu jeder Zeit die gleiche ist. Wir nehmen außerdem an, daß die Energieemission isotrop stattfindet. Das bedeutet, daß in alle Raumrichtungen die gleiche Energiemenge emittiert wird. Auf dieser Basis können wir die *Definitionen und Einheiten von Strahlungsgrößen* festlegen. Im Rahmen der *Photometrie* muß die spektrale Empfindlichkeit des Auges berücksichtigt werden, die zudem individuell verschieden sein kann. Außerdem paßt das Auge seine Empfindlichkeit an die gegebenen Lichtverhältnisse an. Man greift daher zum messenden Vergleich mit Normlichtquellen. Das wird als **Photometrie** bezeichnet.

9.3.1. Definition und Einheiten von Strahlungsgrößen

Die von einer Quelle in den gesamten Raum emittierte Strahlungsenergie pro Zeiteinheit wird **Energiestrom** oder **Strahlungsstrom** ϕ genannt:

$$\text{Energiestrom } \phi = \frac{\text{Energie}}{\text{Zeit}}, \tag{9.10}$$

mit der *Einheit*

$$[\phi] = 1\,\mathrm{J}\cdot\mathrm{s}^{-1} = 1\,\mathrm{Watt} = 1\,\mathrm{W}.$$

Die Energie breitet sich gleichmäßig in alle Raumrichtungen aus. Wir betrachten jetzt die Kugelflächen mit dem Zentrum in der Punktquelle, die vom Energiestrom ϕ durchsetzt werden, Abb. 9.23. Wenn der Abstand von der Quelle zunimmt, wird der Radius dieser Kugelfläche und damit die Kugelfläche selbst, die vom gleichbleibenden Energiestrom ϕ durchsetzt wird, immer größer. Die Kugelfläche nimmt proportional zum Quadrat des Abstandes von der Strahlungsquelle zu, denn es gilt für die Kugelfläche $A = 4\pi r^2$, mit dem Kugelradius r (Abstand von der Strahlungsquelle). Daraus ist zu ersehen, daß der gesamte Energiestrom sich mit zunehmendem Abstand von der Quelle auf eine zunehmende Fläche verteilen muß. Der *Energiestrom pro Flächeneinheit* nimmt ab. Wir sprechen von der abnehmenden

$$\text{Intensität} = \frac{\text{Energiestrom}}{\text{Fläche}} = \frac{\phi}{4\pi r^2} = E, \tag{9.11}$$

mit der Einheit $[E] = 1\,\mathrm{W}\cdot\mathrm{m}^{-2}$.

Wir sprechen auch von der **Energiestromdichte.**

Beispiel: Die Solarkonstante, also die Intensität, mit der die Sonnenstrahlung auf die Erdatmosphäre auftrifft, beträgt $E_0 = 1{,}353\ \mathrm{kW}\cdot\mathrm{m}^{-2}$.

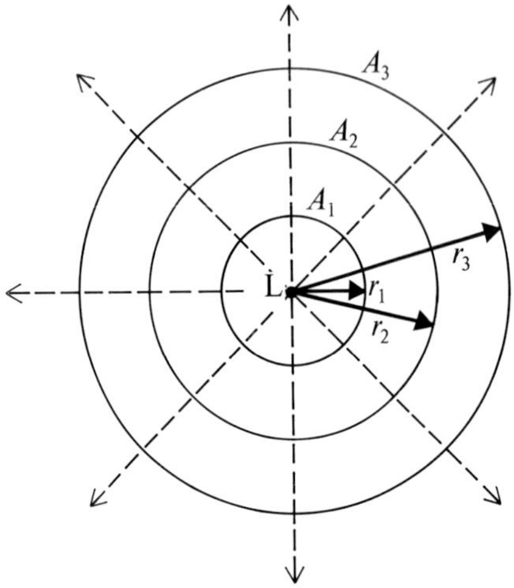

Abb. 9.23. Der von der Lichtquelle L ausgehende Energiestrom ϕ durchsetzt nacheinander die Kugelfläche $A_1 = 4\pi r_1^2$, $A_2 = 4\pi r_2^2$ und $A_3 = 4\pi r_3^2$, mit $r_2 = 2r_1$, $r_3 = 3r_1$ (s. Abb. 9.24).

Das in Gl. 9.11 ausgedrückte Entfernungsgesetz ist in Abb. 9.24 für eine Lichtquelle L und für Ausschnitte von Kugelflächen aus Abb. 9.23 mit $r_1 = 1$ m, $r_2 = 2$ m und $r_3 = 3$ m dargestellt. Wir haben in Abb. 9.24 ebene Flächen angenommen, streng gesehen gilt das Gesetz nur für Ausschnitte konzentrischer Kugelflächen.

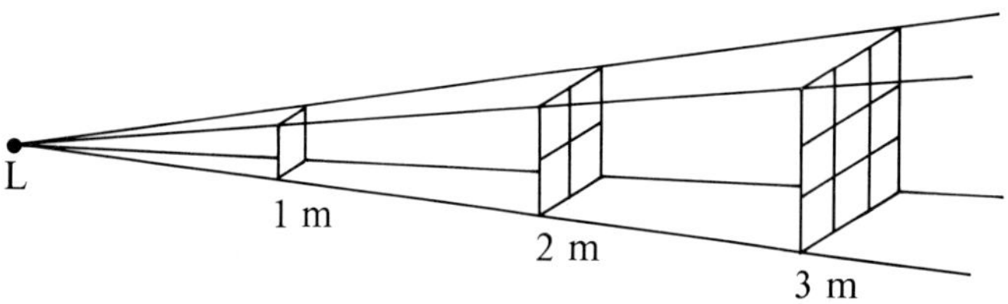

Abb. 9.24. Abnahme der Lichtintensität mit der Entfernung.

Den beiden Strahlungsgrößen *Energiestrom und Intensität* stellen wir die beiden photometrischen Größen **Lichtstrom** ϕ und die **Beleuchtungsstärke** E gegenüber, wenn wir uns auf den Energieanteil des sichtbaren Lichtes beschränken. Es handelt sich bei diesen Lichtmeßgrößen um physiologisch bewertete Größen, die die Empfindlichkeit des Auges berücksichtigen. Es entsprechen einander

Energiestrom ϕ – *Lichtstrom* ϕ ,

mit der *Einheit*

[Lichtstrom ϕ] = 1 Lumen = 1 lm

und

Intensität E – *Beleuchtungsstärke* E

mit der *Einheit*

[Beleuchtungsstärke E] = 1 Lux = 1 lx .

Damit ist die

$$\text{Beleuchtungsstärke } E = \frac{\text{Lichtstrom } \phi}{\text{Fläche}},$$

und wir können *als Einheit auch* wählen

$$1\,\mathrm{lx} = \frac{1\,\mathrm{lm}}{1\,\mathrm{m}^2} = 1\,\mathrm{lm}\cdot\mathrm{m}^{-2}\,.$$

Derselbe Lichtstrom durchsetzt nach Abb. 9.23 mit wachsender Entfernung immer größere Flächen, wobei die Beleuchtungsstärke proportional zum Quadrat der Entfernung von der Lichtquelle abnimmt.

Abweichend von der eingangs angenommenen Isotropie einer Punktquelle strahlen die meisten Lichtquellen mit unterschiedlicher Stärke in verschiedene Richtungen. Man definiert die *Lichtstärke I einer Lichtquelle* in eine bestimmte Richtung. Damit meint man den in die Raumwinkeleinheit Ω in bestimmter Richtung O emittierten Lichtstrom ϕ

$$\text{Lichtstärke } I = \frac{\text{Lichtstrom } \phi}{\text{Raumwinkel } \Omega}$$

mit der *Einheit*

$$[\text{Lichtstärke } I] = 1\,\mathrm{lm}\cdot\mathrm{sr}^{-1} = 1 \text{ candela} = 1\,\mathrm{cd}\,.$$

(Man betone cand<u>e</u>la).

Wir wiederholen an dieser Stelle die Bedeutung des *räumlichen* Winkels, Abb. 9.25.

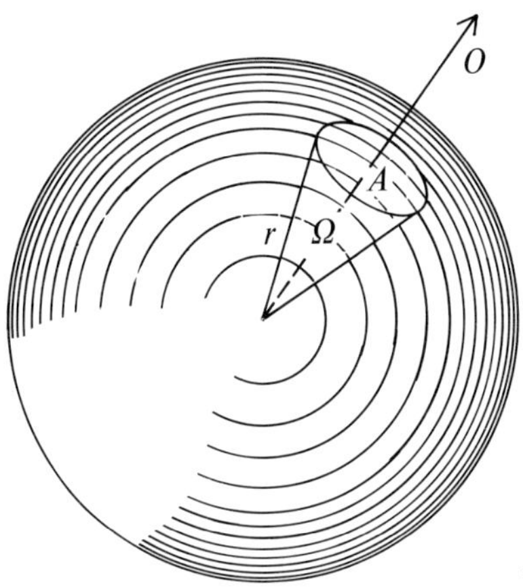

Abb. 9.25. Der Raumwinkel Ω in der mittleren Richtung O.

Umgeben wir wie in Abb. 9.23 eine punktförmige Lichtquelle mit einer Kugelfläche vom Radius $r = 1$ m, grenzen wir dann auf dieser Kugeloberfläche ein Flächenstück mit der Fläche $A = 1\,\mathrm{m}^2$ ab, lassen wir einen Lichtstrahl die Flächenbegrenzung entlanggleiten, so entsteht ein kegelförmig begrenzter Teil des Raumes innerhalb der Kugeloberfläche. Diese Teilgröße wird Raumwinkeleinheit Ω genannt. Die Raumwinkeleinheit Ω weist in Abb. 9.25 in die Richtung O, etwa die Richtung eines Lichtbündels.

$$[\Omega] = \frac{[A]}{[r^2]} = \frac{1\,\mathrm{m}^2}{1\,\mathrm{m}^2} = 1 \text{ Steradiant} = 1\,\mathrm{sr}\,.$$

Nicht immer hat man es mit einer punktförmigen Lichtquelle zu tun. Man führt dann die Lichtstärke I pro Fläche dieser Lichtquelle ein und meint damit die senkrecht zur leuchtenden Fläche gemessene Lichtstärke. Diese Größe wird die **Leuchtdichte** L genannt.

$$\text{Leuchtdichte } L = \frac{\text{Lichtstärke } I}{\text{Fläche}},$$

mit der Einheit

$$[\text{Leuchtdichte } L] = 1\,\text{cd}\cdot\text{m}^{-2}.$$

9.3.2. Strahlungsdetektoren

Den Nachweis elektromagnetischer Strahlung wollen wir vor allem am Beispiel der Röntgenstrahlung behandeln. Stets handelt es sich dabei um Wirkungen in einem Detektor, die durch die absorbierte Strahlungsenergie ausgelöst werden.

Im einfachsten Fall benutzt man einen **Fluoreszenzschirm.** Dabei werden die Quanten der Strahlung in den Atomen und Molekülen des Materials absorbiert, es erfolgt Anregung und Wiedergabe als Strahlung im sichtbaren Bereich. Absorption und Emission erfolgen in der bereits besprochenen Weise grundsätzlich in Quanten.

Die **Filmschwärzung** gehört zu den molekularen Wirkungen der Strahlung, wobei photochemische Prozesse ausgelöst werden. Dieser Primärvorgang ist bei sichtbarem Licht im wesentlichen der gleiche wie bei Röntgenstrahlung. Im übrigen können auch Teilchenstrahlen einen photographischen Film schwärzen und auf diese Weise nachgewiesen werden. Der Primärvorgang besteht immer in der Anregung von Atomen im Molekülverband, was durch die Photonen der Strahlung ausgelöst wird und in der Folge zu chemischen Prozessen führt. Man spricht in diesem Fall von einem „passiven Detektor", da die Information gespeichert und erst später „entwickelt" wird. Im allgemeinen gibt ein Detektor sonst selbst ein Signal ab, beispielsweise, wenn eine Information eingetroffen ist, ein Röntgenquant den Detektor durchquert hat. Der Vorteil bei der Filmschwärzung besteht darin, daß aufgrund ihrer Eigenart die Strahlungswirkung über lange Zeit summiert werden kann. Man hat damit eine Methode, die sich zur Messung sehr intensitätsarmer, aber lang dauernder Strahlungserscheinungen eignet. Der Empfindlichkeitsbereich verschiedener Filmmaterialien ist andererseits auch so groß, daß Momentaufnahmen gemacht werden können.

In der Strahlenüberwachung spielen **Filmdosimeter** eine wichtige Rolle. Sie stellen einen verläßlichen Detektor für Röntgen-, γ- und Teilchenstrahlung dar. Der Gesetzgeber schreibt in Strahlungsbereichen eine Überwachung der dort beschäftigten Personen mit solchen Filmdosimetern vor, wobei eine monatliche Ablesung durchgeführt wird. Die Schwärzung ist proportional zur Intensität der Strahlung, der das Filmmaterial ausgesetzt war. Die Eichung erfolgt mit Hilfe einer Referenzlichtquelle der Lichtstärke I_0, so daß für die optische Dichte OD gilt

$$OD = \log \frac{I_0}{I}, \tag{9.12}$$

wobei I die Lichtstärke der untersuchten Strahlung ist. Zur Messung der Filmschwärzung wird ein **Densitometer** benutzt. Nur kurz sei daran erinnert, daß eine der Strahlungswirkungen auch in Erwärmung bestehen kann. Strahlung kann ganz oder teilweise in Wärmeenergie übergeführt werden. Als Meßgerät mit solcher Eigenschaft benutzt man wegen seiner hohen Empfindlichkeit beispielsweise das **Strahlungsthermoelement.**

Bei Dauerbestrahlung nimmt die Temperatur des Gerätes so lange zu, bis Gleichgewicht zwischen der zugeführten Strahlung und der in der gleichen Zeit vom erwärmten Gerät an die Umgebung abgegebene Wärme erreicht ist. Das Instrument hat eine geschwärzte Oberfläche und absorbiert daher alle Strahlung vom infraroten bis zum ultravioletten Bereich bis auf wenige Prozent. Es eignet sich daher zur absoluten Strahlungsmessung.

Bereits gegen Ende des vergangenen Jahrhunderts wurde der Photoeffekt entdeckt. Photonen des sichtbaren Lichtes können die Emission von Elektronen aus einer Metalloberfläche bewirken. EINSTEIN konnte diesen Effekt erklären, indem er nachwies, daß zum Herauslösen eines Elektrons Photonen einer Mindestenergie erforderlich sind, die der Bindung des Elektrons im Metall gleicht. Eine eventuelle höhere Energie des Photons kommt der kinetischen Energie des emittierten Elektrons zu. Die Anzahl der emittierten Elektronen ist der Anzahl der Photonen und damit der Intensität der Strahlung proportional. Ein Gerät, mit dem auf diese Weise der Nachweis von Strahlung möglich ist, heißt **Vakuum-Photozelle.** Das Prinzip ist in Abb. 9.26 dargestellt. In einer Vakuumzelle befinden sich zwei Elektroden einander gegenüber. Die Metallelektrode, die Photokathode PK, aus der durch Strahlung Elektronen ausgelöst werden, liegt am negativen Pol einer Spannungsquelle. Die emittierten Elektronen werden von der anderen Elektrode, der Anode A, die am positiven Pol liegt, angezogen und fließen durch den äußeren Stromkreis zur Photokathode zurück. Die Anzahl der Elektronen wird als elektrischer Strom gemessen und ist ein Maß für die Intensität der Strahlung.

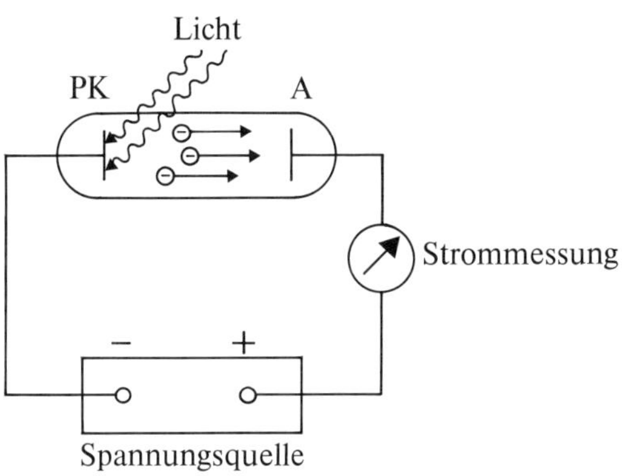

Abb. 9.26. Vakuum-Photozelle zur Strahlungsmessung mit Hilfe des Photoeffekts; PK = Photokathode, A = Anode.

Die Ausbeute an Elektronen ist relativ gering, etwa 20%, nur etwa jedes 5. Photon erzeugt ein Elektron. Man kann die Zahl der Elektronen jedoch in einer Einrichtung nach Abb. 9.27 vervielfachen. Dieses Gerät wird daher **Photo-Elektronenvervielfacher** (Photomultiplier) genannt. Die in der Photokathode PK ausgelösten Elektronen werden durch eine angelegte Spannung (im Einschub der Abbildung dargestellt) in Richtung auf die Metallelektrode M_1 beschleunigt. Jedes auftreffende Elektron löst in M_1 ein bis 2 Sekundärelektronen aus. Dieser Vorgang wird an mehreren Elektroden wiederholt, so daß sich eine hohe Vervielfachung ergibt. Angenommen, jedes Elektron löst 2 Sekundärelektronen in M_1 aus, so sind es nach M_2 $2 \cdot 2 = 4$ Elektronen, nach M_3 $2 \cdot 2 \cdot 2 = 8$ Elektronen usw. Gibt es 10 Elektroden, so erhält man nach M_{10} $2^{10} = 1024$ Elektronen. Löst jedes Elektron 4 Sekundärelektronen aus, so erhält man nach M_{10} 4^{10} Elektronen, mehr als 10^6. Man erreicht auf diese Weise einen hohen Strom, so daß sogar einzelne Photonen nachgewiesen werden können. Dieser Strom ruft am äußeren Widerstand R einer

Spannungsteilerschaltung $R_1 \dots R_5$ eine Spannung hervor, die der Photonenintensität proportional ist (s. Einschub in Abb. 9.27).

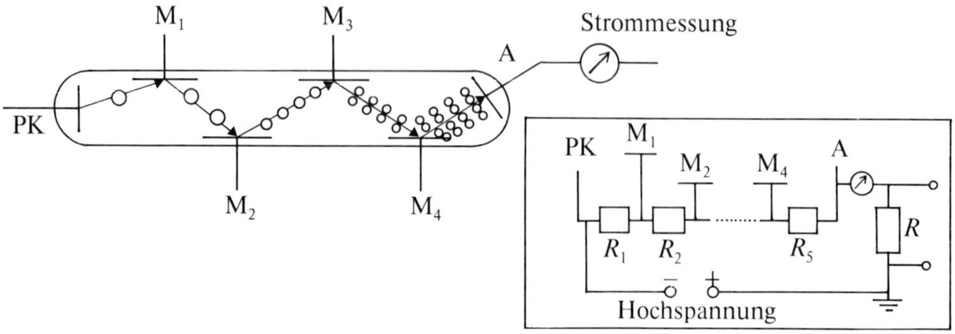

Abb. 9.27. Photo-Elektronenvervielfacher mit Photokathode PK, 4 Beschleunigungselektroden M und der Anode A. Einschub: Stromkreis des Vervielfachers mit Spannungsteiler $R_1 \dots R_5$ und äußerem Widerstand R.

Erwähnt werden soll auch der **Photowiderstand.** Es handelt sich um einen elektrischen Widerstandskörper, der aus einem Halbleitermaterial wie Blei- oder Kadmiumsulfid oder Germanium hergestellt ist. Der Wert des Widerstandes ist belichtungsabhängig, so daß die Widerstandsänderung zur Strahlungsanzeige benutzt werden kann.

9.3.2.1. Ionisationskammer und Zählrohr

Das Prinzip beider Detektoren beruht auf der Ionisation in Gasen. Photonen und Teilchen können Atome ionisieren, so daß im Ergebnis positive Ionen und negativ geladene Elektronen vorliegen. Befindet sich das Gas in einem elektrischen Feld, so werden Ionen und Elektronen in Richtung auf die Kathode bzw. Anode beschleunigt und ergeben als Ladungsträger einen elektrischen Strom. Der erzeugte Strom ist proportional zur Anzahl der Elektronen und zur Energie der absorbierten Strahlung. Denn die ausgelösten Elektronen haben aufgrund des Energiesatzes eine kinetische Energie, die gleich der Energie der Röntgenquanten ist, vermindert um die für die Ionisation erforderliche Energie. Das *Prinzip einer Ionisationskammer und ihre Arbeitsweise* ist in Abb. 9.28 dargestellt. Die Kammer enthält ein Plattenpaar als Kondensator mit der Kapazität C und ist mit Gas bei niedrigem Druck gefüllt. Durch die ionisierende Strahlung werden Ionenpaare (Ionen und Elektronen) mit einer Gesamtladung ΔQ gebildet. Mit Hilfe einer Spannungsquelle wird der Kondensator zu Beginn aufgeladen und erhält die Ladung

$$Q_0 = C \cdot U_0 \,, \tag{9.13}$$

wobei U_0 die dabei angelegte Spannung bedeutet. Die durch die Ionisation gebildete Ladung ΔQ fließt auf die Kondensatorplatten und entlädt sie im Laufe der Zeit, denn Elektronen fließen auf die positiv aufgeladene Kondensatorplatte, Ionen auf die negativ aufgeladene Platte. Nach Gl. 9.13 sinkt auch die Spannung ab. Die in einer Zeit Δt zugeflossene Ladung ΔQ entspricht einer Spannungsänderung ΔU

$$\Delta Q = C \cdot \Delta U$$

so daß danach die ablesbare Spannung

$$U_0 - \Delta U = \frac{Q_0 - \Delta Q}{C} \tag{9.14}$$

beträgt.

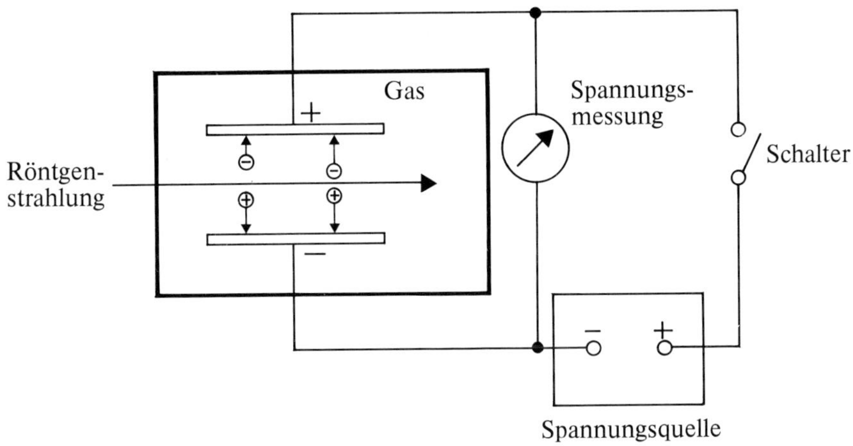

Abb. 9.28. Schematische Darstellung einer Ionisationskammer. Eintretende ionisierende Strahlung erzeugt Ionen und Elektronen (Ionenpaare), die durch eine angelegte Spannung getrennt und als elektrisches Signal nachgewiesen werden.

Die Ionisationskammer hat in der *Strahlungsüberwachung* (**Dosimetrie**) große Bedeutung erlangt. Sie eignet sich besonders gut dort, wo über längere Zeit die Strahlungsexposition bestimmt werden soll. An Gl. 9.14 erkennt man den hierfür wichtigen Effekt. Einmal aufgeladen, ist die Entladung im Laufe der Zeit ein Maß für die gesamte Strahlung, die das Meßgerät durchsetzt hat. Dieses Instrument wird daher auch als integrierendes Dosimeter bezeichnet. Für die *Personendosimetrie* sind neben dem bereits erwähnten Filmdosimeter handliche Ionisationskammern in Größe eines Füllfederhalters zur Dosismessung in Strahlungsbereichen vorgeschrieben.

Die Anwendungsmöglichkeiten der Ionisationskammer sind so vielfältig, daß sich für bestimmte Zwecke besondere Ausführungsformen ergeben haben. Eine sehr bekannte technische Entwicklung ist das **Geiger-Müller-Zählrohr.** Sein Aufbau und seine Arbeitsweise sind in Abb. 9.29 dargestellt. Das Zählrohr stellt eine Ionisationskammer dar, die mit Hochspannung betrieben wird. Ein zylindrisches Rohr von etwa 3–5 cm Durchmesser bildet zusammen mit einem zentral und isoliert montierten Draht einen Zylinderkondensator. Das Rohr wirkt als Kathode, der Draht als Anode. Das Rohr ist mit einer Gasmischung bei niedrigem Druck gefüllt.

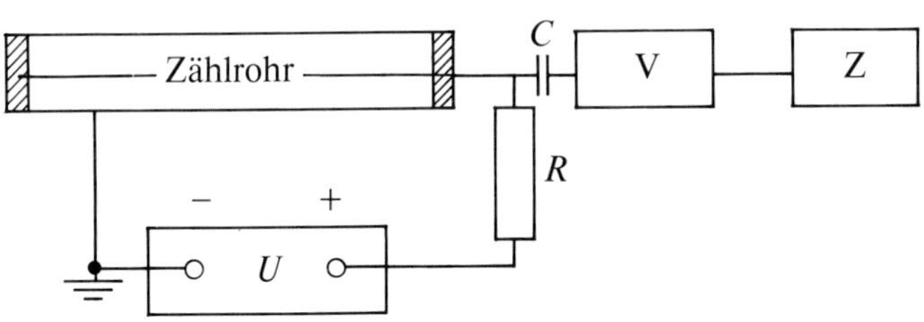

Abb. 9.29. Geiger-Müller-Zählrohr mit Hochspannung U, Kondensator C, Arbeitswiderstand R, Impulsverstärker V und Impulszähler Z.

Ionisierende Strahlung, die durch die Wand oder durch ein dünnes Fenster eintreten kann, erzeugt Ionenpaare. Die Sekundärelektronen werden in Richtung auf den Draht beschleunigt und erreichen dabei so hohe Energien, daß sie selbst wieder ionisieren können. Auf diese Weise wird eine Elektronenlawine erzeugt, die zu einem starken Stromstoß im Draht und am Arbeitswiderstand R (Abb. 9.29) zu einem Spannungsimpuls führt. Diese Spannungsimpulse werden nach einem Verstärker V einzeln gezählt (Zählgerät Z). Einzelne Quanten und Teilchen können mit diesem Gerät nachgewiesen werden.

Mit wesentlich höherer Ausbeute lassen sich Röntgenstrahlung, γ-Strahlung und Teilchenstrahlung im **Szintillationszähler** nachweisen. Ein Szintillationskristall – am bekanntesten ist Natrium-Jodid mit Spuren von Thallium (NaJ(Tl)) – absorbiert Photonen oder Teilchen und emittiert nach komplizierten Anregungsprozessen Licht im sichtbaren oder ultravioletten Bereich. Diese sekundären Photonen fallen auf die Photokathode eines nachgeschalteten Photo-Elektronenvervielfachers, so daß eine Verstärkung in der früher beschriebenen Weise stattfindet. Beim Meßprozeß ist zu beachten, daß jeder Detektor einen *Nulleffekt* aufweist. Er zählt neben den gewünschten auch unvermeidbare Ereignisse, die z. B. auf die natürliche Radioaktivität der Umgebung oder auch auf thermisch aus Metalloberflächen des Detektors emittierte Elektronen zurückzuführen sind. Dieser Nulleffekt ist bei der Auswertung der Messung zu berücksichtigen.

Formelteil

Strahlungsgrößen		**Photometrische Größen**	
Größe	*Einheit*	*Größe*	*Einheit*
Strahlungsstrom ϕ	1 Watt = 1 W	Lichtstrom ϕ	1 Lumen = 1 lm
Strahlungsstromdichte E	$1\,W\cdot m^{-2}$	Beleuchtungsstärke E	$1\,lm\cdot m^{-2} = 1\,Lux = 1\,lx$
Strahlstärke I	$1\,W\cdot sr^{-1}$	Lichtstärke I	$1\,lm\cdot sr^{-1} = 1\,candela = 1\,cd$
Strahldichte L	$1\,W\cdot m^{-2}\cdot sr^{-1}$	Leuchtdichte L	$1\,cd\cdot m^{-2} = 1\,lm\cdot m^{-2}\cdot sr^{-1}$

Optische Dichte der Filmschwärzung

$$OD = \log\frac{I_0}{I}.$$

9.4. Schwächung von Strahlung

Aus den vorhergehenden Kapiteln ist uns klar geworden, daß Strahlung in verschiedener Weise mit Materie in Wechselwirkung treten und Strahlungswirkungen auslösen kann. Das bedeutet, daß einem Strahlungsbündel beim Durchgang durch Materie Energie entzogen wird. Die Strahlungsstromdichte nimmt ab. Diese Schwächung ist einerseits die Folge der **Absorption**, bei der die Energie der Strahlung in andere Energieformen umgewandelt wird, wie beispielsweise die Anregungsenergie von Atomen, und andererseits eine Folge der **Streuung.** Mit Streuung meint man, daß *aus einem Strahlenbündel, das Materie durchsetzt, Strahlung seitlich herausgestreut* wird. Die Streuung besteht in der Ablenkung der Strahlung an einzelnen Atomen oder – wenn es sich um Licht handelt – in der Ablenkung an kleinen Teilchen, die in durchsichtigen Substanzen enthalten sind. Bei Licht bleibt die Wellenlänge der gestreuten Strahlung unverändert *(Rayleigh-Streuung)* während bei kürzeren Wellenlängen, wie bei der Röntgen- oder γ-Strahlung auch eine Wellenlängenänderung stattfinden kann. Die γ-Strahlung wird im Kapitel über Kernphysik und energiereiche Strahlung behandelt werden. Im folgenden Abschnitt wird zunächst die Schwächung der Strahlung generell in ihrer Gesetzmäßigkeit abgehandelt. Man bezeichnet sie auch als Extinktion.

9.4.1. Die Extinktion

Wir betrachten zunächst ein Lichtbündel, das eine senkrecht zur Strahlrichtung aufgebaute Materieschicht mit der Dicke $\mathrm{d}x$ durchquert, wie in Abb. 9.30 dargestellt ist. Der Strahlungsstrom des auf die Schicht einfallenden Strahlenbündels ϕ wird beim Durchgang um $\mathrm{d}\phi$ geschwächt. Diese Schwächung erfolgt durch Streuung und durch Absorption. Die Abnahme $\mathrm{d}\phi$ ist dem einfallenden Strahlungsstrom ϕ und der Dicke $\mathrm{d}x$ der Materieschicht proportional

$$\mathrm{d}\phi = -\mu \cdot \phi \cdot \mathrm{d}x\,. \tag{9.15}$$

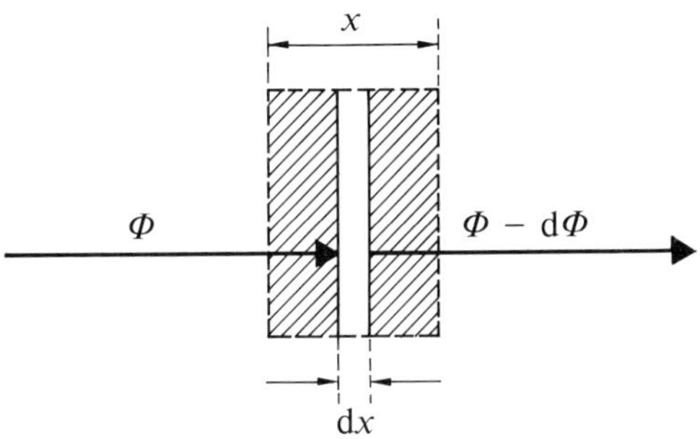

Abb. 9.30. Abnahme des Strahlungsstromes ϕ beim Durchgang durch eine dünne Materieschicht der Dicke $\mathrm{d}x$ (Teil einer dickeren Schicht der Dicke x).

Dabei ist μ der **Schwächungskoeffizient** oder die **Extinktionskonstante** mit der Einheit

$$[\mu] = 1 \cdot \mathrm{m}^{-1}\,.$$

Der Kehrwert der Extinktionskonstanten ist die **Eindringtiefe.** Man kann sich das recht gut vorstellen. Je größer der Extinktionskoeffizient ist – er ist charakteristisch für jedes Material – um so größer ist die Abnahme (daher das negative Vorzeichen in Gl. 9.15) des Strahlungsstromes $\mathrm{d}\phi$. Dadurch ist jedoch die Eindringtiefe der Strahlung um so geringer.

Wir können Gl. 9.15 auch in der Form schreiben

$$\frac{\mathrm{d}\phi}{\phi} = -\mu \cdot \mathrm{d}x$$

und erkennen daraus, daß die relative Abnahme des Strahlungsstromes in einer Schicht der Dicke $\mathrm{d}x$ mit dem Extinktionskoeffizienten μ immer die gleiche ist. Betrachten wir ein Beispiel: Angenommen es sei $\frac{\mathrm{d}\phi}{\phi} = -\mu \cdot \mathrm{d}x = 0{,}1$, so meinen wir damit, daß der Strahlungsstrom in dieser Schicht um 10% geschwächt wird. Dieser geschwächte Strahlungsstrom soll nun in eine 2. Schicht der gleichen Dicke $\mathrm{d}x$ mit dem gleichen Extinktionskoeffizienten μ eintreten. Er wird dann wieder um 10% – bezogen auf den schon einmal geschwächten Strahlungsstrom – herabgesetzt, usw. So kann man sich die Gesamtschwächung in einer Materialschicht der Dicke x zusammengesetzt denken aus der Schwächung in aufeinanderfolgenden differentiellen Schichten der Dicke $\mathrm{d}x$. Diese Abnahme des Strahlungsstromes ist in Abb. 9.31 dargestellt. Sie ist durch eine Exponentialfunktion darstellbar

$$\phi(x) = \phi_0 \cdot \mathrm{e}^{-\mu x} \tag{9.16}$$

das **Lambertsche Gesetz.** Der Strahlungsstrom ist eine Funktion von der durchsetzten Schichtdicke, $\phi(x)$, wobei ϕ_0 der Strahlungsstrom vor Eintritt in die Materieschicht ist.

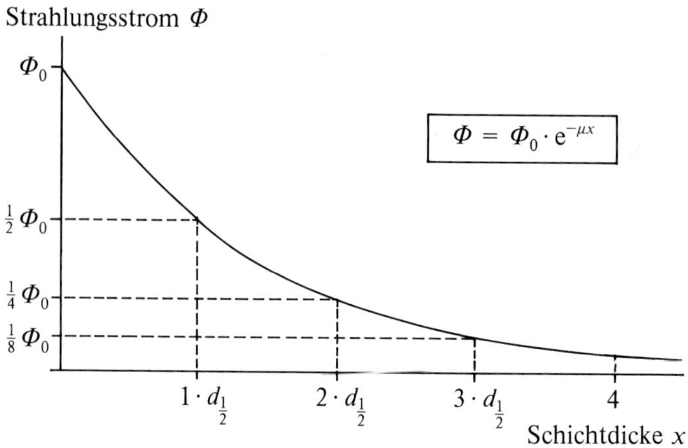

Abb. 9.31. Darstellung des Lambertschen Gesetzes, Abnahme eines einfallenden Strahlungsstromes ϕ_0 in der Schichtdicke x im schwächenden Medium. $d_{\frac{1}{2}}$ = Halbwertsdicke.

9.4.2. Photometrische Absorptionsanalyse

Im folgenden wollen wir annehmen, daß keine Lichtstreuung vorliegt, so daß die Schwächung nur aufgrund von Absorption erfolgt. Im Lambertschen Gesetz, Gl. 9.16, ist dann μ der Absorptionskoeffizient. Als Folgeerscheinung der Absorption tritt Anregung und Ionisation der Atome oder Moleküle auf. Nach unseren früheren Betrachtungen kann ein Atom nur Strahlung bestimmter, für das Atom charakteristischer, Energie absorbieren. Man spricht von der Absorptionscharakteristik eines Stoffes, die einen Hinweis auf die im Material vorhandenen Atome darstellt. Die chemische Zusammensetzung eines Materials kann daher aus der Untersuchung derjenigen Energien von Photonen oder derjenigen Wellenlängen der Strahlung abgeleitet werden, die in einem Material absorbiert werden. Das bedeutet auch – anders ausgedrückt –: *die Absorption hängt von der Wellenlänge ab.* Diese Absorptionsanalyse wird in der Medizin zur *chemischen Analyse von Körperflüssigkeiten,* beispielsweise von Blut und Urin, eingesetzt. Die Absorption in der Flüssigkeit ist proportional zur Anzahl der absorbierenden Atome, die im Bereich des Strahlenbündels liegen. In Abb. 9.32 ist ähnlich wie in Abb. 9.30 eine absorbierende Schicht der Dicke $\mathrm{d}x$ mit senkrecht zum Strahlstrom ϕ_0 orientierter Einheitsfläche dargestellt. Der einfallende Strahlstrom trifft auf eine bestimmte Anzahl absorbierender Atome; jedes der absorbierenden Atome weist einen für die einfallende Strahlung wirksamen Querschnitt, einen Wirkungsquerschnitt σ auf. Es sei die

Anzahldichte der absorbierenden Atome

= Zahl der absorbierenden Atome im Einheitsvolumen $= c$.

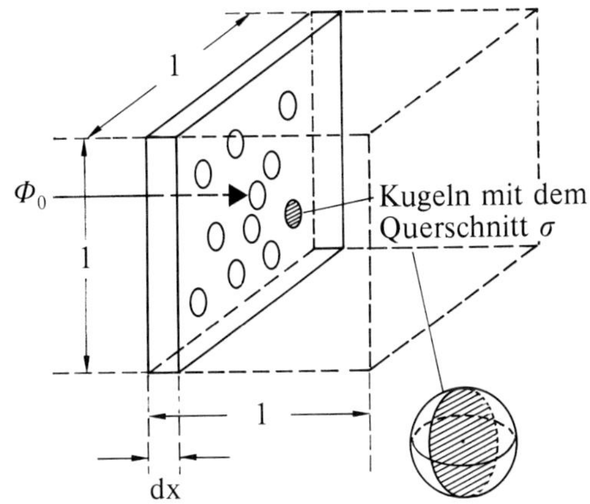

Abb. 9.32. Der Wirkungsquerschnitt σ.

Das Einheitsvolumen ist gestrichelt angedeutet. Dann ist $c \cdot \mathrm{d}x$ die Anzahl der absorbierenden Atome in der Schicht mit der Dicke $\mathrm{d}x$.

$$\dim c \quad = \frac{\text{Anzahl}}{\text{Länge}^3} = \frac{\text{Anzahl}}{\text{Volumen}},$$

$$\dim \mathrm{d}x = \text{Länge}$$

und damit

$$\dim(c \cdot \mathrm{d}x) = \frac{\text{Anzahl}}{\text{Länge}^2} = \frac{\text{Anzahl}}{\text{Fläche}}.$$

Wie ist das zu verstehen? Aus der Sicht des einfallenden Strahls, man betrachte hierzu Abb. 9.32, ist das die Anzahl der absorbierenden Atome, die in der Flächeneinheit (pro Fläche) zu sehen sind. Jedes einzelne Atom hat die Fläche σ, somit ist die

gesamte absorbierende Fläche $= \sigma \cdot c \cdot \mathrm{d}x$, bezogen auf die Flächeneinheit.

Die relative Abnahme des Strahlungsstromes $\frac{\mathrm{d}\phi}{\phi}$, die Absorption, ist gleich dem Anteil der gesamten absorbierenden Fläche $\sigma \cdot c \cdot \mathrm{d}x$ in der Einheitsfläche von Abb. 9.32.

Somit haben wir (dimensionslos)

$$\text{Absorption} = \frac{\mathrm{d}\phi}{\phi} = -\sigma \cdot c \cdot \mathrm{d}x. \tag{9.17}$$

Das ist das **Lambert-Beersche Gesetz:** *die Absorption ist zur Konzentration der absorbierenden Atome oder Moleküle und zur Schichtdicke proportional.* Dieser Zusammenhang ist in Abb. 9.33 dargestellt; er heißt kurz Beersches Gesetz, wenn man die Absorption nur auf die Konzentration der absorbierenden Substanz bezieht. Man kann sich dabei vorstellen, daß die Dicke $\mathrm{d}x$ durch die Tiefe eines Gefäßes festgelegt ist, in dem man die Absorption durch Flüssigkeiten bestimmt, die dann nur noch von der Konzentration der absorbierenden Substanz abhängt. Die Proportionalitätskonstante in Gl. 9.17 ist der absorbierende Querschnitt σ der Atome oder Moleküle. Ein Vergleich des Beerschen Gesetzes mit dem Absorptionsgesetz Gl. 9.15 zeigt, daß

$$\sigma \cdot c = \mu \tag{9.18}$$

der Absorptionskoeffizient ist, der auf diese Weise mit den Eigenschaften der absorbierenden Atome oder Moleküle verknüpft ist. Wenn außer Absorption auch Streuung geschieht, spricht man wieder von Schwächung oder Extinktion.

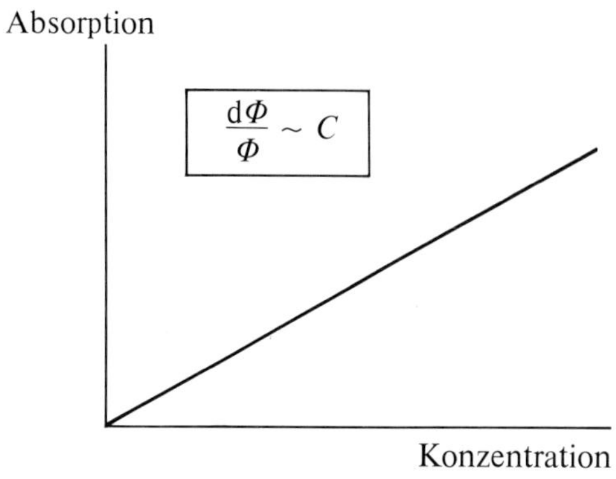

Abb. 9.33. Das Beersche Gesetz. $\frac{d\phi}{\phi} = -\sigma \cdot c \cdot dx$. Absorption als Funktion der Konzentration c der absorbierenden Substanz in einer Probe bei festgehaltener Schichtdicke dx.

Die Technik der photometrischen Absorptionsanalyse zur Bestimmung der Konzentration gelöster Stoffe beruht auf diesen Gesetzmäßigkeiten. Man geht dabei auf folgende Weise vor. Wenn man beispielsweise wissen möchte, wieviel Natrium (Na) in einer Probe vorhanden ist, strahlt man das Licht einer Natriumlampe ein. Es enthält nur Photonen, die aus Quantensprüngen von Na stammen und kann daher nur Na-Atome anregen. Das Licht wird daher von den Na-Atomen in der Probe (nur von diesen) absorbiert. Die Gegenwart anderer Substanzen stört die Untersuchung nicht. Die Absorption des Na-Lichtes ist nach Gl. 9.17 ein Maß für die Na-Konzentration in der Probe.

Das Beersche Gesetz, das hierbei angewendet wird, gilt nur bei verdünnten Lösungen. Bei zunehmender Konzentration werden nach Abb. 9.32 die Flächen schließlich (vom einfallenden Strahl her gesehen) überlappen, so daß die Überlegungen, die zum Beerschen Gesetz führten, nicht mehr einwandfrei gelten.

Strahlt man Licht mehrerer Wellenlängen hintereinander oder als weißes Licht ein, und mißt dann die Absorption, die charakteristisch für verschiedene Atome und Moleküle ist, so kann man deren Konzentrationen bestimmen. Da man es in diesem Fall mit einem Spektrum der untersuchten Wellenlängen zu tun hat, spricht man von der Absorptionsspektralanalyse.

Gl. 9.17 wird dann verallgemeinert zu

$$\frac{d\phi}{\phi} = -(\sigma_1 \cdot c_1 + \sigma_2 \cdot c_2 + \ldots)\,dx$$

und gilt für die Konzentrationen aller absorbierenden Substanzen in einer verdünnten Lösung.

Formelteil

Die relative Abnahme des Strahlungsstromes in einer absorbierenden Schicht

$$\frac{d\phi}{\phi} = -\mu \, dx .$$

μ = Schwächungskoeffizient,
dx = Dicke der Schicht.

Das Lambertsche Gesetz

$$\phi(x) = \phi_0 \cdot e^{-\mu x} .$$

$\phi(x)$ = Strahlstrom als Funktion der Schichtdicke,
ϕ_0 = eintretender Strahlstrom,
x = Schichtdicke.

Das Lambert-Beersche Gesetz

$$\frac{d\phi}{\phi} = -\sigma \cdot c \cdot dx.$$

c = Konzentration der absorbierenden Substanz in verdünnter Lösung,
σ = Wirkungsquerschnitt der absorbierenden Atome oder Moleküle.

Atomare Darstellung des Schwächungskoeffizienten

$$\mu = \sigma \cdot c .$$

Schwächung durch mehrere Substanzen in verdünnter Lösung

$$\frac{d\phi}{\phi} = -(\sigma_1 \cdot c_1 + \sigma_2 \cdot c_2 + \ldots)\, dx.$$

9.5. Polarisation

Wir haben bereits gelernt, daß elektromagnetische Wellen, also auch das Licht aus transversalen Wellen besteht. In Abb. 7.30b wurde dargestellt, wie der elektrische und der magnetische Vektor senkrecht zur Fortpflanzungsrichtung der Welle schwingen. Ein Wellenlängenabschnitt dieser Figur ist nochmals in Abb. 9.34 dargestellt.

Für die folgenden Betrachtungen genügt es, wenn wir den elektrischen Vektor $\vec{E}$ berücksichtigen. Wir wissen, daß diese Schwingung durch entsprechende Schwingungen der Elektronen in gleicher Richtung in der atomaren Quelle zustande kommt. Diese Schwingungsrichtung bezeichnen wir als *Polarisationsrichtung* und sagen, die Schwingung (des $\vec{E}$-Vektors) in Abb. 9.34 ist linear in x-Richtung polarisiert. Eine Lichtquelle enthält viele atomare Quellen, die im allgemeinen unabhängig voneinander in verschiedenen Richtungen schwingen. Das Licht enthält daher im allgemeinen alle Polarisationsrichtungen, und man bezeichnet es als unpolarisiert, wie in Abb. 9.35 dargestellt. In der x-y-Ebene schwingen $\vec{E}$-Vektoren in allen Richtungen. Wir wollen diese Figur noch einmal in Richtung der z-Achse anschauen. Dann ergibt sich die Darstellung in Abb. 9.36. Die $\vec{E}$-Vektoren schwingen mit gleicher Amplitude in allen Richtungen.

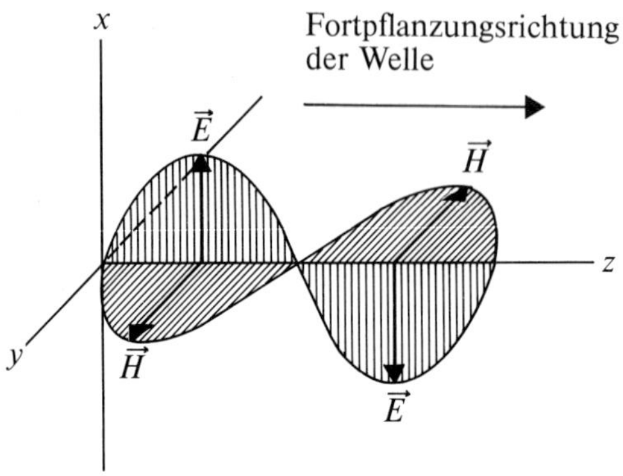

Abb. 9.34. Elektrischer und magnetischer Vektor schwingen senkrecht zur Fortpflanzungsrichtung der Welle.

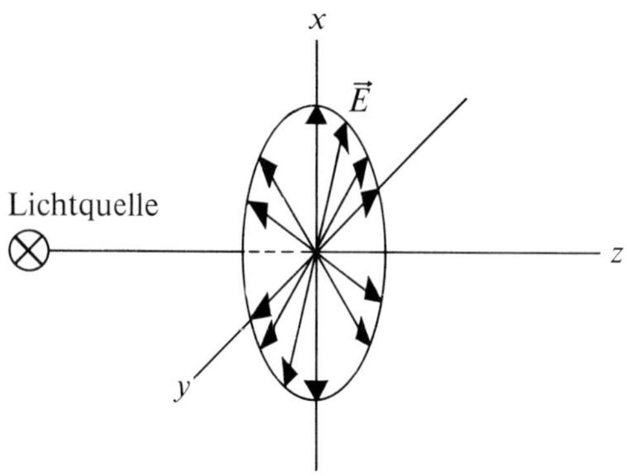

Abb. 9.35. Unpolarisiertes Licht mit $\vec{E}$-Vektoren in allen Richtungen der x-y-Ebene.

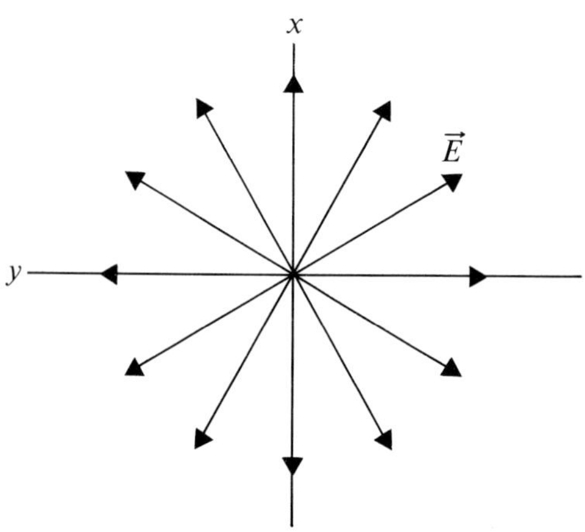

Abb. 9.36. $\vec{E}$-Vektoren von unpolarisiertem Licht in Ausbreitungsrichtung (z-Achse) gesehen.

9.5.1. Linear polarisiertes Licht und seine Erzeugung

Die Erscheinung der Transversalität wollen wir zunächst noch einmal an einem mechanischen Beispiel studieren, und zwar an der Seilwelle. Dieses Beispiel ist uns bereits aus dem Kapitel über Schwingungen und Wellen bekannt. Im gleichen Koordinatensystem wie in Abb. 9.34 stellen wir uns eine Seilwelle vor, die in x-Richtung schwingt und sich in z-Richtung fortpflanzt. Wir betrachten hierzu die Darstellung in Abb. 9.37. Nach dem bisher Gesagten wissen wir bereits, daß die Seilwelle in x-Richtung polarisiert ist. Wir können uns vorstellen, daß in Abb. 9.37a die Seilwelle ein Hindernis passieren kann, wenn ein Schlitz parallel zur Schwingungsrichtung angebracht ist. Ist der Schlitz jedoch senkrecht zur Schwingungsrichtung angebracht, so kann die Seilwelle das Hindernis nicht überwinden (Abb. 9.37b). Ganz analog können wir uns die Vorgänge beim Licht vorstellen. Hierfür betrachten wir eine vereinfachte Darstellung von Abb. 9.36. Wir wollen annehmen, daß der elektrische Vektor $\vec{E}$ nicht in allen beliebigen Richtungen schwingt, sondern nur in x- und in y-Richtung. Auch dieses Licht ist unpolarisiert wie in Abb. 9.36 da die zugehörigen $\vec{E}$-Vektoren mit gleicher Amplitude in zwei zueinander senkrechten Richtungen schwingen.

Wir können nun nach einem Filter suchen, der ähnlich wie der Schlitz in Abb. 9.37 nur Licht einer bestimmten Schwingungsrichtung durchläßt. Solche Filter gibt es beispielsweise als sog. *Polarisationsfolien* unter den Namen Herotar und Bernotar. Es handelt sich dabei um dünne Schichten aus parallel liegenden langen organischen Molekülen. Elektronen dieser Moleküle können im Takt eines $\vec{E}$-Vektors entlang dieser Moleküle wie in einer Antenne, aber nicht senkrecht dazu schwingen. Auf diese Weise wirkt eine solche Polarisationsfolie auf Licht ähnlich wie der Schlitz auf die Seilwelle in Abb. 9.37. Es wird nur Licht derjenigen Schwingungsrichtung durchgelassen, die parallel zu den langgestreckten, organischen Molekülen liegt. *Man kann aus unpolarisiertem Licht mit Hilfe einer Polarisationsfolie polarisiertes Licht herstellen.* Das ist in Abb. 9.38 schematisch dargestellt.

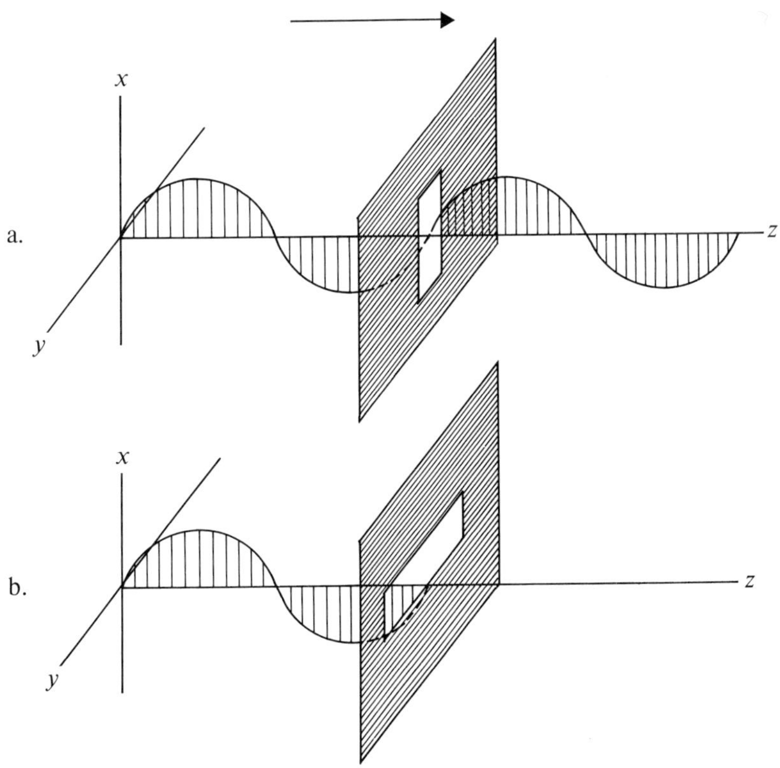

Abb. 9.37. Eine in x-Richtung schwingende Seilwelle wird (a) durch einen Schlitz in x-Richtung durchgelassen, (b) durch einen Schlitz senkrecht dazu jedoch blockiert.

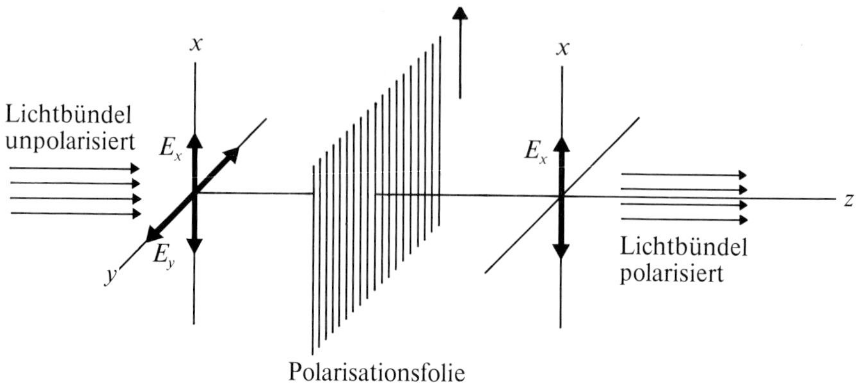

Abb. 9.38. Eine Polarisationsfolie, die nur Schwingungen in x-Richtung durchläßt. Es entsteht polarisiertes Licht.

In Abb. 9.39 ist ein erweitertes Experiment dargestellt. Eine zweite Polarisationsfolie ist dazugestellt. In Abb. 9.39a ist zunächst die polarisierende Richtung beider Folien gleich gewählt worden. Man kann sich leicht vorstellen, daß die zweite Polarisationsfolie an dem Zustand nach der ersten Folie nichts ändert. Das Licht ist bereits polarisiert;

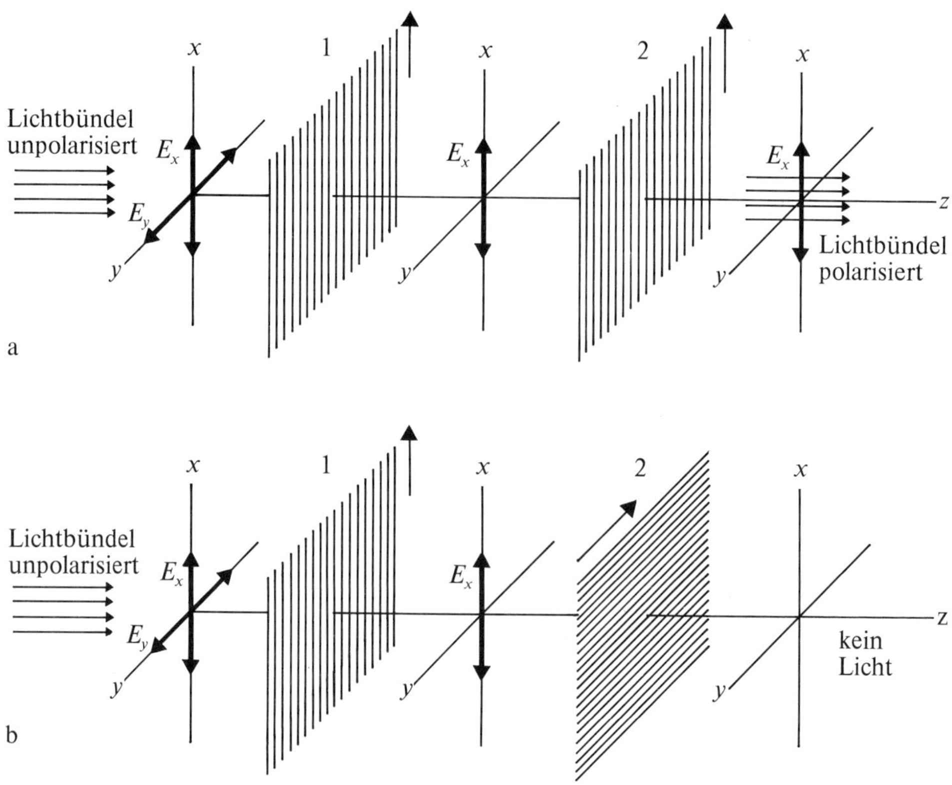

Abb. 9.39. Die Polarisationsfolie in Position 1 polarisiert das Licht in x-Richtung. Die Polarisationsfolie in Position 2 läßt dieses Licht ungehindert hindurch (a). In gekreuzter Stellung (b) läßt diese Folie das in x-Richtung polarisierte Licht nicht hindurch.

es passiert die zweite Folie ungehindert und ohne Änderung. Interessanter ist das Ergebnis in Abb. 9.39 b. Hier ist die Richtung der polarisierenden Wirkung der zweiten Folie - die „optische Achse" der zweiten Folie - in der gleichen Ebene gedreht worden, so daß sie jetzt in y-Richtung, also senkrecht zur optischen Achse der 1. Folie liegt. In dieser Position könnte nur noch Licht mit einer Schwingungsrichtung in der y-Achse hindurchgelangen. Durch die erste Folie ist das Licht jedoch in x-Richtung polarisiert worden. Daher sperrt die zweite Folie den Lichtdurchgang. Diese zweite Folie bezeichnet man daher auch als Analysator, weil man mit ihrer Hilfe feststellen kann, in welcher Achse das Licht polarisiert ist.

Bei den bisherigen Betrachtungen ist wesentlich gewesen, daß Licht die Schwingung einer transversalen Welle darstellt. *Nur transversale Wellen können polarisiert werden.*

9.5.2. Polarisation durch Reflexion und durch Streuung

Ein weiteres Verfahren zur Polarisation besteht in der Reflexion von Licht an dielektrischen Oberflächen, beispielsweise bei der Reflexion an einer Glas- oder Wasseroberfläche. An einem sonnigen Tag bemerkt man häufig ein Glitzern des reflektierten Lichtes von einer Wasseroberfläche. Mit Hilfe einer Polarisationsfolie, die beispielsweise in einer Sonnenbrille verwendet wird, oder mit dem Polarisationsfilter eines Photoapparates, als Analysator gebraucht, läßt sich die Polarisation des reflektierten Lichtes leicht nachweisen. Durch Drehen des Analysators beim Durchschauen bemerkt man bei einer bestimmten Stellung eine Verdunkelung des Gesichtsfeldes. Eine völlige Auslöschung gelingt zumeist nicht, da das Licht nur teilweise polarisiert ist.

Mit Hilfe von Abb. 9.40 können wir die *Polarisation des Lichtes durch* **Reflexion** qualitativ verstehen. Der einfallende Strahl sei unpolarisiert, in der Figur durch die beiden, aufeinander senkrecht stehenden $\vec{E}$-Vektoren angedeutet. In der Glasoberfläche werden die Elektronen durch die elektromagnetische Welle zu Schwingungen angeregt und emittieren als Dipole dadurch selbst wieder elektromagnetische Schwingungen. Ein Dipol kann in seiner Längsrichtung keine Welle emittieren. Das gleiche gilt für die im Glas schwingenden Elektronen. In Abb. 9.40 haben wir die Richtung des einfallenden Strahls so gewählt, daß reflektierter und gebrochener Strahl - beide sind eine Folge der Schwingungen der Elektronen im Glas - einen Winkel von 90° bilden. Der reflektierte Strahl liegt unter diesen Umständen gerade in der Längsrichtung der in der Zeichenebene schwingenden Elektronen. Diese Richtung ist im gebrochenen Strahl als Schwingungsrichtung enthalten. Der reflektierte Strahl kann daher nur die dazu senkrechte Schwingungsrichtung enthalten; er ist in dieser Richtung - senkrecht zur Zeichenebene der Abb. 9.40 - polarisiert. Der Einfallswinkel beträgt in diesem Spezialfall bei der Grenzfläche Luft-Glas 57° (Brewster-Winkel). Bei einem anderen Einfallswinkel findet nur teilweise Polarisation statt.

Auf eine ähnliche Weise läßt sich die *Polarisation des Lichtes durch* **Streuung** beschreiben. Wir können das mit Hilfe einer Beobachtung selbst erproben. Man schaue an einem sonnigen Tag mit einem Polarisationsfilter in den blauen Himmel. Durch Drehen des Filters wird man feststellen, daß man ein dunkleres oder helleres Gesichtsfeld erhalten kann. Wir benutzen das Polarisationsfilter als Analysator; das Himmelslicht ist teilweise polarisiert, vollständige Abdunkelung des Gesichtsfeldes läßt sich nicht erreichen.

Das Sonnenlicht ist unpolarisiert. Das blaue Himmelslicht ist Sonnenlicht, das uns aufgrund von Streuung an den Molekülen der Luft erreicht. Das physikalische Grundprinzip ist das gleiche wie bei der Reflexion. Die elektromagnetische Welle des Lichtes

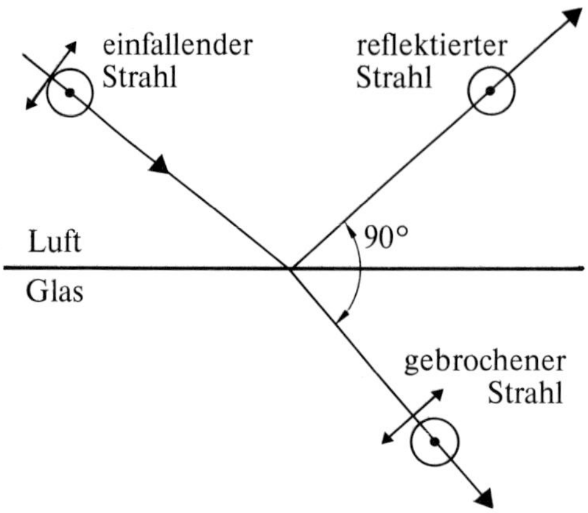

Abb. 9.40. Polarisation durch Reflexion. Der einfallende Strahl ist unpolarisiert. Beide Schwingungsrichtungen von $\vec{E}$, parallel zur Zeichenebene (↕) und senkrecht dazu (⊙), sind angedeutet. Im reflektierten Strahl ist nur noch eine Schwingungsrichtung enthalten (⊙).

regt die Elektronen der Moleküle zu Schwingungen an. Die Elektronen emittieren sekundär elektromagnetische Wellen in alle Richtungen; es findet Streuung statt. Das ist in Abb. 9.41 dargestellt. Betrachtet man senkrecht zur Richtung, aus der das Sonnenlicht kommt, d.h., nach Abb. 9.41 in x-Richtung, so kann man nur das Licht beobachten, was von Elektronen gestreut wird, die in y-Richtung schwingen. Die in x-Richtung schwingenden Elektronen können in diese Richtung nicht streuen, ebenso nicht wie ein in dieser Richtung schwingender Dipol. Das unter 90° gestreute Licht ist in y-Richtung linear polarisiert. Da die gestreute Lichtintensität in z-Richtung fehlt, beobachtet man in dieser Richtung teilweise polarisiertes Licht. Unpolarisiertes Licht, das in einer Schwingungsrichtung geschwächt wird (beispielsweise durch Streuung) wird dadurch teilweise polarisiert. Das menschliche Auge ist für die Polarisation des Lichtes weitgehend unempfindlich. Insekten jedoch können polarisiertes Licht empfinden. Die Biene,

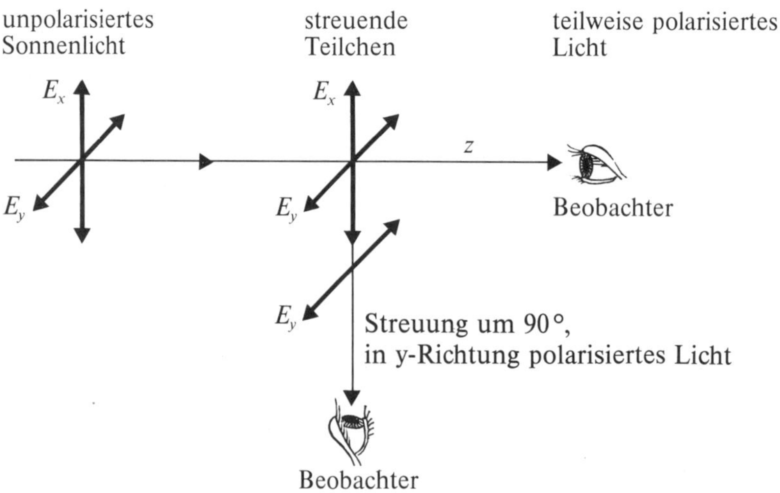

Abb. 9.41. Polarisation durch Streuung. Das unpolarisierte Sonnenlicht wird durch Streuung unter 90° fast vollständig polarisiert. Es enthält nur noch Licht, das in y-Richtung schwingt.

beispielsweise, nutzt die Polarisation des gestreuten Sonnenlichtes zum Aufsuchen des Futterplatzes. Während sie grundsätzlich die Sonne als Richtungsweiser benutzt, kann sie sich auch bei bedeckter Sonne, wenn wenigstens ein Stück blauen Himmels zu sehen ist, orientieren. Aus der Polarisationsrichtung des gestreuten blauen Himmelslichtes vermag die Biene auf die Position der Sonne zu schließen.

9.5.3. Die Doppelbrechung

Es gibt eine große Zahl von Materialien, die für Licht verschiedener Polarisationsrichtung unterschiedliche Brechzahlen aufweisen. Am bekanntesten sind Kalkspat und Quarz. Eine Zusammenstellung solcher Brechzahlen ist in Tab. 9.1 gegeben.

Tab. 9.1. Brechzahlen von Kalkspat und Quarz für den ordentlichen (o.) und außerordentlichen (ao.) Strahl bei zwei Wellenlängen.

Wellenlänge	Kalkspat		Quarz	
nm	o.	ao.	o.	ao.
340	1,70	1,51	1,57	1,58
589	1,66	1,49	1,54	1,55

Zum Verständnis der Doppelbrechung greifen wir auf die Erfahrungen im Zusammenhang mit der Lichtbrechung im Kapitel über Optik zurück. Dort haben wir mit Hilfe des Huygensschen Prinzips die Brechung durch Konstruktion der Wellenfronten in zwei Medien mit verschiedenen Lichtgeschwindigkeiten begriffen. Im Fall der Doppelbrechung treten beim Eintritt von Licht, beispielsweise aus Luft in Kalkspat, im optisch dichteren Medium Kalkspat zwei verschiedene Lichtgeschwindigkeiten und damit zwei Brechzahlen für Lichtstrahlen mit zueinander senkrechter Polarisationsrichtung auf. Das können wir auf folgende Weise verstehen:

In Abb. 9.42 ist *dargestellt, wie Licht, das senkrecht auf einen Kalkspatkristall fällt, in zwei Lichtstrahlen zerlegt wird.* Der sog. ordentliche (o.) Strahl tritt ungebrochen in den Kristall ein, so wie wir es bei senkrechtem Einfall gewohnt sind; der außerordentliche (ao.) Strahl wird trotz des senkrechten Eintritts gebrochen und beim Austreten entgegengesetzt gebrochen. Zwei parallele Lichtstrahlen verlassen den Kristall. *Beide Strahlen sind polarisiert, die Polarisationsrichtungen sind senkrecht zueinander.*

In Abb. 9.43 finden wir die Erklärung für dieses Verhalten durch eine detaillierte Betrachtung der Wellenfronten. Durch die Kristallstruktur bedingt ist im Kalkspat eine optische Vorzugsachse, die sogenannte „*optische Achse*" ausgezeichnet. In dieser Richtung ist die Ausbreitungsgeschwindigkeit für Licht aller Polarisationsrichtungen gleich. Diese „optische Achse" ist nicht zu verwechseln mit der optischen Achse eines optischen Systems.

Senkrecht zur „optischen Achse" unterscheiden sich jedoch die Ausbreitungsgeschwindigkeiten. Während die Ausbreitungsgeschwindigkeit für den ordentlichen Strahl in allen Richtungen die gleiche ist, dargestellt durch die bekannte Kugelwelle, ist die Ausbreitungsgeschwindigkeit für den außerordentlichen Strahl senkrecht zur „optischen Achse" größer als in Richtung der „optischen Achse". Das wird räumlich nicht mehr durch eine Kugelwelle sondern durch ein Ellipsoid, in der Ebene von Abb. 9.43 durch eine Ellipse, dargestellt. Wenn wir, wie auch früher schon, die Wellenfronten nach dem Huygensschen Prinzip konstruieren, ergeben sie sich unterschiedlich. Für den

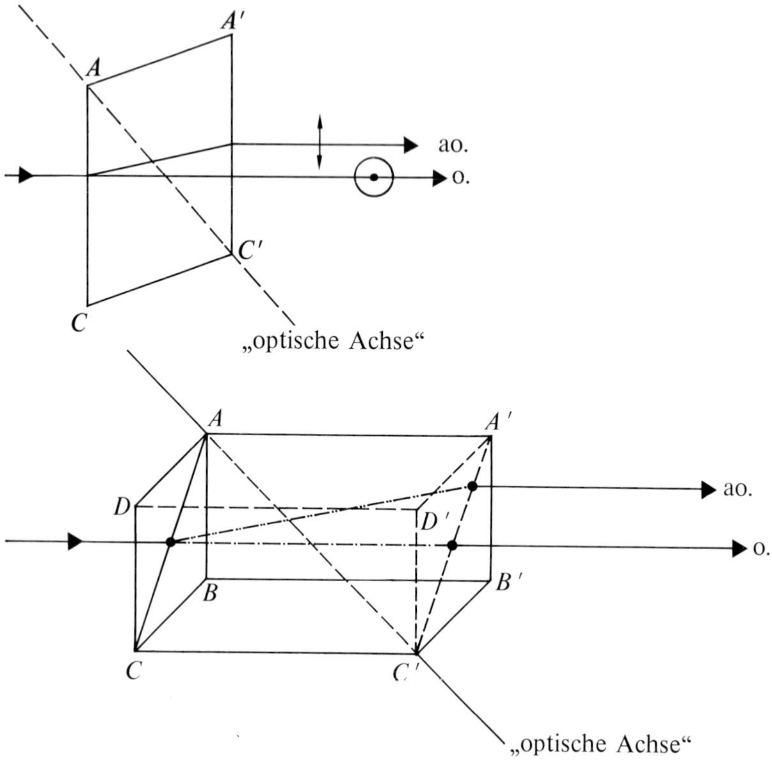

Abb. 9.42. Licht wird in Kalkspat in einen ordentlichen (o.) und einen außerordentlichen (ao.) Strahl zerlegt, deren Polarisationsrichtungen senkrecht zueinander sind. In der Nebenfigur ist ein Kalkspat-($CaCO_3$)-Kristall dargestellt. Die Ebene $ACC'A'$ wird als Hauptschnitt des Kristalls bezeichnet. Sie enthält als Diagonale die „optische Achse“. Der Lichteinfall erfolgt senkrecht zur Fläche $ABCD$.

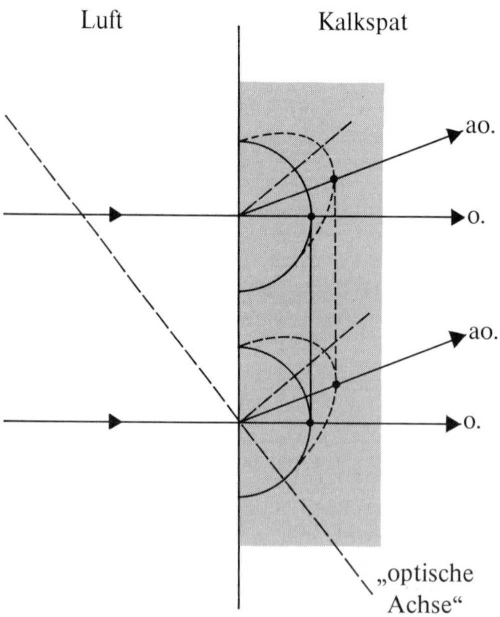

Abb. 9.43. Entstehung von ordentlichem (o.) und außerordentlichem (ao.) Strahl aufgrund von verschiedenen Lichtgeschwindigkeiten bei der Doppelbrechung.

ordentlichen Strahl sind zwei Kugelwellen und die daraus entstehende Wellenfront durchgezogen gezeichnet, für den außerordentlichen Strahl ist die Darstellung gestrichelt ausgeführt. Die ellipsoidförmige Welle des außerordentlichen Strahls gibt die für verschiedene Raumrichtungen unterschiedlichen Lichtgeschwindigkeiten für diesen Strahl wieder. Man bezeichnet das als *Anisotropie*. Mit Hilfe eines Analysators kann man die zueinander senkrechten Polarisationsrichtungen der beiden Strahlen zeigen.

Das *Prinzip der Doppelbrechung* wird im **Polarisationsmikroskop** angewendet. *Viele biologische Substanzen sind doppelbrechend.* Setzt man polarisiertes Licht zur Betrachtung der Probe ein und einen Analysator zwischen Objektivlinse und Okular, der gekreuzt zur Polarisationsrichtung des einfallenden Lichtes steht, so ist bei homogener Probe das Gesichtsfeld dunkel. Inhomogenitäten, die auch unterschiedliche Doppelbrechung nach sich ziehen, führen zu unterschiedlichen Aufhellungen und damit zu scharfen Kontrasten in der Abbildung. Die Doppelbrechung ist überdies von der Wellenlänge abhängig, wie aus Tab. 9.1 ersichtlich ist, so daß im Polarisationsmikroskop die Abbildung farbig erscheint.

9.5.4. Optisch aktive Substanzen

So bezeichnet werden solche Substanzen, die in der Lage sind, die Polarisationsrichtung von durchgehendem polarisiertem Licht zu drehen. Setzt man beispielsweise zwischen einen Polarisator und einen Analysator in gekreuzter Stellung ein Gefäß mit einer Zuckerlösung, so hellt sich das verdunkelte Gesichtsfeld auf. Die Zuckerlösung dreht die durch den Polarisator bestimmte Polarisationsrichtung. Durch eine entsprechende Drehung des Analysators ist wieder Dunkelheit zu erzielen.

Es gibt sowohl **links-** *als auch* **rechtsdrehende Substanzen.** In der Chemie lernt man, daß diese *„optische Aktivität" vor allem bei organischen Verbindungen auftritt und mit der asymmetrischen Anordnung eines bestimmten Kohlenstoffatoms im Molekülaufbau zusammenhängt.* Die optisch aktiven Substanzen kommen vornehmlich in biologischen Systemen vor.

Am bekanntesten ist die *optische Aktivität von* **Zucker.** Es gibt die *rechtsdrehende Dextrose* und die *linksdrehende Lävulose. Wichtig ist, daß die Stärke der Drehung der Polarisationsrichtung von der Konzentration der optisch aktiven Moleküle in einer Lösung und von der Länge des Lichtweges in der Lösung abhängt.* Der Drehwinkel α ist gegeben durch

$$\alpha = \alpha_0 \cdot l \cdot C_\mathrm{m}\,, \tag{9.19}$$

mit l = Weglänge des Lichtes in der Lösung,
C_m = Massenkonzentration der optisch aktiven Substanz,
α_0 = Proportionalitätskonstante; sie ist die Winkeldrehung bei einer Massenkonzentration $1{,}00\,\mathrm{g \cdot cm^{-3}}$ und der Weglänge des Lichtes von 1 cm in der Lösung. α_0 hängt von der Wellenlänge des Lichtes und von der Temperatur ab.

Beispiel: Die Massenkonzentration einer Lösung von Dextrose soll gefunden werden, wenn der gemessene Drehwinkel der Polarisationsrichtung 12,5° beträgt. Gegeben sind:

$l = 10\,\mathrm{cm}$,
$\alpha = 12{,}5°$,
$\alpha_0 = 5{,}3° \cdot \mathrm{cm^2 \cdot g^{-1}}$.

Mit Gl. 9.19 erhält man

$$12{,}5^\circ = (5{,}3^\circ\ \mathrm{cm}^2 \cdot \mathrm{g}^{-1}) \cdot (10\ \mathrm{cm}) \cdot (C_m\ \mathrm{g} \cdot \mathrm{cm}^{-3})$$

$$C_m = \frac{12{,}5^\circ}{5{,}3^\circ\ \mathrm{cm}^2 \cdot \mathrm{g}^{-1} \cdot 10\ \mathrm{cm}} \simeq 0{,}236\ \mathrm{g} \cdot \mathrm{cm}^{-3}$$

Die Massenkonzentration der Dextrose in der Lösung beträgt $C_m \simeq 0{,}236\ \mathrm{g} \cdot \mathrm{cm}^{-3}$.

Ein Gerät, mit dem auf diese Weise die unbekannte Konzentration von optisch aktiven Substanzen in Lösungen bestimmt werden kann, heißt **Polarimeter** oder **Saccharimeter.** Dabei wird polarisiertes Licht durch die Probe geschickt und der Winkel gemessen, um den ein Analysator gedreht werden muß, um Auslöschung zu erreichen. Der gemessene Winkel ist der Winkel, um den die Polarisationsrichtung durch die optisch aktive Substanz gedreht worden ist.

10. Der Atomkern und energiereiche ionisierende Strahlung

„Jedes Teilchen ist ein Mikrokosmos und kündet getreulich die Gleichheit der Welt."

In den Betrachtungen zur Struktur der Materie wollen wir nach der Behandlung des Atoms jetzt zu noch wesentlich kleineren räumlichen Dimensionen übergehen. Gleichzeitig bekommen wir es dabei mit sehr viel energiereicherer Strahlung als bisher zu tun. Sie hat ihren Ursprung im Atomkern. Es ist nicht erstaunlich, daß mit der kleineren Ausdehnung des Atomkerns eine energiereichere Strahlung verknüpft ist. Bei der Behandlung der elektromagnetischen Strahlung lernten wir bereits, daß die Wellenlänge einer Strahlung um so geringer, ihre Energie um so größer ist, je kleiner die Ausdehnung der emittierenden Quelle ist. Typisch für das Atom sind das *sichtbare Licht* und bei kleineren Wellenlängen die *Röntgenstrahlung.* Beide Strahlungen sind charakteristisch für Quantensprünge in den Elektronenschalen der Atomhülle. Die entsprechenden Energien liegen im Bereich von einigen eV bis etwa 100 keV. Die Energien der elektromagnetischen Strahlung, die der Atomkern bei Quantensprüngen emittiert, reichen in diesen Bereich gerade noch hinein. Die für den Atomkern typischen Energien beginnen bei etwa 10 keV, können aber auch viele MeV ($=10^6$ eV) betragen. Außerdem tritt vom Atomkern emittierte *radioaktive Strahlung* auf.

Während wir es beim Atom mit einer räumlichen Ausdehnung von etwa 10^{-10} m zu tun haben, hat der Atomkern einen Durchmesser von der Größenordnung 10^{-14} m. Das konnte bereits RUTHERFORD in seinen bahnbrechenden Experimenten vor mehr als 60 Jahren zeigen.

In diesem Kapitel wird die Behandlung des Atomkerns und die von ihm ausgehende radioaktive Strahlung die zentrale Rolle spielen. Der Durchgang dieser Strahlung durch Materie ist wegen der ionisierenden Wirkung von großer Bedeutung für biologische Systeme. Der *biologischen Wirkung* und der Strahlenempfindlichkeit von Zellen, Gewebe und Organen muß daher große Aufmerksamkeit geschenkt werden. Die Bedeutung der dem Atomkern entstammenden Strahlung ist darüber hinaus vielfältig in der Anwendung bei der Aufklärung biologischer Funktionen, in Diagnostik und Therapie.

10.1. Der Atomkern und seine Bausteine

Wir wissen bereits, daß das Wasserstoffatom das einfachste Atom darstellt. Es besteht wie alle Atome aus dem Atomkern und – im Fall des Wasserstoffes – einem Elektron in der inneren Elektronenschale. Auch der Atomkern des Wasserstoffatoms ist der einfachste vorkommende Atomkern. Er ist das Proton, ein Bestandteil aller Atomkerne. Das Neutron ist der andere Bestandteil aller Atomkerne außer dem des Wasserstoffatoms. Die Atomkerne sind aus **Protonen** und **Neutronen** zusammengesetzt; diese beiden Bestandteile werden auch als **Nukleonen** bezeichnet.

Das Proton trägt eine positive elektrische Ladung, die exakt bis auf das Vorzeichen der des Elektrons gleicht. *Das Neutron ist ungeladen.* Masse und Ladung der Nukleonen bezieht man zumeist auf das Elektron. Im folgenden sind diese Größen zusammengestellt:

Ladung des Elektrons $= -e$,
Ladung des Protons $= +e$,
Ladung des Neutrons $= 0$.

Masse des Elektrons $m_e = 9{,}11 \cdot 10^{-31}$ kg
Masse des Protons $m_p = 1836\, m_e$
Masse des Neutrons $m_n = 1839\, m_e$

Die Masse des Neutrons ist also etwas größer als die des Protons. *Die Radien von Proton und Neutron betragen etwa*

10^{-15} m = 1 Fermi oder 1 femtometer = 1 fm.

(Enrico Fermi, 1901–1954).

Die Anzahl der Protonen in einem Atomkern wird mit Z bezeichnet und **Kernladungszahl** genannt. Sie ist gleichzeitig die **Ordnungszahl** des Elementes dieser Atomsorte und bestimmt die Position im Periodischen System der Elemente. Die Anzahl der Neutronen im Atomkern wird mit N bezeichnet. Die Anzahl der Nukleonen im Atomkern ist demnach $A = N + Z$.

Die *elektrische Ladung* des Atomkerns wird allein durch die Protonen bestimmt; sie beträgt $+Z \cdot e$. Das ungeladene (neutrale) Atom wird somit durch die Ladung der Protonen $+Z \cdot e$ im Atomkern und durch die Ladung $-Z \cdot e$ der Elektronen in der Atomhülle bestimmt. Die Neutronen sind ungeladen und tragen daher zur *Ladung des Atomkerns* nicht bei. Sie sind jedoch an der *Masse des Atomkerns* beteiligt. Daher wird die Zahl $A = N + Z$ auch als **Massenzahl** bezeichnet. Außer dem einfachen Atomkern des Wasserstoffatoms enthalten alle Kerne außer den Protonen auch Neutronen.

Ein Kern kann neben einer bestimmten Anzahl Z von Protonen verschiedene Anzahlen N von Neutronen aufweisen. Betrachten wir als Beispiel den Wasserstoff. Die meisten Atome des Elementes Wasserstoff enthalten den Kern in einfachster Form, als Proton. Ein geringer Anteil der Wasserstoffatome – etwa 0,015% – kommt in der Natur in Form des „schweren Wasserstoff", auch **„Deuterium"** genannt, vor. Der Kern dieses Atoms enthält außer dem Proton auch ein Neutron. Dieses Atom ist also etwa doppelt so schwer wie das leichte Wasserstoffatom. Statt des chemischen Symbols „H", wie für Wasserstoff, wird für den schweren Wasserstoff auch das Symbol „D" benutzt.

Es gibt in äußerst geringen Mengen auch noch eine dritte Form des Wasserstoffs, der als „überschwerer Wasserstoff", oder **„Tritium"**, bezeichnet wird. Der Kern dieses Atoms enthält außer dem Proton zwei Neutronen. Dieses Atom ist demnach etwa dreimal so schwer wie das leichte Wasserstoffatom. Als chemisches Symbol wird anstelle von „H" für den überschweren Wasserstoff auch das Symbol „T" verwendet.

Während die Ausdrücke „Deuterium" und „Tritium" für das neutrale Atom gelten, werden für die Kerne die Begriffe „Deuteron" und „Triton" benutzt. *Atomarten mit der gleichen Anzahl von Protonen (Z) aber mit unterschiedlichen Anzahlen von Neutronen (N) im Kern, also auch mit unterschiedlichem $A = Z + N$ werden als* **Isotope** *bezeichnet.* Wir kennen also *3 Isotope des Wasserstoffs;* man sagt auch Wasserstoff-Isotope. Sie sind in Abb. 10.1 abgebildet.

Zur Unterscheidung der Isotope wird links oberhalb des chemischen Symbols die Massenzahl A angegeben. Da die Anzahl der Protonen durch das chemische Symbol festgelegt ist, ergibt sich aus $A = Z + N$ auch die Anzahl der Neutronen. Bisweilen wird die Anzahl der Protonen Z zusätzlich links unten vom chemischen Symbol angefügt. Für die Isotope des Wasserstoffs ergibt sich dann die folgende Symbolik:

Wasserstoff	${}^{1}_{1}H$
Deuterium	${}^{2}_{1}H$ oder ${}^{2}_{1}D$
Tritium	${}^{3}_{1}H$ oder ${}^{3}_{1}T$

Vereinfacht kann man schreiben:

${}^{1}H$, ${}^{2}H$ oder ${}^{2}D$, ${}^{3}H$ oder ${}^{3}T$.

In der Literatur findet man manchmal auch die Schreibweise:

H-1, H-2, H-3.

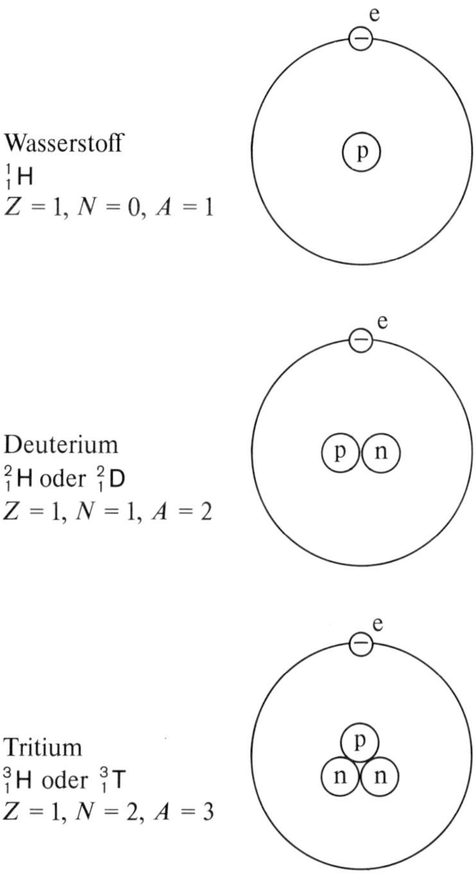

Abb. 10.1. Die 3 Isotope des Wasserstoffs in schematischer Darstellung.

Als weiteres Beispiel sind in Abb. 10.2 die *Isotope des Helium* dargestellt. In der Natur kommen zwei Helium-Isotope vor, das He-3 und das He-4. Der Atomkern des Helium-Atoms enthält 2 Protonen und 1 oder 2 Neutronen.

Das am häufigsten vorkommende Helium-Isotop ist He-4. He-3 kommt nur mit einer Häufigkeit von 0,00015% in der Natur vor.

In Tab. 10.1 sind die Isotope einiger leichter Elemente zusammengestellt. Es ist daraus zu ersehen, daß es *die in der Natur vorkommenden* **stabilen Isotope** gibt, die in der Tabelle mit ihrem prozentualen Vorkommen aufgeführt sind und daß es **radioaktive Isotope** gibt, die zumeist künstlich erzeugt sind. Der Behandlung der Radioaktivität ist der nächste Abschnitt gewidmet. Hier soll noch auf eine bedeutsame Eigenschaft der Atomkerne hingewiesen werden.

Tab. 10.1. Die Isotope einiger leichter Elemente. In den Bemerkungen ist der Prozentsatz im natürlichen Vorkommen oder die Kennzeichnung als radioaktives Isotop angegeben; β-radioaktiv.

Element	Z	N	A	Symbol	Bemerkungen
Wasserstoff	1	0	1	^{1}H	99,985%
	1	1	2	^{2}H o. ^{2}D	0,015%
	1	2	3	^{3}H o. ^{3}T	radioaktiv (β)
Helium	2	1	3	^{3}He	0,00015%
	2	2	4	^{4}He	99,99985%
	2	4	6	^{6}He	radioaktiv (β)
Lithium	3	3	6	^{6}Li	7,52%
	3	4	7	^{7}Li	92,48%
	3	5	8	^{8}Li	radioaktiv (β)
Kohlenstoff	6	4	10	^{10}C	radioaktiv (β)
	6	5	11	^{11}C	radioaktiv (β)
	6	6	12	^{12}C	98,89%
	6	7	13	^{13}C	1,11%
	6	8	14	^{14}C	radioaktiv (β)
	6	9	15	^{15}C	radioaktiv (β)
Sauerstoff	8	8	16	^{16}O	99,76%
	8	9	17	^{17}O	0,04%
	8	10	18	^{18}O	0,20%
	8	11	19	^{19}O	radioaktiv (β)

Wir haben gesehen, daß die Kerne aus den positiven Protonen und den ungeladenen Neutronen zusammengesetzt sind. Die Tatsache, daß es stabile Kerne gibt, daß also beispielsweise der Kern O-16 mit seinen 8 Protonen nicht aufgrund der elektrostatischen Abstoßung auseinandergetrieben wird, führte – historisch gesehen – zu der Vorstellung, daß eine stärkere Kraft im Atomkern wirken muß, die den Kern zusammenhält. Wir wissen inzwischen aufgrund vieler Untersuchungen, daß es die stärkste von **4 fundamentalen Kräften** ist; diese Kraft wird als **Kernkraft** bezeichnet, ihre detaillierten Eigenschaften sind erst in groben Zügen geklärt. Sie ist für die Bindung der Nukleonen im Kern verantwortlich und wirkt zwischen ihnen anziehend und unabhängig von der Ladung der Nukleonen. Das bedeutet, daß die Kernkraft zwischen zwei Protonen ebenso stark und anziehend wie zwischen zwei Neutronen oder zwischen einem Proton und einem Neutron ist. Trotz der elektrostatischen Abstoßung zwischen den Protonen hält die starke Kernkraft den Atomkern zusammen.

He – 3
$^3_2$He oder ^{3}He
$Z = 2, N = 1, A = 3$

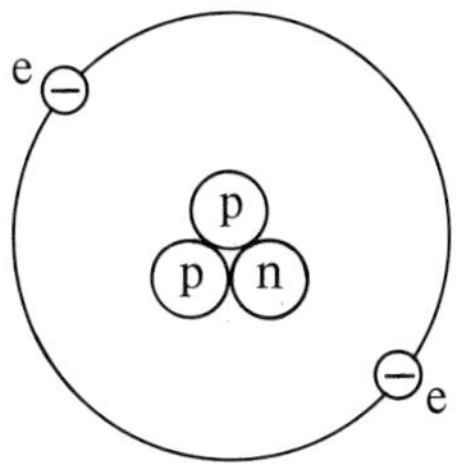

He – 4
$^4_2$He oder ^{4}He
$Z = 2, N = 2, A = 4$

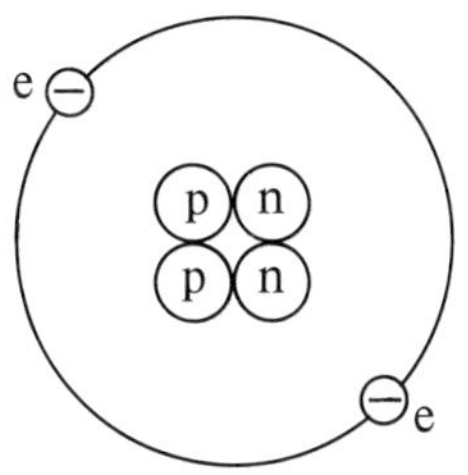

Abb. 10.2. Die 2 Isotope des Helium in schematischer Darstellung.

Es gibt im Atomkern noch eine weitere Kraft, die allerdings im Vergleich zur starken Kernkraft sehr schwach ist. Sie wird daher als **„schwache Kraft"** bezeichnet. Sie ist für den radioaktiven β-Zerfall verantwortlich. Sie braucht jedoch bei der phänomenologischen Betrachtung der Radioaktivität nicht genauer berücksichtigt zu werden. Eine Zusammenstellung der 4 fundamentalen Kräfte mit ihren wesentlichen Eigenschaften ist in Tab. 10.2 gegeben.

Wir sehen daraus, daß es beträchtliche Unterschiede zwischen den einzelnen Kräften gibt.

Tab. 10.2. Die fundamentalen Kräfte.

Art der Kraft	Wirkungsbereich	Reichweite	Relative Stärke
Kernkraft	Nukleonen	$< 10^{-15}$ m	1
Elektromagnetische Kraft	geladene Teilchen	unendlich, $\sim \frac{1}{r^2}$	10^{-2}
Schwache Kraft	β-Zerfall	sehr kurz	10^{-15}
Gravitationskraft	Massen	unendlich, $\sim \frac{1}{r^2}$	10^{-38}

Für unsere vorangegangenen Betrachtungen ist wesentlich, daß die Kernkraft zwar nur eine sehr kurze Reichweite hat – sie wirkt nur, wenn zwei Nukleonen dicht beieinander sind – dann aber ist sie 100mal so stark wie die elektrostatische Kraft und anziehend, unabhängig von der Art der Ladung. In Tab. 10.2 ist willkürlich die relative Stärke aller Kräfte auf die stärkste Kraft, die Kernkraft bezogen. Wir sehen in Tab. 10.2 auch, daß die schwache Kraft 15 Größenordnungen schwächer als die Kernkraft und auch noch wesentlich schwächer als die elektromagnetische Kraft also beispielsweise die elektrostatische Abstoßung zwischen zwei Protonen ist. Nur die Gravitationskraft ist noch schwächer. Die Reichweite der schwachen Kraft ist noch kürzer als die der Kernkraft.

10.2. Radioaktivität

Die Atomkerne der meisten in der Natur vorkommenden Atome sind stabil. **Stabile Kerne** ändern sich nicht, wenn sie unbeeinflußt bleiben; sie ändern nicht ihre Zusammensetzung aus Protonen und Neutronen, und sie geben auch keine Energie in Form irgendeiner Strahlung ab. Mit den Mitteln der modernen Kernphysik ist es möglich, die Zusammensetzung eines in der Natur vorkommenden Isotops zu ändern. Man verändert dann die Zusammensetzung des Atomkerns aus Protonen und Neutronen und stellt danach häufig fest, daß die neue Konstellation nicht mehr stabil ist, der Atomkern ist instabil geworden. Er emittiert energiereiche Strahlung und wandelt sich dabei in einen anderen Kern, mit einer anderen Zusammensetzung aus Protonen und Neutronen um. Wir haben den Atomkern eines radioaktiven Isotops erzeugt, der sich nach einer bestimmten Zeit umwandelt. In Tab. 10.1 sind neben stabilen Atomkernen auch radioaktive aufgeführt. Man stellt bei den leichten Elementen fest, daß zumeist die Isotope stabil sind, bei denen die Atomkerne etwa gleiches Z und N aufweisen. Bei größeren Unterschieden, wie beispielsweise bei He-6, Li-8, C-15 und O-19, sind die Atomkerne radioaktiv.

Radioaktivität *ist ein Phänomen des Atomkerns* und hängt nicht von den Vorgängen in der Atomhülle, also nicht von der Struktur der Elektronenschalen ab. Der radioaktive Zerfall bleibt somit unbeeinflußt von chemischen und physikalischen Vorgängen, die sich in der Atomhülle abspielen. Wenn wir von Radioaktivität sprechen, dann meinen wir die Eigenschaft von radioaktiven Stoffen insofern, als sie Quellen radioaktiver Strahlung darstellen. Es gibt zahlreiche radioaktive Isotope, einige natürlich vorkommende, die meisten jedoch künstlich erzeugt.

Bereits im Jahre 1896 entdeckte Henri Becquerel (1852–1908), daß **Uran** eine Strahlung emittiert, die in der Lage ist, photographisches Material zu schwärzen. Becquerel hatte den ersten radioaktiven Stoff entdeckt. Bis 1898 hatten Marie Curie (1867–1934) und ihr Mann Pierre (1859–1906) zwei weitere radioaktive Stoffe entdeckt, **Polonium** und **Radium.** Der Name Polonium wurde zu Ehren des Heimatlandes von Marie Curie, Polen, gewählt. Der Name Radium besagt „das Strahlende".

Diese früh entdeckten radioaktiven Stoffe, es handelte sich damals stets um die Radioaktivität von Elementen mit mehreren Isotopen, gehören zu den natürlich vorkommenden radioaktiven Stoffen. Inzwischen werden die meisten radioaktiven Stoffe künstlich hergestellt.

Sehr bald nach der Entdeckung der ersten radioaktiven Stoffe fand man, daß sie **drei verschiedene Arten von Strahlen** aussenden, die mit den ersten drei griechischen Buchstaben bezeichnet wurden:

1. **Alpha (α)-Strahlen,** das sind die positiv geladenen Atomkerne des Helium-Atoms,
2. **Beta (β)-Strahlen,** das sind Elektronen,
3. **Gamma (γ)-Strahlen,** das ist elektromagnetische Strahlung.

Die von radioaktiven Stoffen emittierte Strahlung kann somit neben der bereits bekannten elektromagnetischen Strahlung auch Teilchenstrahlen enthalten.

Die γ-Strahlung unterscheidet sich damit prinzipiell nicht von der Röntgenstrahlung. Photonen der Röntgenstrahlung können die gleiche Energie aufweisen wie Photonen der γ-Strahlung. Es kommen jedoch auch sehr viel höhere Energien vor. Die Unterschiede bestehen vor allem in der Quelle der Strahlung. Während das Röntgen-Photon aus einem Quantensprung der Elektronen in der Atomhülle herrührt, stammt das Photon der γ-Strahlung aus einem *Quantensprung im Atomkern.* Auch im Atomkern gibt es neben einem energetisch niedrigsten Zustand, dem Grundzustand, angeregte Zustände, so daß Quantensprünge zwischen den Zuständen, und damit Absorption und Emission von Photonen auf ähnliche Weise möglich sind wie in der Atomhülle.

Es gibt eine große Zahl radioaktiver Stoffe, von denen einige wichtige Anwendung in der Medizin gefunden haben. In Tab. 10.3 sind solche radioaktiven Stoffe, man spricht von **Radionukliden** aufgeführt. Man spricht immer dann von „Nukliden“, wenn man im Einzelfall ein bestimmtes Z und ein bestimmtes N im Auge hat, wie in Tab. 10.3, aber auch Kerne mit verschiedenem Z gegenüberstellt. Den Begriff „Isotop“ beschränkt man auf Atomsorten eines Elementes, also auf festes Z und denkt dabei an die veränderliche Neutronenzahl N, also an die Isotope eines Elementes.

Tab. 10.3. Eigenschaften einiger radioaktiver Stoffe.

Radionuklid	Strahlungsart	Energie der Strahlung/keV
Tritium	β	18
Kohlenstoff-14	β	156
Kobalt-60	β, γ	1170, 1330
Strontium-90	β	540
Jod-131	β	250, 610, 810,
	γ	80...730
Caesium-137	β	510, 1180
	γ	660

Wir können anhand der Tab. 10.3 einige wesentliche Dinge erkennen. Es gibt unter den radioaktiven Stoffen solche, deren Strahlungsenergie vergleichbar mit der Energie von Röntgenstrahlung ist. Im allgemeinen jedoch liegen die Energien wesentlich höher. Das liegt daran, daß die für den Atomkern typischen Energien wesentlich höher sind als die in der Atomhülle vorkommenden Energien.

10.2.1. Die radioaktive Umwandlung

Der radioaktive Atomkern eines gegebenen Isotops emittiert nicht alle drei Strahlenarten gleichzeitig. Einige Kerne emittieren α-Teilchen, andere geben β-Teilchen ab, während die Emission von γ-Strahlung die zuerst aufgeführten Strahlenarten begleiten kann. Wir können also von einer bestimmten **Zerfallsart,** vom **α-Zerfall** oder vom **β-Zerfall,** eines Atomkerns sprechen, worauf häufig auch noch ein **γ-Zerfall** erfolgt.

Wir wissen bereits, daß die Emission dieser drei Strahlenarten aus dem Atomkern erfolgt. Betrachten wir als Beispiel den radioaktiven Zerfall eines Radium (Ra)-Isotops, eines natürlich vorkommenden radioaktiven Stoffes, der bereits um die Jahrhundertwende vom Ehepaar CURIE beobachtet worden ist. Ra-226 hat einen Atomkern mit $Z=88$ und $A=226$, also mit 88 Protonen und $A-Z=138$ Neutronen. Dieser Kern macht einen α-Zerfall, er emittiert ein α-Teilchen, einen He-4-Kern. Der Kern Ra-226 verliert also die 2 Protonen und die 2 Neutronen des He-4-Kerns, und es entsteht als „Tochterprodukt“ das Isotop eines anderen Elements, Radon-222 (Rn-222). Es hat eine **radioaktive Umwandlung** stattgefunden, die in Abb. 10.3 dargestellt ist.

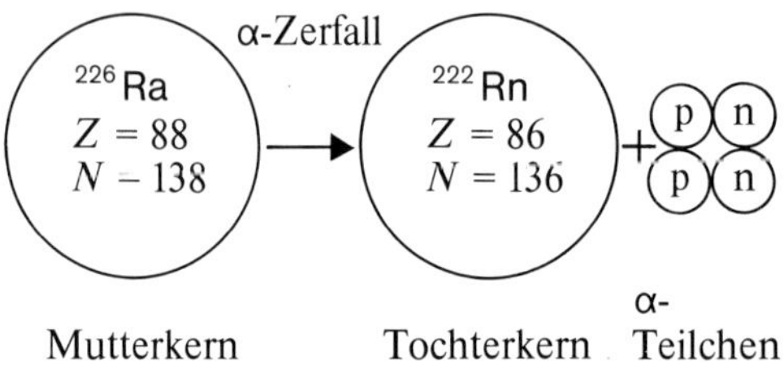

Abb. 10.3. Der α-Zerfall des Ra-226.

Der Mutterkern Ra-226 hat sich in den Tochterkern Rn-222 und ein α-Teilchen umgewandelt. Das Tochterprodukt des α-Zerfalls von Ra-226 ist Rn-222. Dieser **α-Zerfall** kann schematisch auch durch folgende „Zerfallsgleichung“ dargestellt werden:

$$^{226}_{88}\mathrm{Ra} \xrightarrow{\alpha} {}^{222}_{86}\mathrm{Rn} + {}^{4}_{2}\mathrm{He}\,.$$

Die *allgemeine Zerfallsgleichung für den* **α-Zerfall** lautet:

$$^{A}_{Z}\mathrm{X} \xrightarrow{\alpha} {}^{A-4}_{Z-2}\mathrm{Y} + {}^{4}_{2}\mathrm{He}\,. \tag{10.1}$$

Daraus ist die Änderung von Masse und Ladung des Atomkernes beim α-Zerfall klar zu erkennen: Aufgrund der Emission eines α-Teilchens wandelt sich der Mutterkern des Elementes $^{A}_{Z}\mathrm{X}$ mit der Massenzahl A und der Kernladungszahl Z in einen Tochterkern des Elementes $^{A-4}_{Z-2}\mathrm{Y}$ mit der Massenzahl $A-4$ und der Kernladung $Z-2$ um. Die *Emission des α-Teilchens mit der Massenzahl 4 und der Kernladungszahl 2 führt zur Änderung der Masse um 4 Einheiten und der Ladung des Kernes um 2 Einheiten.* Diese Änderung wird als radioaktive Umwandlung bezeichnet.

Auch der **β-Zerfall** führt zu einer radioaktiven Umwandlung. Wir wissen, daß dabei aus dem Atomkern (nicht aus der Atomhülle) ein Elektron mit einer negativen Ladung emittiert wird. Im Atomkern existieren jedoch nur Protonen und Neutronen und keine Elektronen. Wir können uns die radioaktive Umwandlung so vorstellen, daß sich im

Atomkern ein Neutron (n), das ja neutral ist, in ein positives Proton (p) umwandelt und dafür ein negatives Elektron (e^-) abgibt:

$$n \rightarrow p + e^- + \bar{\nu}\,.$$

Dabei wird noch ein weiteres Teilchen, das ohne Ladung und masselos ist und *Antineutrino* heißt, abgegeben, was jedoch für unsere Betrachtungen der radioaktiven Umwandlung ohne Bedeutung ist. Für uns ist wichtig, daß beim β-Zerfall eine Umwandlung erfolgt, die dazu führt, daß das Tochterprodukt 1 Neutron weniger und dafür 1 Proton mehr enthält. Das bedeutet, daß die Massenzahl A ungeändert bleibt und die Ladung des Tochterkerns um 1 Einheit erhöht ist. Wir zeigen das am Beispiel des β-Zerfalls vom Tritium in Abb. 10.4

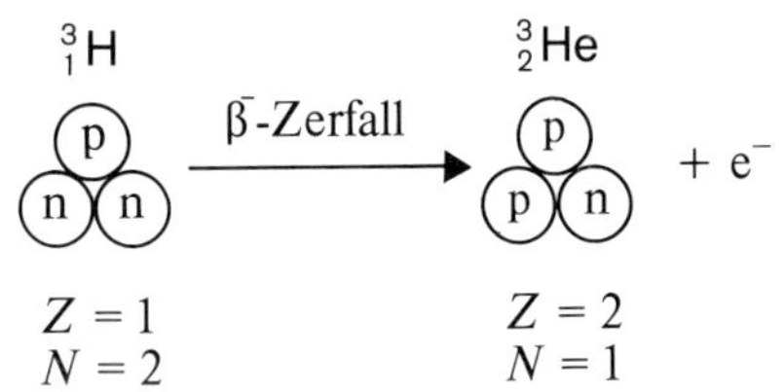

Abb. 10.4. Der β-Zerfall des Tritium.

Durch die beschriebene Umwandlung ist aus dem Mutterkern H-3 der Tochterkern He-3 entstanden, wobei ein negatives Elektron emittiert wurde. Das oben erwähnte Antineutrino haben wir in Abb. 10.4 unberücksichtigt gelassen. Die schematische Zerfallsgleichung für diesen Zerfall lautet:

$${}^3_1H \xrightarrow{\beta^-} {}^3_2He + e^- + \bar{\nu}.$$

Mit β^- wird angedeutet, daß ein Elektron (e^-) emittiert wird.

Die allgemeine Zerfallsgleichung für diesen **β⁻-Zerfall** wird wie folgt geschrieben:

$${}^A_ZX \xrightarrow{\beta^-} {}_{Z+1}^{\;\;A}Y + e^- + \bar{\nu} \tag{10.2}$$

Daraus ist zu ersehen, daß *beim β^--Zerfall die Massenzahl A ungeändert* bleibt, es wird kein Proton oder Neutron emittiert, nur eine Umwandlung eines Neutrons in ein Proton findet statt:

$$A\ (\text{vorher}) \;= Z + N,$$
$$A\ (\text{nachher}) = (Z+1) + (N-1) = A\ (\text{vorher}).$$

Die Kernladungszahl Z nimmt um 1 Einheit zu.

Es gibt noch eine zweite Art des β-Zerfalls bei künstlich erzeugten Isotopen, die im Vergleich zur Anzahl der Neutronen im Kern eine relativ hohe Anzahl von Protonen und damit einen Überschuß an positiver Ladung aufweisen. In Tab. 10.1 ist das beispielsweise der Kern C-10 ($Z = 6$, $N = 4$). Dieser Kern ist in der Tabelle als radioaktiv (β) angegeben. Der Kern emittiert ein „Positron“ statt eines Elektrons, ein Teilchen, das dem Elektron gleicht, außer daß es eine positive Ladung trägt.

Die schematische Zerfallsgleichung für diesen Zerfall lautet:

$$^{10}_{6}C \xrightarrow{\beta^+} {}^{10}_{5}B + e^+ + \nu$$

Die allgemeine Zerfallsgleichung für den **β^+-Zerfall** lautet:

$$^{A}_{Z}X \xrightarrow{\beta^+} {}_{Z-1}^{A}Y + e^+ + \nu \quad (10.3)$$

Im Gegensatz zum β^--Zerfall können wir uns beim β^+-Zerfall vorstellen, daß ein Proton im Atomkern in ein Neutron umgewandelt wird. *Daraus ist zu ersehen, daß die radioaktive Umwandlung des β^+-Zerfalls ebenfalls die Massenzahl A ungeändert läßt, während die Kernladungszahl Z um 1 Einheit herabgesetzt wird.*

Auf den radioaktiven α- bzw. β-Zerfall folgt im allgemeinen ein **γ-Zerfall.** Die radioaktive Umwandlung läßt den Tochterkern häufig in einem angeregten Zustand zurück, der durch Emission eines γ-Quants (elektromagnetische Strahlung) in den Grundzustand übergeht.

Eine radioaktive Umwandlung findet beim γ-Zerfall nicht statt. Die allgemeine Gleichung für den γ-Zerfall lautet:

$$^{A}_{Z}X^* \xrightarrow{\gamma} {}^{A}_{Z}X + \gamma \quad (10.4)$$

Der Stern (*) deutet an, daß sich der Atomkern im angeregten Zustand befindet.

10.2.2. Halbwertszeit und Lebensdauer

Hier sollen zunächst einige Bemerkungen über das *Wesen des radioaktiven Zerfalls* gemacht werden. *Der Zerfall eines individuellen Atomkerns einer radioaktiven Substanz ist ein Zufallsereignis.* Was bedeutet das? Wenn wir einen solchen Atomkern beobachten könnten, so würden wir eventuell sehr lang warten müssen, bis sein Zerfall passiert. Der Zerfall eines anderen Kerns der gleichen radioaktiven Substanz geschieht unter Umständen sehr bald. Wenn wir eine bestimmte größere Menge dieser radioaktiven Substanz vorliegen haben, die eine große Anzahl von Kernen der gleichen Art enthält, so wird eine gewisse Anzahl von Kernen sehr bald zerfallen, im nächsten kurzen Zeitabschnitt wird wieder eine Anzahl von Kernen zerfallen und so fort. Aus der Zufälligkeit des einzelnen Zerfalls ergibt sich für eine große Anzahl gleicher Kerne eine Gesetzmäßigkeit für den radioaktiven Zerfall, *das Zerfallsgesetz,* das wir uns jetzt klarmachen wollen. Wir bleiben aber dabei, daß es keine Möglichkeit gibt, für den einzelnen Atomkern vorauszusagen, wann er zerfällt. Wir können nur ein Zerfallsgesetz für die Gesamtheit der vorhandenen Kerne einer radioaktiven Substanz formulieren.

Betrachten wir den Zerfall einer großen Anzahl von Tritium-Atomen. Das Wesen des radioaktiven Zerfalls einer großen Menge von Atomen der gleichen Art ist mit einer charakteristischen Zeit verknüpft, die als **Halbwertszeit** $T_{\frac{1}{2}}$ bezeichnet wird. Sie ist auf die folgende Weise definiert (Abb. 10.5): Zu Beginn sei N_0 die Anzahl von ^3H-Atomen. Nach der Halbwertszeit $T_{\frac{1}{2}}$, sie beträgt für Tritium 12,5 Jahre, ist die Hälfte der Atome zerfallen. Die Probe enthält dann $\frac{1}{2} N_0$ ^3H-Atome und $\frac{1}{2} N_0$ ^3He-Atome. Zu diesem

Zeitpunkt können wir so tun, als ob wir eine Probe von $\frac{N_0}{2}$ ^{3}H-Atomen hätten, deren Zerfall wir beobachten, ohne zu wissen, was vorher geschehen ist. Das bedeutet, daß nach der Halbwertszeit $T_{\frac{1}{2}}$ wieder die Hälfte, also $\frac{1}{2} \cdot \frac{N_0}{2} = \frac{N_0}{4}$ ^{3}H-Atome zerfallen sind. Insgesamt sind nach 2 Halbwertszeiten $\frac{N_0}{2} + \frac{N_0}{4} = \frac{3}{4} N_0$ ^{3}H-Atome zerfallen, die jetzt alle als ^{3}He-Atome vorliegen. Auf diese Weise setzt sich der Zerfall fort. *In jedem Zeitintervall $T_{\frac{1}{2}}$ zerfällt die Hälfte der gerade noch verfügbaren radioaktiven Atome (genauer Atomkerne).* Das ist die Bedeutung der Halbwertszeit.

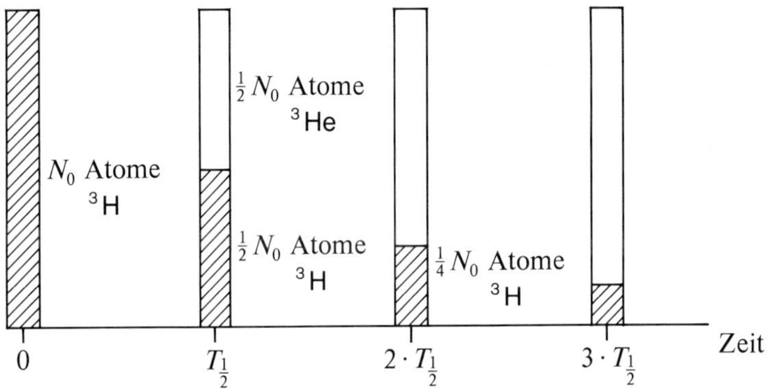

Abb. 10.5. Der radioaktive Zerfall von ^{3}H → ^{3}He .

In Abb. 10.6 ist dieser Zerfall in allgemeiner Form dargestellt. Die Form dieser Zerfallskurve ist mathematisch durch eine Exponentialfunktion darstellbar. Für die Anzahl N der zu einer bestimmten Zeit t noch übriggebliebenen, also der noch nicht zerfallenen, Atome gilt **das Zerfallsgesetz**

$$N = N_0 \cdot e^{-\lambda \cdot t} \tag{10.5}$$

mit

λ = *Zerfallskonstante*
N_0 = Anzahl der radioaktiven Atome zur Zeit $t = 0$, beispielsweise zu Beginn der Messung.

Welchen Zusammenhang gibt es zwischen der Zerfallskonstanten λ und der Halbwertszeit $T_{\frac{1}{2}}$? Mit Hilfe von Gl. 10.5 erhalten wir für $t = T_{\frac{1}{2}}$ und $N = \frac{N_0}{2}$

$$N = \frac{N_0}{2} = N_0 \cdot e^{-\lambda \cdot T_{\frac{1}{2}}}$$

und daraus

$$\frac{1}{2} = e^{-\lambda \cdot T_{\frac{1}{2}}} .$$

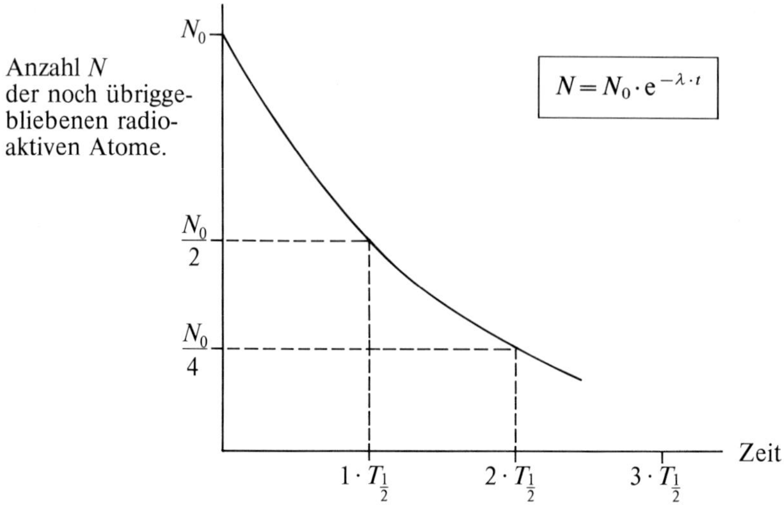

Abb. 10.6. Die Kurve des radioaktiven Zerfalls.

Durch Logarithmieren erhalten wir

$$T_{\frac{1}{2}} = \frac{\ln 2}{\lambda} = 0{,}693 \cdot \frac{1}{\lambda} = 0{,}693 \cdot \tau\,,$$

den *Zusammenhang zwischen der Halbwertszeit* $T_{\frac{1}{2}}$, *der Zerfallskonstanten* λ *und der mittleren Lebensdauer* τ. τ ist die für alle radioaktiven Atome einer Sorte gemittelte Lebensdauer eines Atoms. Wir ersehen daraus nochmals, daß eine Lebensdauer für ein radioaktives Atom nur als Mittelwert über eine große Anzahl von Kernen zu gewinnen ist. Die Lebensdauer eines herausgegriffenen individuellen Atoms bleibt unbestimmt und dem Zufall überlassen. Wir können noch weiteres aus dem Zerfallsgesetz entnehmen. Bei einer Messung mit einer radioaktiven Substanz erfassen wir den Zerfall der radioaktiven Atome durch die Messung der emittierten Strahlung mit Hilfe eines Detektors, also beispielsweise der emittierten α-Teilchen beim α-Zerfall des Ra-226. Wir messen dabei den Bruchteil ΔN der in der kurzen Zeitspanne Δt zerfallenden Atome und nennen

$$A = \frac{\Delta N}{\Delta t}$$

die **Aktivität einer radioaktiven Substanz.** Das ist ein Differenzenquotient. Der Differentialquotient gibt uns dann die Änderung der zu jedem Zeitpunkt t noch vorhandenen radioaktiven Atome, bedingt durch den Zerfall, an. Wir erhalten also mit Gl. 10.5 die *Definition der Aktivität*

$$A = -\frac{\mathrm{d}N}{\mathrm{d}t} = \lambda N_0 e^{-\lambda t} = \lambda \cdot N\,. \qquad (10.6)$$

Das Minuszeichen gibt an, daß N abnimmt, wenn die Zeit t zunimmt. Die Aktivität nimmt demnach ebenso wie die Anzahl N der noch vorhandenen radioaktiven Atome ab. Aus Gl. 10.6 können wir entnehmen, daß die Aktivität einer radioaktiven Substanz proportional zu N und zu λ ist. Das bedeutet, daß bei einer bestimmten Anzahl N von radioaktiven Atomen die Aktivität A um so größer ist, je größer die Zerfallskonstante ist. Wegen $T_{\frac{1}{2}} \sim \frac{1}{\lambda}$ bedeutet das also, daß die Aktivität bei bestimmtem N um so größer ist, je kürzer die Halbwertszeit der radioaktiven Atome ist. In Gl. 10.6 setzen wir $\lambda N_0 = A_0$. Das ist die Aktivität zur Zeit $t=0$, die Anfangsaktivität. Es gilt also auch

$$A = A_0 \cdot e^{-\lambda t}. \tag{10.7}$$

Aus Gl. 10.6 entnimmt man die *Einheit der Aktivität*

$$[A] = 1 \cdot s^{-1} = 1 \text{ Becquerel} = 1 \text{ Bq}.$$

Als *ältere Einheit der Aktivität* ist noch in Verwendung $1 \text{ Curie} = 1 \text{ Ci} = 3{,}7 \cdot 10^{10}$ Bq.

Zur bequemen Bestimmung der Zerfallskonstanten wählt man häufig eine halblogarithmische graphische Darstellung.

Wenn man Gl. 10.7 logarithmiert, ergibt sich

$$\log A = \log A_0 - \lambda \cdot t \cdot \log e = C_1 - (\lambda \cdot t) \cdot C_2,$$

wobei C_1 und C_2 Konstanten sind.

Man erkennt daraus, daß $\log A = f(t)$ ist; das Aufsuchen der Logarithmen bleibt einem erspart, wenn man die graphische Auftragung in halblogarithmischem Koordinatenpapier vornimmt, in dem die Ordinate logarithmisch wie in Abb. 10.7 geteilt ist. In dieses Papier trägt man die Meßwerte A, die Aktivität, in Abhängigkeit von der Zeit t ein. Die negative Steigung ist die Zerfallskonstante $\lambda = \frac{\ln 2}{T_{\frac{1}{2}}}$.

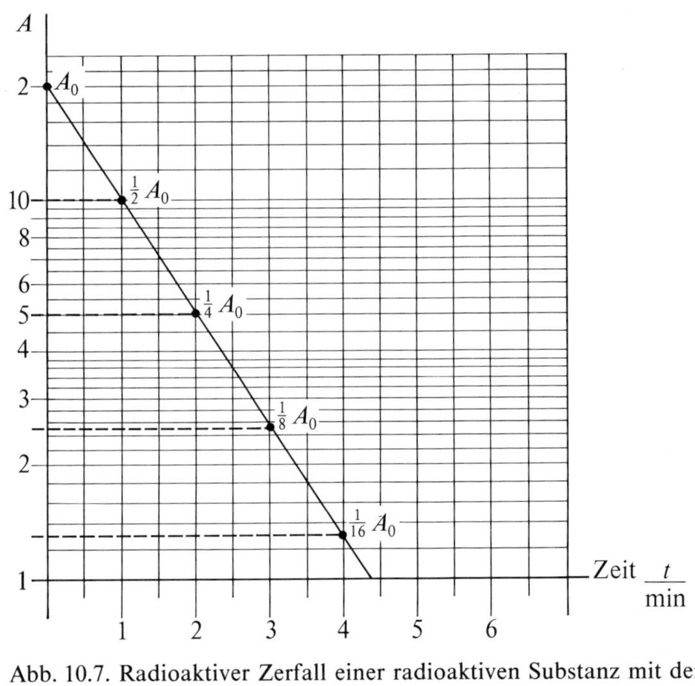

Abb. 10.7. Radioaktiver Zerfall einer radioaktiven Substanz mit der $T_{\frac{1}{2}} = 1$ min.

In Abb. 10.7 wurde eine fiktive Halbwertszeit $T_{\frac{1}{2}} = 1\,\text{min}$ angenommen, die leicht ablesbar ist.

10.2.3. Die künstliche Radioaktivität

Nur wenige radioaktive Isotope lassen sich aus natürlichen Mineralien gewinnen, kommen in der Natur vor. Das bereits erwähnte Ra-226 ist ein Beispiel. Die meisten radioaktiven Isotope werden heute jedoch *künstlich* erzeugt, und zwar in Kernreaktoren. Die Produkte der Kernspaltungsreaktion führen zu einer großen Menge an radioaktiven Substanzen in den verbrauchten Brennelementen. In komplizierten Verfahren können daraus radioaktive Isotope gewonnen werden. Zwei Beispiele hierfür sind Strontium-(Sr)90 und Caesium-(Cs)137. Diese radioaktiven Isotope sind Nebenprodukte bei der Umwandlung von Kernenergie.

Es stehen jedoch auch andere Verfahren zur Verfügung, mit deren Hilfe radioaktive Isotope hergestellt werden können. *Stabile Kerne können durch Anlagerung von Neutronen radioaktiv werden.* Das liegt daran, daß bei den in der Natur vorkommenden stabilen leichten Atomen die Zahl der Protonen und die Zahl der Neutronen etwa gleich sind. Bei zu großer Abweichung versucht die Natur diesen stabilen Zustand durch β-Zerfall wieder zu erreichen. Ist die Zahl der Neutronen zu groß, dann erfolgt β^--Zerfall, wobei ein Neutron in ein Proton umgewandelt und der Neutronenüberschuß abgebaut wird. Liegt ein Protonenüberschuß vor, erfolgt hingegen β^+-Zerfall.

Beispiel: Kobalt-60 ($^{60}_{27}\text{Co}$) ist ein häufig benutztes radioaktives Isotop. Dieses Isotop wird durch Neutronenanlagerung aus dem in der Natur vorkommenden $^{59}_{27}\text{Co}$ nach folgendem Schema gebildet:

$$^{59}_{27}\text{Co} + {}^{1}\text{n} \rightarrow {}^{60}_{27}\text{Co}.$$

Aus dieser Produktionsgleichung ist ersichtlich, daß aus Co-59 ($A=59$, $Z=27$, $A-Z=N=32$) durch Anlagerung eines Neutrons, gekennzeichnet als $^{1}\text{n}(A=1,\ Z=0,\ A-Z=N=1)$, Co-60 ($A=60$, $Z=27$, $A-Z=N=33$) entsteht. Während der Atomkern Co-59 stabil ist, wird bei Co-60 der Neutronenüberschuß für Stabilität zu groß. Co-60 macht β^--Zerfall und wandelt sich dabei in Nickel-(Ni)60 nach dem folgenden Schema um:

$$^{60}_{27}\text{Co} \xrightarrow{\beta^-} {}^{60}_{28}\text{Ni}^* + e^- + \bar{\nu}$$

$$^{60}_{28}\text{Ni}^* \xrightarrow{\gamma} {}^{60}_{28}\text{Ni} + \gamma.$$

Die radioaktive Umwandlung kann in einem Schema dargestellt werden. Dieses Schema ist für Co-60 in Abb. 10.8 dargestellt.

Zwei verschiedene β-Zerfallsmöglichkeiten mit nachfolgendem γ-Zerfall sind dargestellt (mit nahezu 100% bzw. 0,1% Wahrscheinlichkeit). Wir erkennen daraus, daß der β^--Zerfall zu einem angeregten Tochterkern führt, so daß im Anschluß auch noch γ-Zerfall erfolgt. Ni-60 ($A=60$, $Z=28$, $A-Z=N=32$) hat einen geringeren Neutronenüberschuß als Co-60 und ist stabil. Die Halbwertszeit von Co-60 beträgt 5,26 Jahre.

Die Energie der γ-Strahlung beträgt 1,17 MeV und 1,33 MeV und wird häufig bei der **Krebstherapie** eingesetzt. Dabei wird Co-60 in einer Nadel in den Tumor implantiert. Die benutzte Aktivität beträgt dabei etwa $3 \cdot 10^7$ Bq (100 mCi oder weniger).

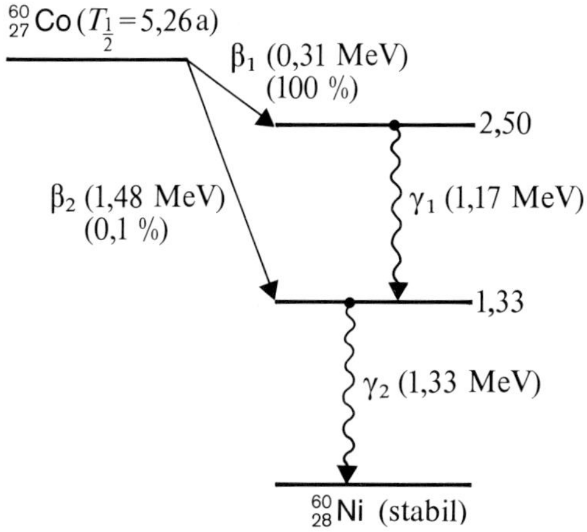

Abb. 10.8. Zerfallsschema von ^{60}Co.

Beispiel: Vielfach verwendet in der Strahlentherapie wird auch Phosphor (P)-32. Auch $^{32}_{15}$P wird durch Anlagerung von Neutronen, und zwar an $^{31}_{15}$P hergestellt. Das geschieht nach dem Schema:

$$^{31}_{15}\mathrm{P} + {}^{1}\mathrm{n} \rightarrow {}^{32}_{15}\mathrm{P}\,.$$

Die Produktionsgleichung ist analog wie bei der Herstellung von Co-60. Auch $^{32}_{15}$P wandelt sich über β^--Strahlung um:

$$^{32}_{15}\mathrm{P} \rightarrow {}^{32}_{16}\mathrm{S} + e^- + \bar{\nu}$$

Die Energie der β^--Strahlung beträgt 1,71 MeV. Die Halbwertszeit von ^{32}P ist 14,4 d.

Die Erzeugung dieser künstlichen radioaktiven Isotope durch Neutronenanlagerung erfolgt in einem *Kernreaktor.* Der Kernreaktor ist eine starke Quelle für Neutronen, so daß man das Ausgangsprodukt (in den obigen Beispielen ^{59}Co und ^{31}P) nur in einen Kernreaktor einzusetzen braucht, wobei durch Anlagerung der Neutronen das radioaktive Isotop entsteht.

Eine andere Methode zur Erzeugung von radioaktiven Isotopen beruht auf der Durchführung von **Kernreaktionen.** Im radioaktiven Zerfall haben wir einen Vorgang kennengelernt, bei dem eine Elementumwandlung erfolgt. Schon RUTHERFORD vermutete, daß man eine solche Umwandlung des Atomkerns auch erreichen sollte, indem man energiereiche Teilchen auf andere Atomkerne auftreffen ließe. Er wählte hierfür die α-Teilchen aus dem radioaktiven α-Zerfall und ließ sie in Stickstoff emittieren, so daß einzelne He-Kerne mit Stickstoff-Atomkernen zusammentreffen sollten. Es glückte dabei die erste künstlich durchgeführte Kernreaktion, eine Kernumwandlung nach folgendem Schema:

$$^{14}_{7}\mathrm{N} + {}^{4}_{2}\mathrm{He} \rightarrow {}^{17}_{8}\mathrm{O} + {}^{1}_{1}\mathrm{H}$$

Auf einen Atomkern vom Stickstoff ($^{14}_{7}$N) trifft ein α-Teilchen ($^{4}_{2}$He), so daß die Kernreaktion zu einem Atomkern von Sauerstoff ($^{17}_{8}$O) und zu einem Proton ($^{1}_{1}$H) führt. In Abb. 10.9 ist diese Kernreaktion noch einmal schematisch dargestellt.

Es ist deutlich zu erkennen, wie 2 Neutronen und 1 Proton vom α-Teilchen auf den Atomkern $^{14}_{7}$N übertragen worden sind, so daß der Kern $^{17}_{8}$O und 1 Proton entstehen.

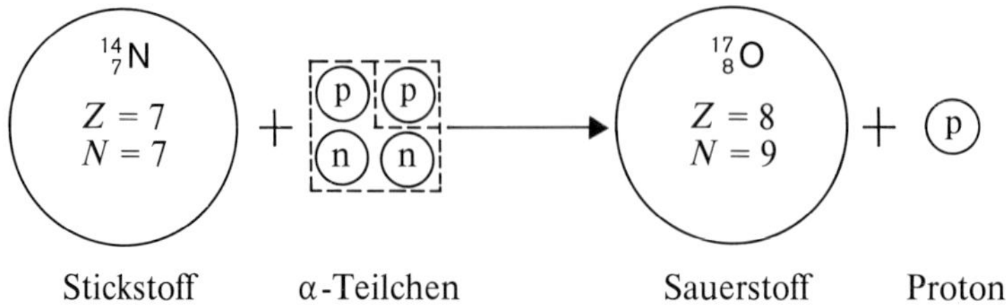

Abb. 10.9. Die Kernreaktion $^{14}_{7}N + ^{4}_{2}He \rightarrow ^{17}_{8}O + ^{1}_{1}H$.

Kein Teilchen geht verloren, die Summe der Protonen und die Summe der Neutronen stimmen links und rechts in der Reaktionsgleichung überein.

Auf diese Weise können auch – heute mit Hilfe von *Teilchenbeschleunigern* – künstliche radioaktive Isotope erzeugt werden.

Beispiel: Das radioaktive Isotop Sauerstoff-15 ($^{15}_{8}O$) wird aus einer Kernreaktion von Stickstoff ($^{14}_{7}N$) mit Deuterium ($^{2}_{1}H$) gewonnen:

$$^{14}_{7}N + ^{2}_{1}H \rightarrow ^{15}_{8}O + ^{1}n$$

Hierbei wird aus dem Atomkern des Deuterium, dem Deuteron, das eine Proton in den Kern $^{14}_{7}N$ eingebaut, so daß der Kern $^{15}_{8}O$ entsteht, 1 Neutron bleibt übrig. Während $^{14}_{7}N$ stabil ist, führt die Hinzufügung eines Protons zu einem Protonenüberschuß, $^{15}_{8}O$ emittiert daher β^+-Strahlung (ein Positron (e^+) und ein Neutrino (ν)).

$$^{15}_{8}O \xrightarrow{\beta^+} ^{15}_{7}N + e^+ + \nu$$

Die Energie der β^+-Strahlung beträgt 1,7 MeV. Die Halbwertszeit von ^{15}O ist 2 min.

Außer in der Strahlungstherapie können radioaktive Isotope als **Tracer** (engl. „trace", Spur, Fährte) eingesetzt werden. Dabei werden stabile Atome eines Moleküls in geringem Umfang durch radioaktive Isotope des gleichen Elementes ersetzt. Man sagt, die Moleküle werden durch ein radioaktives Isotop markiert. Da sich die radioaktiven Isotope des gleichen Elementes chemisch ebenso wie die stabilen verhalten, ist die Funktionsweise des Moleküls nicht gestört. Durch den Nachweis der Strahlung des radioaktiven Isotopes läßt sich der Verbleib der markierten Moleküle im Organismus verfolgen. Tracer ermöglichen die Untersuchung biochemischer Prozesse.

So konnte mit Hilfe des radioaktiven ^{14}C die Reaktion der Photosynthese geklärt werden. Jod-131 wird nach der Einnahme vornehmlich in die Schilddrüse transportiert; durch den Nachweis der Strahlung können Aussagen über die Funktionsweise der Schilddrüse gemacht werden.

In Tab. 10.4 sind einige häufig benutzte künstlich erzeugte radioaktive Isotope mit ihren Charakteristika und der wesentlichen Nutzung aufgeführt.

Eine große Bedeutung hat die Anwendung von ^{32}P in der Markierung von DNA und RNA erlangt. Wenn ^{32}P inkorporiert wird, gelangt es schließlich in die Zelle, wo es beim Aufbau der Nukleinsäuren mitverwendet wird; Phosphor wird auch normalerweise als Baustein verwendet. Gewisse Zeit später wird Nukleinsäure aus der Zelle entnommen und ihre Radioaktivität gemessen. Daraus kann man auf die Rolle der DNA und RNA in der Zellfunktion schließen.

Tab. 10.4. Eigenschaften radioaktiver Isotope und ihre Nutzung.

Isotop	Strahlung	Halbwertszeit	Nutzung
^{3}H	β^-	12,26 y	Markierung von Hormonen, Vitaminen
^{14}C	β^-	5770 y	Markierung
^{18}F	β^+	1,87 y	Diagnose von Funktionsstörungen im Knochen
^{24}Na	β^-, γ	15 h	Radiokardiographie der Blutströmung
^{32}P	β^-	14,3 d	Umfangreiche Anwendung: z. B. Therapie von Blutkrankheiten
^{59}Fe	β^-	45 d	Physiologie des Blutes: Polyzythemie, Leukämie
^{68}Ga	β^+	68 min	Diagnose von Gehirntumoren
^{89}Sr	β^-	50,4 d	Therapie von Knochentumoren
^{90}Sr	β^-	28 y	Therapie von gutartigen Augentumoren
^{131}J	β^-, γ	8,05 d	Umfangreiche Anwendung
^{137}Cs	β^-, γ	30 y	Markierung von Aminosäuren

Formelteil

Die allgemeinen Zerfallsgleichungen

α-Zerfall

$$^{A}_{Z}X \xrightarrow{\alpha} {}^{A-4}_{Z-2}Y + {}^{4}_{2}He\,.$$

X = chemisches Symbol des Mutterkerns,
Y = chemisches Symbol des Tochterkerns,
A = Massenzahl,
Z = Kernladungszahl.

β^--Zerfall

$$^{A}_{Z}X \xrightarrow{\beta^-} {}_{Z+1}^{A}Y + e^- + \bar{\nu}\,.$$

e^- = Elektron,
$\bar{\nu}$ = Antineutrino,
übrige Symbole wie oben.

β^+-Zerfall

$$^{A}_{Z}X \xrightarrow{\beta^+} {}_{Z-1}^{A}Y + e^+ + \nu\,.$$

e^+ = Positron,
ν = Neutrino,
übrige Symbole wie oben.

γ-Zerfall

$${}^A_Z\mathrm{X}^* \xrightarrow{\gamma} {}^A_Z\mathrm{X} + \gamma\,.$$

X^* = angeregter Kern.

Das Zerfallsgesetz

$$N = N_0 \cdot \mathrm{e}^{-\lambda \cdot t}\,.$$

N_0 = Anzahl der radioaktiven Atome zu Beginn der Beobachtung, $t=0$,
N = Anzahl der radioaktiven Atome zur Zeit t,
λ = Zerfallskonstante $= \dfrac{\ln 2}{T_{\frac{1}{2}}} = \dfrac{1}{\tau}$,
$T_{\frac{1}{2}}$ = Halbwertszeit, τ = mittlere Lebensdauer.

Die Aktivität einer radioaktiven Substanz

$$A = -\frac{\mathrm{d}N}{\mathrm{d}t} = \lambda \cdot N\,.$$

Die Einheit der Aktivität

$$[A] = 1 \cdot \mathrm{s}^{-1} = 1\ \text{Becquerel} = 1\ \mathrm{Bq}\,.$$

10.3. Strahlenschutz und Dosimetrie energiereicher Strahlung

Eine der wesentlichen Wirkungen von energiereicher Strahlung in Materie und damit auch in biologischem Gewebe ist die **Ionisationswirkung**. Es wird auf diese Weise Energie im biologischen Gewebe deponiert. Allerdings sind die dabei abgegebenen Energiemengen relativ gering, verglichen beispielsweise mit einer Energiemenge, die durch Erwärmung übertragen werden kann. So entspricht der Strahlungsmenge, der **Strahlungsdosis**, die zum Tod des Menschen führt, eine Energiemenge, die als Wärme nicht einmal eine Temperaturerhöhung um 1 °C bewirken würde (s. Tab. auf S. 64).

Die zum Strahlenschaden führende Ionisation beruht auf absorbierter Strahlungsenergie, und der Gesetzgeber setzt Höchstgrenzen für die Bevölkerung und beruflich strahlenexponierte Personen fest. (Neufassung der Strahlenschutzverordnung, seit 1989 in Kraft.) Die Überwachung von zulässigen Strahlendosen geschieht im Rahmen der Dosimetrie.

10.3.1. Basisgrößen der Dosimetrie

Die biologische Wirkung wird auf die absorbierte Strahlungsenergie bezogen, die in der Masse des absorbierenden Gewebes verbleibt.

10.3.1.1. Energiedosis und Ionendosis

Es ergibt sich die Definition der

$$\textbf{Energiedosis} = \frac{\text{absorbierte Strahlungsenergie}}{\text{Masse des absorbierenden Gewebes}}, \tag{10.8}$$

mit der *Einheit*

$$[\text{Energiedosis}] = 1\,\text{Joule} \cdot \text{kg}^{-1} = 1\,\text{J} \cdot \text{kg}^{-1} = 1\,\text{Gray} = 1\,\text{Gy}.$$

Die *frühere Einheit* war $1\,\text{rad} = 10^{-2}\,\text{J} \cdot \text{kg}^{-1}$.

Meßtechnisch ist die Energiedosis schwer zu erfassen. Beispielsweise wird mit einer Ionisationskammer die Anzahl der Ionenpaare gemessen. Man muß dann unter geeignet gewählten Bedingungen aus einer Messung mit der Ionisationskammer auf die im Gewebe absorbierte Energiedosis zurückschließen können. Hierfür benötigen wir die *Definition der* **Ionendosis.**

Die Ionendosis ist die Strahlungsmenge, die über die Ionisation in 1 kg Luft eine Gesamtladung von $2{,}58 \cdot 10^{-4}$ Coulomb freisetzt. (10.9)

Die *Einheit der Ionendosis* ist

$[\text{Ionendosis}] = 1\,\text{A} \cdot \text{s} \cdot \text{kg}^{-1}$ (ohne Namen, früher $1\,\text{Röntgen} = 1\,\text{R} = 2{,}58 \cdot 10^{-4}\,\text{C} \cdot \text{kg}^{-}$).

Wird die *Dosis auf eine bestimmte Bestrahlungszeit bezogen,* so gelangen wir zur **Dosisleistung.**

Für die *Energiedosisleistung mit der Einheit*

$$\left[\frac{\text{Energiedosis}}{\text{Zeit}}\right] = 1\,\text{W} \cdot \text{kg}^{-1} = 1\,\text{Gy} \cdot \text{s}^{-1}.$$

Für die *Ionendosisleistung mit der Einheit*

$$\left[\frac{\text{Ionendosis}}{\text{Zeit}}\right] = 1\,\text{A} \cdot \text{kg}^{-1}.$$

Die absorbierte Dosis bedeutet jeweils eine über einen Gewebeabschnitt oder über ein Organ gemittelte Dosis.

10.3.1.2. Äquivalentdosis

Die von einer bestimmten Strahlenart abgegebene Energie läßt noch keine endgültige Bewertung der biologischen Wirksamkeit zu. Hierzu benötigt man einen **Strahlenwichtungsfaktor, w_R,** (R für radiation, Strahlung), da die *biologische Wirksamkeit verschiedener Strahlenarten unterschiedlich* ist; hier und im folgenden nach den Empfehlungen der ICRP (International Commission on Radiological Protection).
Man gelangt auf diese Weise zur **Äquivalentdosis**

H_T = Energiedosis mal Strahlenwichtungsfaktor, für ein Organ T (T für tissue, Gewebe).

$$H_T = D_{T,\,R} \cdot w_R, \tag{10.10}$$

wobei $D_{T,\,R}$ die über das Organ T gemittelte absorbierte Dosis ist.

Da der Strahlenwichtungsfaktor dimensionlos ist, hat die Äquivalentdosis die gleiche Dimension wie die Energiedosis. Dennoch wählte man zur Unterscheidung eine andere Einheit.

Die Einheit der **Äquivalentdosis** ist
$[H_T] = 1\ \text{Joule} \cdot \text{kg}^{-1} = 1\ \text{Sievert} = 1\ \text{Sv}$. (R. M. Sievert, 1896 - 1966). Bei Einwirkung verschiedener Strahlenarten wird die Gesamtdosis
$H_T = \Sigma_R\, D_{T,\,R} \cdot w_R$ angegeben.

In Tab. 10.5 sind Strahlenwichtungsfaktoren für verschiedene Strahlenarten angegeben.

Tab. 10.5. Strahlenwichtungsfaktoren für verschiedene Strahlenarten.

Strahlenart	w_R
Röntgen-, γ-, β-Strahlen	1
Thermische Neutronen	2 ... 5
Energiereiche Neutronen	5 ... 20
α-Teilchen, Protonen	20
Schwere Ionen	20

10.3.1.3. Effektive Dosis

Die Beziehung zwischen der Wahrscheinlichkeit des Eintretens eines Strahlenschadens und der Strahlendosis hängt auch von der Art des bestrahlten Organs oder des Gewebes ab. Es wird daher ein weiterer Bewertungsfaktor, der Gewebewichtungsfaktor w_T, eingeführt. Dieser Faktor berücksichtigt den Beitrag des Organs oder Gewebes zur Gesamtschädigung bei gleichmäßiger Bestrahlung des Gesamtkörpers.

Die Effektive Dosis

$E = w_T \cdot H_T$ ist die gewichtete Äquivalentdosis (somit eine doppelt gewichtete absorbierte Dosis) in einem bestimmten Organ oder Gewebe. Bei Einwirkung auf den Gesamtkörper ergibt sich

$E = \Sigma_T\, w_T \cdot H_T$ als Summe über alle Organe und Gewebeteile.

In Tab. 10.6 sind Gewebewichtungsfaktoren angegeben.

Tab. 10.6. Gewebewichtungsfaktoren.

Gewebe oder Organ	w_R
Gonaden	0,20
Knochenmark	0,12
Magen	0,12
Lunge	0,12
Kolon	0,12
Blase	0,05
Brust	0,05
Leber	0,05
Oesophagus	0,05
Schilddrüse	0,05
Haut	0,01
Knochenoberfläche	0,01
übrige Organe	0,05

Die Summe der Gewebewichtungsfaktoren ist auf Eins normiert. Machen wir uns den Sinn dieser Bewertung an einem Beispiel klar.

Erhält die Schilddrüse eine Äquivalentdosis von 1 mSv, so ergibt sich eine Effektive Dosis von

$$E = 0{,}05 \cdot 1\ \text{mSv} = 0{,}05\ \text{mSv}.$$

Das bedeutet, daß das Risiko einer Schilddrüsenbestrahlung mit einer Äquivalentdosis von 1 mSv ebenso groß ist wie bei einer Ganzkörperbestrahlung mit einer Äquivalentdosis von 0,05 mSv. Die Schilddrüse ist relativ unempfindlich. Als Risiko ist Tod als Schadenswirkung gemeint.

Man muß sich im klaren darüber sein, daß Wichtungsfaktoren keine Präzision vortäuschen sollen, sondern den gegenwärtigen Kenntnisstand in der Radiobiologie wiedergeben. Von Zeit zu Zeit ist mit Änderungen der Werte dieser Faktoren zu rechnen.

Es ist wichtig, sich die verschiedenen Größen klarzumachen, um den **Strahlengefahren** wirksam begegnen und den **Strahlenschutz** sinnvoll planen zu können.

10.3.2. Strahlenbelastung des Menschen

Sie ergibt sich aus geringeren Effektiven Dosen natürlicher und künstlicher Strahlungsquellen, sowie aus höheren Dosen bei einzelnen Personen, die in der medizinischen Diagnostik und Therapie oder bei Strahlenunfällen auftreten können. Die Bundesregierung hat für das Jahr 1990 die Strahlenbelastung angegeben.

Tab. 10.7. Mittlere Effektive Dosis der Bevölkerung der Bundesrepublik Deutschland im Jahr 1990.

Strahlenexposition	mSv
Natürliche (etwa die Hälfte durch Radon)	ca. 2,4
Zivilisatorische	ca. 1,55

10.3.3. Strahlenschutzvorschriften

Beim Strahlenschutz sind höchstzulässige Personendosen in den gesetzlichen Regelungen der Strahlenschutzverordnung vorgesehen. Einige einfache Prinzipien können helfen, diesen Regelungen entgegenzukommen.

10.3.3.1. Das quadratische Abstandgesetz

Dieses Gesetz haben wir bereits in Abschnitt 9.3.1 kennengelernt. Jede Strahlung breitet sich vom Strahlungszentrum in alle Raumrichtungen aus. Je größer der Abstand von der Strahlungsquelle ist, um so größer ist auch die jeweilige Kugelfläche, die der Energiestrom durchsetzen muß, Abb. 9.22 und 9.23. Da die Kugelfläche quadratisch mit dem Abstand von der Strahlungsquelle zunimmt, nimmt der Energiestrom pro Fläche, die Energiestromdichte quadratisch mit dem Abstand ab. Jede Person ist einer Strahlungsquelle mit einem bestimmten Querschnitt ausgesetzt. Ein vergrößerter Abstand setzt die Energiedosis quadratisch mit dem Abstand herab. Doppelter Abstand erniedrigt die Energiedosis auf ein Viertel. Abstand ist der beste und billigste Schutz!

10.3.3.2. Abschirmung

Die Intensität von γ-Strahlung und Röntgenstrahlung nimmt exponentiell mit der Dicke einer absorbierenden Materialschicht ab. Auch die Schwächung von Strahlung haben wir bereits behandelt (Abschnitt 9.4). Dabei haben wir den *Absorptions*koeffizienten und den *Schwächungs*koeffizienten in ihrer unterschiedlichen Bedeutung betrachtet. Für praktische Zwecke eignet sich die Angabe einer *Halbwertsdicke*. Dabei ist die *Härte der Strahlung*, beziehungsweise ihre Energie, durch die Halbwertsdicke charakterisiert, das heißt durch die Schichtdicke, durch die die Strahlungsintensität durch Absorption und Schwächung auf die Hälfte herabgesetzt wird. Die Halbwertsdicke beträgt

$$d_{\frac{1}{2}} = \frac{\ln 2}{\mu} = \frac{0{,}693}{\mu},$$

wobei μ der Schwächungskoeffizient (Abschnitt 9.4) ist. In Tab. 10.8 sind Halbwertsdicken von Wasser beziehungsweise von biologischem Gewebe - diese Halbwertsdicken sind etwa gleich - und von Blei für γ-Strahlung verschiedener Energie angegeben.

Tab. 10.8. Halbwertsdicke $d_{\frac{1}{2}}$ für γ-Strahlung verschiedener Energien.

Energie der γ-Strahlung / MeV	$d_{\frac{1}{2}}$ (Wasser) / cm	$d_{\frac{1}{2}}$ (Blei) / cm
0,01	0,13	—
0,1	4,0	0,01
0,75	8,3	0,7
1,0	10	1,0
2,0	14	1,4

Aus den Werten von Tab. 10.8 wird deutlich, wie die erforderliche Halbwertsdicke mit der Energie der Strahlung (Härte) zunimmt.

10.3.3.3. Überwachung der Grenzwerte für die Effektive Dosis

Die höchstzulässigen Personendosen werden stets als zeitbezogene Dosen, also als Dosisleistung angegeben. Für beruflich strahlenexponierte Personen ist daher stets darauf zu achten, daß folgende Grenzwerte pro Jahr nicht überschritten werden:

50 mSv in Kategorie A
15 mSv in Kategorie B.

Kategorie A entspricht der Kennzeichnung „Kontrollbereich", Kategorie B der Kennzeichnung „Betrieblicher Überwachungsbereich". Die Festlegung der Bereiche ist Aufgabe der Überwachungsbehörde. Als weitere Grenzwerte für die Effektive Dosis gelten
400 mSv verteilt über das gesamte Arbeitsleben und
10 % der unter A und B zugelassenen Werte für Jugendliche unter 18 Jahren.
Zudem empfiehlt die ICRP Grenzwerte von 150 mSv für die Augenlinse und
500 mSv für die Haut (gemittelt über 1 cm^2) und die Extremitäten.
Die neuen Werte sind zum Teil Ergebnisse der Langzeituntersuchungen an den Spätfolgen von Hiroshima.

11. Steuerung und Regelung

„Das Ganze ist größer als seine Teile."

Wenn wir eine Beleuchtung je nach Tageslicht ein- oder ausschalten, wenn wir in einem Parkhaus bei der Ausfahrt eine Karte in den Automaten schieben und sich die Schranke zur Ausfahrt öffnet, dann haben wir in jedem dieser Fälle durch ein Eingangssignal einen Wirkungsablauf in Gang gesetzt. Wir sprechen in diesem Fall von **Steuerung.** Das Eingangssignal hat in einer festen Kausalkette ein ganz bestimmtes Ausgangssignal zur Folge; es besteht ein eindeutiger Zusammenhang.

Betrachten wir jedoch die Körperfunktionen, die erforderlich sind, um die Karte in den Schlitz des Automaten zu schieben, so sind sehr viel kompliziertere und andersartige Vorgänge am Ablauf beteiligt. Der Bewegungsablauf wird vom Zentralnervensystem organisiert. Das ist nicht durch ein fest vorgesehenes Programm möglich, wie es im Automaten der Fall ist. Verschiedene Einflüsse können einer exakten Steuerung entgegenstehen. Man fährt mit dem Auto stets auf andere Weise an den Automaten heran, ist weiter oder weniger weit von der Steuersäule entfernt usw. Die Kontrolle über das Auge meldet über die jeweilige Position der Hand in Bezug auf die Steuersäule an das zentrale Nervensystem zurück. Der weitere Bewegungsablauf wird vom Zentralnervensystem entsprechend dieser Rückmeldung geregelt. Es liegt ein geschlossener Wirkungsablauf vor, den man als **Regelkreis** bezeichnet. Die Rückmeldung der jeweiligen Situation, die zur Organisation des weiteren Ablaufes erforderlich ist, wird als **Rückkopplung** bezeichnet. Das Zusammenspiel von Befehlsübermittlung und Rückkopplung nennt man **Regelung.**

In unserem Organismus stellen Zelle–Transitstrecke (Gefäßwand)–Blut einen solchen Regelkreis dar, bei dem ein bestimmter Zellstoffwechsel aufrechterhalten werden soll. Es sind „Sollwerte" für den Stoffmengentransport im Zellstoffwechsel vorgegeben. Jeder einzelne Sollwert muß geregelt werden; er stellt die **Regelgröße** dar. Die Regelung dieser Regelgrößen bestimmt unter anderem das Zellwachstum. Krebszellen weisen eine defekte Regelung auf. Der fundamentale Unterschied zwischen normalen und krankhaften Zellen liegt nach neueren Untersuchungen möglicherweise an Störungen in der Regelung des Eisen- und Spurenelementionenstoffwechsels. Diese Vorgänge sind jedoch zu kompliziert, um an ihnen das Typische und das Verhalten eines Regelkreises zu beschreiben.

11.1. Der Regelkreis

Die Funktionsweise des Regelkreises besteht darin, die Regelgröße an einen vorgegebenen Wert, die **Führungsgröße**, anzupassen, unabhängig davon, welche Störungen von außen einwirken. So wird eine konstante Körpertemperatur aufrechterhalten, unabhängig davon, ob die Außentemperatur sommerlich oder ob es kalt ist. Abweichungen von der Führungsgröße werden über die Rückkopplung korrigiert. Es gibt also **Störgrößen**, die mit Schwankungen behaftet sind und eine

Regelabweichung = Istwert – Führungsgröße (Sollwert)

bewirken. Diese Regelabweichung soll auf Null gehalten werden. Die Gesamtheit derjenigen Bestandteile eines Regelkreises, auf die eine Störgröße Einfluß nimmt, wird als **Regelstrecke** bezeichnet. So ergibt sich in Abb. 11.1 die schematische Darstellung eines Regelkreises.

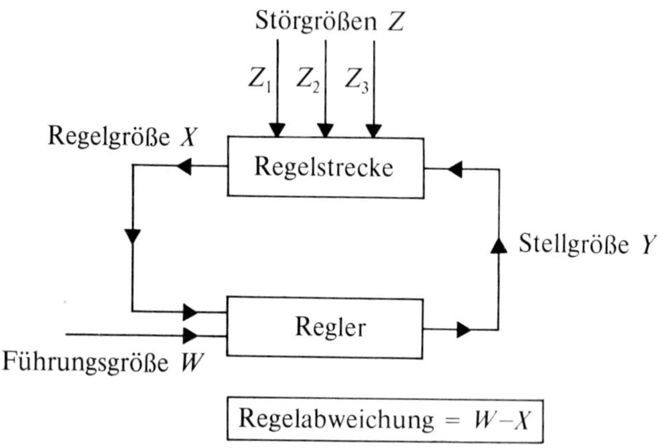

Abb. 11.1. Schematische Darstellung eines Regelkreises.

Die Regelgröße *X* wird im sogenannten **Regler** mit der Führungsgröße *W* verglichen. Im Fall einer Regelabweichung nimmt der Regler Einfluß auf eine **Stellgröße** *Y*. Diese Stellgröße ist eine Größe, mit der ein Bestandteil der Regelstrecke, das **Stellglied** gesteuert werden kann. Auf diese Weise ergibt sich der geschlossene Regelkreis, in dem durch Rückkopplung der Information aus der Regelabweichung eine Regelung über die Stellgröße gebildet wird.

11.2. Verschiedene Formen der Rückkopplung

Die Funktionsweise der Regelung basiert auf der Information der Rückkopplung derart, daß die Regelabweichung zu Null gemacht wird, das heißt, daß die Regelgröße der Führungsgröße angeglichen wird. Die Regelgröße hat demnach über den Vergleich mit der Führungsgröße Einfluß auf sich selbst. Eben dieses ist das Prinzip der Rückkopplung. Gibt es demnach eine Störgröße – beispielsweise die Außentemperatur – die tendenziell ein Abweichen der Regelgröße von der Führungsgröße bewirkt, so muß die abgeleitete Stellgröße dieser Tendenz entgegenwirken. Die Stellgröße muß beim Abweichen der Regelgröße diese wieder in die entgegengesetzte Richtung ziehen. Diese Form der Rückkopplung bezeichnet man als **Gegenkopplung**. Sie ist für die Funktionsweise eines Regelkreises erforderlich. Das Gegenteil dieser Art von Rückkopplung heißt **Mitkopplung**. Ihre Auswirkung ist tendenziell in gleicher Richtung wie die Abweichung, das heißt, sie vergrößert die einmal entstandene Abweichung noch weiter. Eine Regelung findet auf diese Weise nicht statt, Mitkopplung führt zur Katastrophe.

Angewandt auf die Körpertemperatur bedeutet ein Ansteigen der Außentemperatur, daß die Gesetze der Wärmelehre ein Ansteigen der Körpertemperatur zur Folge hätten, wenn es nicht Regelmechanismen im Organismus gäbe, die auf dem Wege der Gegenkopplung dieser Tendenz entgegenwirkten.

Biologische Regelkreise sind höchst kompliziert, weitgehend unverstanden und Gegenstand moderner Forschung. Darauf einzugehen würde in diesem Zusammenhang zu weit führen. Es sei hier nur darauf hingewiesen, wie umsichtig wir mit unserem Körper und mit seiner Umwelt umgehen sollten. Wir verletzen ständig komplizierte Regelkreise. Auch nachfolgende Korrekturen können nur blind verlaufen, ihre Auswirkungen sind uns zumeist unbekannt, da wir ja auch die betroffenen Regelkreise nicht kennen. Wir grenzen hier auch an Bereiche der Informationsverarbeitung. So glauben wir beim heutigen Stand der Forschung, daß die Entstehung von Krebszellen auf fehlerhafte Informationsübertragung in Regelkreisen des Stoffwechsels zurückzuführen ist. Die Funktionstüchtigkeit der Regelkreise ist gestört.

Literaturverzeichnis

Vom Autor empfohlene Literatur; parallel zu lesen oder weiterführend.

BLATTMANN H: Pionen in der Tumortherapie. Phys. Bl. 48 Nr. 9: 732 (1992).

BUTTLAR H VON, ROTH M: Radioaktivität. Berlin, Heidelberg, New York: Springer, 1990.

DANIEL W W: Biostatistics: A Foundation for Analysis in the Health Sciences. New York, Chichester, Brisbane, Toronto: Wiley, 1978.

FULLER Q, FULLER R M, FULLER G: Physics Including Human Applications. New York: Harper & Row, 1978.

HARTEN H-U, NÄGERL H, SCHMIDT J, SCHULTE H-D: Physik für Mediziner. 6. Aufl. Berlin, Heidelberg, New York: Springer, 1993.

HAY J G: The Biomechanics of Sports Techniques. New York: Prentice-Hall, 1973.

HUGHES W: Aspects of Biophysics. New York, Chichester, Brisbane, Toronto: Wiley, 1979.

ICRP Publication 60: 1990 Recommendations of the International Commission on Radiological Protection. Oxford, New York, Frankfurt: Pergamon Press, 1990.

KAMKE D, WALCHER W: Physik für Mediziner. 2. Aufl. Stuttgart: Teubner, 1994.

LOCH E-G, NAUTH P, Hrsg.: Bildverarbeitung und Dokumentation in der Medizin. Stuttgart, New York: Schattauer, 1987.

MEYER-WAARDEN K: Einführung in die biologische und medizinische Meßtechnik. UTB 475. Stuttgart, New York: Schattauer, 1975.

MROSEK B: Strahlenschutz. Stuttgart, New York: Schattauer, 1993.

OSTERTAG H: Positronen-Emissions-Tomographie (PET). Phys. Bl. 48, Nr. 2: 77 (1992).

PFANNENSTIEL P, HIGER H P, Hrsg.: Neue bildgebende Verfahren in der Medizin. Stuttgart, New York: Schattauer, 1986.

ROSS B, HÄNSSGEN D: Kurzlehrbuch der Chemie. Für Studierende der Medizin und Biologie. Stuttgart, New York: Schattauer, 1982.

SCHICHA H: Nuklearmedizin CompactLehrbuch. Stuttgart, New York: Schattauer, 1993.

SQUIRE L F, NOVELLINE A: Radiologie. Stuttgart, New York: Schattauer, 1993.

TRAUTWEIN A, KREIBIG U, OBERHAUSEN E: Physik für Mediziner, Biologen, Pharmazeuten. 4. Aufl. Berlin, New York: de Gruyter, 1987.

VAN CALKER J, KLEINHANSS H-R: Physikalisches Kurspraktikum für Mediziner und Naturwissenschaftler. UTB 0504. 3. Aufl. Stuttgart, New York: Schattauer, 1989.

Register zum Gegenstandskatalog

Der Gegenstandskatalog (GKI), 2. Auflage 1980, wurde inzwischen durch die Sammlung von Gegenständen, auf die sich der schriftliche Teil der Ärztlichen Vorprüfung bezieht, 3. Auflage 1988, ersetzt. Die Änderungen sind geringfügig und im Register berücksichtigt.
Die Seitenangaben wurden immer dann den Überschriften zugeordnet, wenn die darunter angegebenen Stichpunkte dort geschlossen abgehandelt werden. Sonst werden zusätzlich oder ausschließlich den Stichworten die Seitenangaben beigefügt. Bisweilen werden Stichworte nicht gesondert abgehandelt, sondern sind im Text (Text) verarbeitet.

Sachverzeichnis

Die *kursiven* Seitenzahlen bezeichnen die Seiten, auf denen das Stichwort ausführlich behandelt wird.